현대 건강 백과 ③

고질병·난치병도 거뜬히 치료하는

신비한 오행벌침요법

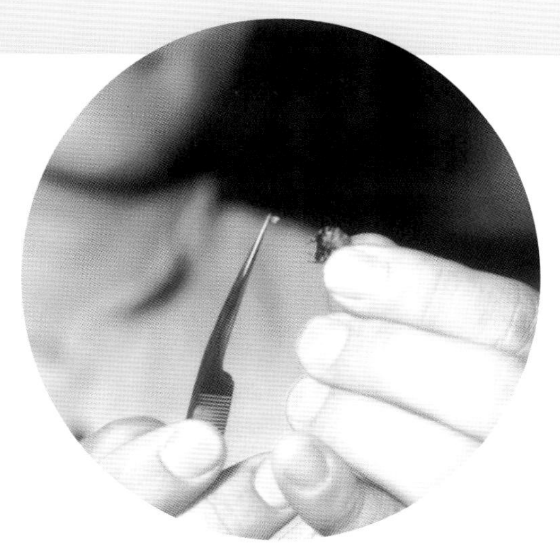

김동현 지음
한국오행벌침연구회 회장
황종찬 감수
보건학 박사 · 전서울대 교수

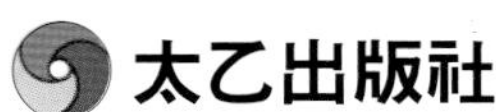
太乙出版社

우리 몸의 맥관계(脈官系)

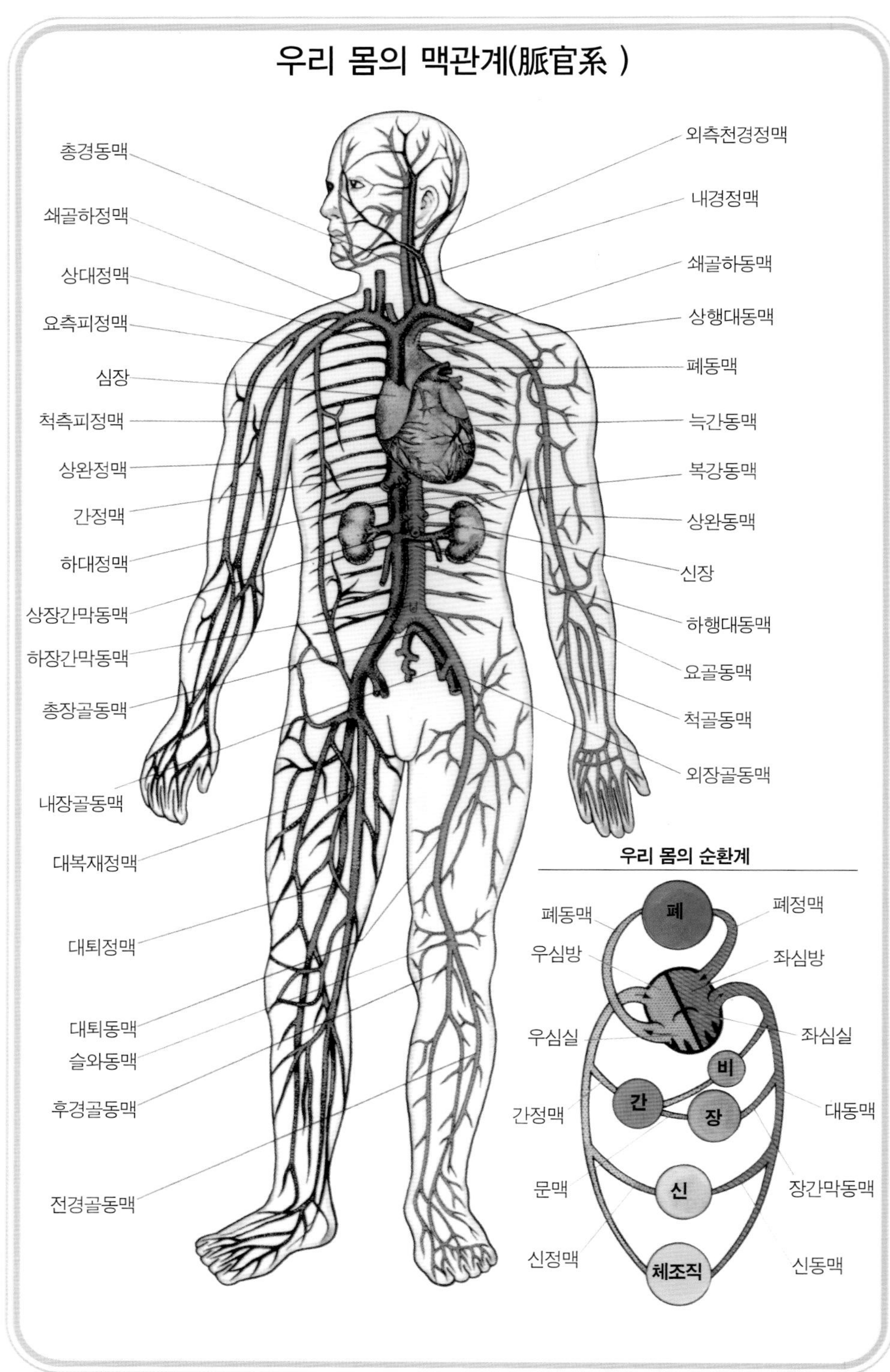

총경동맥
쇄골하정맥
상대정맥
요측피정맥
심장
척측피정맥
상완정맥
간정맥
하대정맥
상장간막동맥
하장간막동맥
총장골동맥
내장골동맥
대복재정맥
대퇴정맥
대퇴동맥
슬와동맥
후경골동맥
전경골동맥
외측전경정맥
내경정맥
쇄골하동맥
상행대동맥
폐동맥
늑간동맥
복강동맥
상완동맥
신장
하행대동맥
요골동맥
척골동맥
외장골동맥
우리 몸의 순환계
폐
폐동맥
폐정맥
우심방
좌심방
우심실
좌심실
비
간
장
간정맥
대동맥
문맥
신
장간막동맥
신정맥
체조직
신동맥

우리 몸의 신경계(神經系)

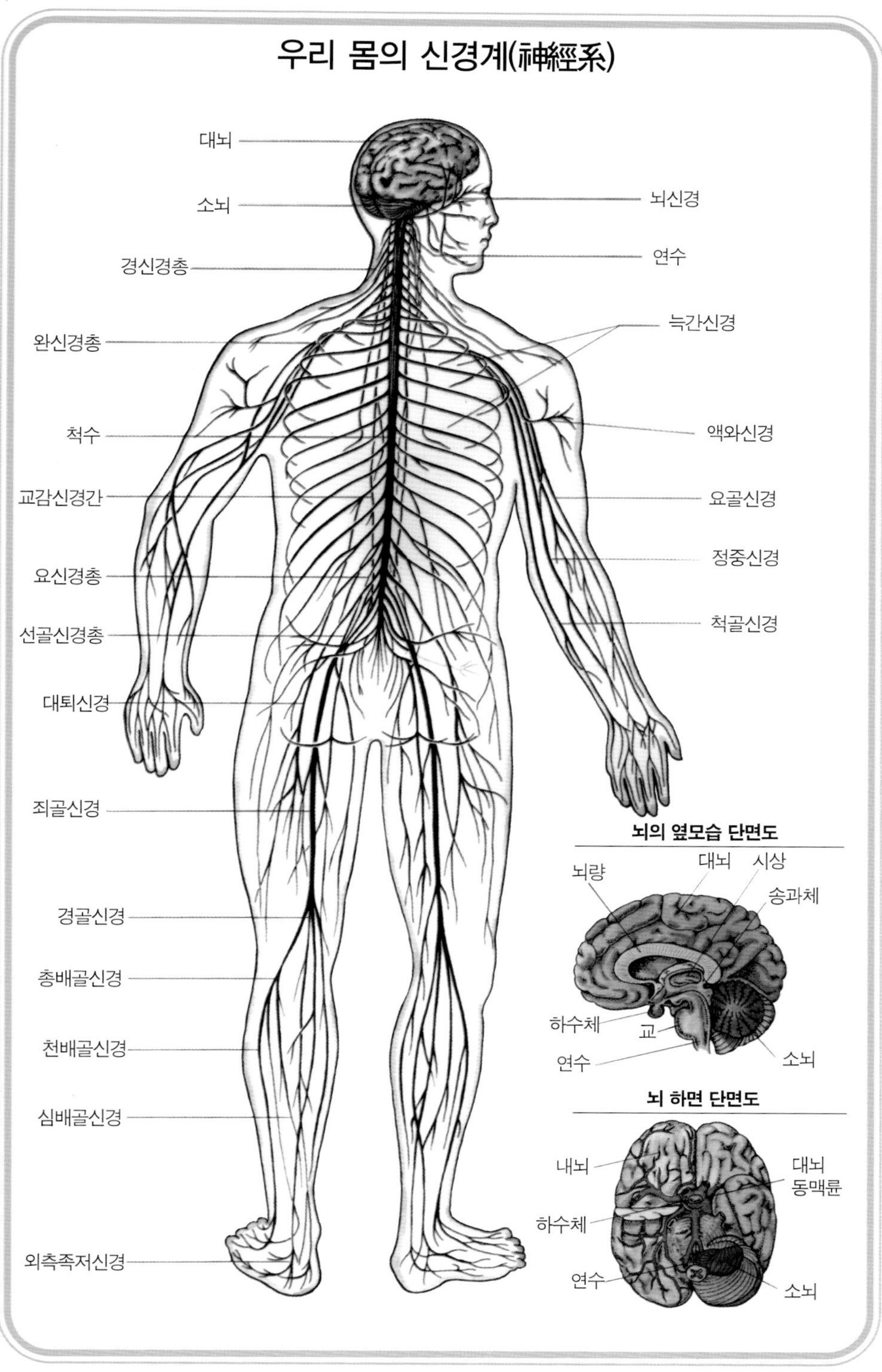
대뇌
소뇌
경신경총
완신경총
척수
교감신경간
요신경총
선골신경총
대퇴신경
좌골신경
경골신경
총배골신경
천배골신경
심배골신경
외측족저신경
뇌신경
연수
늑간신경
액와신경
요골신경
정중신경
척골신경
뇌의 옆모습 단면도
뇌량
대뇌
시상
송과체
하수체
교
연수
소뇌
뇌 하면 단면도
내뇌
대뇌
동맥륜
하수체
연수
소뇌

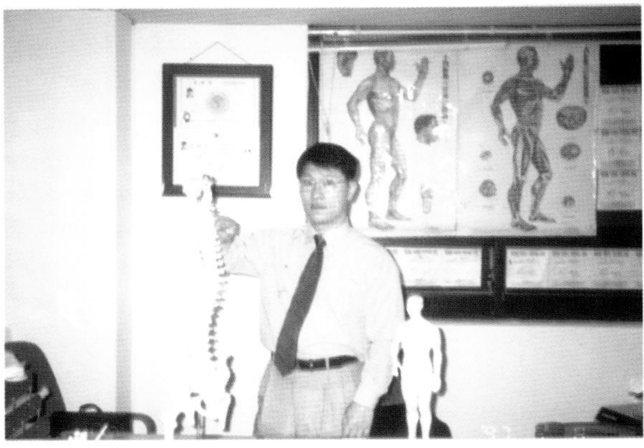

◀ 우리 몸의 기둥이 되고 있는 척추에 대해 설명하고 있는 저자의 모습.

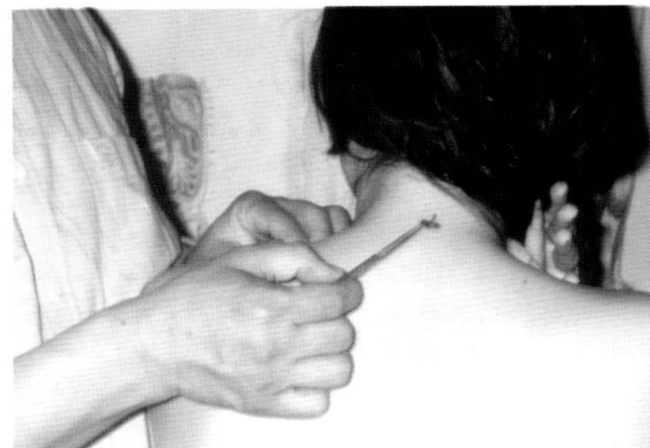

◀ 목 디스크 환자에게 오행 벌침 요법을 시술하고 있는 김동현 회장.

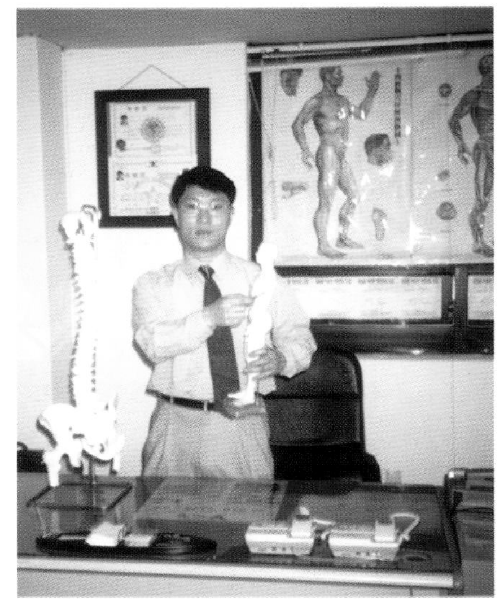

▶ 벌침 요법을 배우기 전에 먼저 급소를 익혀야 한다고 강조하는 김동현 회장. 김회장은 하루 평균 1백여 명의 환자와 상담하고 있다.

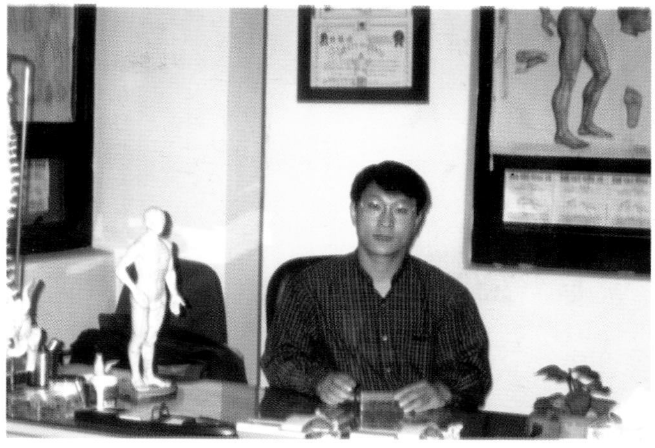

◀ 한국 최초로 '신비의 오행 벌침 요법'을 창안, 개발한 김동현 회장(한국오행벌침연구협회 회장). 그는 오늘도 난치병으로 고생하고 있는 많은 사람들에게 건강의 양지기가 되어 주고 있다.

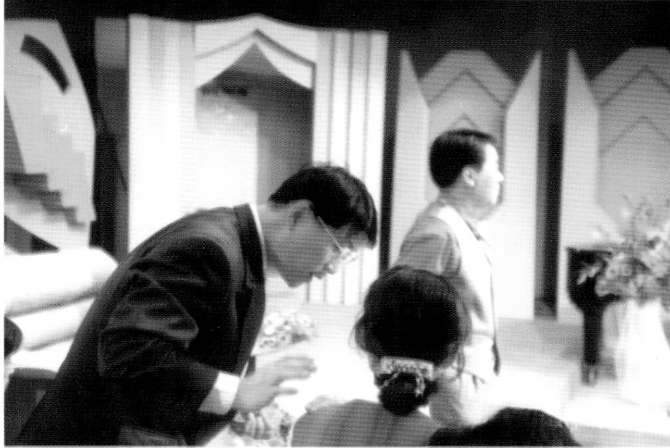

◀ KBS TV '무엇이든 물어보세요' 프로그램 출연중 시청자들로부터 '신비의 오행 벌침 요법'의 효능에 대한 질문에 답변해 주고 있는 저자.

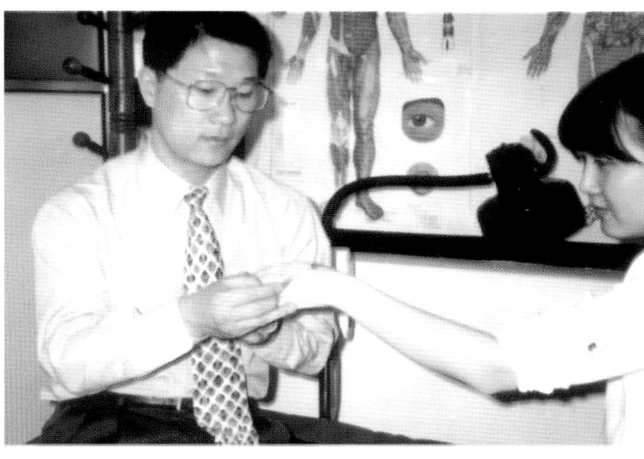

◀ 손발이 저리거나 차가운 증세로 고생하고 있는 환자를 오행 벌침 요법으로 치료하고 있는 김동현 회장.

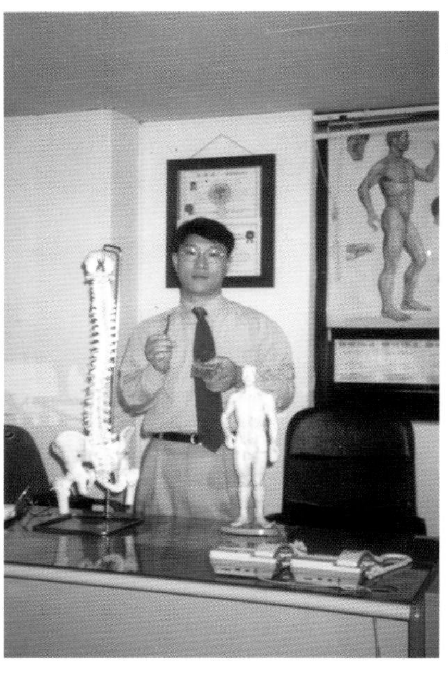

◀ 벌을 다루는 요령에 대해 설명하고 있는 김동현 회장.

▼ 중증의 피부병에도 오행 벌침 요법이 효과를 발휘한다. 사진은 악성 피부병으로 고생하고 있는 환자에게 오행 벌침 요법 시술을 하고 있는 모습.

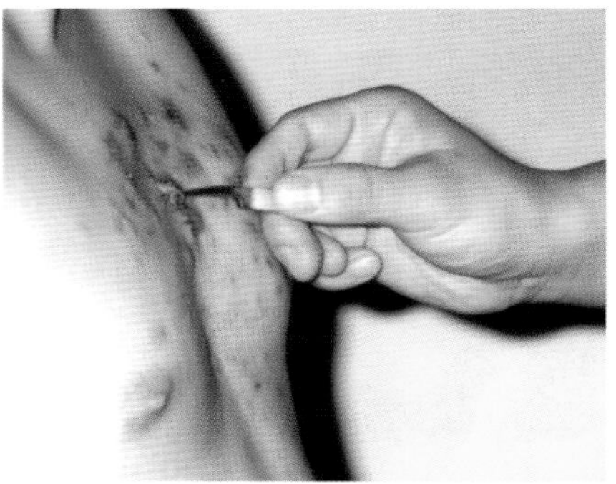

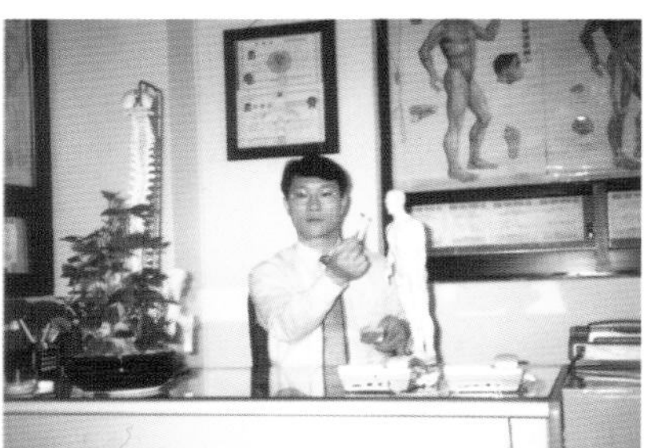

▲ 오행 벌침 요법에서는 일반 침술 요법에서와 마찬가지로 맥관계와 신경계의 정확한 위치(급소)를 알아두는 것이 선결 요건이라고 강조하는 김동현 회장.

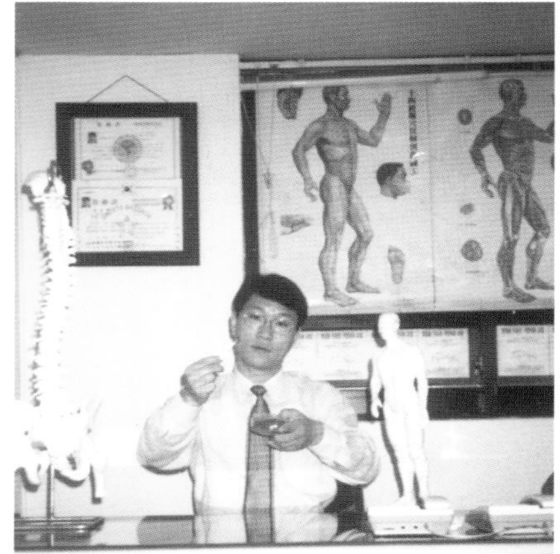

▶ 벌침 요법은 '봉밀(꿀)'의 효능을 인체의 질병 퇴치에 이용하는 것인데, 벌을 잘못 다루면 오히려 건강을 해치는 결과를 가져온다. 사진은 벌의 생태에 관해서 설명하고 있는 저자의 모습.

▼ KBS TV '무엇이든 물어보세요' 프로그램에 출연한 저자(김동현 회장)가 시청자들을 상대로 직접 '신비의 오행 벌침 요법'을 시술해 보이고 있다.

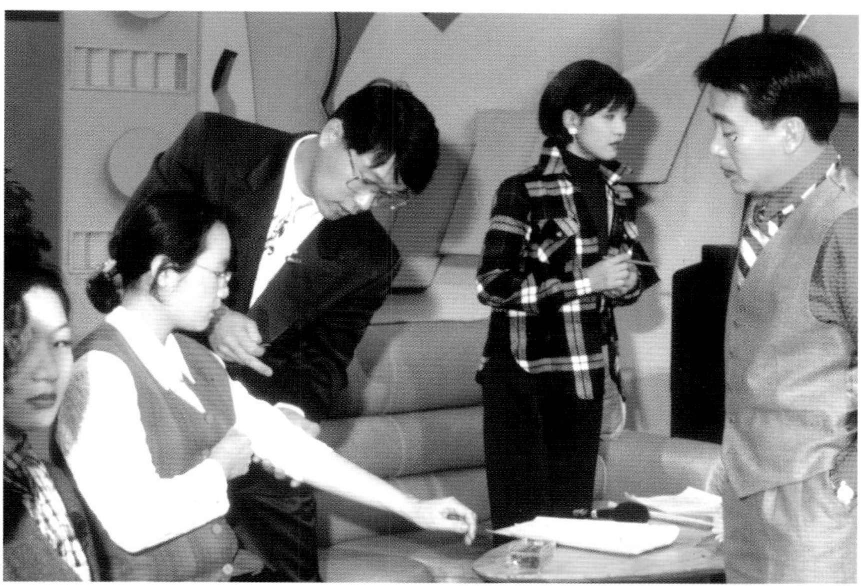

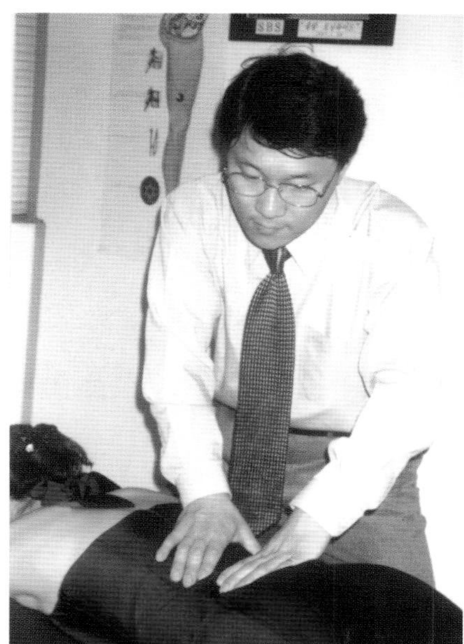

▲신비의 오행 벌침 요법을 시술할 때는 정통 오행 지압으로 환자의 몸을 릴렉스 시키기도 한다.

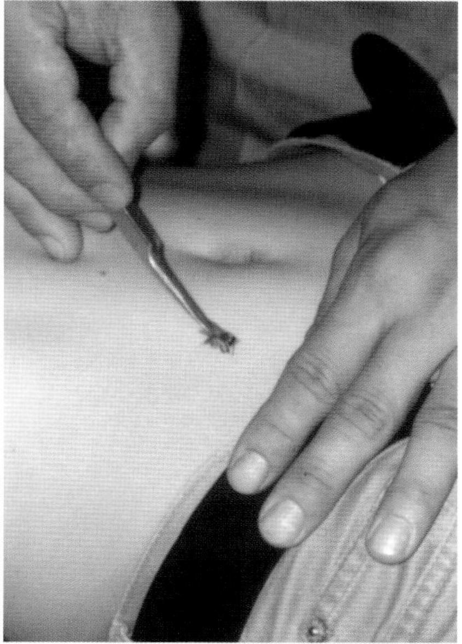

▲월경 불순에도 오행 벌침 요법이 잘 듣는다. 사진은 월경불순과 냉·대하로 고생하고 있는 환자에게 오행 벌침 요법으로 시술하고 있는 장면.

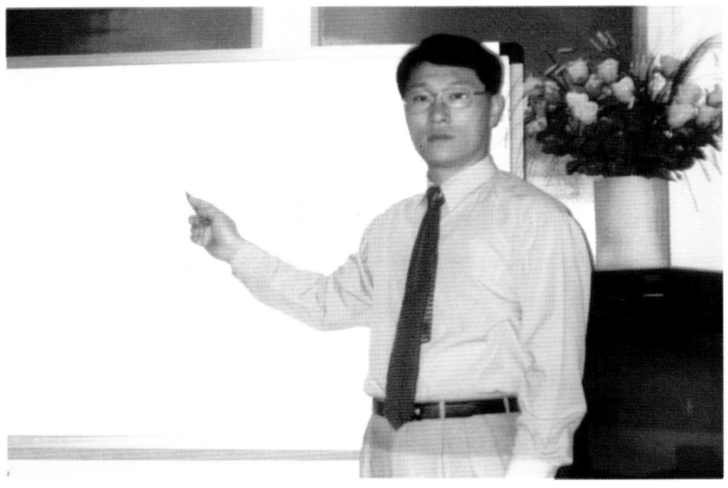

◀신비의 오행 벌침 요법에 대한 심오한 이론을 강의하고 있는 저자.

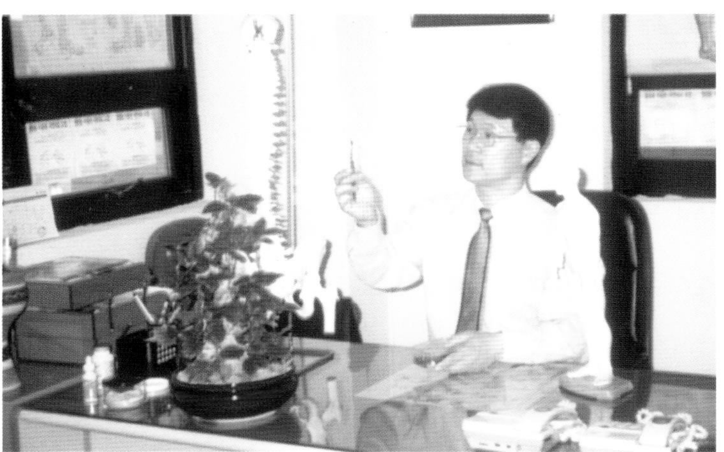

◀ 오행 벌침 요법을 배우기 위해서는 '벌'에 관한 올바른 지식이 필요하다. 벌침의 효능과 특징에 대해 설명하고 있는 저자의 모습.

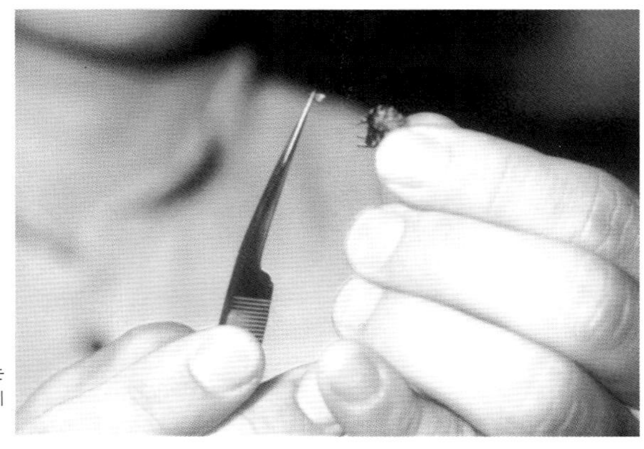

▶오행 벌침 요법 시술에 앞서 벌침을 채취하는 장면. 벌을 쥘때는 몸통쪽을 쥐고 벌이 움직이지 않게 해야 한다.

현대 건강 백과 ③

신비한
오행 벌침 요법

김 동 현(한국오행벌침연구회 회장) 지음
황 종 찬(보건학 박사·전 서울대 교수) 감수

太乙出版社

■ 머리말

이 세상에 못 고칠 병은 없다

자연은 참으로 고마우시며 경외스럽다!

인류 역사는 자연 환경과 함께 하는 과정으로 자연은 우리 삶의 터전이요, 근본인 것이다. 아무리 문명이 발달해도 자연의 법칙을 무시하며 산다는 것은 어리석은 일이다. 현대 문명 속에서 살면서도 가장 자연스러울 수 있는 삶이 가장 건강한 삶이 아닌가 한다. 현대인은 인간 스스로가 만들어낸 자연 파괴와 환경 오염, 문명의 이기 때문에 새로운 질병 속에서 삶을 이어가고 있다.

현대인의 질병은 물질 문명 발달과 함께 생긴 환경 오염, 공해, 스트레스, 교통 재해, 직업 등이 주범으로 과거와 다른 새로운 양상을 띠고 있다. 수 많은 사람들이 원인도 모르는 질병으로 고통 속에서 나날을 보내고 있으며 전문 의료 기관에서 치유를 못하고 있는 현실이다. 이런 상황 하에서 우리는 민간, 자연 요법에 의존할 수 밖에 없는 것이다.

민간 자연 요법 중에서 벌침은 가장 우수하다고 평가 받고 있으며 현재 전 세계적으로 임상을 통하여 그 효과가 탁월하다고 입증되고 있다.

벌독은 항염, 항균 작용이 뛰어나 인체의 면역 체계를 강화시켜 주며 혈액 순환을 원활히 하여 신체의 기능을 활성화 시켜 질병을 치료한다고 알려져 있다. 이러한 벌독을 침구 경락에 응용하여 치유하는 방법이 벌침 요법인 것이다.

특히 오행 벌침은 살아있는 벌독을 오행 침술 요법과 결부시켜 치유하는 순수 민간 자연 치유법으로 심오한 원리와 체계화된 점이 일반 벌침과는 다른 것이다. 동양 사상에서 우리 인간의 삶을 '음양오행설'에 의해 그 원리를 규명하고, 우리 인체와 우주와의 관계를 설명하며 이를 질병 치료에까지 응용하고 있는 것이다.

오행 침법은 '오행'의 원리를 이용하여 인간을 총체적인 시스템으로 보며 이를 통해 질병을 파악하고 치료하는 침술 요법이다.

이러한 오행 침술에다 체질 분석과 함께 벌을 이용하여 질병 치료에 적용시킨 벌침 요법이 '오행 벌침 요법'인 것이다.

오행 벌침과 일반 오행 침술과의 차이를 보면, 오행 벌침 요법에는 오행 침술의 보사법을 그대로 적용할 수가 없는 특성이 있다. 그 이유는 살아있는 벌의 독을 이용하여 오행 침술 요법에 적용하는 벌침 나름의 성격 때문이다.

벌침이 보법이냐? 사법이냐? 하는 논란이 있지만 본인은 보사의 양면성을 가지고 있다고 본다.

장부의 허실에 의한 질병 치료는 보법의 원리만이 적용되며 사법의 적용은 오행지법의 원리를 이용해서 새로운 보법이 만들어졌다. 반면에 실제 통증 및 과도한 운동 및 무리한 근육 사용에 의한 면에서는 벌침 자체가 사법성이라고 본다.

일반적인 벌침보다 한 차원 높은 오행 벌침은 오행 침법에 벌을 통하여 새로운 원리를 적용시킨 체계화 · 이론화 된 벌침 요법인 것이다.

이제 오행 벌침은 '오행지법'의 원리에 벌침만이 가지는 특성이 가미된 최고의 효과를 지닌 신비한 벌침 요법으로 부각된 것이다.

본인이 오행 벌침을 연구 개발하게 된 동기는 보다 많은 사람들이 질병 치료의 혜택을 받고 더 나아가 전 인류의 건강에 기여 했으면 하는데 있다. 국내의 벌침 보급 상황을 볼 때, 안타깝지만 한국의 오행 벌침이 전 인류의 질병 치료에 기여한다는 자부심과 사명감으로 이 책을 쓰게 된 것이다.

끝으로 이 책이 나오기까지 물심양면으로 도와주신 모든 분들께 진심으로 감사를 드린다.

이제 자연스럽게 벌독을 몸에 넣고 건강한 삶을 유지하기를 바란다.

한국오행벌침연구회
회장 김 동 현

■ 추천의 글 ❶

난치병에 시달리는 국민에게 희망을

(주) 김정문 알로에 회장 **김 정 문**

내 친구 중에 내가 존중하는 장순하(張諄河)라는 시인이 있습니다. 그는 가람문학상이랑, 중앙 시조 대상을 수상한 적도 있고 상징적 표현의 극치를 이루는 최고 시인이기도 합니다.

그가 약 10년 전에 임포텐츠에 걸려 고심하던 중 나의 권고로 벌침을 맞게 되었습니다. 100여 일을 꾸준히 맞은 결과 회춘(回春)의 기쁨을 얻었습니다.

그때 그는 '건강다이제스트'란 잡지에 자기 간증담을 썼는데 '회춘이란 단어는 있으나 실제 회춘이란 없다고 생각했는데 벌침이란 단순한 민간 요법으로 갱생의 길이 열렸다'고 말했습니다.

벌침 독에는 여러가지 필수 불가결한 영양소가 들어있는 것으로 밝혀졌지만 아미노산을 비롯한 일반 식품에도 있는 성분보다는 아픔과 부어오르는 독소(毒素) 속에 미지의 신비한 물질이 함유되어 있는 것으로 보입니다.

그것은 미국의 '노만 테일러'가 쓴 「역사를 변하게 한 약용식물」이란 책을 보면, 과거에 독화살에 쓰이던 맹독 식물액(液) 속에는 인체의 중병을 고치는 물질이 함유되어 있는 것을 발견한 여러 의학자들이 있어, 독의 유효 성분을 적절량 사용하여 현대 의약품의 대열에 자리잡게 한 이야기가 나옵니다.

벌침은 처음 맞았을 때 단순한 알레르기가 일어납니다만 현대 의학적으로 손도 댈 수 없는 여러가지 난치병에 치료 효과를 내는 것이 사실입니다.

인간은 화학 약품에 의존하여 모든 질병에 대처해 왔으나 이제는 자연 요법으로 인체의 자기 치유력인 면역 기능을 높여 질병 치료나 예방에 이용하는 새로운 의학의 시대로 가고 있습니다.

이번에 발행되는 김동현 회장의 「신비한 오행 벌침 요법」은 난치병에 시달리는 국민들에게 커다란 도움을 줄 것을 믿어 마지 않습니다.

감히 일독을 권하는 바입니다.

▣ 추천의 글 ❷

누구나 쉽게 접근하여 도움받을 수 있는 신비한 오행 벌침 요법

사단법인 한국양봉협회 부회장 **조 성 봉**

벌침에 대한 관심이 점점 높아지고 있는 가운데 김동현 회장이 새롭게 학설을 가다듬고 정리하여 「신비한 오행 벌침 요법」이라는 방대한 한 권의 책으로 집대성하였다니 우선 기쁘기도 하려니와 그 분의 대단한 의욕과 업적에 감히 아낌없는 찬사를 보내는 바이다.

그동안 벌침업계(양봉업계를 포함)에서는 일반 독자(또는 대다수의 국민)들과의 괴리감을 좁힐 수 있는 묘책을 찾지 못하여 고심해 온 것이 사실이다. '벌침'하면 우선 '벌독'이 주는 '해(害)'에 대한 이미지 때문에 많은 사람들이 외면하고 거리감을 가져왔고, 또한 이해 부족으로 인해 '벌침 요법'이 발전하지 못하고 지체한 결과를 낳아왔다.

이러한 현실의 벽을 뚫고, 한국오행벌침연구회를 결성하여 벌침의 효능에 대한 이미지 제고는 물론 누구나 쉽게 접근하고 가깝게 시술을 주고 받음으로써 새로운 국민 건강의 장(章)을 여는데 획기적인 전기를 마련한 김동현 회장의 왕성한 치적은 가히 감탄할 만한 것이다.

특히 이번에 집대성하여 알차게 선보이는 이 책은 아주 쉽고 자상하게 엮어져 있을 뿐만 아니라, 나아가서는 상당히 전문적인 분야까지 빠뜨리지 않고 벌침 요법 전반에 관해 다루고 있으므로, 완전 초보자에서부터 각종 의료 업계에 종사하는 전문가에 이르기까지 큰 도움을 얻을 수 있을 것으로 사료된다.

아울러 평소에 난치병으로 고생하고 있는 많은 분들에게도 새로운 확신과 건강의 행복을 꼭 안겨주리라 믿는다. 책의 출간을 진심으로 축하하면서 저자인 김동현 회장께도 독자를 대신하여 깊이 감사드린다.

▣ 추천의 글 ❸

이독치독(以毒治毒)의 자연 법칙

중앙일보 「氣와 전통 건강」 전문 기자 김 인 곤

도(道)를 설명하는 첫 귀절은 '자연왈도(自然曰道)'라는 것이다. 현대식 개념으로 풀어 설명하자면 '저절로 그러함이 진리요 곧 이치'라는 뜻이다.

한 가지 부언하자면 '그러함'이라는 귀절의 상징성이다.

'그러함'이란 그렇게 되었다는 과거형, 그렇게 되고 있다는 진행형, 그렇게 되어 간다는 미래형을 총괄적으로 함축하고 있다.

우리가 바로 이 자연이라는 단어를 가장 많이 사용하는 것은 '자연스럽다'라는 표현에서다.

'자연스럽다'는 말은 '자연과 닮았다'는 뜻이다.

지혜로 가득 찬 우리의 선조들은 자연의 과거와 현재와 미래를, 이미 그 자체로서 인정하고 그것이 곧 진리요 이치라고 믿었던 것 같다.

서양식으로는 만물의 영장이라는 인간 역시 그 자연의 한 부분으로서만 이 존재의 가치를 지닌 미물(微物)이라고 생각한 것이 선조들이 내린 결론이었다.

그래서 자연의 이치를 순리(順理)라고 했고 순리를 거스르지 않아야 한다고 굳게 믿었다.

자연을 거스르지 않는다는 것은 무엇을 뜻하는가?

쌀은 여름에 성장하면서 양(陽)의 기운을 담뿍 머금어 가을에 수확하도록 되어있다. 음(陰)이 성해 자칫 양기운이 부족하기 쉬운 겨울에 양기운을 보충해 주도록 한다는 하늘의 뜻이다. 겨울에 자라는 보리는 어떤가? 양기운이 극심한 여름에 부족한 음기운을 보충하는 것이 하늘의 뜻이고 곧 순리다. 인간에게 먹거리가 되는 동식물 그 자체가 정해진 철에 나는 데는 그만한 이유가 있다는 것이다.

바꾸어 말하면 곧 여름에는 수박을 먹고, 겨울에는 군고구마를 먹어야 하는 것이 자연이 가진 진리요 이치에 부합한다는 것이다.

겨울에 수박을 먹는 사람이 '자연스러울' 수 있는가? 자연스럽지 못한 인간이 자연이 정해준 제 명(天壽)대로 살기를 바랄 수 있을 것인가?

그런 의미에서 김동현 선생의 벌침 연구는 지극히 자연스러운 사고에서 시작된 것이라는 데 가치가 있다고 믿어진다.

이독치독(以毒治毒) — 자연 속에 존재하는 독으로서 독을 다스린다는 것이다. 따지고 보면 벌침이 가진 독은 사람에게 독이 될 뿐 벌에게는 자신을 지켜나가기 위한 신체의 일부분이다.

물론 동물이나 식물에게 독이 되는 사람의 분비물도 있다.

가장 쉽게 예를 들 수 있는 것으로 침이 있다. 입 안에 고이는 침, 우리가 함부로 뱉아버리는 침 속에는 무려 10가지 이상의 효소와 10가지 이상의 비타민, 그리고 10가지 이상의 무기원소가 포함되어 있다.

그런가 하면 호르몬, 단백질, 요소, 락트산, 포도당 등 무수히 많은 화합물들이 포함되어 있다. 이런 성분들은 곰팡이에 들어있는 아플라톡신B1이나 음식물이 탈 때 발생하는 벤조피렌 등 암의 원인이 되는 독소들을 중화시켜 우리의 몸을 보호한다.

심지어 침 속의 이런 물질들은 에이즈를 일으키는 인간 면역 결핍 바이러스까지 차단한다.

그래서 입맞춤만으로는 에이즈가 전염되지 않는 것이다.

그것이 자연의 오묘함이다.

아직은 사람의 지혜로 헤아리지 못하는 자연의 오묘함을 인정하고 그 안에서 자연의 이치를 빌어 사람의 문제를 해결하려는 방법 중의 하나인 신비한 오행 벌침 요법을 많은 사람들이 이해하고 받아들이는 데 김동현 선생의 노력이 많은 보탬이 될 것으로 믿는다.

■ 추천의 글 ❹

세계로 빠르게 확산되고 있는 신비한 오행 벌침 요법

사단법인 한국양봉협회 감사 **김 병 태**

우리 양봉업의 발달은 그동안 인류의 건강 증진에 엄청난 기여를 해왔음은 물론 과학 기술의 발달과 현대 의학의 눈부신 발전과도 궤를 같이해 왔습니다.

오늘날에 오행 벌침 요법이라는 꿀벌의 벌독을 이용한 전통적인 민간 요법에서도 새로운 인식이 싹트게 되었습니다.

한국오행벌침연구회 김동현 회장은 남달리 벌침업계에 새로운 별처럼 떠오르고 있습니다. 김동현 회장은 명문대인 서울대학을 졸업하여 벌침에 대한 연구를 시작하였고, TV 출연은 물론 신문 잡지에 연중 기사화 되고 있습니다.

또한 오행이 무엇이며 사상이 무엇이며 외국을 많이 다니면서 연구한 점을 진심으로 감사 드립니다. 또한 이번에 오행 벌침 요법책을 출판하는데 진심으로 축하 드립니다.

벌침 요법에 대한 책들이 시중에 3종류 정도 나와 있으나 도움은 될 수 있어도 근본을 찾을 수가 없는 게 참 아쉬운 점이었으나 이번에 김동현 회장께서 누구나 쉽게 이해할 수 있는 근본과 체질과 오행이라는 것을 자세히 기록한 책을 펴내었으니 우리 양봉인들은 참으로 큰 도움이 될 것이며 민간 자연 요법으로서 이 사회에 큰 도움이 될 것입니다.

또한 우리 벌침업계에도 많은 발전이 있으리라 생각됩니다. 세계양봉대회에서는 봉독과 벌침 요법에 대한 23편의 논문이 발표된 바 있으며 벌침 요법과 인류 건강이라는 주제로 분임토의 발표도 개최되었습니다.

미국과 같은 과학 문화 선진국에서의 전통적 민간 요법에 대한 이해 부족으로 국제적 관심이 낮았던 것도 사실이지만 최근의 자료에서는 미국 공공기관 83%가 벌독이 인간의 관절염 치료에 효과가 있다는 의견을 발표하여 벌침 요법의 참뜻을 이해하기 시작했습니다.

1980년대에 들어서는 전기 생리학적 연구를 통하여 벌독이 신장 계통의 전위 활동에 미치는 영향이 밝혀졌으며 드디어는 심장 세포의 DNA 합성과 벌독과의 관계 등 새로운 사실들이 확인되어 벌침 요법의 중요성이 강조되고 있습니다.

이제 오행 벌침 요법은 세계인들에게 새로운 건강과 희망을 심어줄 것입니다. 세계로 빠르게 확산되어 가고 있는 오행 벌침 요법의 특효성은 바로 대자연이 우리 인간에게 내려준 신비함의 근원, 바로 그것이라는 점을 부인할 수 없습니다.

선진국에서는 1세기 이상의 오랜 역사적 배경을 갖고 오늘날까지 이어져 왔음을 알 수 있고, 오행 벌침 요법에 대한 책을 출간하는데 2년이란 세월이 흘렀을 만큼 노력한데 대하여 또다시 진심으로 한국오행벌침연구회 김동현 회장께 감사를 드립니다.

차 례

제 3 장 벌침 요법의 치효성(治效性) …… 99

제3부 각종 질병에 따른 오행 벌침 요법의 치료 증례

제 1 부

꿀벌의 생태와 벌침 요법

제 1 장

꿀벌의 생태

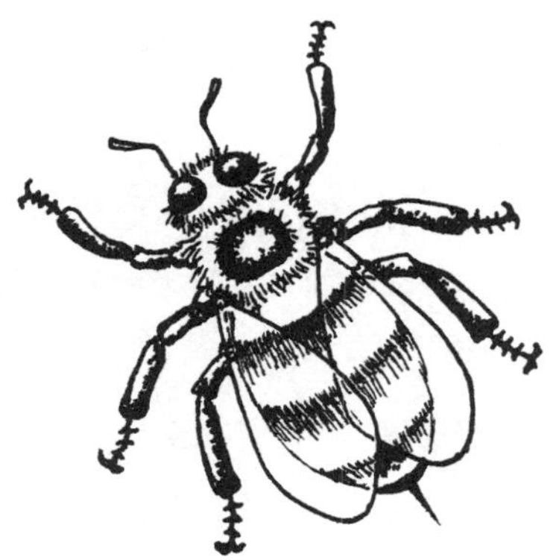

꿀벌과 인류와의 관계

꿀벌과 우리 인간과의 관계는 이미 구석기시대부터 시작된 것으로 나타나고 있다. 그것을 증명할 수 있는 증거가 바로 스페인의 알타미라(Altamira) 동굴에서 발견된 '벌꿀 사냥'의 벽화다.

그리고 B.C 7000년 경으로 추정되는 스페인의 동부 발렌시아 근방의 동굴에서 발견된 벽화에서도 그 '벌꿀 사냥'의 행적이 뚜렷이 나타나 있다.

이 벽화의 내용은, 벼랑 위의 작은 동굴 안에 있는 꿀벌들의 둥우리에 사람이 로프(줄)를 타고 올라가 벌꿀을 채취하는 모습을 담고 있다. 옷도 입지 않았고, 무슨 풀 같은 것으로 엮어서 만든 그런 로우프를 타고 기어올라가, 성난 벌들에 둘러싸인 채 그가 지니고 있는 망태기에다 벌집을 옮겨 넣고 있는 그런 그림이다.

그렇듯 우리 인류는 역사 이전부터 꿀벌과 밀접한 관계를 가져 왔다. 사실 지금도 꿀벌과 양봉(養蜂) 산물은 늘 우리 인간을 매혹해 오고 있다.

실제로 이젠 그런 꿀벌을 사육함으로써 우리의 건강에 좋은 봉밀(蜂蜜), 봉납(蜂蠟), 프로폴리스, 로얄 젤리 등을 얻는 것은 말할 것 없고, 개선, 과수·목초·농산물의 결실에 있어서의 꿀벌의 역할이 크다. 더욱 더 중요한 꿀벌의 역할은 자연 치료 요법으로서 벌독과 벌침의 효능이 제3 의학의 한 분야로서의 중요 역할을 할 뿐 아니라, 인간 질병에 대한 치유 능력으로서의 존재 가치는 우리 인간에게 가장 큰 선물이라고 본다.

◪ 꿀벌의 종류

벌목(目) 꿀벌과(科)에 속하는 벌들을 총칭하여 일반적으로 '꿀벌'이라고 부른다.

꿀벌은 고도로 발달된 사회 생활을 하는 곤충으로, 원산지는 유럽 · 아프리카 · 아시아 등지이며, 다음과 같이 4종류로 나눈다.

■ 꿀벌의 종류

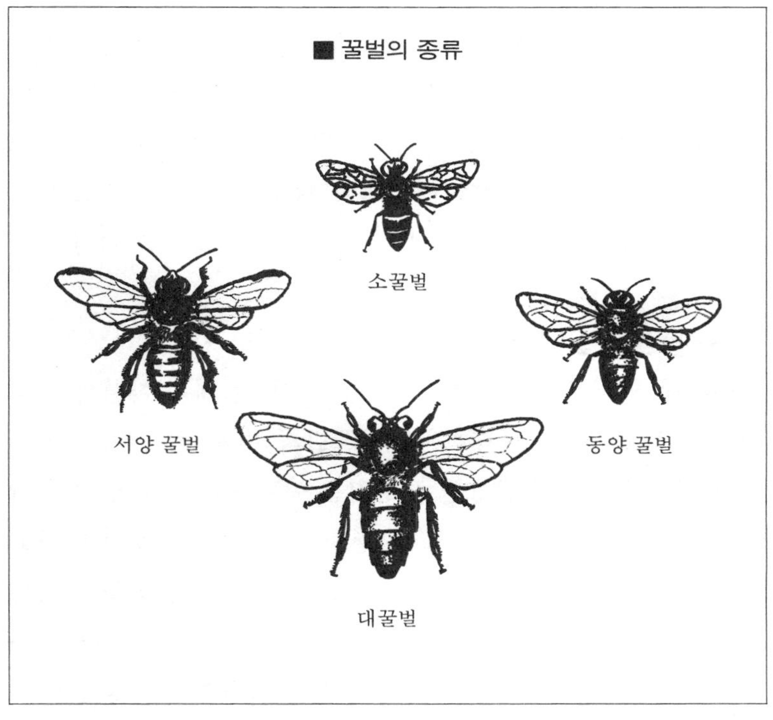

(1) 대꿀벌(Apis dorsata)

아시아 남부에 서식하고, 단 1개의 집을 만들며, 동양 벌꿀·서양 벌꿀이 나무나 바위의 동굴 등 어두운 장소에 영소(營巢)하는데 비해, 야외의 나뭇가지 등에 영소한다. 가로 90cm, 세로 180cm 정도의 큰 집을 만들며 일벌의 몸 길이도 1.7cm나 되어 꿀벌 중에서는 가장 크다. 공격성이 강해 위험하지만, 산지(產地)의 사람들은 벌집을 채집하여 봉밀이나 봉랍을 모으고 있다.

(2) 소꿀벌(Apis florea)

대꿀벌과 마찬가지로 아시아 남부에 서식하고, 손바닥 정도의 작은 집을 1개 만든다. 영소 장소도 야외의 나뭇가지 등이다. 꿀벌 중에서도 가장 작으며, 성질은 온순하고 쏘는 경우도 드물다. 대꿀벌과 소꿀벌은 생태나 영소의 모습 등으로 보아 서양 꿀벌이나 동양 꿀벌에 비해 원시적인 꿀벌로 여겨진다.

(3) 동양 꿀벌(Apis cerana)

아시아 남서부가 원산지로 추정되지만, 현재는 아시아에 넓게 분포하고 있다. 형태는 서양 꿀벌과 매우 비슷한데, 약간 작고 서양 꿀벌과의 중요한 구별점은 뒷날개의 가운데 맥이 확실히 나타나 있는 점이 다르다. 영소 장소는 서양 꿀벌과 같고 나무와 바위의 동굴 등 어두운 장소에 여러 개의 집을 수직으로 만든다. 집밀력(集蜜力)과 사육면에 있어서의 그 가능성은 서양 꿀벌에 비해 떨어지지만 아시아 각 나라에서는 동양 꿀벌용 벌집 상자나 벌집틀 등을 개량해서 사육하는 곳도 많다.

(4) 서양 꿀벌(Apis mellifera)

원산지는 유럽 · 아프리카 양 대륙이다. 원래 신대륙인 미국 · 오스트레일리아에서는 꿀벌이 서식하지 않았지만, 유럽으로부터의 이주민에 의해 꿀벌도 이주하여 오늘날에는 극지(極地)를 제외한 모든 지역에서 사육되게 되었다. 양봉업(養蜂業)에서 이용되고 있는 것은 일반적으로 이 서양 꿀벌이다. 이 서양 꿀벌도 나무나 바위의 동굴 등 어두운 곳에 영소하는 습성을 가지고 있다. 서양 꿀벌에는 많은 아종(亞種)이 있지만, 근대 양봉에서 중요한 위치를 차지하고 있다.

서양 꿀벌 중에서도 다음 4종류가 많이 사양(飼養)되고 있다.

① 검정 벌(Apis mellifera) : 유럽·알프스 북부·서유럽·소련의 일부가 원산지로서, 키틴질의 색은 매우 검고 황색 줄이 없다.

② 이탈리언안 벌(Apis mellifera ligustica) : 이탈리아가 원산지로, 몸은 황색이고, 번식력 · 집밀력 등이 강하여 가장 많이 보급되어 있는 품종이다.

③ 카르니올라 벌(apis mellifera carnica) : 오스트리아의 알프스 남쪽과 북발칸이 원산지이다. 전체적으로 검지만, 몸 마디에 난 털은 검은 키틴질에 비해 밝은 회갈색으로 회색벌이라고도 불린다.

④ 코카시안 벌(Apis mellifera caucasica) : 중앙 코카서스 지방이 원산지로 카르니올라 벌과 많이 유사하다. 회색 빛깔의 벌이다.

◩ 꿀벌의 사회 생활

사회성 곤충 중에서 가장 진화한 곤충으로, 항상 봉군(蜂群)이라는 하나의 기능적 단위로 생활하고 있다.

봉군은 1마리의 여왕벌과 계절에 따라 그 수가 변하는 수만 마리의 일벌, 그리고 번식기인 4~9월에 나타나는 2000~3000마리의 숫벌로 구성된다.

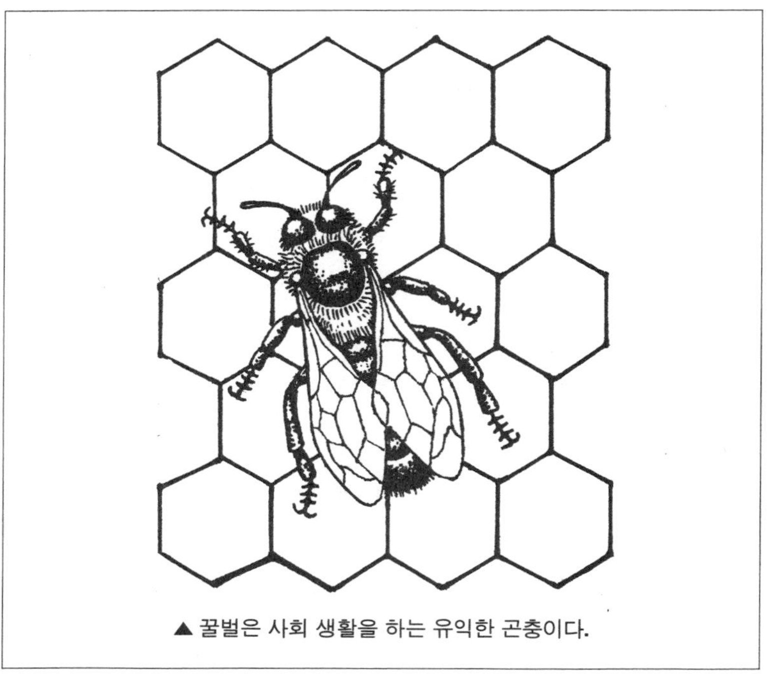

▲ 꿀벌은 사회 생활을 하는 유익한 곤충이다.

여왕벌과 일벌은 모두 암컷으로, 똑같은 수정란(염색체 $2n$)에서 태어난다. 여왕벌과 일벌의 분화는 성육(成育)하는 벌집의 방과 유충기에 주어지는 먹이의 양 · 질의 차이에 따라 유충 전기(前期)에 결정된다.

여왕벌은 170~250mg의 체중으로, 오로지 산란만 하고, 자성(雌性) 수정란(2*n*)과 웅성(雄性) 무정란(*n*)을 나누어 낳는다. 여왕벌은 우화(羽化) 뒤 7~10일 경에 보통 공중에서 3~7회 교미(交尾)하여, 수컷에서 얻은 정자를 저정낭(貯精囊)에 모아 둔다. 이 정자의 수는 700만 개에 이르는데, 여왕벌이 생존하는 동안은 계속 저정낭 속에서 살고, 필요에 따라서 수란관(輸卵管)으로 나오게 된다.

증식기인 4~7월에는 하루 2000개 이상의 알을 낳는다.

일벌은 80~130mg의 체중으로 우화(羽化) 일령(日齡)에 따라 체내의 생리 조건이 변화하고, 그에 따라 벌집의 청소 · 육아(育兒) · 영소 · 파수 등의 역할을 하는 내근(內勤) 벌과, 꽃을 찾아 화밀(花蜜)이나 꽃가루를 운반하는 외근(外勤) 벌로 구별된다.

수명은 봄에서 여름에 걸쳐 활동이 활발한 시기에는 30~40일, 겨울에는 6개월 정도이다.

원래 자성(雌性)인 일벌은 여왕벌이 죽고 다음 대(代)의 여왕벌의 육성이 불가능한 경우에는 산란을 시작한다. 단, 이 경우 알은 모두 무정란으로, 작은 숫벌밖에 우화하지 않는다.

침은 산란관이 변화한 것이고, 사람과 가축을 쏘는 것은 일벌이다. 숫벌은 체중이 160~280mg으로 겹눈이 특히 크며, 체형은 작고 통통하며 종족 유지에 필요한 여왕벌과의 교미가 유일한 역할이다.

◩ 여왕벌과 일벌의 역할

(1) 여왕벌(왕벌)

여왕벌의 분화와 로얄 젤리의 관계는 깊다. 즉, 유충기의 영양 조건에 따라 여왕벌과 일벌로 분화한다. 여왕벌로의 변화가 유충기에 부여되는 다량의 로얄 젤리에 의한다는 것은 틀림없다.

로얄 젤리는 우화(羽化) 후 1주일을 전후하여 젊은 일벌의 하인두선(下咽頭腺)과 대시선에서 나오는 분비물로, 고단백의 유백색 액상물(液狀物)이다. 이 단백질은 일벌이 꽃에서 채집한 꽃가루에 의한 것이며, 다른 꽃벌류는 꽃가루와 화밀을 단지 혼합해 주는 데 비해, 꿀벌에 있어서는 일단 체내에 섭취되어, 생합성(生合成)을 거쳐 영양가가 높은 로얄 젤리가 되는 것이 특징이다.

여왕벌의 유충은 다량의 로얄 젤리를 유충 기간 동안 계속 받는데 비해 일벌의 유충은 유충기 6일 간 중 전반 3일 간은 거의 로얄 젤리와 같은 일벌유(乳)를 조금씩 받고 후반 3일 간은 봉밀과 꽃가루의 혼합물을 받는다.

로얄 젤리 중 분화 결정 인자 등에 대해서는 아직 불명확하다.

(2) 일벌

우화(羽化)한 일벌이 최초로 하는 일은 벌집방의 청소이다. 2~3일이 지나면 하인두선(下咽頭腺)과 대시선이 발달하고, 봉유(蜂乳 ; 로얄 젤리 · 일벌유 · 숫벌유를 총칭)의 분비가 시작되면 육아에 전념하게 된다.

하인두선의 퇴화를 전후해서 배 부분의 배면 제4 마디부터 제7 마디에 모두 4쌍의 납선(蠟腺)이 발달하여, 봉랍의 분비가 시작된다. 이 시기에 일벌은 집을 만들기 시작한다. 사회성 사냥벌류의 집은 수목(樹木)의 껍질 등을 사용하는데 비해, 꿀벌의 집은 스스로 분비한 봉랍에 의해 정확히 육각형의 집을 만들어 나간다.

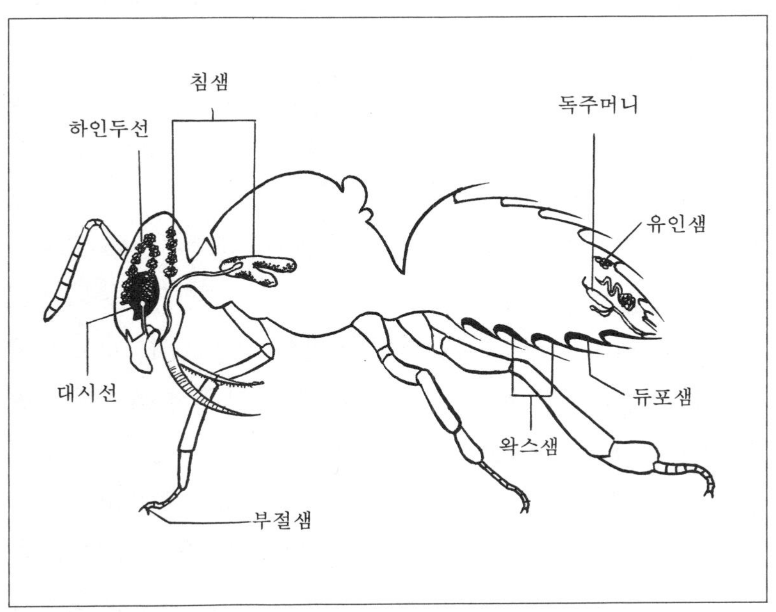

일벌의 분비샘 시스템 : 일벌의 몸에는 다양한 기능을 발휘하기 위한 많은 외분비샘이 발달되어 있다. 하인두선과 대시선은 로얄 젤리를 분비하고 독주머니는 독액을, 유인샘은 페로몬을 분비한다. 왁스샘은 꿀을 원료로 해서 집을 짓는데 필요한 재료인 왁스를 분비한다.

그리고 미리 집으로 운반해 놓은 화밀(花蜜)을 여러 번 입으로 옮기거나 꿀을 새로 채워 넣으면서 선풍(扇風) 작업도 하여, 봉밀(蜂蜜)이 완성되어 간다.

또 한편으로는 여러 번의 정위비행(定位飛行) 뒤 우화(羽化)가 있고 약 3주일이 지나면 내근(內勤) 벌에서 외근(外勤) 벌로 이행해 간다.

꽃을 찾고 화밀과 꽃가루를 모아 운반하는 위험한 일은 노령(老齡)의 일벌이 맡는다. 이들 과정은 엄밀한 것은 아니고, 개체차(個體差)·계절차 또는 봉군집(蜂群集)의 상태에 적응하면서 변화한다.

변온동물(變溫動物)인 꿀벌의 집 안(巢內) 온도가 사계절을 통해서 거의 일정하게 유지되고 있다는 것은 놀랄만한 일이다. 특히 유충·번데기가 자라고 있는 집(巢房)의 온도는 항상 32~35℃로 유지되고 있다. 따라서 꿀벌의 유충 기간·번데기 기간은 항상 일정하다.

여름에 온도가 너무 상승하면 일벌의 선풍(扇風)이 행해지고, 다시 집 밖에서 물을 운반해 와 집 표면에 바름으로써 찬 외기(外氣)를 집 안으로 들여 올 뿐만 아니라 수분의 기화(氣化)를 촉진하여 집 안의 온도 강하(降下)에 도움을 주고 있다.

집 안의 온도 상승을 꾀하는 방법으로서는 특히 날개를 움직이지 않고 흉부 비상 근육을 진동시킴으로써 발열을 일으키는데, 이것이 온도 상승에 큰 역할을 하고 있다.

이들의 에너지원은 봉밀(蜂蜜)이므로 월동에는 충분한 저장꿀이 필요하다.

꿀벌은 어떻게 정보를 전달하는가

일벌의 배 부분 제7 마디 등쪽에 있는 나사노프샘(유인샘)에서 방출되는 나사노프샘 페로몬은 밀원(蜜源) · 꽃가루원(源) 및 다른 꿀벌의 위치를 알리는 작용을 한다.

흥분한 일벌은 배를 높이 들어 올리고 자침(刺針)의 기부(基部)를 노출하여 페로몬을 방출한다. 이 페로몬을 정보 페로몬이라 하는데, 정보 페로몬에 의한 경계와 공격의 촉발(觸發)은 벌집 주위에서만 볼 수 있다.

여왕벌의 대시선에서 분비되는 특별한 산(酸)을 '여왕 물질'이라 하는데, 이것이 여왕벌이 분비하는 중요한 페로몬이다.

그 효과는 복잡하지만, 다음 세 가지로 알려져 있다.

① 일벌의 난소(卵巢) 발달이나 왕대(往臺) 형성을 억제하는 카스트 유지 페로몬.

② 집을 나눌 때 그 효과를 발휘하는 집합 페로몬.

③ 공중에서 교미할 때 기능하는 성 페로몬이 그것이다.

꿀벌의 감각 기능

시각(視覺)은, 황색 · 청록색 · 청색 · 보라색을 서로 구별하며, 또 푸른 하늘의 한 부분을 보고도 태양의 위치를 알 수 있는 이른 바 편광 해석 능력(偏光解析能力)을 가지고 있다. 이러한 것들은 겹눈의 기능이다.

후각은 촉각에 넓게 분포하는 감각자(感覺子)가 수용기로 되어 있으며, 꽃의 냄새를 식별할 뿐만 아니라, 그 냄새로 동료에게 밀원(蜜源) 식물의 종류를 전달한다.

미각(味覺)의 수용기는 구기(口器)와 다리의 부절(跗節 ; 선단의 마디), 그리고 촉각에도 있다고 알려져 있다.

꿀벌의 언어인 춤에 의한 정보 전달의 연구는 K. 프리시라는 생물학자(73년 노벨생과의학상을 받음)의 40년의 연구 결과에 의해 밝혀졌는데, 춤은 집상자 안에 수직으로 늘어진 집판자 위에서 행해진다.

유력한 밀원(蜜源)·꽃가루원(源) 식물에서 화밀이나 꽃가루를 채집하고 집상자로 돌아온 일벌은 흥분 상태로 집판자 위를 분주하게 돌아다니고 때때로 배 부분을 심하게 진동시키면

■ 팔자춤의 춤 방향

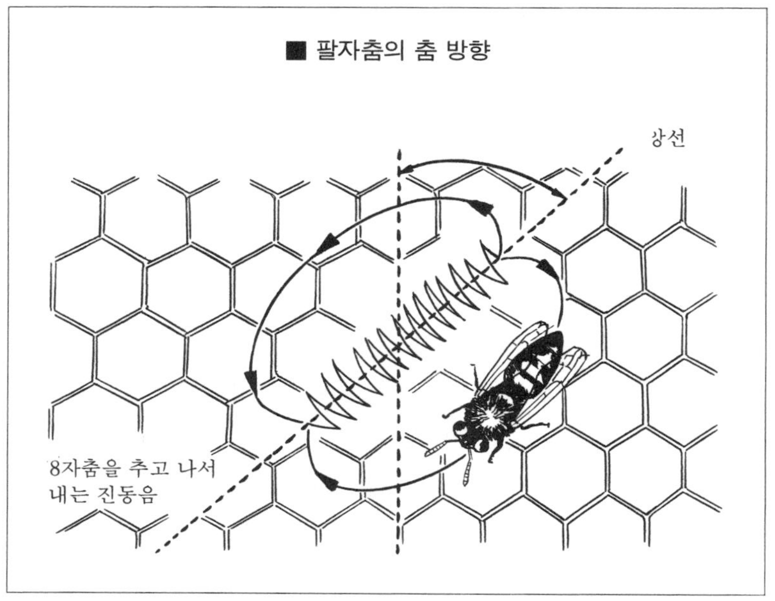

서 춤을 춘다.

춤에는 꽃이 집상자에서 100m 이내에 있을 때 거리만을 알리는 '원무(圓舞)'와 100m 이상 떨어져 있을 때 거리와 방향을 알리는 '엉덩이 춤'의 2종류가 있다.

원무는 그 이름대로 원을 그리면서 불규칙하게 빙글빙글 돌며, 바로 근처에 꽃이 있는 것을 알린다. '엉덩이춤'은 규칙적으로 '8'자를 그리고, 그 중앙의 직선을 움직일 때 특히 배 부분을 심하게 진동시킨다.

K. 프리시의 실험에 의하면 100m일 때는 15초 간격으로 9~10회, 1000m가 되면 4~5회, 6000m일 때는 2회로, 회전수가 많을수록 가깝고 적을수록 먼 거리를 나타낸다. 또한 8자 중앙의 직선상을 움직이는 방향과 중력의 반대 방향이 이루는 각도가 집상자와 태양을 연결하는 선에 대한 꽃의 방향을 나타

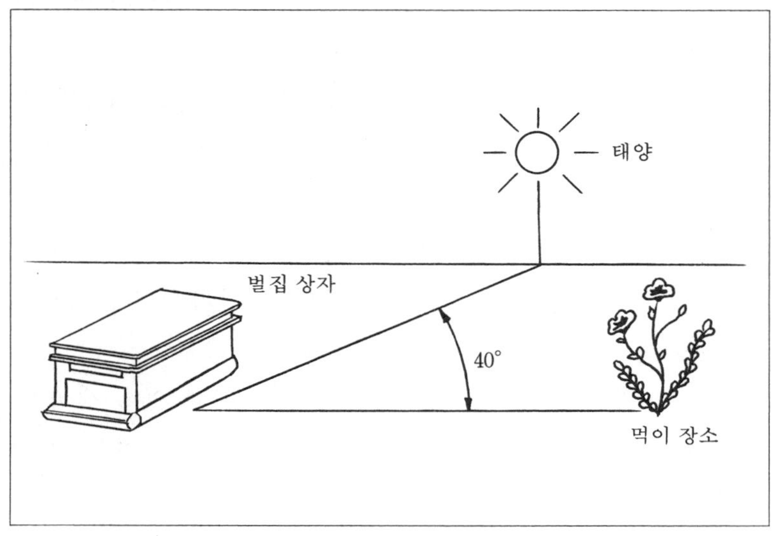

내고 있다.

예를 들면, 꿀벌의 움직임이 바로 위를 향하고 있을 때는 태양의 방향으로 날아가면 꽃이 있다는 것을 알 수 있다.

프리시의 제자인 R. 리다우어는 동양 꿀벌 · 대꿀벌 · 소꿀벌의 춤을 비교 연구하여 종류에 따라 춤이 조금씩 다르다는 것을 밝혀냈다. 이 춤은 동양 꿀벌이나 서양 꿀벌 모두 어두운 집상자 속에서 행해진다는 사실이었다.

◪ 꿀벌의 생김새

(1) 외부 형태

꿀벌은 일반 곤충과 마찬가지로 외부 골격으로 되어 있으며, 몸은 머리 · 가슴 · 배 등 세 부분으로 되어 있다.

머리에는 홑눈 · 겹눈 · 더듬이 · 입틀 등의 부속 기관이 있으며, 머리는 가는 목으로 가슴과 연결되어 있다.

가슴은 마디로 되어 있으며, 3쌍의 다리와 2쌍의 날개가 있어 꿀벌의 운동을 맡고 있다. 또한 가슴은 짧고 가는 복병으로 배와 연결되어 있다.

대부분의 일반 곤충의 가슴 마디는 앞가슴 · 가운데 가슴 · 뒷가슴 등 세 마디로 되어 있으나 꿀벌은 앞가슴 · 가운데 가슴 · 뒷가슴 · 전신복절 등 네 마디로 되어 있다.

배는 여러 개의 마디로 되어 있으며 배 끝에 외부 생식기, 배 안에는 소화기관, 내부 생식기관, 기관낭, 납선, 향선, 벌침 등이 있다.

숨쉬는 기문은 몸 좌우 양쪽에 10쌍 있는데 가슴에 3쌍, 배에 7쌍 있다.

(2) 내부 형태

꿀벌은 일반 곤충과 마찬가지로 몸 안에 소화기관 · 순환기관 · 호흡기관 · 신경기관 · 생식기관 및 감각기관으로 되어 있으며, 꿀벌에서만 볼 수 있는 특유의 왕유(王乳) 분비샘을 가지고 있다.

■ 독침의 생김새

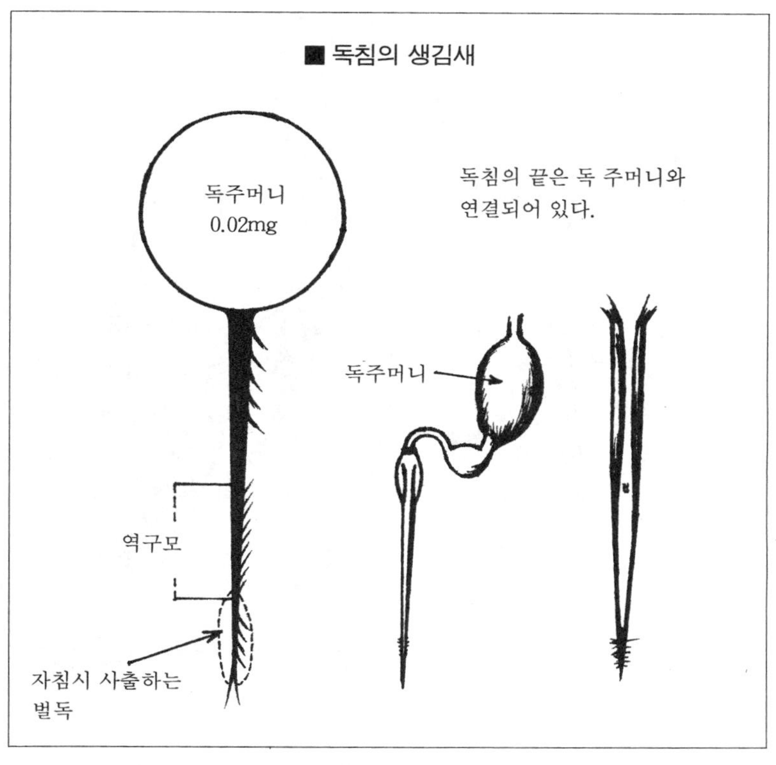

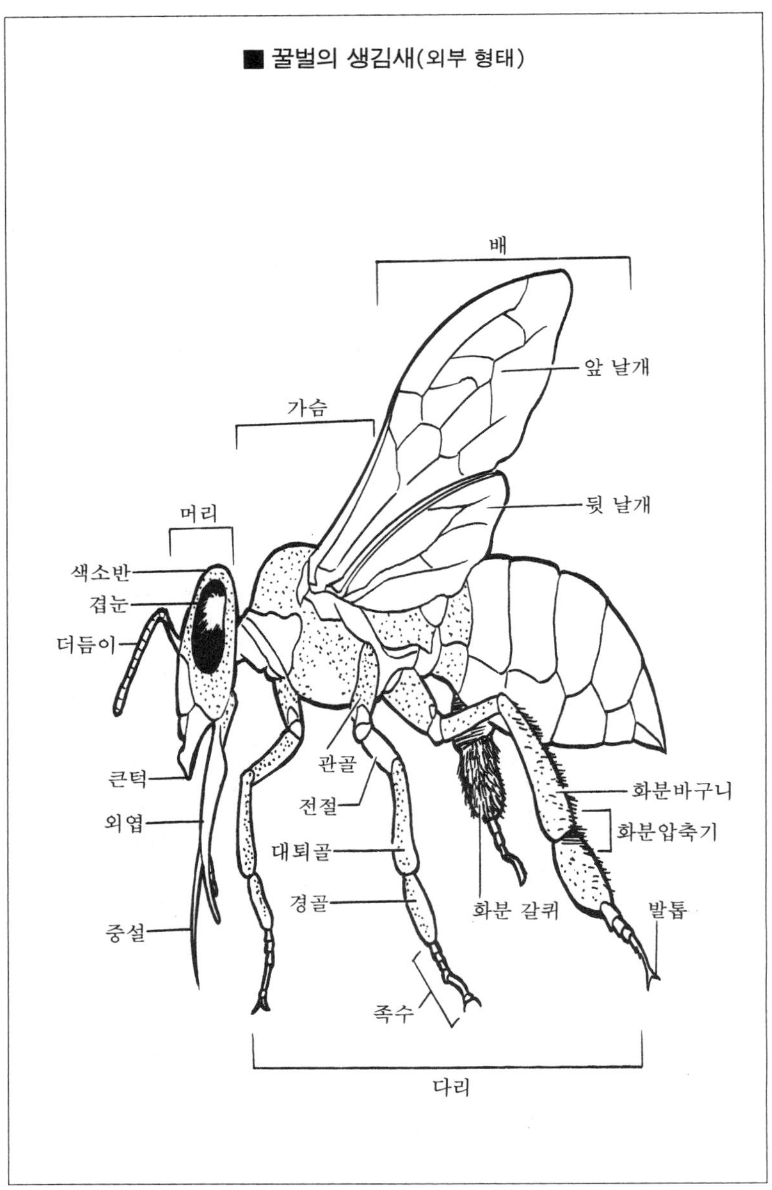
■ 꿀벌의 생김새(외부 형태)
배
앞 날개
가슴
뒷 날개
머리
색소반
겹눈
더듬이
관골
큰턱
전절
화분바구니
외엽
화분압축기
대퇴골
경골
화분 갈퀴
발톱
중설
족수
다리

■ 독침의 생김새(내부 형태)

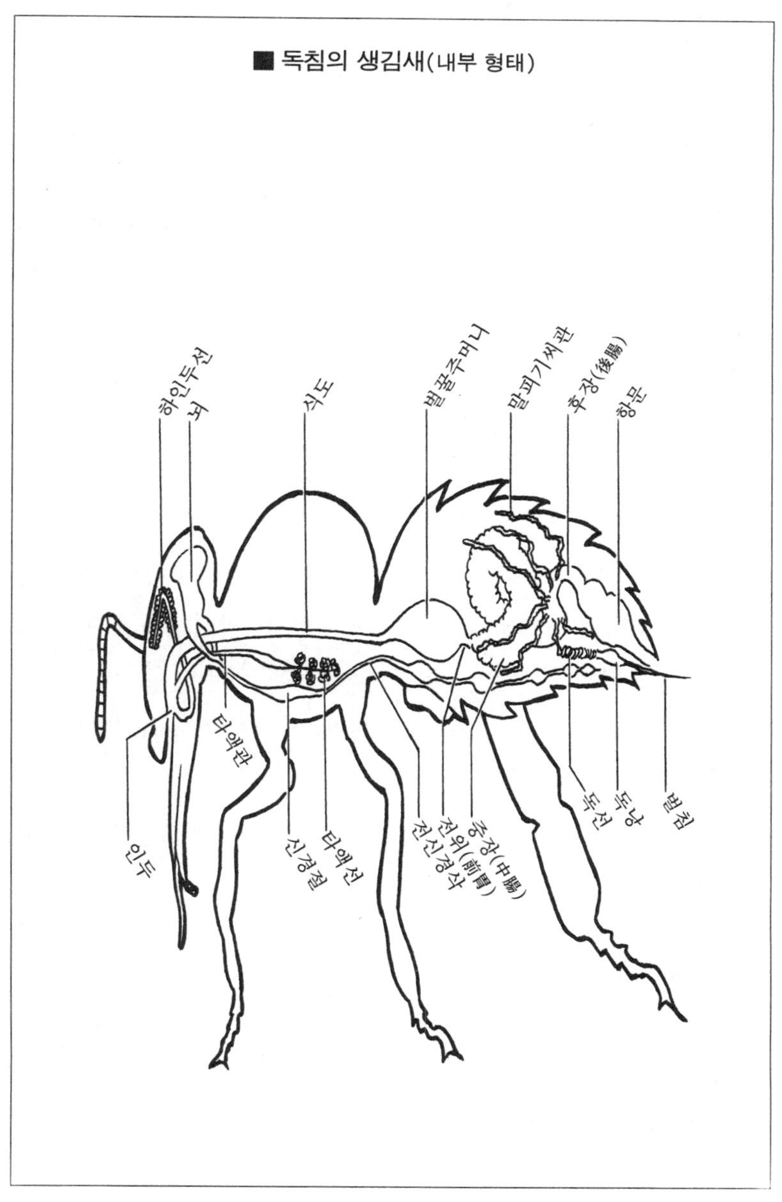
하인두선
뇌
식도
벌꿀주머니
말피기씨관
후장(後腸)
항문
인두
타액관
신경절
타액선
전신경사
전위(前胃)
중장(中腸)
독선
독낭
벌침

(3) 벌침의 구조

여왕벌과 일벌은 벌침(蜂針)을 가지고 있으나 숫벌에는 벌침이 없다. 벌(꿀벌)에 있어서의 벌침은 외적을 방어하는데 사용하는 일종의 무기이다.

벌침은 하나의 기절돌기와 2개의 화살창으로 되어 있으며, 기절돌기에는 3개의 톱니 모양의 이빨이 있고 화살창 갓에는 여러 개의 톱니 모양의 이빨이 있다.

여왕벌의 벌침은 크고 길며 톱니 모양의 이빨이 밋밋하다. 그러므로 여왕벌의 벌침은 잘 뽑히지 않는다.

일벌의 벌침을 쏘면 다시 빠지지 않아 벌침이 뽑히게 되고, 그래서 결과적으로 죽게 된다.

하나의 벌침은 자침과 감침의 세쪽이 합쳐서 2개의 독구(毒溝)를 이루며, 이는 뱃속의 독주머니에 어어져 독주머니에서 분비되는 독액은 독구를 거쳐 쏘인 살갗에 들어간다.

독주머니에는 큰 산성샘(acid gland)과 작은 알칼리샘(alkaline gland)으로 되어 있다.

◪ 꿀벌의 수명

(1) 여왕벌

여왕벌의 수명은 보통 3~4년이지만, 오래 사는 것은 8년이나 사는 것도 있다. 그러나 여왕벌이 늙으면 알을 낳지 못하므로 실제 양봉에서 이용되는 여왕벌의 나이는 최고 2년이다.

(2) 숫벌

숫벌의 발생은 어느 시기에 한정되어 있어 벌통에 늘 존재하지 않는다. 숫벌의 수는 분봉열이 발생하는 여름철에 가장 많다.

숫벌이 하는 유일한 일은 처녀 왕벌과의 교미이다.

교미에 참여하는 숫벌들의 일령(日齡)은 출방 후 12일 전후이며 교미를 끝낸 숫벌은 생식기가 절단되어 이내 죽는다.

숫벌들이 제명대로 사는 숫벌은 그렇게 많지 않다.

(3) 일벌

일벌은 수정란에서 발생한 암놈이긴 하지만 산란기관이 퇴화되어 여왕벌과 같이 산란 능력을 발휘하지 못한다. 그러나 각종 일을 맡아 할 수 있는 특수 기관들이 잘 발달하여 봉군(蜂群)에서 필요로 하는 여러 가지 일들을 맡아 한다.

일벌의 수명은 어떠한 일에 종사하였는가에 따라 큰 차이가 있다. 중노동에 참여한 일벌들의 수명은 1~2개월 밖에 되지 않는다. 그러나 늦가을에 태어나 심한 노동에 시달리지 않고 월동에 들어간 일벌들은 6개월까지 살 수 있다.

◩ 분봉(分蜂)이란

앞서 꿀벌의 '사회 생활'에서 설명한 바와 같이 꿀벌은 항상 봉군(蜂群)이라는 하나의 기능적 단위로 살아가고 있다. 그러나 5~6월의 번식기에 벌들을 자연 상태 그대로 방치해 두면,

새 여왕벌이 우화(羽化)하는 2~3일 전에 구(舊) 여왕벌이 기존 벌떼의 약 반 정도의 일벌·숫벌과 함께 새로운 영소(營巢) 장소를 찾아 일제히 소상(巢箱)에서 튀어 나온다. 이같은 현상을 집나눔 또는 분봉(分蜂)이라 한다.

아무튼 이 과정을 살펴보면, 끝까지 일벌의 주도에 따라 행해지는 것을 알 수 있다. 일단 소상에서 일제히 튀어 나온 수만 마리의 벌들이 가까운 상공에서 무리지어 난다. 거기에 여왕벌이 가담하며, 이윽고 부근의 나뭇가지 등에 벌의 집단이 생긴다. 이 집단이 생기는 것에는 여왕벌 분비물인 집합 페로몬이 관계하고 있다고 알려져 있다.

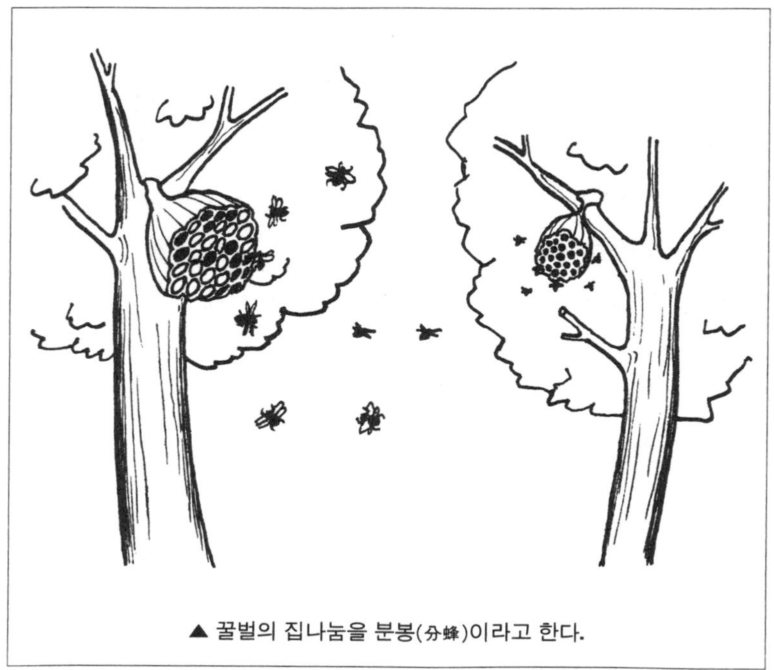

▲ 꿀벌의 집나눔을 분봉(分蜂)이라고 한다.

이 집단은 탐색벌이 미리 찾아 둔 영소 장소로 단숨에 이동하여 집짓기를 시작하는 것이다.

◪ 꿀벌 사육(飼育)의 필요성

꿀벌은 우리 인간에게 있어 매우 유익한 곤충이다. 비록 크기가 1.3cm 내외의 작은 곤충이지만 [일벌 ; 1.3cm 내외, 여왕벌 ; 1.8cm 내외, 숫벌 ; 1.6cm 내외], 그 효용 가치는 매우 크다.

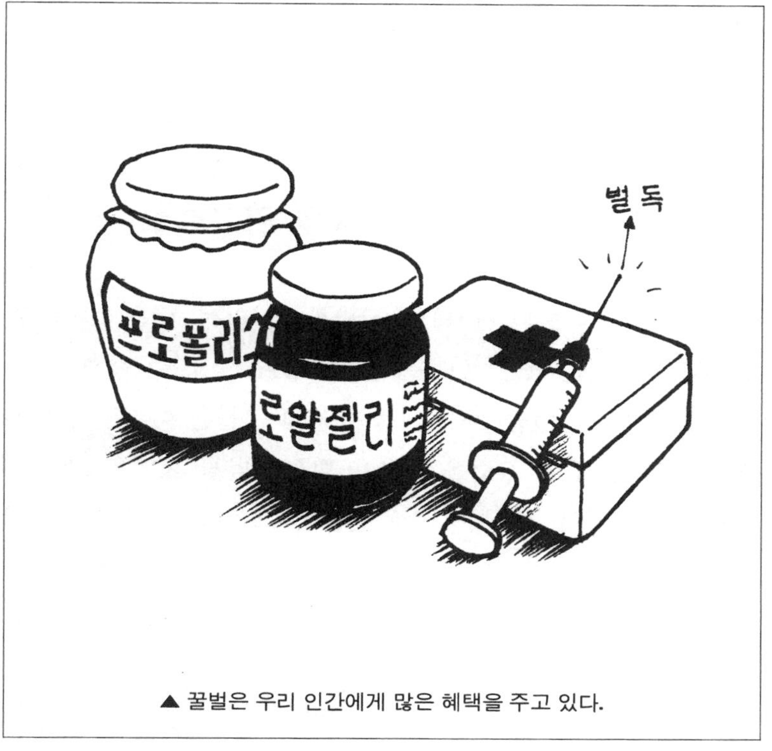

▲ 꿀벌은 우리 인간에게 많은 혜택을 주고 있다.

봉밀(蜂蜜), 로얄 젤리, 프로폴리스, 밀랍(蜜蠟) 등 간강에 좋은 고(高)가치의 영양 식품은 물론 각종 질병의 치료용으로 쓰이는 벌독·벌침까지, 꿀벌은 우리 인간에게 많은 혜택을 주고 있다.

꿀벌이 벌독·벌침 요법으로, 꿀벌 산물(產物)인 봉밀, 로얄 젤리, 프로폴리스, 밀랍 등이 고영양식품 및 여타 산업 원료로 해마다 증가하고 있다.

이렇게 유익한 꿀벌의 사육을 위해서 새로운 차원의 양봉 산업화와 자연 치료 요법으로서 벌침 요법의 활성화가 이루어져야 한다고 본다.

전세계적으로 그 효과가 입증되는 벌침 요법을 국가적 차원에서 지원하고 연구소를 설립함이 필요하다고 본다.

◪ 양봉 산물(養蜂產物)의 가치와 용도(用途)

양봉 산물(養蜂產物)이라면 두말할 것 없이 봉밀(蜂蜜), 로얄 젤리, 밀랍(蜜蠟), 프로폴리스(propolis), 화분(花粉), 봉자(蜂子), 벌독 등 일곱 가지를 들 수 있다. 물론 이것들 중에서 직접 꿀벌 및 벌침 요법을 이용한 벌독·벌침 요법은 그 이용 차원이 다르지만, 아무튼 양봉 산물은 그 이용도 면에서 무척 다양한 것만은 사실이다.

우선 그 산물(產物)들을 다음과 같이 용도에 따라 분류해 보기로 한다.

(1) 봉밀(蜂蜜 : 꿀)

봉밀(蜂蜜)은 수 천년 전부터 온 인류가 널리 즐겨 사용해 오던 고가치(高價値)의 특효(特效)로운 천연(天然) 영양 식품이다.

봉밀을 이용도에 따라 다시 분류해 보면,

1) 천연 영양제로 비타민, 미네랄 등 각종 영양소를 고루 함유하고 있다.

2) 조혈 작용(造血作用), 심장 강화, 변통(便通) 윤활 작용, 장내 감염(腸內感染)에 대한 저항 작용 등 신진대사의 기능을 원활케 한다.

3) 강장제(強壯劑), 병약자의 기력 회복, 화상, 위장병, 안질, 피부 윤택, 유아(乳兒) 영양제 등 의학 관계의 용도로 쓰인다.

4) 천연 제과 원료로 각종 생과자, 가스테라, 아이스크림 등에 쓰인다.

5) 각종 화장품 원료, 비누, 치약, 칠(漆)제품, 인쇄용 잉크, 남염료(藍染料) 등 공원 원료에 쓰인다.

(2) 로얄 젤리〔왕유(王乳)〕

'불노장수의 약'이라고 까지 일컬어지는 로얄 젤리는 근래에 들어 그 용도와 대상이 더 다채로워졌다. 소위 문화병이라 칭하는 각종 신경증은 물론 노인성 신체 쇠약, 피부병, 육체 피로, 빈혈 등에 특히 좋은 것으로 알려져 있다. 물론 효과가 뛰어나서 비교적 비싼 가격인데도 많이 찾고 있는 실정이지만, 봉밀과 마찬가지로 진짜 아닌 가짜가 더 범람하고 있어 이를 구별하는데 애로점이 많다.

아무튼 생산자인 양봉가의 입장에서는 로얄 젤리와 밀랍(蜜蠟) 등이 전과는 달리 보다 선진화된 생산 기술로 양질의 산물을 더 많이 생산하고 있기 때문에 양봉가로선 꽤 좋은 수입원이 되고 있다.

(3) 밀랍(蜜蠟)

밀랍(蜜蠟)은 화장품 및 공업용품 등의 원료로서 많은 양이 소비되기 때문에 그 수요의 증대에 따라 거의 300톤 가까운 양을 외국에서 수입해 쓰고 있다.

1) 화장품 원료로 질이 좋은 찢구, 크림, 포마이드, 립스틱, 눈썹 그리기 등에 쓰이고 있다.

2) 제판(製版), 전기 절연체(電氣絶緣體), 주물 원형(鑄物原型), 도화 재료(導火材料), 방습(防濕), 방청, 납염(蠟染), 렌즈 딱기와 광내는 데, 구두약, 색연필 등 공업상의 용도로 널리 쓰인다.

3) 치형(齒形), 고약 등 의료(醫料) 용도로 쓰인다.

4) 양봉업을 하는데 있어, 소상(巢箱)의 소초 제조(巢礎製造)에 필히 없어서는 안 될 재료이다.

(4) 화분(花粉 : 꽃가루)

화분(花粉)이란 종자 식물의 꽃밥에서 만들어지는 작은 가루로서 꿀벌의 주(主)된 식료(食料)이다.

화분에는 약 20% 정도의 조단백질(粗蛋白質)과 많은 양의 비타민류를 함유하고 있어 일찍부터 고영양 식품(高營養食品)

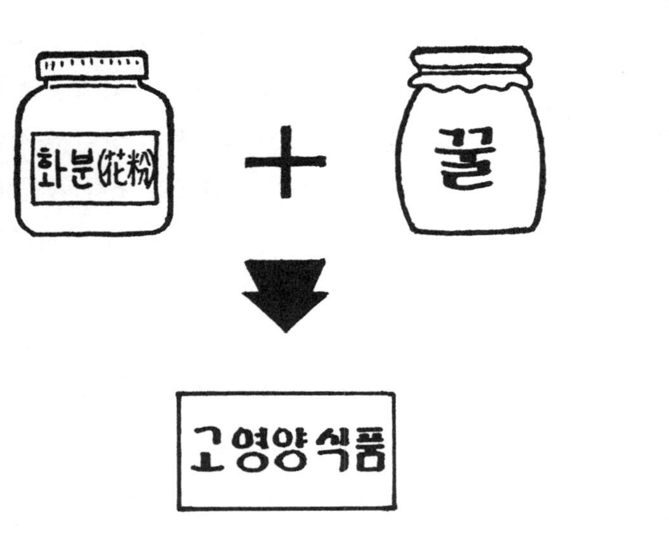

▲ 화분(花粉)을 꿀과 혼합해서 복용하면 고영양 식품으로 특히 좋다.

으로 사용되고 있다. 화분(花粉)을 꿀과 혼합해서 사용하면 특히 좋다.

아무튼 화분도 꽃의 종류에 따라 그 성분이 조금씩 다 다르지만 벌집(소망) 내에 저장되어 있는 혼합 화분은 어떤 여느 화분과는 달리 필수아미노산을 많이 함유하고 있기에 특히 효과가 뛰어나다.

(5) 프로폴리스(propolis)

프로폴리스는 식물이 자신을 보호하기 위해 주어진 항바이러스, 항박테리아 작용을 하는 물체 즉 풀의 싹이나 나무 껍질,

꽃 수술 등에서 꿀벌이 체취한 물질로 여기에 꿀벌이 자기의 타액 및 분비물과 섞어 수지상의 자연 물질로 만든 것이다.

천연 항생제, 천연 항염제, 천연 항균제의 역할을 하는 프로폴리스의 살균·소독 능력은 매우 강력하여 만일 외적이 벌집에 침입을 하게 되면 그들의 무기인 침으로 쏘아 죽인 후 프로폴리스로 사체를 무균 상태로 유지하여 부패를 방지하는 작용을 한다.

• 후라보노이드가 함유되어 있는 프로폴리스의 작용

1) 항균 작용, 살균 작용, 항염 작용 : 각종 세균에 대한 강력한 항균·살균 작용.

2) 항 알레르기 작용 : 유해 산소에 의한 세포막 파괴 방지.

3) 세포활성·재생작용, 세포벽의 강화작용 : 과산화질 침투 저지로 신진대사를 활발하게 한다.

4) 조혈과 혈행 개선 작용 : 혈액을 깨끗이 하여 흐름을 좋게 한다.

5) 혈관 강화 작용 : 후라보노이드 작용에 의하여 혈관벽의 경화를 방지한다.

6) 생체 면역력 강화 작용 : 인터페론 생성 촉진으로 임파구 세포를 활성시킨다.

7) 면역 활성화 작용 : 바이러스나 세균의 침입에 대하여 전 조직을 전체적으로 강하게 면역력을 높인다.

8) 유해 산소에 의한 과산화 반응 억제 작용 : 고지혈증 방지.

9) 악성 프로스타그란단 생성 억제 작용 : 통증, 염증 소멸.

10) 살암 작용 : 테르펜-Terpene계 물질이나 후라보노이드

의 작용에 의하여 암세포만을 해치운다.

11) 항암제 부작용의 경감 작용 : 활성 산소를 중화시킴으로서 항암 효과를 높이면서 부작용을 경감시킨다.

12) 유전자 손상을 방어하는 작용 : 스트레스, 환경 오염, 약물 피해 등으로 상처받은 유전자를 원상태로 회복시킨다.

(6) 봉자(蜂子 ; 새끼벌)

봉자(蜂子)란 새끼벌을 말한다. 같은 봉자(蜂子)라도 야생(野生)인 것이 식품으로 더 맛이 있고 영양도 풍부하다. 꿀벌인 경우에는 계획적으로 숫벌 새끼를 채취해서 식용으로 이용해도 된다.

판매되는 것으로는 소금을 넣어 바짝 조린 것을 통조림으로 만든 것인데, 조단백 약 44%, 조지방 약 8%, 당질 약 24%가 함유되어 있어 영양가가 매우 높다.

채취는 알을 까고 나온지 약 20일쯤 지난 후에 벌집 뚜껑을 열고 번데기를 꺼내면 된다.

(7) 벌독(蜂毒)과 벌침 요법(蜂針療法)

모든 독(毒)은 상대적이다. 앞서 '제2장'에서도 설명했듯이 독(毒) · 독소(毒素)란 개념은 엄밀히 따지면 절대적인 독 · 독소란 없다. 이를테면 그 독(毒)의 성질이나 용량 등 그 독성(毒性)이 작용하는 그 상대에 따라, 말하자면 '독'도 될 수 있고 약[치료]도 될 수 있는 것이다.

그러니까 '벌침 요법'도 바로 그와 같은 원리라고 생각하면 된다. 다만 벌침을 맞을 때 심장이 약한 사람이나 체질적으로 벌독에 민감하거나 약한 사람은 사전에 벌침 전문가의 주의를 받으면 된다.

◩ 양봉(養蜂)에 대한 예비 지식

어떤 업(業)이든 마찬가지겠지만, 꿀벌 사육[양봉(養蜂)] 역시 사전에 그에 대한 충분한 예비 지식 만큼은 가지고 시작해야 된다고 생각한다.

예비 지식이라고 하면 우선 사양 방법(飼養方法)을 들 수 있겠지만, 그보다는 먼저 양봉 산물(養蜂產物)의 중요성 및 벌독(蜂毒)과 벌침 요법(蜂針療法)에 대한 특징이나 효과 쯤은 미리 알고 있어야 할 것이다.

(1) 꿀벌 사양 방법(飼養方法)의 특색

양봉을 처음 시작할 때는 소규모로 하든 대규모로 하든 우선 유의해야 할 점은, 양봉을 시작하는 그 지역이 기상(氣象)과 밀원(蜜源) 등 자연 조건이 첫째 얼마나 합당한가를 판단하는 데에 있다.

그리고 다음으로 운영상에 있어, 본업으로 할 때와 부업으로 할 때의 그 투자 시간 할애와 노동력의 조화 등 여러 상황들을 미리 잘 고려해서 그 실정에 알맞은 사양 방법을 실천해 나가는 것이 좋을 것이다.

그에 대해 필자가 한 가지 조언을 드린다면, 꿀벌 사육에 있어 취미로 하는 소규모 사육이 아닌 한, 특히 초심자(初心者)의 입장이라면 절대로 본격적인 대규모 사육만은 피해야 할 것이다.

그래서 말이지만, 어떤 업(業)이든 그 분야에 경험이 쌓이고 실력이 향상되어야만 성공을 기약할 수 있듯이 양봉업도 그와 마찬가지다.

아무튼 취미로서의 양봉은 아주 적절한 대상이라고 본다.

부업으로서도 운동삼아 적은 규모로 해 나간다면 수입도 생기고 산물(産物)도 얻고 바로 일거양득이 될 것이다. 양봉 자체 뿐만 아니라 벌침을 통해서 많은 사람을 치유해 주고 자신과 가족의 건강을 유지한다면 이는 최고가 아닌가 한다.

(2) 사양 규모에 따른 양봉(養蜂)의 분류

우리나라는 어느 지역이든 사계절이 있기에, 계절에 따라 꽃이 피고 벌이 날아들어 손쉽게 꿀을 수확할 수 있다.

다음과 같은 사양 규모에 따라 세 가지로 분류해 본다.

1) 취미적 양봉(養蜂)

일상사(一箱飼)에서 수 군(數群) 까지의 규모. 취미로 하는 것이기 때문에 한 곳에서, 군(群)은 늘리지 않는다.

2) 부업으로서의 양봉(養蜂)

수 군(數群)에서 약 50군(群) 까지의 규모. 이동은 보통 멀리까지는 하지 않으나 도내(道內)와 군내(郡內) 및 이웃 군郡) 정도의 이동은 한다.

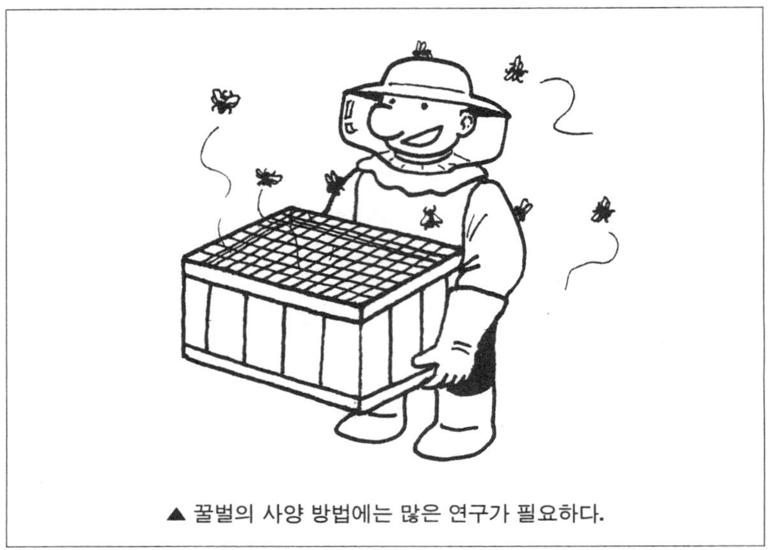

▲ 꿀벌의 사양 방법에는 많은 연구가 필요하다.

이 사양법(飼養法)에서는 '1) 취미적 양봉'과 마찬가지로 어느 정도의 당액(糖液) 공급은 필요하다.

3) 본격적인 전업 양봉(專業養蜂)

봉군(蜂群)이 대략 300~2000군(群) 정도의 규모인 양봉업.

많은 양의 밀원(蜜源)을 필요로 하기에 계절에 따라 대 이동을 하지 않으면 안 된다. 즉, 제주도에서 점차 북방 휴전선까지 북향(北向)했다가 다시 남하(南下)하는 식으로, 축적된 기술과 시간 및 노동력 등을 많이 필요로 한다.

※ 실질적인 사양 방법(飼養方法)이나 주의 사항 및 용구(用具) 준비와 사양 관리(飼養管理) 등에 대해서는 본 책자가 추구하는 내용이 아닌 만큼 생략하기로 한다.

제 2 장

벌독(蜂毒)의 특성과 효능

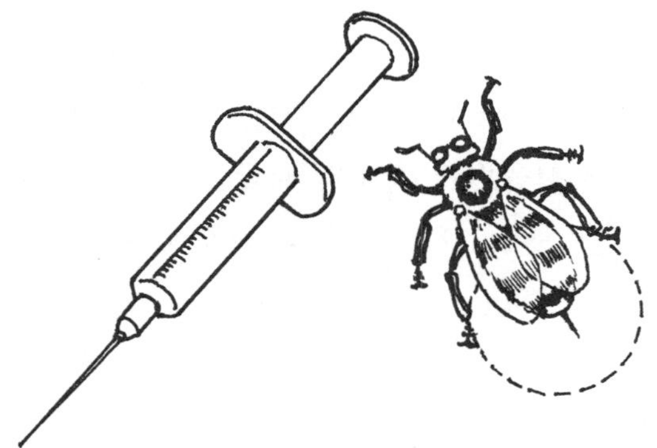

◪ 벌독의 역사적 고찰

꿀벌의 산물(產物)인 봉밀(蜂蜜), 봉납(蜂蠟), 로얄 젤리 및 벌독이 우리 인체에 얼마나 좋은 물질인가 하는 사실은 이미 수천년 전부터 역사가 이를 증명해 오고 있다.

의학의 아버지라 불리우는 히포크라테스(Hippocrates, B.C 460~377) 조차도 벌독을 가리켜 아주 '신비한 약'이라고까지 격찬하였으며 그밖에도 여러 수많은 의사와 의학 기록에서도 벌독의 그 탁월한 효능에 대해 다음과 같이 기록하고 있다.

(1) 갈레노스(Galen, A.D 130~200)

그리스의 의사로 '의사의 왕자', '실험적 심리학의 아버지'라 불린 그는 500여종의 그 치료법에 관한 저서에서 「꿀벌의 치료 효과」라는 제목으로 극찬.

(2) 샤를마뉴(Charlemagne, 742~814)

로마제국 이래 서유럽에 최대의 제국을 세운 서유럽 황제이며 프랑크 민족의 왕. 그는 오랫동안 고생하던 통증을 벌침을 통해 기적적으로 완치함.

(3) 머펫(B.T. Muffet)

1658년에 저술한 「-곤충계의 역사」라는 책자에서 '꿀벌의 사용'에 관해서 다음과 같이 상세히 서술하고 있다.

'…꿀벌이 벌집에서 나오자마자 그걸 잡아서 갈은 후에

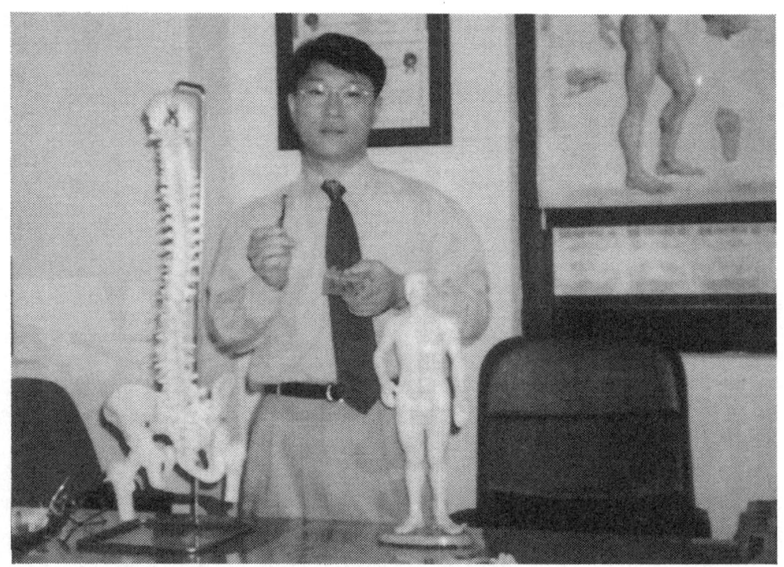

▲ 벌독의 특성과 효능에 관해 설명하고 있는 저자.

다른 이뇨제나 포도주 또는 우유와 함께 마셔라. 그러면 수종(水症)을 완치시킬 것이며, 방광의 모든 기능 장애를 완치시킬 것이며, 또 배가 심하게 뒤틀리며 아픈 것도 완치시킬 것이다.

그리고 벌꿀 속에 죽어 있는 꿀벌들은 농양을 완치하며, 시력과 청력이 약해지는 것을 도와주고……'

(4) 살몬(Salmon)

1716년에 발간한 그의 「새 런던 조제 안내서」에서도 그는 꿀벌의 효능에 대해서 다음과 같이 기술하고 있다.

'…꿀벌 전체를 가루로 만들어 복용하면 소변이 더 원활히 나오도록 해주고, 요도관의 기능 장애를 열어 주고, 요석을 분

해한다. 또 암, 피부, 혹, 연주창, 수증(水症), 시력 약화 등에도 좋으며 건강을 소생시켜 준다.……'

(5) 사무엘 데일(Samuel Dale)

1737년 그의 저서인 「Pharmacologia」에서 꿀벌을 '대머리 치료제와 이뇨제로 추천함'이라고 기록하고 있다.

(6) 울프(C. W. Wolf : 독일의 저명한 호메오파시 의사)

1858년에 편찬한 그의 저서 「꿀벌 —치료제로서의 벌독」에서 그는 꿀벌의 의학적 용도에 관해서 다음과 같이 서술하고 있다.

'…내 직업의 양심적이고 철학적인 과제에 의한 40년 동안의 경험으로 미루어 볼 때, 나는 인간이 이 세계에서 소유한 가장 작은 친구는 '꿀벌'인 것을 발견하게 되었다. 꿀벌은 내과적 및 외과적 질환들을 훌륭히 낫게 해 주는 것을 도와 준다.……'

(7) 필립(Dr. Philip Terc)

근대 벌독 요법의 개척자. 오스트리아 의사로 1879년에 꿀벌의 독소에 관해서 많은 관심을 갖고 류머티스성 질환 치료에 처음으로 '벌침'을 체계적으로 사용하여 25년 동안 약 500여 명의 류머티스성 환자를 큰 부작용 없이 치료함.

(8) 기타

그밖에 프랑스 의사인 데자르딩(Desjardins)이 1858년에 발표한 벌독에 관한 학술 논문(벌침으로 여러 종류의 류머티스성 질환을 성공적으로 치료한 내용).

그리고 1876년에 프랑스 호메오파시 의사인 H. goullon에 의한 '벌침 치료법'.

또한 1885년에 발간된 「런던 메디칼 레코드」에 의해 발표된 '여자 류머티스성 환자, 벌침으로 완치되다'라는 내용.

그리고 또 1913년에 발간된 프랑스 의학지인 「Journal de l'a Sante」에서는,

'…류머티즘으로 거의 움직일 수 없었던 농부가 어느 날 우연히 여러 마리의 벌에 쏘였는데, 즉각 그 통증이 가라앉았다 ……'는 내용 등등, 벌독 · 벌침이 이미 전 세계적으로 수 천년 전부터 이용되어 왔음이 역사적으로 판명되고 있다.

◪ 벌독의 특성과 성분

(1) 독소(毒素)의 개념

일반적으로 독(毒) · 독소(毒素)의 개념은 유기질이나 무기질이 인체나 동물에 일시적 또는 영구적으로 해를 끼치는 것을 말한다. 그러나 엄밀하게 과학적인 관점에서 보면 절대적인 유일한 독소란 없다. 모든 독성은 상대적이다. 그 독소의 성질이나 용량 등 그 독성이 작용하는 매개체가 무엇인가에 따라서 달라진다.

예들 들어, 비소나 몰핀 같은 것은 독이 치명적이지만 치료제이다. 또 이와 반대로 소금이나 설탕, 알콜 같은 것은 우리

가 독이라고는 생각지 않지만 많은 양을 복용하면 심한 부작용이나 죽음까지도 초래한다. 이렇듯 독성이란 상대성, 즉 어떤 관점에서 보느냐에 따라 달라진다.

(2) 벌독의 독성(毒性)

벌독의 독성(毒性)에 관한 기사가 가끔 학술지에 실리는 것을 본다. 그들 논문들은 대개 이들 곤충, 즉 꿀벌의 하나가 1회 쏘는 것도 잘못하면 치명적일 수 있다고 소개되고 있다.

물론 상대에 따라 단 한 번 쏜 결과로도 치명적일 수는 있겠지만, 이는 거의 찾을 수 없다. 아무튼 '과민성(過敏性)'인 사람에게는 과민 정도를 체크하면서 치유하는 것이 현명하다. 물론

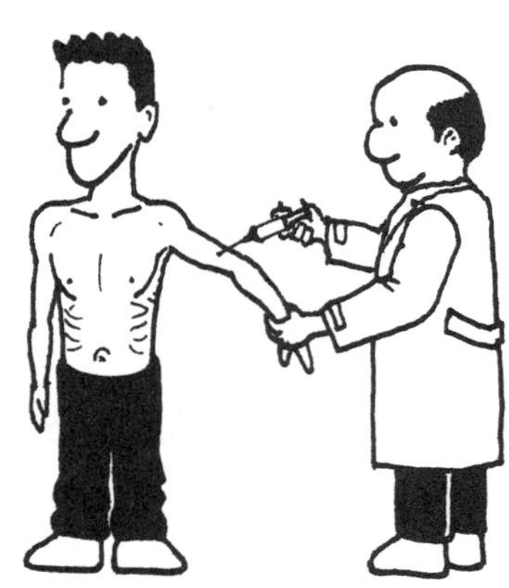

▲ 벌독의 독성(毒性)이야말로 특약성(特藥性)을 지니고 있다. 하지만 과민성인 사람에게는 과민 정도를 체크하면서 사용해야 한다.

대부분의 '정상인'은 치명적인 결과 없이 계속 쏘일 수가 있다. 하지만 이런 확신에도 불구하고 양봉업자들은 꿀벌통에서 '벌침에 쏘여 죽어 있는 쥐'를 종종 발견하고는 움찔 두려움까지 느낀다.

그래서 대부분의 사람들은 벌독 · 벌침이 좋다는 것을 알고도 그 안전한 이용 방법을 몰라 망설이고 있는 것이다. 이제 정확한 벌침에 대한 지식을 습득한 후에 벌침의 치유를 통해 많은 효과를 볼 수 있게 된 것이다.

꿀벌의 독(毒)은 독낭(毒囊)에 저장되어 있고 침의 기저 속으로 비우게 된다. 갓 태어난 꿀벌은 벌독을 아주 조금 가지고 있지만 어른 벌이 되어 갈수록 그 양이 많아지고, 15일 정도 된 꿀벌에는 보통 0.3mg 들어있다.

그러나 문지기 벌 나이에 도달하면[보통 18일] 독(毒)을 더 이상 생산하지 않는다. 결과적으로 독낭에 들어 있는 벌독의 중량은 변화되지 않은 채로 남아 있다. 하지만 일단 독낭에 들어 있던 독을 비워 버리면 다시는 채울 수가 없다.

(3) 벌독의 특성(特性)

신선하게 채취된 벌독액(液)은 맑고 투명한 액체로서 강한 쓴 맛이 나는 방향성 물질이다. 벌독액의 비중은 1.313이며 산도(PH)는 5.2~5.5 범위이다. 이 벌독액은 물과 산(酸)에 용해되지만 알콜에는 거의 용해되지 않는다.

벌독액은 상온에서 공기에 노출되면 재빨리 마르고 액(液) 중량의 70%를 손실한다. 즉, 벌독액은 30~40%의 견고한 물질을 포함하고 있다. 벌독은 열에 매우 안정되어 있으며 섭씨 100℃에 10일 동안 끓여도 그 특성을 잃지 않는다. 또한 얼려도 그 효과를 파괴하지 못한다. 마른 벌독은 엷은 황색 내지는 황갈색의 가루 모양이며 습기로부터 보전을 잘하면 수 년 동안 그 특성을 잃지 않는다.

벌독은 산화성(酸化性) 물질에 의해서 쉽게 파괴된다. 특히 알콜은 벌독을 재빨리 강하게 파괴시키는데 효과가 크다.

또한 벌독에 대한 알카리의 중화성 효과는 매우 빠르고 강하다. 예를 들면, 암모니아는 그것을 재빨리 중화시킨다.

벌독을 정상적인 피부에 바르면 아무 영향도 없다.

그러나 과민한 사람에게는 벌독이 피부에 닿으면 발진이 발생한다. 이것은 이전의 노출에 의해 증감되어 생성된 피부 알레르기의 일종이다.

벌독은 점막에 아주 강하게 작용하나 침샘, 위액, 장효소 등에 의해서는 쉽게 파괴된다. 이런 이유 때문에 벌독을 경구로 이용하면 효과가 없다. 눈의 점막이나 비점막에는 특히 강한 작용을 나타낸다.

(4) 벌독의 주요 성분

꿀벌에서 얻어진 독(毒)은 '효소', '폴리 펩티드', '적은 분자량을 가진 다양한 물질' 등으로 이루어진 복잡한 혼합체이다.

그런데 꿀벌의 벌침에서 한 번 사출(射出)되는 벌독의 양은 0.02mg 정도로, 벌침에 쏘여서 아픈 것은 독(毒) 중에 휘발성의 산성독(酸性毒)이 있기 때문이다.

벌독의 주요 성분은 다음과 같다.

1) 펩티드(Peptides)

벌독의 주성분으로 마른 벌독량의 50~60%를 차지한다.

◇ 펩티드의 주요 아미노산 구성 분포

- 멜리틴(Melittin) - 강한 용혈 · 항염 · 면역 작용.
- 아파민(Apamin) - 항염 · 면역 · 진정 · 흥분 작용(2.3%).
- 비반세포 과립 감소 펩티드 - 항염 작용.
- 아돌라핀(Adolapin) - 항염 · 진통 진정 작용.
- 단백효소 억제제(Protease Inhibitor) - (0.8%).
- 세카르핀(Secarpin) - 저온증 및 진정 작용에 좋음(0.5%).
- 터치아핀(Tertiapin) - 항염 작용(0.1%).

2) 효소(Enzymes)

- 히알우론산(Hyalaronidas) 분해 요소 - 면역, 결합 조직 구성 성분(2%).
- 포스폴리파제(Phospholipase) - 적혈구 용해(12%).
- 알파 글로코시다제(α-Gloucosidase) - 항체 역할 증가(1%).

※ '히알우론산(Hyaluronidase) 분해 효소'는 벌독의 항원성 성분 중의 하나이다. 양봉업자의 혈청에는 벌독 히알우론산 분해 효소를 중화하는 능력이 항체를 포함하고 있고, 이 중성화 작용이 의심할 여지도 없이 벌독에 대한 양봉업자의 면역에 대한 중요한 역할을 하는 것으로 믿어진다.

3) 분자량이 적은 성분들

◇ 생물성 아민(Biogenic Amines)

- 히스타민(Histamine)－혈압 강화, 장관 수축, 위장 분비 항진과 피하 주사 작용으로 통증과 가려움(0.5~0.7%).
- 도파민(Dopamine)
- 노르에피네프린(Norepinephrine)

◇ 아미노산(Amino Acid)－(1% 미만).

◇ 탄수화물(Carbohydrates)

◇ 지질(脂質 ; Lipids)－(5% 미만).

◇ 기타, 40여 종의 단백질 성분이 면역 체계를 강화시킴.

◪ 벌독이 인체에 미치는 영향

벌독이 우리의 피부를 통해 흡수되면 치료적 특성을 갖게 된다. 화학성 약품에 비하면 그 작용이 훨씬 빨리 나타나지만 심한 부작용은 아주 적다. 또한 치료량에 비해 중독량 및 치사량이 다른 약품에 비해 훨씬 낮으며 안전하다고 볼 수 있다. 이는 최고의 안전한 자연 치료제임을 입증하고 있는 것이다.

(1) 벌독에 의한 감수성

벌독에 대한 감수성은 사람에 따라 다르다. 여자, 어린아이, 젊은 사람은 감수성이 더 예민하다. 노인이나 혈액 순환이 안 되는 사람, 신체 마비 환자, 아주 오래된 질환의 소유자는 감수성이 덜 예민하여 극소 반응이 늦게 나타난다.

건강한 사람은 한 번에 5대 내지 10대의 벌독 주사나 벌침에

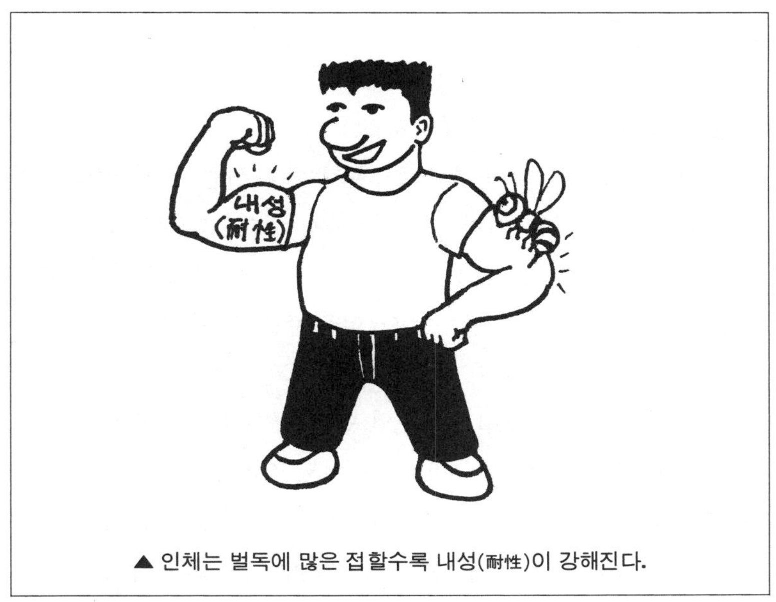

▲ 인체는 벌독에 많은 접할수록 내성(耐性)이 강해진다.

견딜 수 있고, 주로 국소(局所)반응이 나타난다. 그리고 벌침이나 벌독 주사를 맞은 부위가 약간 붓고, 그 주위가 벌겋게 되고 쏘는 듯한 통증을 일으킨다. 이는 좋은 반응으로 보며 벌겋고 가려움이 동반되면서 만성 통증이나 질병은 점차적으로 사라지게 된다.

우리는 양봉업자들이 벌독에 면역이 되어 있다는 사실을 이미 많이 들어서 알고 있다. 오래된 양봉업자 중에는 수 천대의 벌침에 쏘였어도 이미 면역이 되어 나쁜 반응이 별로 나타나지 않는다. 이들은 일반 전염병에 쉽게 감염되지 않는다.

오랜 기간의 관찰에 의하면, 인체가 벌독에 많이 접할수록 벌독의 감수성이 둔화되고 여러 전염병, 신경통, 디스크, 관절염 및 암 질환 등에 무척 강해진다는 사실을 알았다.

(2) 벌독에 의한 과민증(過敏症)

홍역에 감염되었다가 회복한 환자는 다시는 전염병에 걸리지 않는다는 사실은 이미 널리 알려져 있다.그렇듯 특수한 질환에 의해서 특이성으로 얻어진 면역은 혈청 단백질의 감마 글로부린 안에 존재하는 항체로서 의존함을 알 수 있다[감마 글로부린 항체를 면역 감마 글로부린이라고도 부른다].

인체에는 다음과 같이 5종류의 면역 글로부린이 있다.

① 면역 감마 글로부린 A(IgA) : 전체의 13%를 차지함. 침, 눈물, 땀, 호흡기와 소화기의 분비액 속에 존재하며 신체 표면에서 미생물에 의한 침입에 대항하는 방어력을 도와 준다.

② 면역 감마 글로부린 D(IgD) : 전체의 1%. 항체의 기능은 잘 알려져 있지 않다.

③ 면역 감마 글로부린 E(IgE) : 극소량 존재. 정상 성인의 혈청 속에 아주 극소량 존재하지만 기생충 감염시, 특히 대장 기생충 감염시에 이를 방어하는 역할을 한다.

④ 면역 감마 글로부린 G(IgG) : 정상 성인의 80%를 차지하며, 화학 구조와 생물학적 형태에 따라 다시 다른 4종류로 분류된다.

세균 침입에 대항해서, 혈액과 조직액 속에서 자유롭게 떠돌아 다닌다.

⑤ 면역 감마 글로부린 M(IgM) : 전체의 60%를 차지함. IgG와 같은 역할을 한다.

면역 글로부린 항체들이 면역 작용을 유발하기 위해서는 어떤 물질이 어떤 절대적인 특질을 포함해야 한다.

면역 유전학에 있어서 기본적인 필요 조건은 그 물질이 수용체에 외(外)물질이어야만 한다. 가장 강력한 면역원들은 고분자량의 이종 단백질이며 분자량이 500 미만인 것은 아주 드물게 면역원의 역할을 한다. 면역 작용에 영향을 미치는 다른 요소들은 분자 강도(強度), 물질의 복합성, 주입 방법, 그 용량에 따라 달라진다.

따라서 벌독이 인체에 일으킬 수 있는 반응은 다음과 같다.

벌독은 강력한 알레르겐(Allergen)의 모든 필수 조건을 가지고 있으며, 그것들은 유해한 단백질과 펩티드(Peptide)의 복

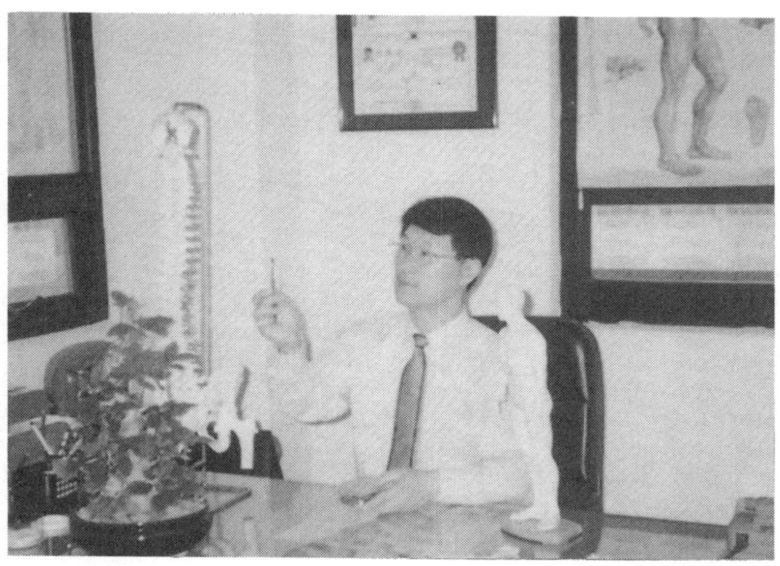

▲ 벌독에 대한 인체의 과민증에 대해 설명하고 있는 한국오행벌침 연구회 김동현 회장(이 책의 저자).

합 물질로 이루어져 있는 이물로서 고분자량이며 광범한 약리학적 용도를 가지고 있다.

지금까지 발견된 성분은 약 40가지가 되며 그 중에서, 포스폴리파제A(phospholipase A), 히알우론산 분해 효소(hyaluronidase), 인산 효소(acid phosphatase), 멜리틴(melittin), 아파민(apamin), 비반세포 과립 감소 펩티드(mast cell degranulating peptide) 등이다.

(3) 반응에 따른 2가지 타입의 과민증(過敏症)

1) 타입(type) 1

벌독의 과민증을 면역학적 진행의 정도에 따라 다음과 같이 3가지로 분류할 수 있다.

① 국소(局所) 반응

벌독에 의해 국소가 많이 붓는 단계로 첫째, 급성 반응은 벌침을 맞은 후에 즉각적으로 나타나며, 침을 맞은 그 부위에 흰 팽진이 나타난다. 그리고 그 주위가 불그스럼한 홍반으로 둘러싸이면서 부어오르고 수 분 내에 직경 4~5cm 정도로 퍼진다.

두 번째 단계는 3~4시간 후에 시작하여 훨씬 심한 부위가 나타난다. 상처를 입은 부위는 점점 붉게 되고, 가렵고 부어서 아프다.

부기는 약 12시간 정도에서 그때 절정에 다다르며, 가라앉는 데는 약 2~3일 정도 걸린다.

② 전신(全身) 반응

전신 반응은 벌침을 맞은 후에 수 분 내에 나타난다. 처음엔 전반적으로 피부가 불그스럼해지면서 가렵다가 2차적으로 기관지 협착, 욕지기, 구토, 복통, 심계항진 및 실신 등으로 이어진다.

③ 과민증(過敏症)

과민 반응은 벌침을 맞은 후에 수 초 내지 수 분 내에 나타난다. 이같은 증상은 생명을 위협하는 것이므로 반드시 의학적 응급 조치가 필요하다.

처음 증상은 욕지기, 구토 및 착란 상태가 나타나고 곧 이어 혈압이 떨어지고 혼수상태에 빠지는 경우가 있으니 조심해야 한다.

2) 타입(type) 2

이 타입은 벌침을 맞은 후 그 반응이 다음과 같이 두 가지 형태로 나타난다.

① 피부가 부어오름(Arthus 형)

벌침을 맞은 후 8~12시간 지나서 부어오르기 시작하여 2~3일 동안 그 증상이 지속한다. 멍드는 것과 포진이 벌침을 맞은 부위에 나타날 수도 있다.

② 혈청병 형

이 반응은 벌침에 대량 쏘인 후에 나타나는 것이지만, 흔한 현상은 아니다. 불쾌감, 열, 관절통증, 피부 반점, 임파선의 부기, 신장 장애 등이 벌침을 맞은 후에 3~10일 후에 발견되며, 대개 수 일 동안 그 증상이 지속된다.

(4) 벌독에 의한 영향

1) 국소(局所) 영향

국소 영향은 벌독이 피부에 들어갔을 때 바로 그 곳과 그 주위에 생기는 작용을 말한다.

벌독이 국소에 미치는 영향과 범위는 그 대상자(희생자)와 꿀벌에 따라 달라진다. 즉, 물리적인 행위의 강도(強度), 그것의 깊이, 벌독의 질(質)과 양(量), 벌독을 맞은 부위, 대상자의 신체적 상태, 결과적으로 일어나는 병리학적 조건 등이 주요한 요건이 된다.

일반적으로 국소와 전신 영향은 오히려 그 반대일 경우가 많다.

눈까풀, 눈, 혹은 귀에 벌침을 쏘인 사람은 아주 심한 국소 반응이 나타나지만 전신 반응은 거의 나타나지 않는다.

이와는 달리 벌독이 혈관을 통해 주입되면 국소 반응은 거의 없지만 전신 반응을 일으킬 수 있다. 과민성 특이체질일 경우에 국소 반응은 안 나타나지만 중대한 전신 반응을 일으킬 수 있다. 꿀벌에 쏘이거나 벌독 주사를 맞는 것은 국소 조직에 신체적 및 화학적 상해를 입히는 것이다.

첫번째로, 침이나 주사에 의해서 물리적 손상에 의한 통증과 곧 이어서 생기는 화끈거리는 통증은 구별할 수 있어야 한다. 또 두 번째 통증은 아주 심한 고통을 주는 감각인데, 벌독의 생화학적 작용이 점차적으로 피부의 새로운 신경섬유질을 자극함으로서 생기게 된다. 이 통증은 특징있는 차단된 찢는 듯한 느낌을 준다.

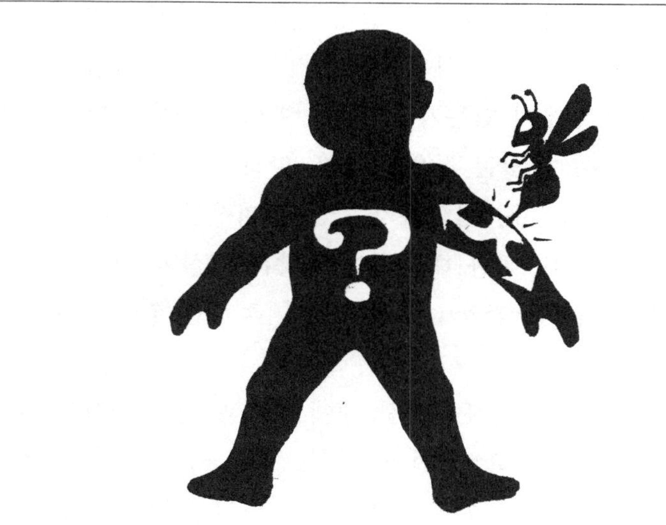

▲ 벌독이 전신에 미치는 영향을 분석해 보면 그 유익함의 단서를 찾을 수 있다.

벌독의 국소에 미치는 영향은 일반적으로 강렬한 염증, 충혈, 혈장의 유출에 의한 부종, 백혈구에 의한 혈관의 경화 등을 들 수 있다.

국소 현상은 그 발전과 소멸 등, 다음 세 가지로 구분할 수 있다.

① 발전 상태, ② 정지 상태, ③ 퇴화 상태.

아무튼 이 세 가지 상태는 의미심장하다. 흔히 이 상태들은 서로 긴밀히 유대되어 신체적 증상을 수반하기도 한다.

2) 전신(全身) 영향

벌독이 전신에 미치는 영향은 아주 다양하고 복잡하다. 이

것을 정확히 판단하는 기준 방법은 아직도 밝혀져 있지 않다.

예를 들면 극히 드문 경우이긴 하지만, 한 대의 벌침이나 주사에도 죽는 경우가 있는가 하면, 수백 대의 주사나 벌침을 맞고도 별로 아프지 않는 경우도 있다. 말하자면 벌독 치료를 계속하다 보면 새로운, 기대하지도 않은 괴상한 사건이 생기기 마련이다. 벌독에 대한 대부분의 영향은 의심할 여지도 없이 정상이지만 때로는 깜짝 놀라는 아주 기적적인 효과를 자주 접한다는 사실이다.

벌독에 예민한 사람은 수 분 내에 다음과 같은 증상이 나타날 수 있다. 오한, 고열, 발한, 두통, 현기증, 어지러움, 욕지기, 구토, 설사, 인두 협착, 심한 피로, 의식을 잃을 수도 있고 맥박은 빨라진다.

좀 후에 전신에 두드러기가 돋아나며 전신이 부어오르기도 한다. 입술도 창백해지고 부어오르며 얼굴, 특히 눈이 충혈된다. 때로는 간질과 같은 경련이 일어나기도 한다. 환자는 흔히 흥분되어 어쩔줄 모르고 귀찮아 하며 나른함을 느낀다. 하루이틀 지나면서 이런 증상은 서서히 없어지나 피로감이 오랫동안 남기도 한다.

아무튼 벌독에 의한 전신의 영향은 매우 광범위해서 그에 대한 치료 효과 역시 어떤 확고한 계산이나 예견은 미리 내릴 수 없다. 그만큼 상황과 조건에 따라 달라진다.

(5) 벌독이 인체 전신(全身)에 미치는 객관적 및 주관적 영향

벌독에 대한 전신 영향의 연구는 매우 광범위하고 중요하기 때문에 영향의 구분 및 치료 편의상 다음과 같이 두 가지로 나누어 설명하겠다.

1) 객관적 영향

우리 인체에 미치는 영향을 객관적 입장에서 보면 '꿀벌'과 그 벌독에 의해 달라진다.

① 벌독의 용량(容量)

벌독의 용량은 여러 상황에 따라 달라질 수 있다. 물론 벌독을 주사로 주입할 경우는 그 용량을 정확히 알 수 있으므로 별 문제가 없지만, 벌침의 경우에는 벌의 독낭(毒囊)에 들어있는 내용물에 따라 그 치료 효과가 다르기 때문에 그에 유의할 필요가 있다.

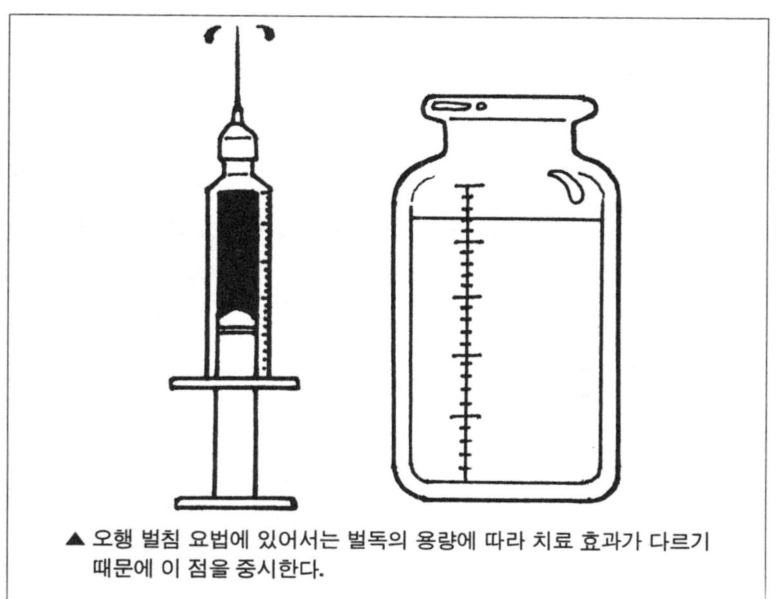

▲ 오행 벌침 요법에 있어서는 벌독의 용량에 따라 치료 효과가 다르기 때문에 이 점을 중시한다.

벌독의 용량은 벌의 종류, 계절, 꿀벌의 독낭에 들어있는 독을 전부 배출하려는 의도, 벌이 먹는 음식물 등등 그 요인은 많다. 일반적으로 약하거나 어리거나 늙은 벌은 독을 적게 가지고 있다.

다시 벌독 용량(容量)의 요인을 설명하자면,

ㄱ) 40일 전후의 한창 일할 나이의 젊은 꿀벌.

ㄴ) 꿀벌 중에서도 가장 독을 많이 가지고 있는 것은 이집트와 이탈리아 산(產).

ㄷ) 벌독의 용량이나 질(質)은 꿀벌이 화밀(花蜜)이나 꽃가루를 수집해 오는 그 꽃들의 종류에 따라 달라진다.

한편, 설탕이나 시럽 등으로 먹여 키운 벌들은 결코 충분한 양의 벌독을 산출하지 못함은 물론 침 자체도 깊지 못하고, 또 독(毒)도 4~5배 약하다.

ㄹ) 꿀벌은 특히 특성이 매우 독특해서 화가 나 있을 때는 자기 독낭에 들어있는 독을 전부 배출한다.

ㅁ) 끝으로 벌에 직접 쏘이는가, 아니면 벌침을 뽑아서 쏘이는가 하는 점이 벌독의 양과 관련이 깊으며, 벌침을 꽂아 놓고 있는 시간과도 관련이 깊다.

② 벌독의 유독성(有毒性)

같은 벌독이라 해도 주사용은 이미 그 유독성을 계산하여 조제한 것이기 때문에 그 독성의 강도를 정확히 알 수 있지만, 벌침의 경우는 그와 다르다.

벌침을 사용할 경우에는 그 독성의 강도를 미리 아는 것은 불가능하다. 즉, 벌의 종류, 계절적 차이, 날씨 상태, 벌이 수집하는 여러 종류의 화밀과 꽃가루 등등이 그 강도를 결정하는 중요한 요인이 되기 때문이다.

여러 종류의 벌에 따라 그 벌독도 다르다. 열대지방에서의 벌침은 더욱 강렬한 반응을 나타낸다. 그 곳에서도 기온의 변화는 그 효과도 약간 다르게 한다. 아주 뜨거운 날씨에는 벌독 자체도 더워진다. 한 여름철의 벌침이 가장 강력하다.

춥고 습기가 많으면 벌독의 유독성이 약해진다. 특히 어린 벌, 나이가 많은 벌, 배고프고 연약한 벌, 또는 잘 먹지 못한 벌, 설탕이나 시럽을 먹여서 키운 벌 등은 그 유독성이 아주 약하다. 강도는 한 여름철이 가장 강하고, 가을철에는 약간 약해지고, 겨울엔 더 약해진다.

벌침 시술에 있어서 특히 여름에는 몸이 허약해지며 벌독은 강력하므로 벌침의 양을 줄여야 한다.

③ 패혈증(敗血症) 및 합병증(合倂症)

꿀벌의 벌침에서 나오는 벌독은 균이 없을 뿐만 아니라 살균 작용까지 있다. 물론 주사용 벌독 역시 세균이 없다. 그러기에 벌에 쏘였을 때도 특별한 소독은 필요치 않다.

만약 벌침에 쏘인 후 패혈성 합병증이 나타나면 이것은 결코 벌침 자체에 의한 것이 아니고 반드시 어떤 외부로부터의 원인에 기인한다. 벌침 시술 후 가끔 염증이 생기는 것은 무척 가려워서 긁었기 때문이다. 손톱 끝의 상처에 의해 세균이 침입했다든가 아니면 그 후에 더러워진 내의, 옷 및 감염 물질

등이 벗겨진 피부를 통해 침입했기 때문일 것이다.

2) 주관적 영향

① 신체적 조건

소인(素因)이 되는 조건으로 신체적 원인, 병리적 상태, 비정상적인 예민성 및 과민성 상태 등이 벌독의 효과에 지대한 영향을 미친다.

심장, 동맥계(動脈悸), 전신의 상태가 벌독 효과를 증진시키는 중요한 요인이 된다. 경맥경화증(硬脈硬化症), 신장염을 앓고 있거나 알부민뇨가 나오는 사람은 부적합하다. 그리고 어린이나 임파성(淋巴性) 질환을 가진 사람은 벌독 치료에 부적합

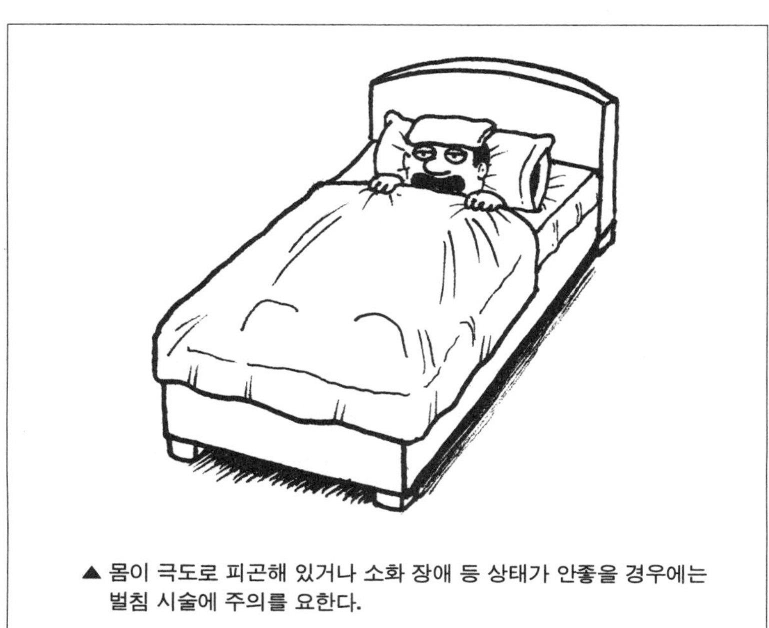

▲ 몸이 극도로 피곤해 있거나 소화 장애 등 상태가 안좋을 경우에는 벌침 시술에 주의를 요한다.

하며, 특히 여자나 어린애들은 벌독에 대한 반응이 더욱 심하게 나타난다. 또한 월경 중에 있는 여자는 벌독에 더욱 민감한 반응을 나타낸다.

특히 몸이 극도로 피곤해 있거나 소화 장애 등 상태가 안 좋을 경우는 벌침 시술에 주의를 요하며, 가능한 한 시술을 삼가해야 한다.

개인의 체중도 벌독의 효과에 그 영향을 미친다. 금발머리인 사람은 검은 머리를 가진 사람보다 더 고통을 겪으며, 나이가 많을수록 벌독에 대한 반응이 적다.

또한 알콜 중독자는 벌독에 대해 아주 저항성이 강하다. 말하자면 독한 술을 마시는 것이 벌독의 전신 영향을 치료하는 중요한 치료법 중의 하나이다.

특히 아주 더운 날씨는 벌독의 흡수를 촉진시켜 그 효과를 높인다. 이런 원리에 의해 벌침 시술 후 뜨거운 목욕이나 핫팩, 사우나, 찜질 등이 효과를 증대시킨다.

벌독에 대한 저항성이 낮아 있는 상태에서 벌독을 대량 주입하면 과민성 반응은 물론 더 심한 합병증도 일으킬 수 있다는 것을 명심해야 한다.

② 일정한 국소 부위(局所部位)의 조건

일정한 신체 부위에 따라 벌독의 효과가 달리 나타난다. 흡수가 빨리 되는 부위일수록 그 반응 또한 빨리 나타난다.

벌독은 피부에 주입되었을 때 효과가 크다. 피하주사를 하면 혈액 순환이 적으므로 흡수가 천천히 된다. 다시 말하면 동맥성, 비정상적으로 확장된 혈관, 임파성 혈관이 분포되어 있는 곳에 주사를 하면 그 효과가 빨리 나타난다. 또한 어린애나 여자처럼 얇은 피부에 주사를 해도 반응은 빠르다. 얼굴(입술·코·귀·눈), 목, 고환 부위에 주사나 벌침을 맞으면 심한 국소 및 전신 반응을 일으킨다. 눈동자, 목젖, 식도 같은 곳에 벌침을 맞으면 위험하다. 이런 경우는 벌독의 직접 작용에 의해서 보다는 호흡 계통의 수축과 기계적 장애와 부종에 의해 숨이 막혀 죽게 될 수도 있다.

또한 벌독이 동맥이나 정맥 또는 임파성 혈관에 직접 들어가면 흡수가 아주 빨라 중독 현상이 나타날 수 있다.

◪ 벌독 요법의 적응증과 금기증

(1) 적응증 : 벌독 치료에 유효한 질환

① 근육통, 근염, 섬유근염, 근막 장애, 통증증후군.

② 급성 및 만성 관절염, 통풍.

③ 신경통, 신경염, 편두통.

④ 류머티스, 류머티스성 관절염.

⑤ 기형성 관절염.

⑥ 연조직과 골조직의 만성 외과적 염증.

⑦ 급성 류머티스성 열과 심내막염.

⑧ 홍채염(虹彩炎), 류머티스성 홍채모양체염.

⑨ 피부염.

⑩ 디스크.

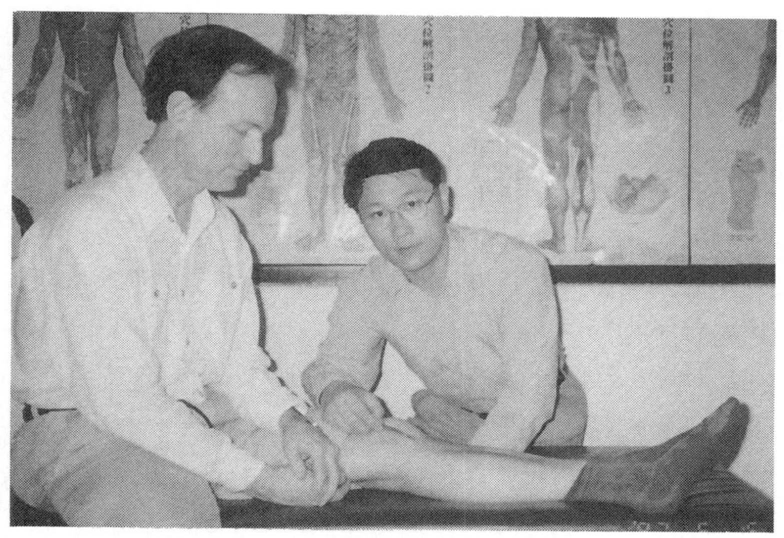

▲ 오행 벌침 요법으로 환자에게 시술하고 있는 장면(유니버설 발레단 감독에게 인대 시술을 하고 있는 이 책의 저자인 김동현 회장).

(2) 치료에 도움이 되는 질환들

① 다발성 경화증.

② 공피증(鞏皮症).

③ 만성통증증후군.

(3) 금기증(禁忌症)

① 결핵, 매독.

② 심한 심장혈관계 합병증.

③ 심한 신장 장애.

(4) 주의를 요하는 질환들

① 당뇨병.

② 월경 중 출혈량이 아주 많은 경우.

◪ 예방과 치료면에서 본 벌독의 치효성(治效性)

－독일의 '펄스타이' 박사의 '벌독이 인체에 미치는 영향' 학설을 중심으로－

① 화농성균(化膿性菌)의 일종, 즉 곪게 하는 균(菌)인 연쇄상구균, 포도상구균 및 대장균에 대한 강력한 살균 작용이 있다.

② 혈액 중의 임파세포 및 적혈구의 재생과 증가 작용이 있다.

③ 내분비선의 하나인 신상체(腎上體), 즉 부신(副腎)의 아드레날린 분비를 촉진시킨다.

④ 류머티스 질환에는 조직 중에 있는 병독(病毒)을 무독화(無毒化) 시킨다.

⑤ 국소(局所)의 충혈(充血) 작용과 체액 환류(體液環流)의 개선(改善) 작용을 한다.

⑥ 신경통의 통증 완화와 조직 장애의 완해(緩解) 작용 및 용혈(溶血) 작용이 있다.

생략 문항

벌독에 의한 '치료 방법', '면역 치료' 그리고 '호메오파시 의학에서의 벌독 요법' 등은 전문적인 이해와 시술을 요하는 분야이기 때문에 이 장에서는 이의 해석을 생략한다.

제 3 장

벌침 요법의 치효성(治效性)

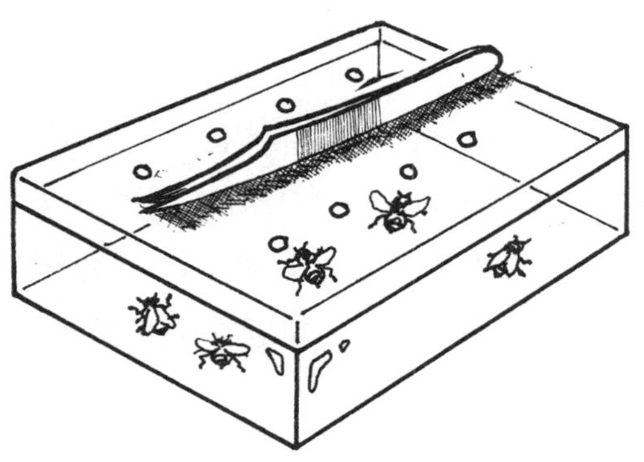

◩ 벌침 요법의 실체와 유래

벌침 요법이란, 단어에 담긴 뜻 그대로 벌침을 통해 체내(體內)에 사입(射入)되는 그 벌독 특유의 치유력으로 그에 적응증(適應症)이 있는 질환들을 낫게 하는 민간 요법(民間療法)을 말한다.

벌침 요법은 벌독 요법과 침술 요법이 합성된 요법으로 벌독과 침술의 복합 요법이다.

다시 말해서 벌이 자기 방어용으로 지니고 있는 독(毒)이 든 그 침을 우리 인체의 아픈 부위나 또는 경혈(經穴)에 정확히 쏘이게 함으로써 낫게 하는 동양 침구학의 순수 민간 자연 요법이다.

'벌독'이 인체의 질환에 특효하다는 사실은 이미 수천 년 전부터 인류가 이를 이용해 온 데에서 그 신비한 치효성(治效性)을 찾을 수 있다.

중국과 이집트 등에서는 기원 전 4000여년 경 벌통을 가졌던 기록이 있으며 벌꿀을 약으로 사용한 기록도 있다.

이슬람 경전인 코란에도 '꿀벌의 뱃속의 액은 인간에게 좋은 약'이라고 쓰여 있으며 벌독은 '대단히 신비한 약'으로 불렸졌었다.

고대 이집트 파피루스와 바빌로니아 의서에 벌독이 치료 목적에 사용되었음이 기록되었으며, 처음엔 그저 '벌꿀'이나 '밀랍' 등만을 즐겨 사용해 오던 인류가 히포크라테스(기원 전 300~400년 경, 의학의 아버지라 불리우던 의학자)에 의해 마침내 그 '벌독'의 특효성이 밝혀지면서부터 본격 그 이용이 전 세계적으로 확산되었으리라 믿어진다.

로마 제국 이래 서유럽 황제인 샤를마뉴도 벌침 치료를 받은 것으로 알려졌으며, 그 이후 영국, 스위스, 독일, 오스트리아 등 서구 여러 나라의 의사들은 이때부터 본격 '벌독' 및 '벌침 요법'에 대해서 연구하기 시작하였고, 그래서 그때부터 수많은 경이적인 연구 논문 발표와 임상 증례가 쏟아져 나온 것이다.

주로 그 당시의 논제(論題)와 증례(證例)는 거의가 류머티스, 류머티스성 관절염에 관한 것이 대부분이었으나 그밖에도 근육통, 신경통 등 여러 많은 질환에도 탁월한 효과가 있음이 밝혀진 것이다.

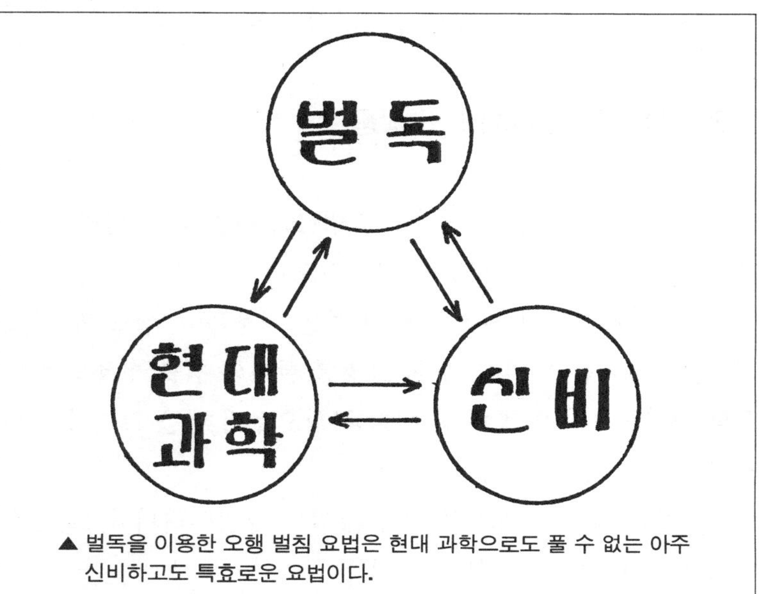

▲ 벌독을 이용한 오행 벌침 요법은 현대 과학으로도 풀 수 없는 아주 신비하고도 특효로운 요법이다.

그리고 마침내 세계 제2차 대전 후, 아시아에서는 처음으로 일본이 이를 처음 도입하면서부터 우리나라도 차츰 그에 관심을 갖기 시작하였으며, 드디어 1970년도에 이르러서야 국내 처음으로 '봉침요법연구회'가 발족하게 된 것이다.

아무튼 벌독·벌침 요법이란 현대 과학으로도 그 효능을 속시원히 풀 수 없는 아주 신비하고도 특효로운 요법이다. 물론 근래에 들어 '벌침 요법'은 말할 것 없고 '벌독'에 의한 치료 방법 역시 주사 요법·이온 전기 도입법·초음파 요법·연고 등 그 방법이 다양해지면서, 마침내는 '오행 벌침 요법'으로까지 발전한 것이다.

최근에는 '한국오행벌침연구회'를 통해서 '봉침'이란 용어를 '벌침'으로 사용함이 보편화 되고 국내 및 세계로의 한국의 오행벌침 요법이 널리 보급되고 발전하게 된 것이다.

◪ 벌침 요법의 특징 및 작용

벌침 요법은, 전통적인 침구 요법(鍼灸療法)과는 달리 그 특징이나 기능면에서의 방법이 근본적으로 다르다.

침구 요법이 실제 여러 형태의 침을 이용하여 '침질'과 '뜸질'로 병을 고치는데 비해, 벌침 요법은 꿀벌의 침을 이용하여 벌독액(液)을 우리 인체에 사입(射入)함으로써 병을 고친다는 의미부터가 일반 침술과는 다르다.

즉, 민간 자연 그대로의 시술 방법도 방법이려니와 그 특징이나 작용 또한 사뭇 신비적이다.

이를테면 벌침의 기계적인 자극[물리적 작용]과 벌독의 화학적인 작용이 동시에 이루어져 침을 소독할 필요도 없거니와 한 번 쓰고 나면 버려도 되기 때문에 여간 위생적이라 아니할 수 없다.

시침에 있어서는 치료 처방법(治療處方法)에 따라 환자 체표(體表)의 일정 부위를 자침(刺針)하면 되는데, 이때 벌독이 체내(體內)에 사입(射入)되어 이내 몸 전체에 전기 저항을 순간적으로 변화시키는 것이다.

그리하여 교감신경(交感神經 ; 호흡 · 소화 · 혈액 순환을 관장하는 자율신경)의 말초(末梢)에서 '노후아드레나시린'이 분비되고, 부교감신경(副交感神經) 말초로부터는 '아세틸코틴'이 분비된다. 따라서 그와 동시에 혈액 중의 아미노산이 증가되어 혈액 자체에 '항(抗) 히스타민성(性)', '항(抗) 아세틸코틴성(性)' 물질이 생기는 것이다. 바로 이것들이 벌독 양의 적당한 정도에 따라 항상 그 저항력을 유지하면서 적응증에 있는 질환들을 예방 · 치료하는 것이다.

다시 말해서 우리 체내(體內)에 사입된 벌독은 아무리 적은 양이라도 물리적인 단일 자극에 의해 빠른 속도로 피하조직은 물론 깊은 곳까지 침투하여 지각신경(知覺神經)을 흥분시키고 기혈(氣血)의 흐름을 원활히 하면서 혈액의 정화(淨化), 왕성한 산소 공급, 유산(乳酸)의 분해 작용 및 배출 촉진, 염증 해소 및 동통(疼痛)을 완화시키는 작용을 한다. 그리고 포도상구균, 연쇄상구균 등의 화농성균과 비루소균의 살균 작용을 하며, 또한 마비된 신경과 각종 기능을 원상으로 회복시켜 우리가 고통을 겪고 있는 여러 질환들을 예방하거나 치료한다.

결론적으로 벌독 자체의 좋은 성분이 우리 몸에 좋은 작용을 하는 것뿐 아니라 벌독에 대한 항독성의 성분이 몸 속에 형성되어 우리 몸의 기능을 원상회복시킨다고 본다.

(1) 물리적 작용(物理的作用)

1) 기계적(機械的)인 자극(刺戟)

벌침은 일반 침술의 침과 마찬가지로 자침시(刺針時)에 기계적인 자극을 주며, 발침(拔針) 후에도 약간 통증이 남아 있는 것이 특징이다. 그러나 그 통증은 조금 후에 사라지고 시원한 느낌이 있다.

2) 온열적 작용(温熱的作用)

벌침도 일반 침술에서의 '뜸'과 마찬가지로 자침 후 그 부위가 붉게 부어오르거나 체온이 올라가는, 온열적 자극 효과는 거의 같으며, 그로 인해 혈액 순환 및 신진대사(新進代謝)를 더욱 원활케 한다. 부어올라 뜨거운 상태로서 더욱더 몸의 상태를 원상회복시킨다.

(2) 화학적 작용(化學的作用)

1) 조혈 작용(造血作用)

혈액 중의 적혈구가 증가하여 몸이 차거나 빈혈로 기운이 없고 어지러울 때 치유의 효과가 높으며, 다른 여러 질병의 예방과 치료에도 크게 이로운 작용을 한다.

2) 신진대사(新陳代謝) 촉진 작용

뇌하수체전엽(腦下垂體前葉)과 부신피질(副腎皮質)의 호르몬 분비가 왕성해져서 신진대사를 촉진시킨다.

3) 혈압 강하 작용(血壓降下作用)

자율신경 조절이 촉진되어 상승된 혈압을 내려준다.

4) 소염(消炎) 및 진통 작용

5) 항염 · 항균 작용

6) 면역 체계 강화 작용

7) 기타 작용

① 이상세포(異常細胞) 방지 및 살균 작용.

② 정신 · 신경 안정 작용.

③ 각종 연골세포 재생 작용.

④ 이뇨 작용.

⑤ 정혈(淨血) 및 혈액 순환 개선 작용.

⑥ 마비된 각종 신경 회복 작용.

⑦ 각종 세포 재생 작용.

⑧ 근육 수축 작용.

◪ 민간 의술(民間醫術)로서의 벌침 요법

벌침 요법의 효과는 이미 예전부터 전세계적으로 널리 알려진 바 대로 민간 의술로서의 그 치효성(治效性)은 매우 뛰어나다.

그러나 벌침 요법에 대한 사전 지식 없이 '남들도 하니까 나도 한다'는 식의 무조건적인 시술은 삼가하는 게 좋다.

일반적으로 벌침 요법은, 꿀벌의 침으로 경락상(經絡上)의 혈위(血位)나 또는 환부에 자침(刺針)해서 해당 질병을 치료하는 것이지만, 그에 앞서 다음과 같은 '준비물'이나 '숙지(熟知) 사항'만은 필히 지켜야 한다.

그리고 벌침 시술 후 약 10분 정도는 안정을 취하고 반드시 알러지 현상이나 이상 현상이 오는지를 점검해야 한다. 만일 이상 현상이 생기면 즉시 응급 조치를 해야 한다. 이런 응급 조치를 해야할 경우는 드문 경우이다.

- 필요 준비물.
- 벌침 자법(刺法)의 시술(施術) 요령과 방법.
- 벌침 시술시(施術時)에 주의할 점.
- 벌침 요법의 치료 처방법(治療處方法).
- 시침(施針)할 때 필히 참고할 점.

◪ 벌침 요법에 필히 쓰이는 준비물

(1) 꿀벌

꿀벌에는 여왕벌, 숫벌, 일벌 등 세 종류가 있지만 본 벌침 요법에 쓰이는 벌은 일벌이다.

특히 일벌 중에서도 노봉(老蜂)을 써야 한다. 왜냐하면 유봉(幼蜂)은 침이 부드러워 발침(拔針)의 경우 쓰기가 어렵기 때문이다.

(2) 벌통(蜂箱 ; 벌을 넣는 용기)

벌통(蜂箱)이란 벌침 요법에 쓰일 일벌을 넣는 통으로, 아래 그림과 같이 벌들이 한 눈에 잘 보이고 공기가 잘 유통되며 출입구를 재빠르게 여닫을 수 있는 그런 용기가 적합하다.

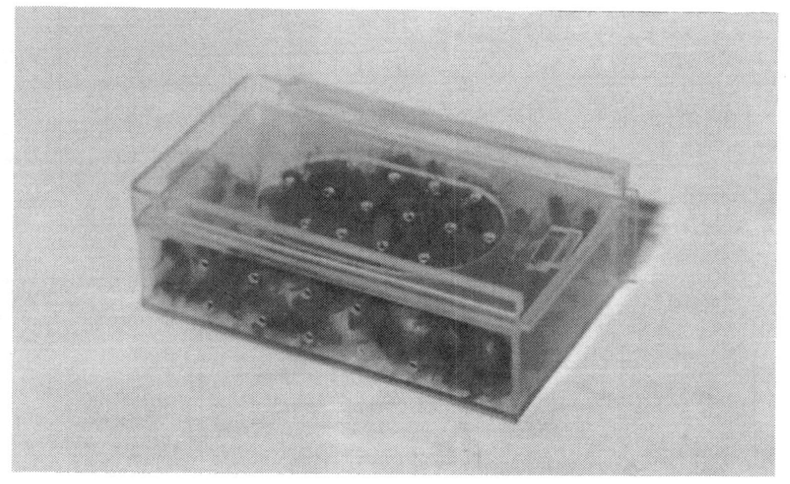

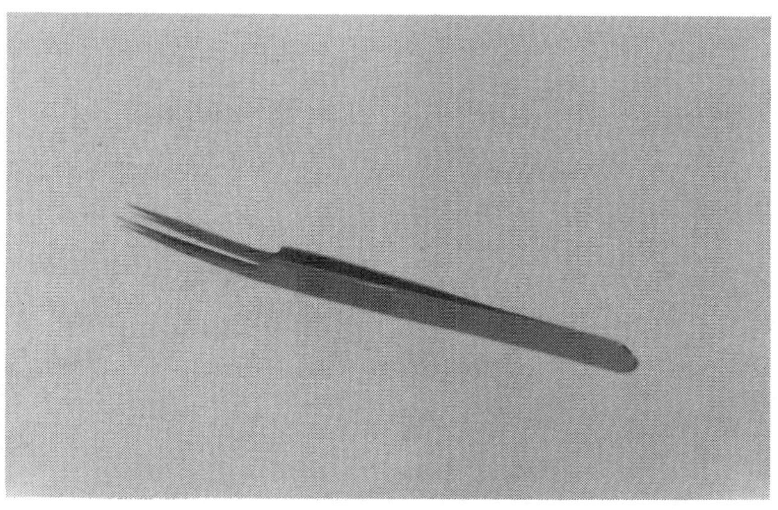

▲ 벌통의 모습(위)과 벌침용 핀셋(아래)

(3) 핀셋(섭자)

핀셋으로는 일반 핀셋과는 다른 것으로 끝이 길고 뾰족하여 벌의 침을 뽑기 쉬우며 계속적으로 침을 놓기 쉬운 핀셋이어야 한다.

(4) 항 히스타민제와 프로폴리스

벌침 시술 후 반드시 프로폴리스 액을 물에 타서 마시게 하는 것이 좋다. 만일 심하게 붓고 알러지 반응(이런 경우는 드문 경우임)이 오면 즉시 항 히스타민제와 간장약을 복용시킨다.

(5) 무통침

벌침 시술 후 심한 알러지 현상으로 얼굴이 붉어지고 온몸이 부으며 구토 증세가 생기면(이런 경우는 드문 경우임) 손가락 끝 발가락 끝을 사혈시킨다.

◪ 벌침 자법(刺法)의 시술(施術) 요령과 방법

벌침은 체질, 연령, 성별 및 개인의 신체 건강도에 따라 시술 방법의 차이를 두어야 한다. 빨리 병을 고치고 싶다는 일념으로 단번에 많은 벌침을 쏘여서는 안 되며, 1시침 후 반응을 보아가며 2침, 4침, 6침 식으로 늘려가야 한다.

벌침은 찌르는 깊이, 찌르고 난 다음 뽑을 때까지의 시간, 시침법에 따라 효과가 차이가 있다.

◪ 벌침의 자법(刺法 ; 놓는 법)

(1) 술식 시침법(術式施針法)

1) 직침법(直針法)

벌의 몸체를 핀셋으로 가만히 잡고, 벌이 스스로 치료 부위를 쏘게 하는 자법(刺法). 벌을 침을 뽑지 않고 시술하는 방법에는 다음과 같은 세 가지 방법이 있다.

① 직침법 : 벌을 산 채로 하여 치료 부위를 쏘게 하는 자법(刺法).

② 반직침법 : 벌을 죽인 후 그 벌의 배 앞 부분을 짤라낸 다음 '침' 가까운 부분을 핀셋으로 잡고 치료 부위를 쏘게 하는 자법(刺法).

③ 사침법 : 벌을 일시적으로 죽여서 치료 부위를 찌르는 방법.

※ 직침법(直針法)은 주로 화농성 질환이나 치조농루(齒槽膿漏) 및 염좌(삔데), 관절염, 치통 등에 이용된다.

2) 발침법(拔針法)

이 자법(刺法)은 몸체를 핀셋으로 잡고 그 침만을 뽑아 시술자(施術者)가 목적한 체표(體表)에 찌르는 자법으로 이 방법은 근래 벌침 요법의 주류를 이루고 있다.

우리가 생각하기에 벌침을 미리 빼가지고 놓으면 효과가 적을 것 같지만 그렇지가 않다. 그리고 시침시(施針時)에도 별로 아프지도 않고 부작용이 없기 때문에 많은 사람이 이를 선호하고 있는 편이다.

① 꿀벌에서 '침을 뽑을 때'와 '침을 체표(體表)에 찌를 때'의 요령

ㄱ) 꿀벌에서 침을 뽑을 때 : 꿀벌에서 조심스럽게 꿀벌 등쪽을 왼손으로 가볍게 잡고, 오른손으로는 특수제 핀셋으로 삐죽히 내민 벌침을 뽑아낸 다음 시술한다.

ㄴ) 벌침으로 체표(體表)를 찌를 때 : 벌침을 벌에서 뽑은 다음 가능한 한 몇 초 안에 자침(刺針)을 해야 한다. 시간이 경과하면 독액(毒液) 중에 휘발성(揮發性) 물질이 있어 금세 날아가거나 건조해지기 때문이다.

② 자침(刺針)할 때는 다음과 같은 요령이 필요하다

핀셋으로 벌침을 쥐고 있는 상태 그대로 벌침 끝이 치료 부위의 체표(體表)에 살짝 닿게 하면 된다. 그러면 이내 그 순간 자침이 된다. 한편 이때 주의할 점은, 억지로 눌러 꽂으려고 하면 안 된다.

③ 벌침 하나로 여러 번 자침(刺針)한다

꿀벌 한 마리에서 뽑은 침 하나로 처음엔 신속하게 서너 곳, 그리고 다음엔 2, 3초 동안의 시간차를 두면서 네다섯 곳, 이렇듯 벌침 하나로 8~9번은 자침(刺針)할 수 있다. 전문가가 되면 약 70번까지 자침을 할 수 있다.

아무튼 자침시에는 벌독이 고루 침투되도록 일정한 시간차를 두는 것이 좋다.

※ 벌침을 맞을 때 따갑지 않게 하려면 무를 냉동실에서 얼렸다가, 침 놓을 자리에 1분 정도 놓았다가 떼어 놓으면 아프지 않다. 무가 없으면 차가운 얼음도 가능하다.

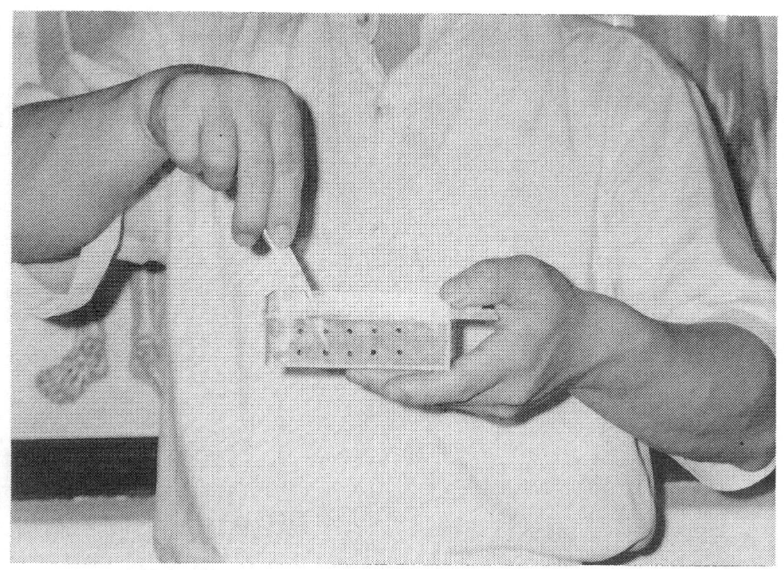

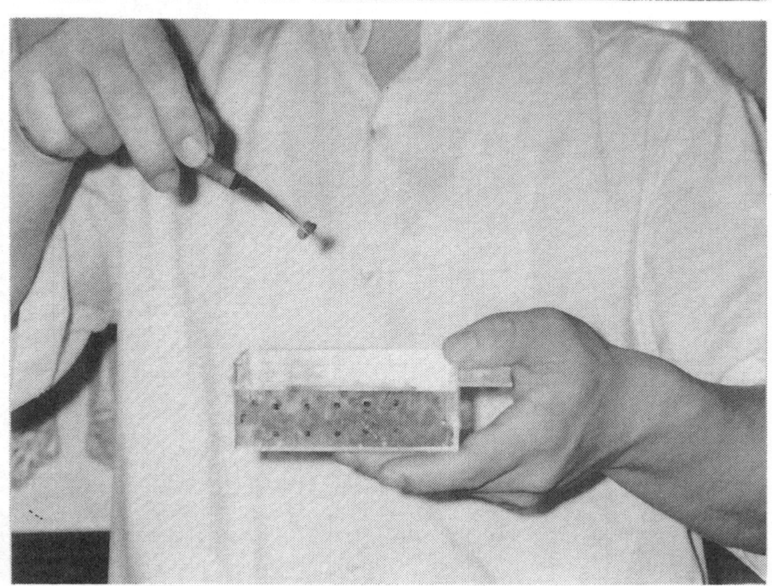

▲ 벌통에서 벌을 꺼내는 모습(① ②)

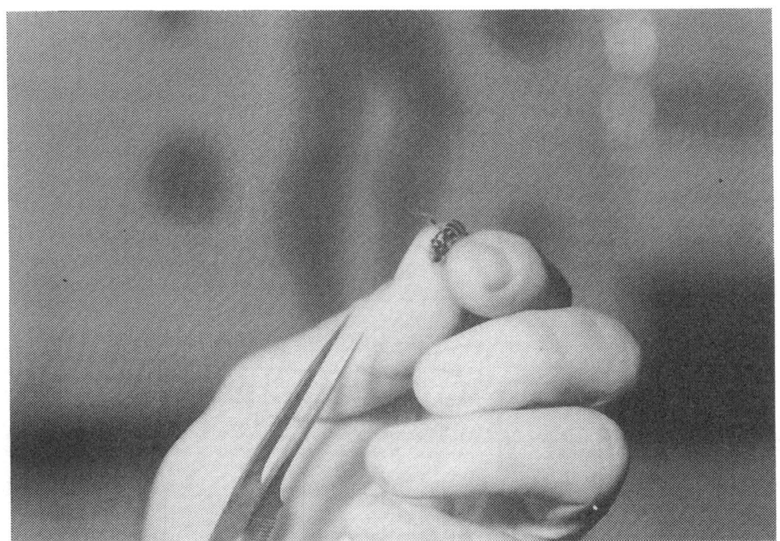

▲ 벌을 쥐는 방법(몸통쪽을 쥐고 꽁지가 움직이지 않게 한다)

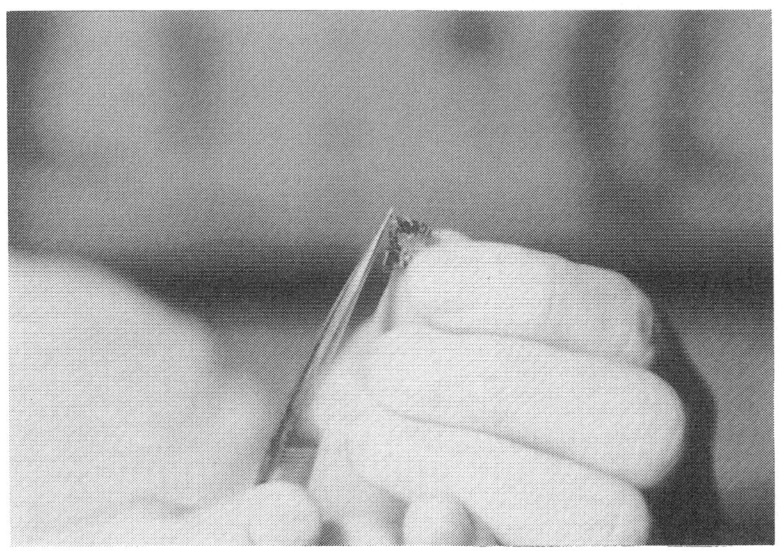

▲ 벌침을 빼는 장면

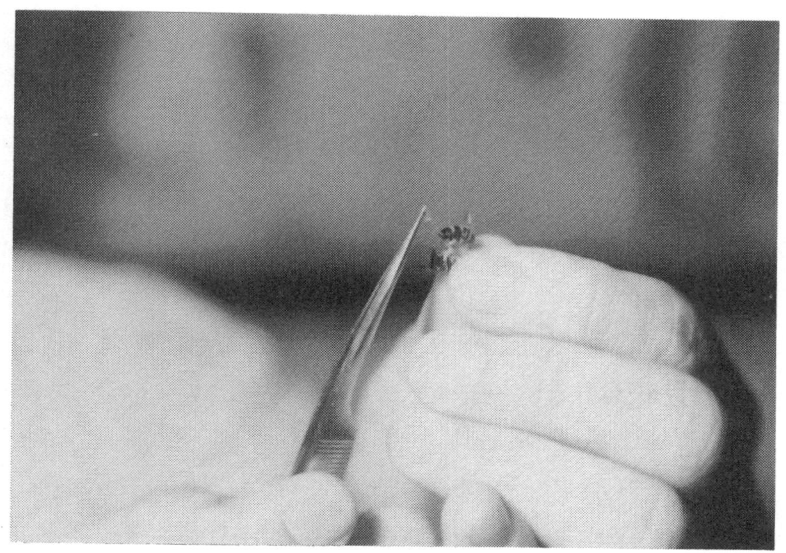

▲ 벌침을 꽁지에서 빼는 장면

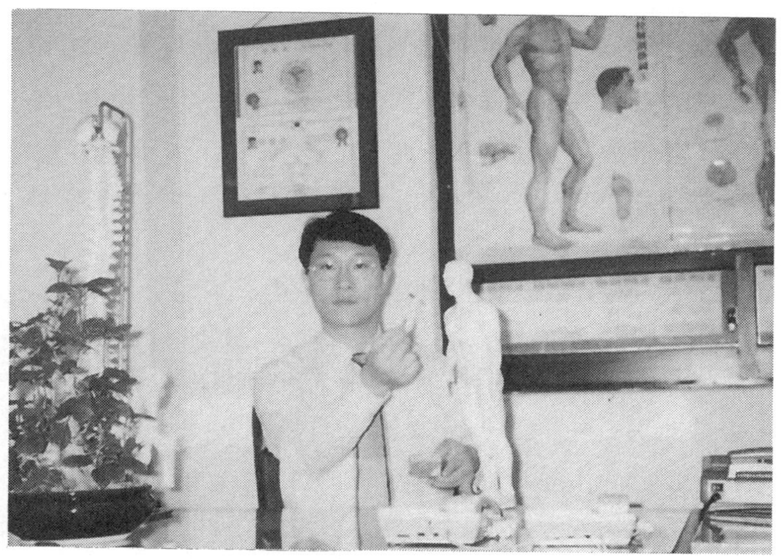

▲ 벌침을 완전히 뺏을 때의 장면

(2) 취혈수(取穴數)에 따른 시침법(施針法)

1) 단침법(單針法)

단침법(單針法)은 직침법(直針法)이나 발침법(拔針法)과는 달리 한 번 자침(刺針)하는 것을 말한다.

단침법은 부위가 좁은 압통점(壓痛點)이나 국소(局所) 및 혈위(血位) 한 곳만을 자침하며, 두통이나 화농부(化膿部) 및 염증이 생긴 곳에 자침한다.

2) 산침법(散針法)

산침법(散針法)은 아픈 부위의 범위가 넓거나 할 때 지속적으로 여러 혈(穴)을 자침하는 것을 말한다.

좌골신경통, 늑간신경통, 전립선염 등을 치료하는데 좋다.

3) 총침법(叢針法)

총침법(叢針法)은 국소가 좁거나 압통점(壓痛點) 부위가 비교적 넓지 않을 때에 집중적으로 5~6곳을 총총히 발침법(拔針法)으로 자침하는 것을 말한다.

삔데, 염증 부위, 화농 부위 등에 좋다.

◩ 벌침 시술시(施術時)에 주의할 점

① 벌침은 신체의 적응도에 따라 자침수(刺針數)를 줄이거나 늘리거나 한다. 즉, 전신 및 국소의 과민 반응이나 영향을 잘 살피면서 시침한다.

② 벌침을 잘못 놓으면 따갑거나 아프고 붓기 때문에 그 질병에 맞는 시침법으로 시술해야 한다.

③ 시침(施針)을 하기 전에 반드시 맥을 짚어 보고, 맥박이 고르지 못할 때는 금침(禁針)하는 것이 좋다. 왜냐하면 그런 사람은 심장에 이상이 있다는 증거이니, 위험하기 때문이다.

④ 벌침을 맞기 전후에는 음주를 해서는 안 된다. 왜냐하면 벌독의 약성(藥性)이 혈관을 통해 쉽게 빠져 나가기 때문이다.

⑤ 그리고 벌침을 맞기 1시간 전후에는 목욕을 해서는 안 된다. 그러나 벌침시술후 붓고 가려우면 더운물에 목욕을 하면 더욱 효과가 있다.

⑥ 극도로 심신이 피곤하거나 지쳐 있을 때는 시침을 해서는 안 된다.

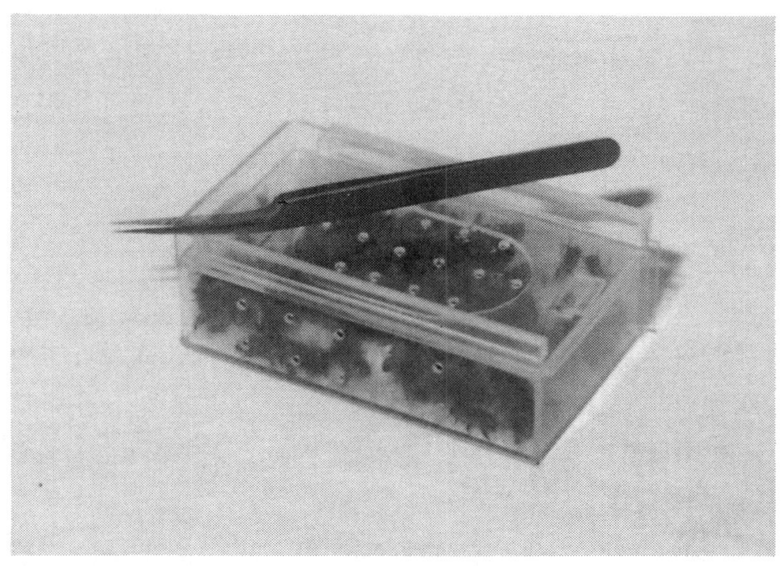

▲ 벌침을 맞기 전에 지켜야 할 사항을 꼭 지키자. 사진은 오행 벌침 시술용 벌통과 핀셋.

⑦ 처음으로 벌침을 맞는 사람은 대부분 벌독에 대한 저항력이 약하기 때문에 그 점을 유의해야 한다. 그리고 과민성 및 알레르기성 체질이나 심장·신장 장애자 역시 저항력이 약하니 시술상 주의를 요한다.

※ 요점 정리……〈준칙 사항〉

벌침 요법에 있어 환자의 체질이나 연령, 성별, 병의 상태, 개개인의 건강도에 따라 시침하는 것이 바람직한 벌침 요법이니 만큼 '취혈(取穴)의 수(數)', '치료 회수' 및 '치료 간격' 등을 미리 정확히 간파하여 치료 처방법(治療處方法)에 따라 시침해야 한다.

또한 필히 유의해야 할 점은, 처음 1침 자침시에 발침(拔針) 다섯 곳, 직침(直針) 두 곳 이상을 시침해서는 안 되며, 벌독의 체질 적응도를 살펴 보면서 늘려가되 아무튼 많은 양의 벌침을 한꺼번에 놓아서는 안 된다.

◪ 시침 후 신체 반응에 대한 대응책(對應策)

① 처음 시침을 한 후 그 부위가 붓고 가려우면 치유의 효과가 있다는 증거이다. 그리고 실제적으로 그 환부 반응점에 정확히 시침하면 통증은 커녕 오히려 기분이 상쾌해지고 시원한 기분이 든다.

하지만 시술자(施術者)가 정확한 반응점을 찾지 못하고 잘못 시침할 경우에는 환자의 근육이나 신경 및 혈관 등을 자극하여 심한 통증을 유발하기도 하니 그 점을 미리 유의해야 한다.

② 시침 기간(施針期間) 중에는 감기 몸살처럼 몸이 으시시 춥거나 몸이 무겁고 처지는 기분을 느낄 때가 있는데, 이는 벌침을 통해 사입(射入)된 약알칼리성인 벌독이 전신(全身)을 순환하기 때문에 그런 증상을 보이는 것이다. 하지만 그같은 증상도 너댓 시간쯤 지나면 이내 벌독 효과로 몸이 개운해지고 상쾌해지니 달리 걱정할 필요가 없다.

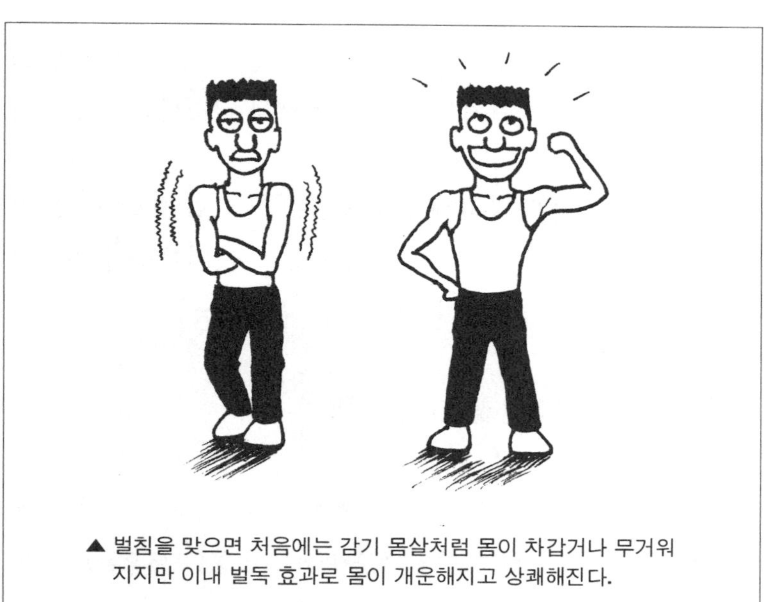

▲ 벌침을 맞으면 처음에는 감기 몸살처럼 몸이 차갑거나 무거워지지만 이내 벌독 효과로 몸이 개운해지고 상쾌해진다.

③ 시침 후(施針後) 전신에 붉은 기운이 퍼지면서 일종의 심한 알레르기성 현상이 나타나는 사람이 있는데 이는 간(肝)이 해독을 못해서 일어나는 이상 현상(異常現象)이다. 하지만 이

같은 현상은 매우 드문 일로, 이런 경우에는 반드시 응급 조치를 취해야 한다.

즉, 손 발을 사혈시키고 기문혈에 온·냉 찜질을 병행하면서 항(抗)이스타민제와 간장약을 먹으면 효과가 좋다.

④ 시침을 한 후에도 시침 부위가 붓거나 가렵지 않다면 5대 이상 더 시침해도 된다. 그러나 시침 후에 심하게 붓거나 가렵고 또 두드러기 증세가 있다면 그것은 환자의 체질이 알레르기 및 이상 체질의 요인이 있다는 증거이니 달리 벌침 치유 효과와 혼동해서는 안 된다.

⑤ 몹시 심하게 아픈 부위에 시침을 했는데도 평소보다 더 붓거나 가렵다면 그건 치유 효과가 빠르게 나타나는 현상이니 안심해도 된다.

⑥ 그밖에 가려운 증세에는 프로폴리스 크림 또는 액을 발라주거나 뜨거운 찜질 및 헤어 드라이 같은 열기구에 가까이 해주면 가려움증이 가라앉는다.

◩ 이상 현상(異常現象)의 처리

이상 체질(異常體質)인 사람은 벌침을 한두 대만 맞아도 호흡 곤란, 두드러기, 국소 충혈(局所充血), 종창(부어오름), 오한 발열(惡寒發熱)이 나타나는 경우가 있다. 이런 때에는 더운 물(약 60℃)과 냉수, 타월 2매를 준비하여 복부 양쪽에 있는 족궐음 간 경맥의 모혈인 기문에 먼저 더운 타월로 30초 정도 찜질하고, 곧 이어 냉 타월로 똑같이 30초 정도씩 그렇게 10여분 정도만 계속하면 곧 풀린다. 여하튼 이런 경우에는 위와 같은 응급조치를 취하지 않아도 40~50분 정도 지나면 저절로 증상이 풀리므로 걱정할 필요가 없다.

한편 처음 시침을 한 후 계속해서 2, 3, 4침을 해도 아무런 이상 현상을 보이지 않던 사람이 갑자기 구토, 오한, 맥박 이상 등을 보이는 경우가 있다. 그리고 갑자기 얼굴이 붉어지면서 눈알이 충혈되고, 또 귀가 감전된 것같이 찌릿찌릿하면서 반열증이 생기고, 맥박 또한 급해지고 어지럽기까지 한다. 아니 더 심한 경우에는 졸도까지 하는 예도 있다. 이런 때에는 위의 방법과 같이 물수건 처리를 하고 프로폴리스와 로얄 젤리, 항(抗) 이스타민제를 복용하면 된다.

하지만 가급적이면 항(抗) 이스타민제는 간(肝)에 장해를 주기 때문에 피하는 것이 좋다. 단, 꼭 복용을 필요로 할 경우에는 간을 보호하는 약과 함께 복용해야 한다.

일반적으로 벌침 시술시에 몸에 열이 나고 온몸이 붉어지거나 머리가 아프고 눈이 붓는 증상 등이 있으면 두 손과 두 발끝을 사혈시키고 안정시키는 것이 기본적인 최선의 방법이다.

◩ 벌침 시술시의 주의 사항

① 벌침 시술 후 붓고 가려우면 뜨거운 목욕을 하거나, 핫팩, 뜨거운 물수건, 또는 헤어 드라이기로 뜨겁게 마사지 한다. ⇒ 당연히 붓고 가렵다.

② 벌침 시술 후 몸살(더웁고, 춥고, 메스꺼움)이 오면 쌍화탕

또는 감기 몸살약을 먹고 푹 자면 된다.

③ 벌침 시술 후 절대로 술을 먹으면 안 된다. 만일 심한 알러지나 열이 오르면 발가락, 손가락을 사혈시키며, 약국에서 항 히스타민제와 간장약을 구입하여 복용하면 된다.

④ 벌침 시술 후 가능한 한 육식은 삼가고 프로폴리스와 꽃가루, 로얄 젤리를 상복하면 효과가 상승한다.

⑤ 벌침은 꾸준히 맞아야 효과가 좋다(1~2개월).

◩ 벌침 요법으로 치료 효과가 좋은 질병

① 각종 근육통.

② 신경통 질환 일체(만성 두통, 불면증, 견비통, 요통, 팔다리 무력증, 손발 저림).

③ 목, 디스크.

④ 습진, 무좀.

⑤ 삔 허리, 손발 삔 데.

⑥ 타박상.

⑦ 만성 기관지염.

⑧ 충치, 풍치통.

⑨ 각종 관절염(퇴행성, 풍습성, 류머티스성).

⑩ 악성 피부염.

⑪ 강직성 척추염.

⑫ 동상.

⑬ 눈병.

⑭ 한비증(부분적으로 시리고 아픈 병).
⑮ 간염, 간경화.
⑯ 치질, 치루.
⑰ 오십견.
⑱ 남성 정력 부족, 발기부전.
⑲ 버거씨병.
⑳ 염증성, 화농성 질환.
㉑ 만성 피로.
㉒ 비염.
㉓ 여성 질병(생리통, 생리불순, 질염, 자궁염, 냉증 등).
㉔ 교통사고 후유장애.
㉕ 원인을 모르는 질병.

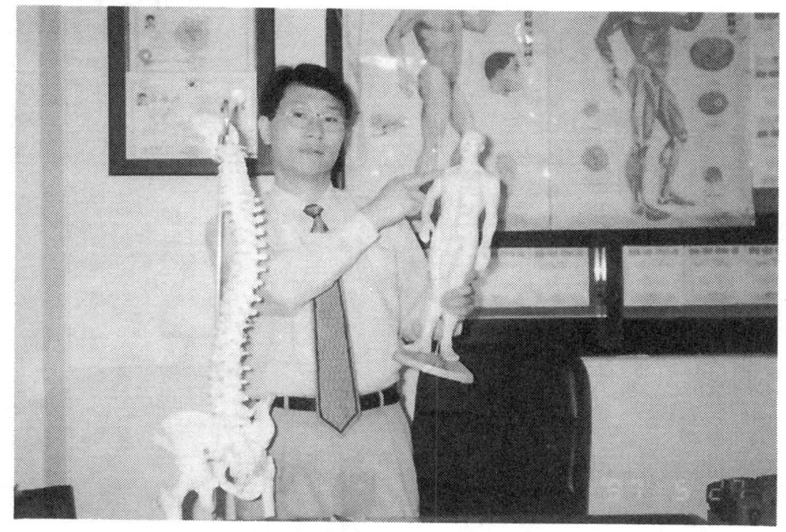

▲ 오행 벌침 요법에서 맥관계와 신경계의 정확한 위치(급소) 찾기에 대해 설명하고 있는 저자.

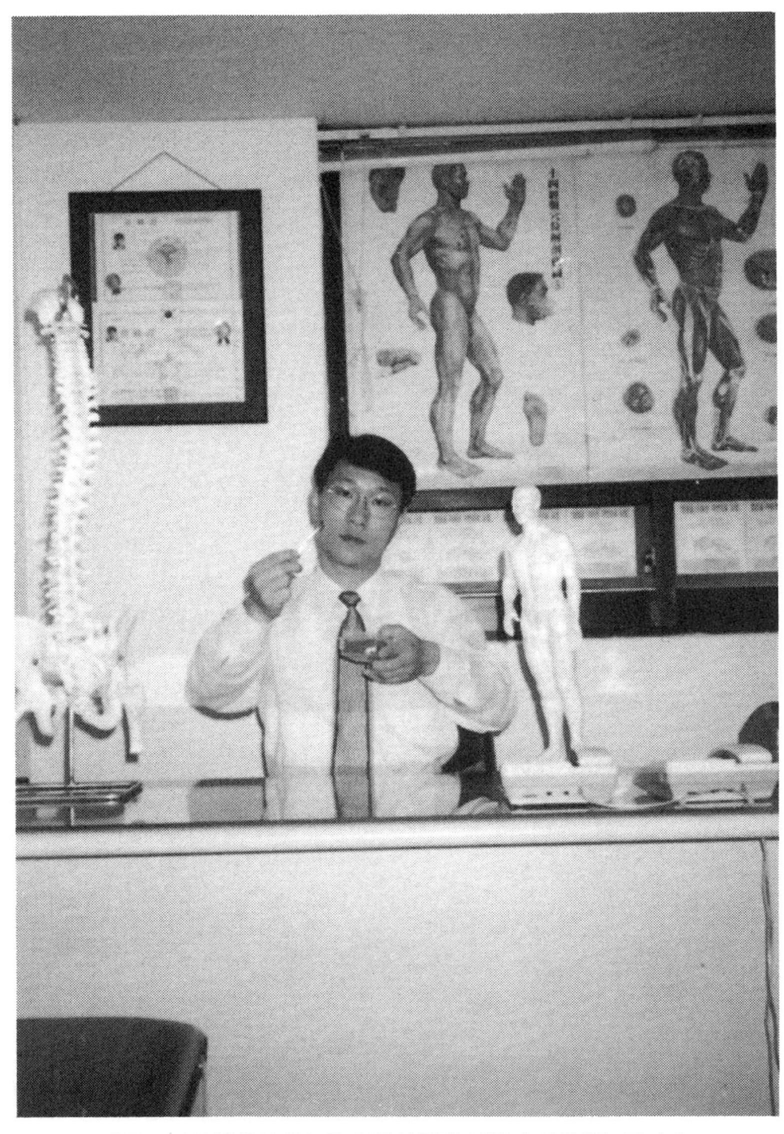

▲ 벌침 요법은 벌독의 효능을 인체의 질병 퇴치에 이용하는 것인데,
벌을 잘못 다루면 오히려 건강을 해치게 된다고 강조하는 저자.

제 2 부

오행 벌침 요법의 이론과 실제

제 1 장

오행(五行)벌침 요법의 원리와 특징

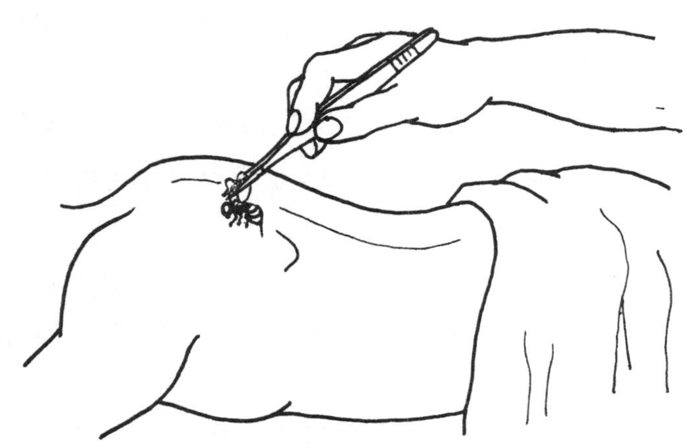

◩ 침술의 개요

자연 요법은 인간의 삶과 함께 계속되어 온 치유 방법이다. 자연 속에서 어떤 현상을 파악하고 어떠한 체계로 규정한 것이 민간 의술로 발전해 온 것이다.

침술은 옛부터 인간의 삶 속에서 자연스럽게 연구되어 오고 체계화된 요법으로 발전되어 왔다.

침술은 원래 우리나라가 종주국으로 알려져 있으나 현재 중국에 그 위력을 넘겨 주고 있지는 않나 생각한다.

동약 의학으로 침술은 그 종류가 다양화되고 더욱더 깊은 연구와 함께 현대에 와서 전세계적으로 그 신비가 알려지고 있다.

침술 중에서도 그 효과가 탁월한 벌침은 민간 자연 요법으로 그 역사는 일반적인 침술보다도 더욱더 깊다. 인간의 삶이 시작됨과 동시에 시작된 요법이 아마도 벌침 요법이 아닌가 한다.

자연 속에서 벌에 쏘이는 단순 치유에서 침구 경락과 결부된 벌침 요법은 이제 그 연구 대상으로 충분한 가치를 가지게 된 것이다.

벌침 요법의 효과는 널리 세계적으로 인정되고 있으나 이를 정립하는 문제 를 실감하는 바 본인은 오행 벌침으로 체계화하기에 이르렀다.

우주의 원리인 '음향 오행'에 근거한 오행 벌침은 '오행지법' 이라는 체계화된 공식을 통해서 설명되고 있다.

이제 침술의 종류 및 오행의 원리 등을 살펴 보면서 오행 벌침의 원리가 어떻게 정립되었고 어떠한 효과가 있는지를 살펴보겠다.

◪ 개념상으로 본 '일반 침술'과 '오행 벌침 요법'

(1) 일반 침술

동양 의학에서는 예로부터 '침', '뜸', '약', 이 세 가지를 포용하고 있는 침술을, 모든 의술(醫術)의 으뜸으로 여겨 왔다.

침술이란 체표(體表)의 경락(經絡)을 금속침 등으로 자극을 주어 기(氣)와 혈(穴)을 바르게 조절하게 해 줌으로써 질병을 치료하는 의술(醫術)이다.

침술의 종류는, 체표의 놓는 부위(部位)에 따라 다음과 같이 분류하고 있다.

1) 두(頭)침술 : 머리 부위에 놓는 침술.

2) 이(耳)침술 : 귀바퀴 부위에 놓는 침술. 프랑스에서 처음 개발되어 전세계적으로 널리 이용되고 있다.

3) 수(手)침술 : 손 부위에 놓는 침술. 중국에서 전래되었다.

4) 족(足)침술 : 발 부위에 놓는 침술. 발을 몸의 전체에 결부시킨 위치를 표시하여 침을 놓는다.

5) 체(體)침술 : 일명 전경침(全經針). 몸 전체의 경락(經絡)에다 자침하는 시술. 여러 침술 중에서 가장 오랫동안 널리 이용되고 있는 침술이다.

(2) 오행 벌침 요법

일반적으로 벌침 요법은, 위의 여러 일반 침술과는 달리 그 모든 침술을 총 망라한 총체적이며 이상적인 침술이라고 할 수 있다.

우선 벌침으로 그 특효한 벌독을 체표에 자입한다는 것부터가 일반 침술과는 다르며, 놓는 부위와 자입 방법, 시침 시간, 벌침의 찌르는 깊이에 따라 달리 나타나는 효과 등 그것이 곧 벌침 요법만의 특징인 것이다.

그렇다면 그에 더하여 '오행 벌침 요법'이란 또 어떤 벌침 요법인가?

오행 벌침 요법이란, 일반 벌침 요법과는 또다른 보다 차원 높은 벌침 요법으로 전통 한방침법인 오행(五行)체질 침법을

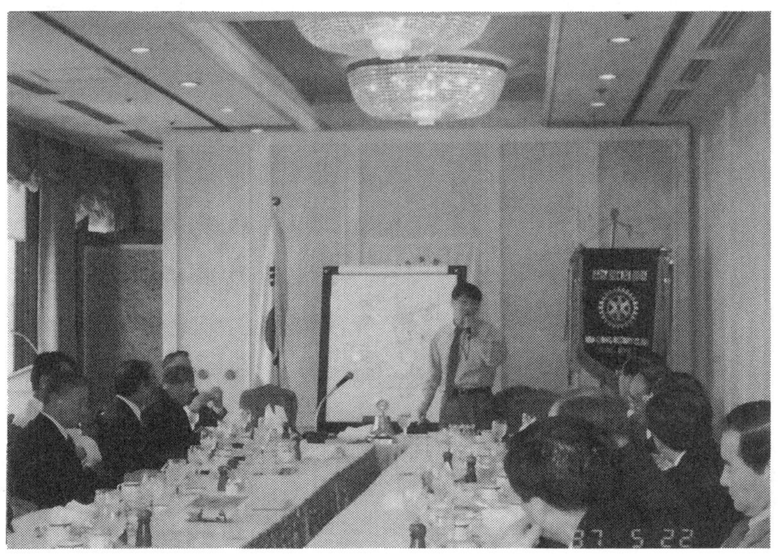

▲ 로타리 클럽 초청으로 '신비의 오행 벌침 요법'에 관해 강연하고 있는 김동현 회장(저자).

활용하고 손과 발의 경락혈을 사용하며, 오행 마사지를 병행하는 특수한 침법이다. 물론 일반 오행침법과도 다르며, 신묘한 보법(補法)만으로서 체질에 맞게 벌침을 적용한 시술로 더욱 효과를 극대화시킨, 말하자면 종합적이며 총체적인 벌침 요법이라 할 수 있다.

오행 벌침 요법은 사암 황정락 선생님의 체계화된 오행 치료법과 동무공 이제마 선생님의 사상 체질(絲狀體質) 및 팔체질에 근거를 두고, 여기에 여러 제가(諸家)들의 경락(經絡) 치료술과 각종 침술 요법, 오행 마사지 요법 등을 적용 · 절충한 아주 새로운 벌침 요법인 것이다.

즉, 손과 발의 경락혈(經絡穴)과 손에서부터 팔꿈치, 발에서부터 무릎까지의 오행 경락혈을 체질과 병행하여 시침하고, 오행 지압 · 마사지 요법을 적용한 새로운 요법인 '오행지법'을 근간으로 하는 정말 한 차원 높은 벌침 치료법이다.

◪ 음양 오행 이론(陰陽五行理論)과 신체와의 구성(構成) · 상관(相關) 관계

오행 벌침에서는 동양의 음양 오행 이론에 근거한 '오행지법'이 형성된 바 음양 오행 이론을 아는 것이 우선이다. 이 책에서는 총체적이며 오행침에 필요한 부분만 간략히 소개하겠다.

(1) 음양 오행(陰陽五行) 이론

1) 음양(陰陽)이란

음양(陰陽)이란, 우리 인간이 살아가고 있는 이 자연계의 모든 사물과 그 현상 속에서 항상 보편적으로 존재하고 있는 사물 형성(事物形成)의 근본이 되는 두 가지의 상반되는 기운(氣運)이다. 즉, 음(陰)과 양(陽)은 서로 조화를 꾀하면서도 서로 대립하는 그런 특징을 가지고 있다.

그렇듯 음(陰)과 양(陽)이 자연과 인간 관계에 있어서 서로 밀접한 관계를 가지므로 인체 장부(腸腑)의 음양(陰陽) 또한 자연계의 영향을 받아 그에 적응하고 있다고 보는 것이다.

2) 음(陰)과 양(陽)의 특성

음과 양의 구분은 다음과 같다. 하지만 이는 반드시 절대적이라고 보아서는 안 된다. 상대적인 개념이 포함되고 있다.

양(陽)	하늘·낮·태양	남(男)	밝음	더움	기능	기(氣)	동(動)	인체의 육부(六腑)	인체의 외(外)측
음(陰)	땅·밤·달	여(女)	어둠	추움	물질	혈(穴)	정(靜)	인체의 오장(五臟)	인체의 내(內)측

3) 음양 오행(陰陽五行)의 원리

오행(五行)이란 목(木), 화(火), 토(土), 금(金), 수(水)를 가리키며, 서로 상생(相生)과 상극(相剋) 작용을 한다.

동양 의학에서 보면 오행은 인체의 장(臟), 부(腑) 및 다른 인체의 부분이 자연 현상과 밀접한 관련이 있다고 보는 것이다.

이렇듯 오행 벌침 요법에서는 오행에 따라 정확히 체질을 분석하고, 특히 효과가 큰 '오행지법' 치료법을 근간(根幹)으로 한 것이 곧 오행 벌침 요법의 특징이다.

4) 개념(概念)상으로 본 오행(五行)의 상생(相生) · 상극(相剋) 관계

일반적으로 상생(相生), 상극(相剋) 관계는 다음과 같이 설명할 수가 있다.

① 오행 상생(五行相生) 관계

'나무'는 타서 '불'을 일으킨다 → '불'은 타서 가스로 변해 '흙'

■ 오행 상생 관계도

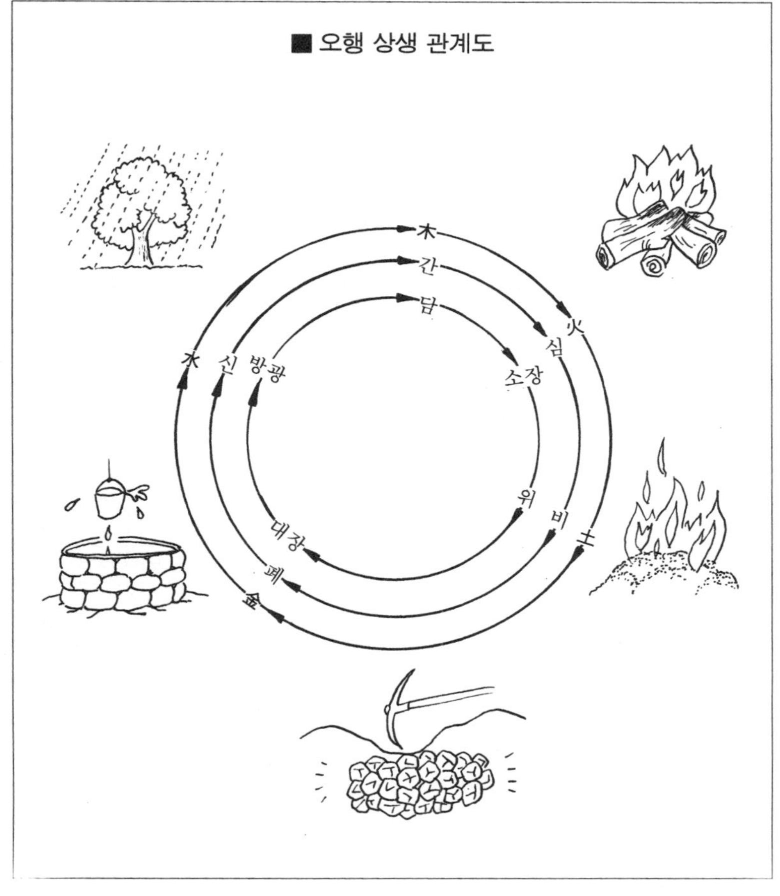

으로 돌아간다→'흙'은 굳어져서 '쇠(금)'가 된다→'쇠'는 갈라진 틈에서 '물'을 낸다→'물'은 양분으로 되어서 '나무'를 기른다.

② 오행 상극(五行相剋) 관계

'나무'는 '흙'에서 자란다→'흙'은 '물'을 흡수한다→'물'은 '불'을 끈다→'불'은 '쇠'를 녹인다→'쇠'는 '나무'를 자른다.

■ 오행 상극 관계도

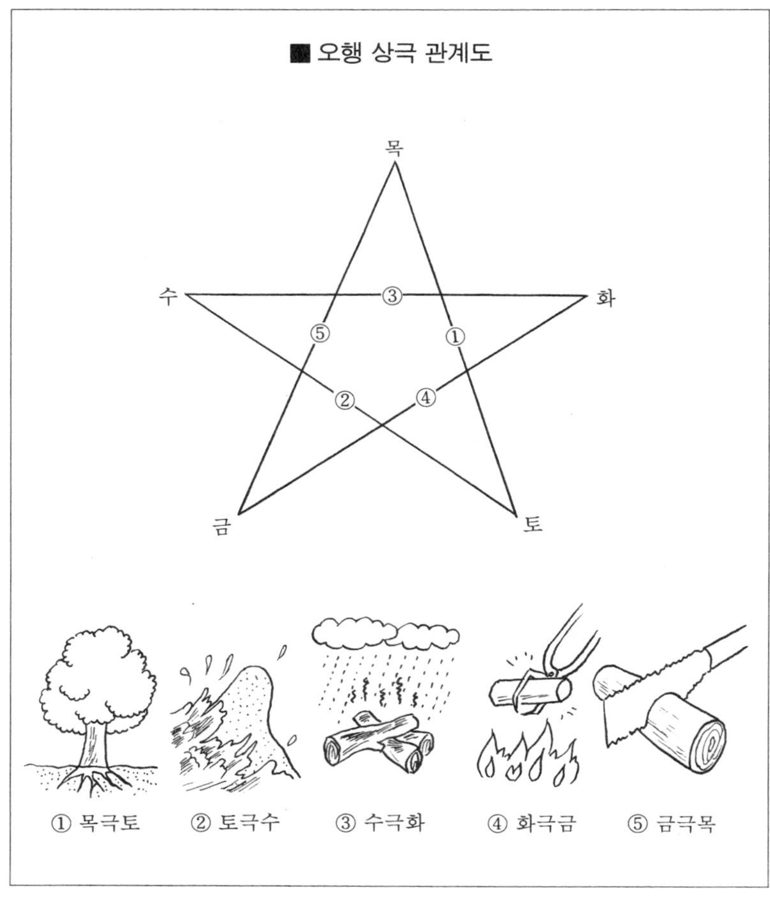
목
수
③
화
⑤
①
②
④
금
토
① 목극토
② 토극수
③ 수극화
④ 화극금
⑤ 금극목

5) 인체와 결부해서 본 오행의 상생(相生) · 상극(相剋) 관계

① 상생 관계(相生關係)

오행의 상생(相生) · 상극(相剋) 관계는 인체의 장부(臟腑)와 연계하여 설명이 가능하다.

앞에서도 언급한 바와 같이 상생(相生)은 서로 도와주는 관계이고, 상극(相剋)은 서로 견제하는 관계로 반목 관계 또는

■ 인체와 결부해서 본 오행의 상생·상극 관계도

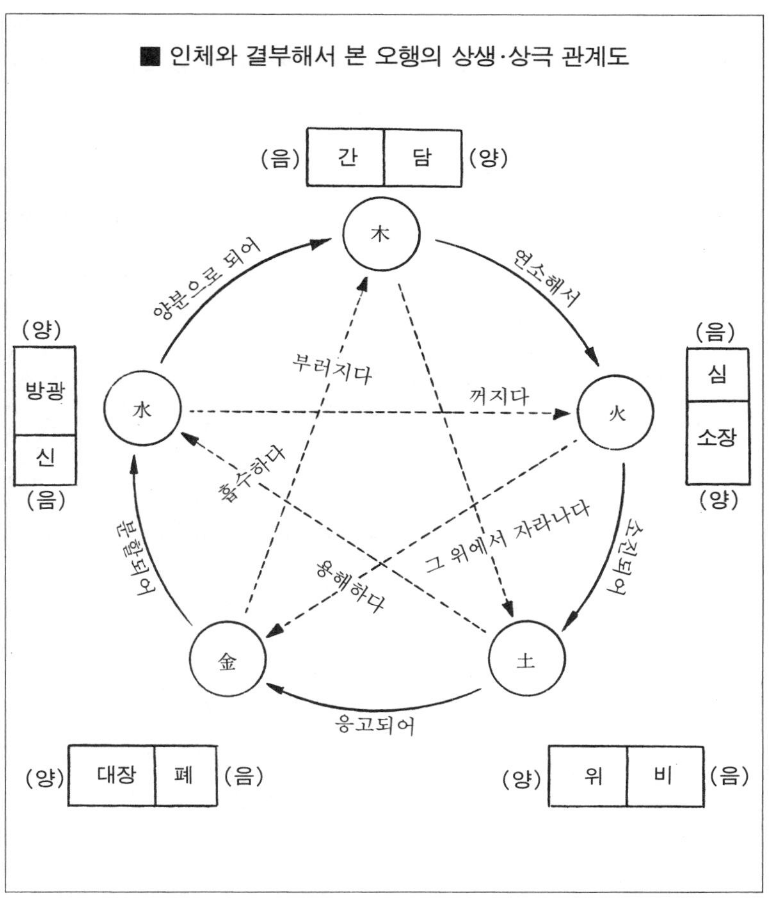

상모 관계라고도 한다. 그러니까 인체의 장부도 오행과 연결시켜 서로 도와주고 견제하는 기능을 가지고 있는 것이다.

㉠ 목생화(木生火)

간(肝)으로 흡수된 영양소와 피는 정화되어 심장으로 들어간다. 즉, 간장은 독소를 제거하여 심장의 기능을 도와주는 역할을 한다.

㉡ 화생토(火生土)

심장의 활동이 왕성해지면 혈액 순환이 활발해지며, 이는 위장에 충분한 혈액이 공급되어 소화 기능이 향상된다.

㉢ 토생금(土生金)

비장(脾臟)과 위장의 활동이 정상화되면 심장과 폐(肺)에 혈

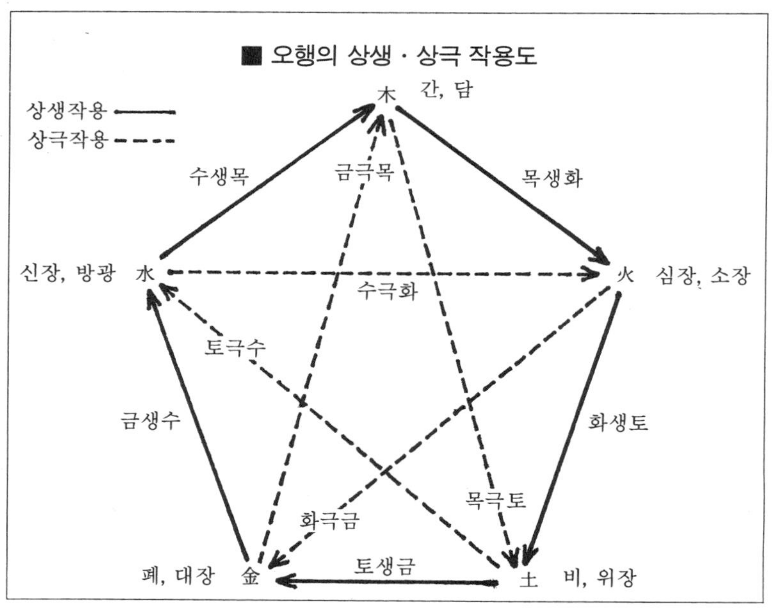

액의 공급이 원활해지며 비(脾) 위(胃)의 강화에 의해 폐(肺)의 활동이 왕성해진다.

㉣ 금생수(金生水)

폐장(肺臟)은 호흡을 통하여 수분을 발산함으로써 신장의 과중한 수분의 배설이 없도록 도와준다.

㉤ 수생목(水生木)

신장(腎臟)은 암모니아 성분을 걸러 소변으로 배설하고, 간장(肝臟)은 신장(腎臟)에서 제거하지 못한 유독성 물질을 제거한다.

그래서 신장에 기능 장애가 일어나면 간장은 부담이 가중되어 병변을 일으킨다. 따라서 신장 기능의 정상적인 작용은 간장을 도와주는 것이 된다.

② 상극 관계(相剋關係)

㉠ 목극토(木剋土)

간(肝)에서 분비되는 담즙은 산성 소화액이고, 췌장(膵臟)에서 분비되는 이자액은 알카리성 소화액이다. 이 두 개의 대립적인 소화액의 분비가 균형을 유지하고 있으면 건강하고, 한쪽이 부족하면 병변이 생긴다.

예를 들어 담즙이 이자액보다 과다하게 분비되고 있다면 위산 과다증이다.

㉡ 토극수(土剋水)

비장(脾臟)이 신장을 억제하는 것을 말한다. 생체에서 비장을 제거하면 철분 과잉 현상이 나타나는데, 이 철분은 간장과 비장을 억제하는 성질을 가지고 있다. 비장의 철분 조절 작용이 안 되면 신장 기능에 장애가 온다.

㉢ 수극화(水剋火)

심장의 활동은 체온을 증가시키고 신장은 심장이 지나치게 활동하지 않도록 견제하는 작용을 하고 있다. 이것이 심장을 견제하는 신장의 작용이다.

이 관계는 예를 들면, 성교가 빈번하여 생식기 계통이 피로하면 신열이 나는 것은 신장이 심장을 견제하는 생리 기능이 부족한 탓이다.

즉, 성교할 때 부신에서 분비되는 아드레날린이 교감신경을 흥분케 하여 혈압을 높여 심장 기능이 빨라지는 것이다. 그러므로 과도한 성교는 몸에 해가 된다.

㉣ 화극금(火剋金)

과격한 운동이나 질병으로 심장의 활동이 빨라지면 혈액 속에 탄산이 발생하게 되고 그것은 호흡 중추를 자극하여 산소를 흡입하고 탄산을 배출하는 폐장의 호흡을 가중시켜 폐장을 피로하게 한다.

㉤ 금극목(金剋木)

폐장이 산소의 공급을 제대로 하지 못하면 간장에 병변이 생긴다. 이것이 금극목(金剋木)이다.

상생 · 상극 관계를 진단한 후 부족함을 채우고 넘치면 덜어줌으로써 건강을 회복할 수 있게 된다.

◪ 신체와 음양 오행 간의 구성 · 상관 관계

구　　분	★	①목(木)	②화(火)	③토(土)	④금(金)	⑤수(水)
(육)오장(五臟)	음(陰)	간(肝)	심(心)	비(脾)	폐(肺)	신(腎)
(육)오부(五腑)	양(陽)	담(膽)	소(小)	위(胃)	대(大)	방(膀)

ㅇ화, 금 …… 손

ㅇ목, 토, 수 …… 발

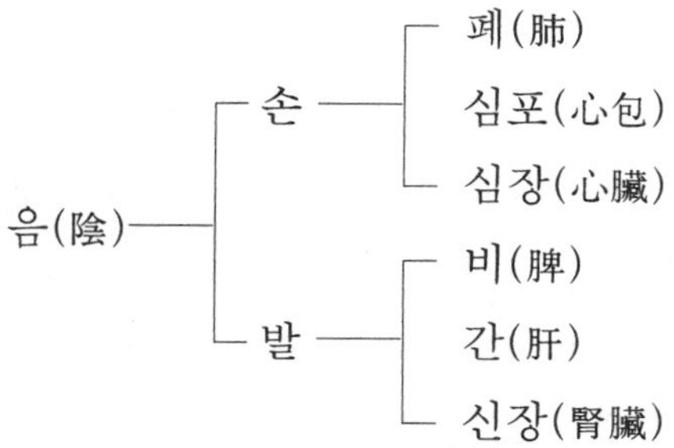

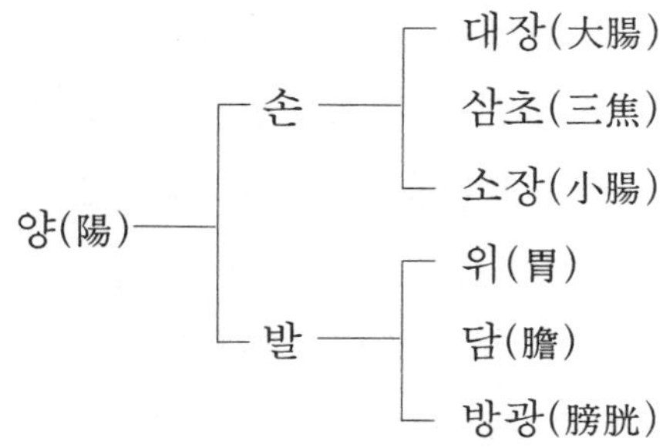

※ 무릎 밑에서 비장(脾臟)과 간(肝)이 교차한다.

◩ 오행 벌침 요법의 진단 및 시술 순서와 원칙

앞에서 음양 오행 이론에 의한 신체 장부의 구성 및 관계를 보고, 그것이 질병과의 어떤 관계를 가지고 있는지를 보았다.

음양 오행에 근거한 신체 장부의 허와 실을 파악하여 이를 체질과 결부시켜 질병 치료를 하는 것이 침술의 발전된 방향이라고 본다.

하지만 현대의 질병은 그 양상이 환경 오염과 공해, 문명의 이기, 직업 등에 따라서 다르게 나타날 수 있음을 간과해서는 안 된다.

꼭 장부의 허와 실만을 따져서 질병 치료를 하는 방법은 자연을 벗어나 인공 속에서 사는 현대인을 임상적인 면에서 많은 질병들이 자연 발생적이라기 보다 환경적, 직업적, 습관적, 교통 사고 등 다양한 원인에 의해서 발생하는 경우가 더 많은 것 같다. 이제 오행 벌침 요법에서 진단 방법 및 시술 순서를 정하는 것은 이러한 면을 포함한 것이다.

오행 벌침은 일반 침술과는 달리 시술 전에 반드시 오행 벌침만의 특유한 진단법을 쓰고 있다. 즉, 정확한 체질 분석과, 그 체질에 따른 장부(腸腑)의 허실(虛實) 파악은 물론, 또 오행 침법에 근거한 오행지법의 치료를 근본으로 하고 있다.

또한 오행 벌침이 일반 침술과 원칙적으로 다른 점은,

① 좌측에 병이 있으면 좌측 치료를 원칙으로 한다(좌병좌치).

② 우측에 병이 있으면 우측 치료를 원칙으로 한다(우병우

치).

③ 상체의 지병은 상체와 더불어 하체의 치료를 원칙으로 한다(상병하치).

이런 원칙에 의해 진단 및 시술 순서에 관해서 살펴보겠다.

오행 벌침에 의해서 일단의 질병을 치료하고 더 나아가 '오행지법'에 의해 장부의 허실을 보방한다면 몸의 상태는 완전하게 되는 것이다. 그러면 오행 벌침의 진단 방법 및 시술에 대해서 알아보겠다.

(1) 진단 방법

병의 진단은 치료에 있어서 반드시 필요한 수순이다. 병의 진단이 정확해야 정확한 치료를 할 수 있기 때문이다.

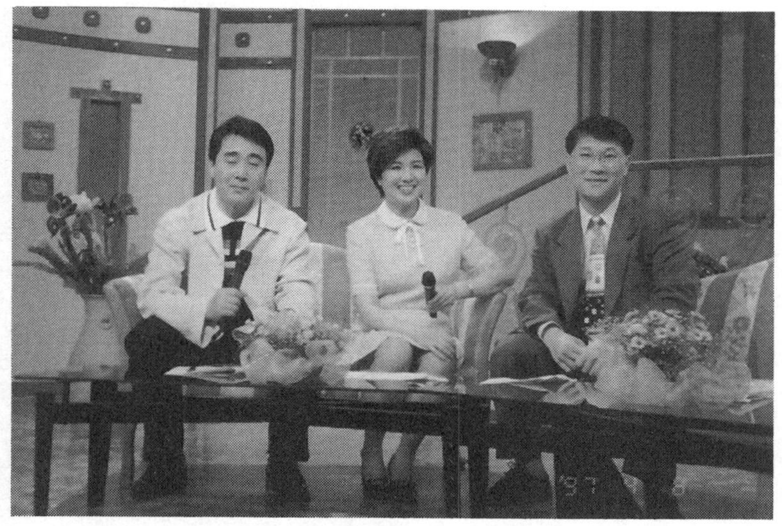

▲ KBS TV에 출연하여 오행 벌침 요법에 의한 체질과 병의 진단법에 대해 시청자들에게 설명하고 있는 저자(맨 오른쪽).

① 먼저 체질을 파악한다 : 사상(絲狀)·팔체질(八體質) — 이 때는 맥진법(脈診法)과 오링테스트를 한다.

② 환자의 얼굴을 보고 병세를 파악하며 이때 망진(望診), 문진, 맥진(脈診), 절진(切診) 등을 병행하여 보다 철저하게 정확한 진단을 한다.

③ 손으로 경락(經絡)상의 오행 관계를 정립하여 환자의 경혈(經穴)을 자극함으로써 체질과 얼굴에 나타나는 증상을 통해 또다시 정확한 진단과 경락상의 허(虛)와 실(實)을 파악한다.

④ 환자의 손에서 팔꿈치까지(발에서 무릎까지)의 12경락과 오행혈을 통한 새로운 진단혈(診斷穴)을 손으로 눌러보아 가면서 진단한다(오행지법에 의한 진단).

⑤ 환자의 문진(問診), 망진(望診), 맥진(脈診), 절진(切診), 문진(聞診)과 손으로 파악한 상태를 병행하여 정확한 병세를 읽어간다.

(2) 오행 진단법

오행과 신체 장부의 각 기능과 연결하여 병을 진단하는 방법이다.

이는 사람의 얼굴과 오장육부와의 관계를 파악하는데 중요하며 인체의 모든 기능과 관계됨을 알 수 있다. 결국 환자의 진단에 필수적이다.

1) 오행 진단법

오행(五行)	木(태음)	火(소양)	土(소양)	金(태양)	水(소음)
얼굴(오관)	눈	혀	입	코	귀
(음)오장(五臟)	간	심	비	폐	신장
(양)오부(五腑)	담	소장	위	대장	방광
(맛)오미(五味)	신맛	쓴맛	단맛	매운맛	짠맛
오색(五色)	파란색	적색	노란색	하얀색	검은색
(인체)오체(五體)	근육	피, 맥	고기(육)	피부, 털	뼈, 골수
오화(五化)	손, 발톱	얼굴색	입술	털	머리카락
기관(器官)	면역기	내분비	소화기	호흡기	순환기
오액(五液)	눈물	땀	침	콧물	가래
오지(五知)	분노	기쁨	생각	근심	두려움
오기(五氣)	바람	열	습(濕)	건조하다	차다

2) 우주 오행(宇宙五行)

오행(五行)	木	火	土	金	水
오방(五方)	동(東)	남(南)	중앙(中央)	서(西)	북(北)
오시(五時)	춘(春)	하(夏)	장하(長夏)	추(秋)	동(冬)
오기(五氣)	풍(風)	서화(署火)	습(濕)	조(燥)	한(寒)
오색(五色)	청(靑)	적(赤)	황(黃)	백(白)	흑(黑)
오변(五變)	생(生)	장(長)	화(化)	수(收)	정(鼎)

(3) 체질 진단법

오행 벌침에서 가장 먼저 선행되어야 할 것이 체질을 진단하는 일이다.

체질은 사상, 팔상체질로 구분할 수 있으며, 체질에 따른 신체 장부의 허와 실을 구분해 가며 성격 유형을 파악한다면 질병파악이 더욱 용이해진다.

다음은 체질의 구분에 따른 방위도표이다. ( )는 팔체질.

체질 분석은 다음 사상보다는 Ⅰ, Ⅱ형이 포함된 팔체질을 구분하고 동, 서, 남, 북의 사이에 있는 팔상체질을 구분해야 한다.

오행 벌침 시술에 있어서는 사상, 팔체질을 보면서 장부의 허실을 파악하고 그것에 근거한 오행 벌침 시술을 해야 한다. 결론적으로 오행 벌침에서는 12상까지 보는 것을 원칙으로 한다. 사상에서 각 체질의 정확한 사이에 있는 체질이 있다.

단, 오행 벌침 시술은 팔체질을 근거로 시술한다.

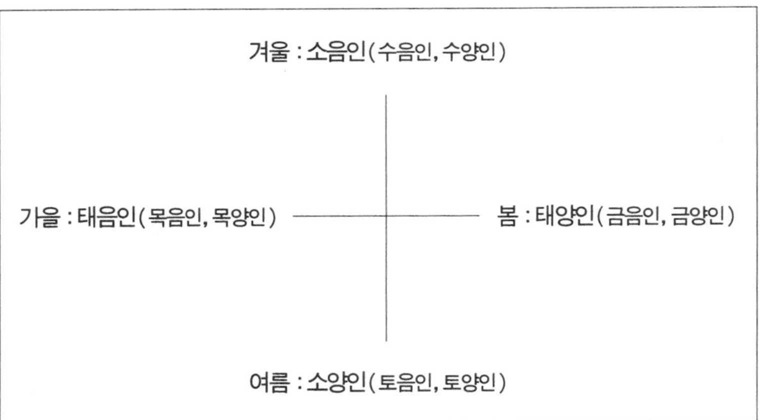

※ 각 체질의 중간형은 오링테스트를 해보면 거의 힘이 균등함을 알 수 있다.

(4) 손가락(5지)에 관련된 장기

손가락	음(오장)	양(육부)
1	간	담
2	심 장	소 장
3	비 장	위
4	폐	대 장
5	신 장	방 광

체 질	大	小
태양인	폐, 대장	간장, 담낭
태음인	간장, 담낭	폐, 대장
소양인	비장, 위장	신장, 방광
소음인	신장, 방광	비장, 위장

(5) 맥진법(왼손 손바닥)

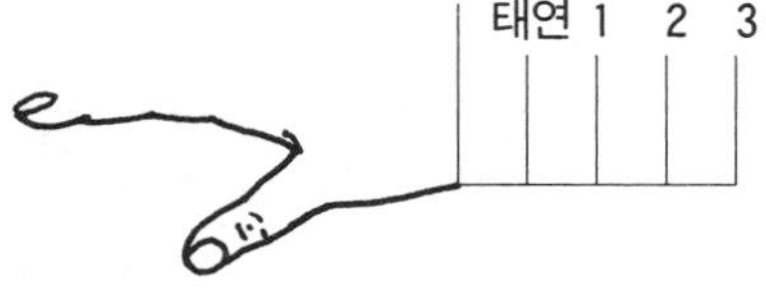

가장 강하게 뛰는 맥	체질
1	소양인
2	태음인
3	소음인
1과 3	태양인

※ 초보자는 60% 정도의 정확성이므로 확인하기 어렵고 많은 연습에 의해 숙련된 자가 아니면 정확한 강도 부위를 찾기 어려운 점이 있다.

(6) 반지 진단법

※ 지정된 손가락에 금, 은반지를 끼워 오장육부의 균형을 다스리는 기본 원리를 이용하는 반지 진단법은 맥진법보다는 정확성이 강하다. 도표에 지정된 Ring을 끼운 후 O-ring test를 하여 가장 큰 힘을 내는 반지의 위치로 체질을 진단한다.

(왼손에 반지를 끼고 오른손으로 O-ring의 모양으로 test 한다. 왼손잡이는 반대로 한다.)

※ 먼저 몸에 지니고 있는 모든 금속류를 제거해야 한다. 가능한 한 몸에 치장한 모든 금속을 제거하고 화학 물질로부터 떨어져야 정확한 검사가 이루어질 수 있다. 또한 검사자나 실시하는 사람 모두 엄지와 검지로 정확한 고리를 만들어야 한다.

만약 검사자의 엄지와 검지의 힘이 너무 세면 판단이 어려우므로 엄지와 장지, 엄지와 약지도 무방하다.

체　질	1	2	3	4	5
태 양 인	금			은	
태 음 인	은			금	
소 양 인			은		금
소 음 인			금		은

(7) 오링테스트

검사를 실시하는 사람이나 받는 사람 모두 엄지와 검지로 확실한 고리를 만들어야만 결과가 정확해진다. 동시에 검사를 하는 사람은 양 손으로 고리를 당길 때 일직선으로 당겨야만 한다.

■ 오링테스트

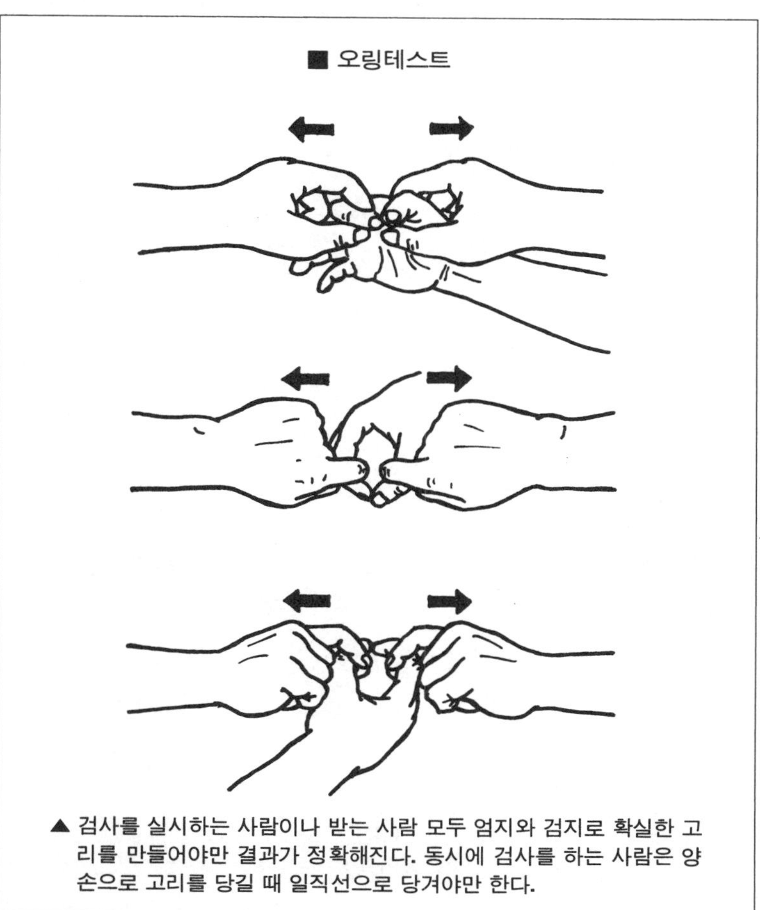

▲ 검사를 실시하는 사람이나 받는 사람 모두 엄지와 검지로 확실한 고리를 만들어야만 결과가 정확해진다. 동시에 검사를 하는 사람은 양 손으로 고리를 당길 때 일직선으로 당겨야만 한다.

1) 제일 먼저 은을 놓고 테스트해 보고, 다음에 금을 놓고 테스트해 본다(양인, 음인 파악).

2) 손가락 오지에 관계된 반지를 놓고 테스트한다(사상체질 파악).

3) 손가락 반지 위치를 바꾸어서 테스트한다(팔체질 파악).

체질 분석과 함께 일반 오행과 체질 오행과의 관계를 잘 파악해야 한다.

(8) 오행상의 방위 관계

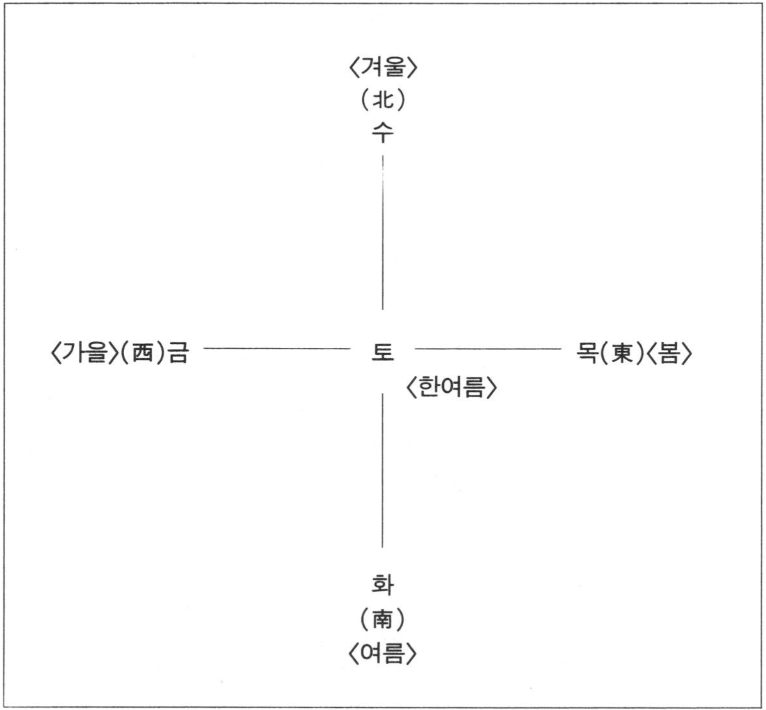

(9) 사상 체질 상의 방위 관계

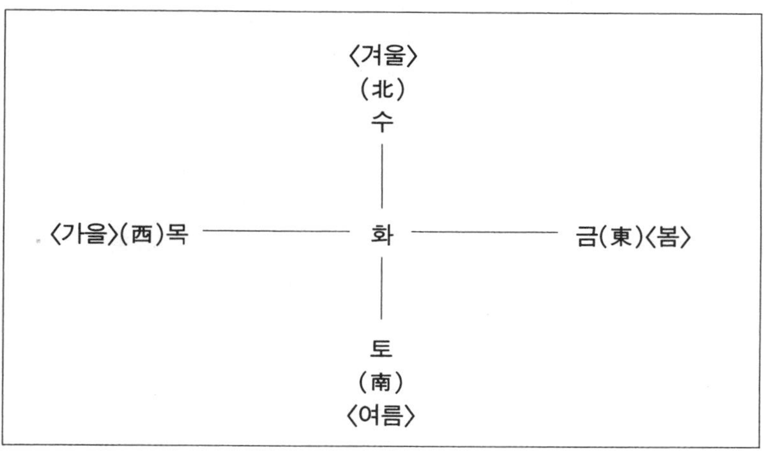

※ 위 그림에서 보듯이 오행상의 방위와 사상 체질상의 방위는 동(東)과 서(西)가 바뀌었다. 또한 중심이 토(土)와 화(火)의 차이가 있다.

즉, 오행침법을 응용하는 오행과 체질을 분석하는 사상 체질 오행은 동서(東西)가 다르므로 오행침법과 체질 오행을 통합시키려면 새로운 공식이 형성되어야 하는 것이다.

(10) 일반 오행의 원리

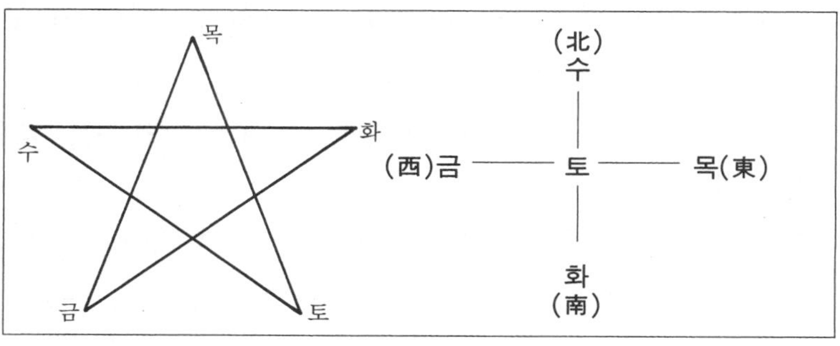

(11) 체질 오행의 원리

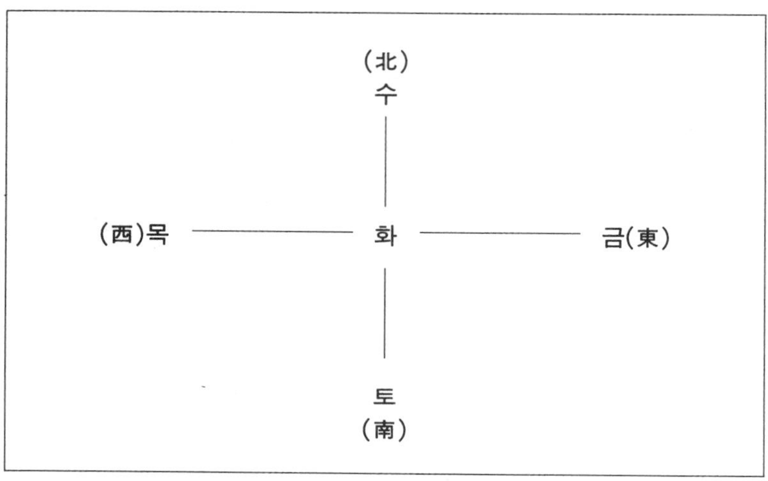

※ 일반 오행의 원리와 체질 오행의 원리는 동(東)과 서(西)가 서로 바뀐다.

이를 서로 결부시킨 새로운 공식의 오행지법이다.

(12) 팔체질(八體質)의 분석표

사상 체질(絲狀體質)은 Ⅰ형(음인)과 Ⅱ형(양인)의 두 가지로 구분된다. 이를 팔체질이라고 한다.

팔체질에 따라 인체 장부(臟腑)의 허실(虛實)을 더욱 세밀히 분석할 수 있으며 체질침(體質針)에 적용된다.

① Ⅰ형, 음인(陰人) : 양(陽)의 장기의 실(實). 대조되는 체질의 장기의 허(虛).

② Ⅱ형, 양인(陽人) : 음(陰)의 장기의 실(實). 대조되는 체질의 장기의 허(虛).

		장부(臟腑)의 허실(虛實)	성격과 태도	음 식	직 업	잘 걸리는 질병
태양(太陽)	태양Ⅰ 금음인 (金陰人)	대장(大腸) 실 담(膽) 허	• 독창적이다. • 진취적이다. • 재질이 뛰어나다.	• 화를 내지 말 것. • 약을 금할 것. • 채식이 좋다.	• 창의적인 직업 • 운동 선수 • 발명가	• 눈이 잘 충혈됨 • 만성피로(눈) • 소화장애 • 하체 무력증 • 두통
	태양Ⅱ 금양인 (金陽人)	폐(肺) 실 간(肝) 허	• 알레르기질환이 있다. • 성질이 급하다. • 눈이 예리하다.	• 약이 해롭다. • 채식이 좋다.	• 독창적인 직업 • 마라톤 선수 • 혁명가	
태음(太陰)	태음Ⅰ 목음인 (木陰人)	담(膽) 실 대장(大腸) 허	• 대장기능이 약하다. • 화장실을 자주 간다. • 온수욕이 좋다. • 아랫배가 차갑다.	• 육식이 좋다.	• 교육계 • 기계공학	• 비염 • 기관지염 • 폐질환 • 대장 질환 • 설사, 변비 • 코가 예민함
	태음Ⅱ 목양인 (木陽人)	간(肝) 실 폐(肺) 허	• 과묵형 • 체력이 좋다. • 덕이 있어 보인다. • 어부리지형 • 온수욕이 좋다.	• 육식이 좋다.	• 독자적인 사업 • 기계공학 • 정치가	
소양(小陽)	소양Ⅰ 토음인 (土陰人)	위(胃) 실 방광(膀胱) 허	• 급한 성미 • 식사가 빠르다. • 페니실린 쇼크가 있다.	• 신선하고 시원한 음식이 좋다.	• 상업 • 서비스업	• 허리 질병 • 디스크 • 위염 • 좌골신경통 • 귀병
	소양Ⅱ 토양인 (土陽人)	신장(腎臟) 실 비(脾) 허	• 호기심이 많다. • 사교성이 강하다.	• 차거운 음식이 좋다.	• 외교관 • 수사관 • 활동적인 직업	
소음(小陰)	소음Ⅰ 수음인 (水陰人)	방광(膀胱) 실 위(胃) 허	• 소식과 편식을 한다. • 사색적이고 깐깐하다. • 물을 자주 먹지 않는다.	• 더운 음식이 좋다. • 과식은 금물	• 지도형 • 교육가	• 만성 소화장애 • 심장 박동이 느림 • 입병
	소음Ⅱ 수양인 (水陽人)	신장(腎臟) 실 비(脾) 허	• 완벽주의자	• 더운 음식이 좋다.	• 은행가 • 설계사	

(13) 시술 순서

① 일반 벌침처럼 아시혈(아픈 부위, 압통점)을 기본으로 시작한다→아시혈을 잘 찾는 것도 정확한 치료의 근간이 된다. 사실 아시혈 치료만으로도 60~80% 정도는 치료된다.

② 아시혈 치료가 끝나면 머리와 사지의 혈과 함께 기경팔맥(寄經八脈)에 근거한 치료에 들어간다. 특히 기경팔맥(寄經八脈)과 주요 10혈(穴)은 주된 치료점의 혈로 몸 전체의 자극요법이 된다. 이는 손과 발의 경락에 따라 몸의 상부(上部) 측면과 후면 및 전체적인 치료법이다.

③ 기경팔혈의 치료와 함께 반드시 족(足)침혈을 사용할 것. 특히 족침의 혈은 벌침 치료에 있어서 더없이 큰 비중을 차

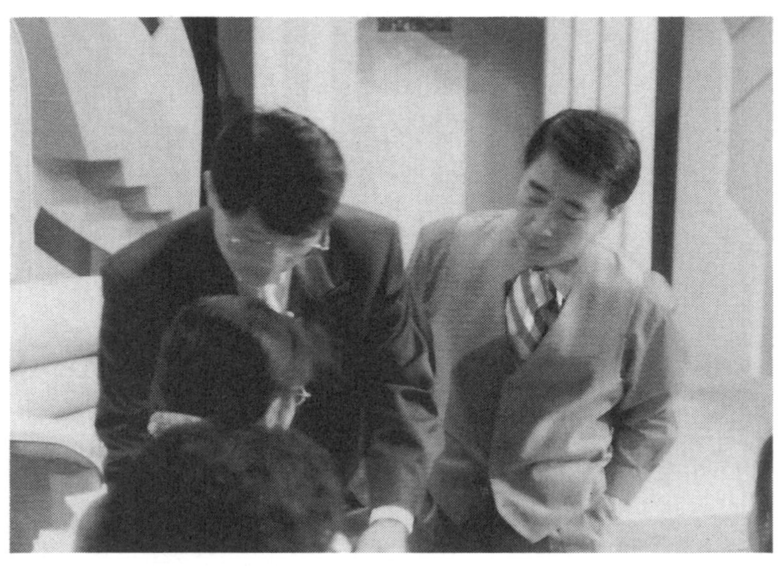

▲ KBS TV에 출연 강연 중 방청객에게 직접 신비의 오행 벌침 요법 시술을 행하고 있는 저자.

지한다.

④ 12경락에 근거한 치료를 적용한다. 특히 벌침은 보법(補法)이 강하므로 신체 중 허한 부분의 경락을 보(補)하는 벌침을 시술한다.

⑤ 아시혈 치료와 함께 체질에 따른 허(虛)한 장기와 해당 질병의 12경락 원혈(原穴), 유혈, 모혈, 낙혈 등을 치료한다(12경락의 원혈, 낙혈, 극혈은 손과 발에 있다).

⑥ 단순 12경락 치료법이 끝나면 오행에 근거한 경락 간의 보법 치료를 한다. 예를들면, '수(水)'가 약하면 '목(木)'이 허(虛)하다. 즉, '목(木)'의 간담(肝膽)이 허할 경우 '수(水)'를 보하면 된다.

⑦ 단순 ①단계, 오행 경락 보법을 적용한 후에는 사암 오행침법에 의한 오행 보법의 적용을 한다. ②단계, 사암 오행침법은 손과 발에서 치료혈을 찾게 된다.

⑧ 사암 오행침법의 적용이 끝나면 체질과 질병을 적용한 팔체질(八體質) 오행침법을 적용한다.

⑨ 사람의 손과 발에 놓는 수지혈, 족지혈을 인체의 장부와 결부하여 치료한다.

⑩ 마지막으로 환자의 체질에 따른 마무리 정리 치료로서 손과 발에서 새로운 역삼각형 원리가 들어 있는 오행 보법의 치료를 해야 한다. 이를 '오행지법'이라고 한다.

'오행지법'으로 마지막 정리가 이루어져야 체질의 허(虛)와 실(實)에 따른 질병의 재발을 방지할 수 있다.

이상과 같은 순서에 의해서 치료가 이루어진다면 어떤 질병이든 대부분 치료가 가능해진다. 위 순서를 꼭 기억하여 전체적인 오행 벌침 시술에 만전을 기하기 바란다.

◪ 일반 벌침 요법과 오행 벌침 요법의 차이점

진맥·시술 부분으로 크게 구분해 볼 수 있다.

(1) 진맥 부분과 방법

일반 벌침은 아시혈(아픈 부위, 압통점) 위주로 시술을 하며, 더 나아가 12경락(經絡) 치료를 한다.

이에 반해 오행 벌침은 아시혈은 물론 체질을 분석하고 머리와 사지(四肢)의 혈(穴), 기경(寄經) 8혈, 주요 10혈, 12경락, 오행침법, 수지(手指)·족지를 위주로 한다.

즉, 제일 먼저 환자에 대해 하는 망진(望診), 문진(問診), 맥진(脈診), 복진 등은 여느 진단과 흡사하다. 오행 벌침은 실제 맥진에 있어서 체질을 먼저 파악한다. 이를테면 환자의 체질을 사상(絲狀), 팔상(八狀)으로 파악한다.

체질 파악 후 장부(臟腑)의 대(大), 소(小), 허(虛), 실(實)을 근거로 해서 진단을 내린다. 오행에 의한 사상, 팔상의 체질 분석이 끝나면 손에서 팔꿈치까지, 발에서 발목까지 오행에 근거하는 경혈(經穴)을 눌러보아 신체 장부는 물론 다른 여러 부위까지 허, 실과 아픈 부위를 파악한다.

손에서 팔꿈치까지, 발에서 무릎까지의 진단 방법은 본 필자가 개발한 독특한 방법이다. '오행지법'에 의한 진단법으로 환자의 병세를 읽는데 필수적이다.

즉, 12경락과 오행혈(五行穴)을 결부시킨 주요 혈을 찾아서 눌러 보아서 환자의 병을 읽는 방법이다. 일단 체질을 분석하고 오행에 근거한 병세를 읽은 다음 벌침 시술에 들어간다.

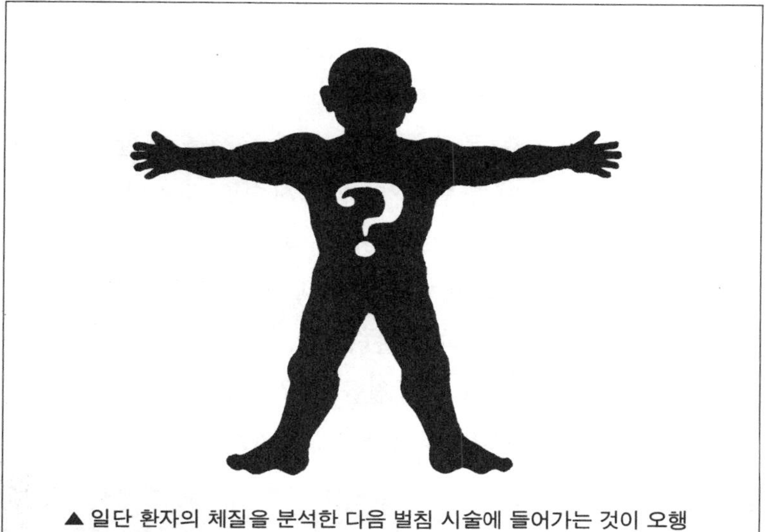

▲ 일단 환자의 체질을 분석한 다음 벌침 시술에 들어가는 것이 오행 벌침 요법의 기본이다.

(2) 시술 부분과 방법

오행 벌침 시술에 있어서 다른 일반 벌침과 큰 차이점은, 단순히 아시혈 치료 뿐만 아니라 심오한 '오행지법'의 원리가 결부되어 치료의 효과를 높이고 있다는 점이다. 오행에 의한 벌침 시술과 오행 마사지가 적용된 점이다.

'오행지법'의 원리는 본 필자가 개발한 독특한 벌침 시술 방법으로 그 효과는 탁월하다고 본다.

본 시술 방법에는 어떠한 혈(穴)이 어떠한 질병을 치료한다는 식의 단순한 혈의 위치 암기 보다는 치료 순서를 정립해 놓는데 그 의미가 있다. 일반적으로 혈(穴)자리 찾는 것에만 주력하는 일반 침술보다는 치료를 하는 순서와 방법을 체계화시킨 데 있다.

어떤 치료 목적이 있을 때 어떤 경혈에 침을 놓아야 한다는 식의 그런 시술법은 아닌 것이다.

그러니까 어떤 치료 목적에 따라 어떤 순서를 택할 것인가? 그리고 언제까지 어떤 방법에 의해서 시술할 것인가, 하는 문제에 대해, 바로 이 '오행 벌침'이 그 해답을 준 것이다. 다시 말하면 그동안까지 정립이 안 되었던 벌침 시술을 마침내 일관성 있게 체계화시킨 것이라고 본다.

이제 어느 누구라도 쉽게 벌침을 배우고 스스로의 체계화를 통해서 건강할 수 있게 된 것이다.

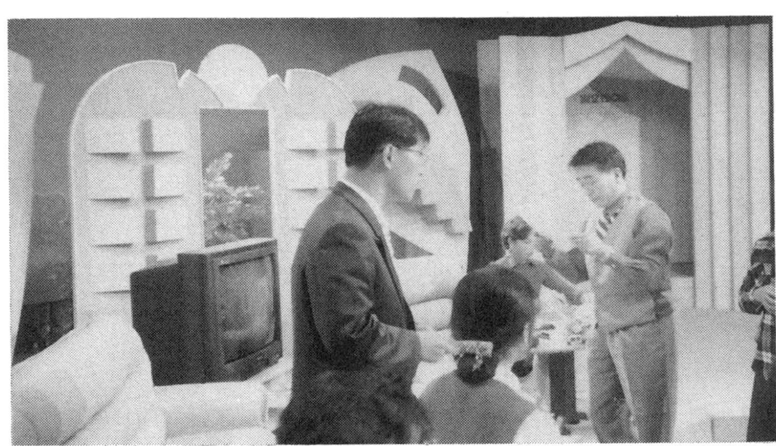

▲ TV 출연 중 시청자들의 질문에 답하고 있는 저자.

제 2 장

뼈와 근육의 이해

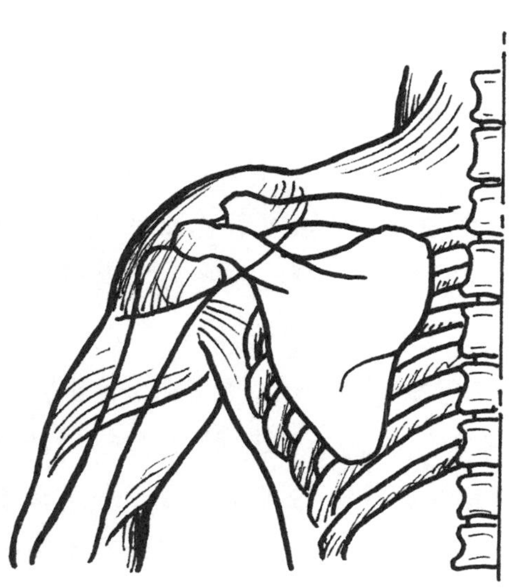

오행 벌침에 있어서 뼈와 근육과 신경계를 왜 연구 대상으로 삼았는지는 의아해 할지도 모른다. 하지만 벌침 특유의 치료 방법에 있어서 척추를 모르고는 효과를 높일 수가 없다고 본다.

벌침의 특성이 근육과 신경계의 질병에 어느 요법보다도 탁월하다는 점은 이미 입증되고 있다.

뼈와 뼈를 싸고 있는 근육 및 신경 라인을 이해한다면, 척추와 관련된 질병 파악도 용이하며 정확한 판단 아래 치유 효과는 배가가 될 것이다.

◪ 뼈의 구조와 이해

인체의 특유한 형태를 이루고 있는 뼈는 체내에 206개의 크고 작은 뼈들이 약 369개의 근육에 둘러싸인 채 연결되어 인체의 골격을 형성하고 있다.

뼈는 인체의 지주로서, 몸의 자세와 중력을 지탱하며 부드럽고 손상되기 쉬운 오장육부를 포함한 모든 내부 조직들을 보호하고 있으며, 근육과 함께 상호 협조하여 몸의 움직임과 그 기능을 제공한다.

뼈는 각각 그 모양에 따라 긴뼈, 짧은뼈, 편평한 뼈, 불규칙한 뼈, 연한 뼈(물렁뼈, 연골) 등으로 분류할 수 있다. 일반적으로 길고 짧은 뼈들은 동작과 관계되고, 불규칙하고 편평한 뼈들은 내부 기관을 보호하고 있다. 뼈의 화학적 성분을 보면 유기질 35%, 무기질 45%, 수분 20%로 구성되어 있다.

① 긴 뼈(장골) : 주로 팔과 다리 부분을 형성하고 있는 뼈로서

운동 영역을 감당한다.

② 짧은 뼈(단골) : 손과 발로 구성하고 있는 작은 뼈로서 신체의 충격에 쿠션 역할을 하여 다른 기관들에게 완충 작용을 하여 보호해 주는 일을 한다. 섬세한 움직임이나 고도의 기술을 실행하는 부위이기 때문에 이 부분의 마사지 또한 섬세하게 이루어져야 하며 정확성과 결정적인 동작에 있어서 많은 도움을 주게 된다.

③ 편평한 뼈(편평골) : 견갑골, 늑골, 골반뼈, 머리뼈(두개골) 등의 크고 편평한 뼈로서 무거운 몸통 구조의 연결을 위해 충분한 표면 면적은 줄 수 있도록 되어 있다. 주로 고정적이며 팔과 다리의 움직임의 지렛대 같은 역할을 한다.

④ 불규칙한 뼈(불규칙형 골) : 갈비뼈(늑골)나 안면뼈와 같이 불규칙한 뼈를 말하며 이는 주로 고정되어 있고 인체 내부의 중요한 기관들을 보호한다.

⑤ 물렁뼈(연골) : 뼈와 뼈 사이 즉, 관절 주위에 위치하고 있는 뼈로서 부드러운 연결 조직으로 되어 있다. 주로 충격을 흡수하는 일을 감당하며 손상되기 쉬운 부분이기도 하다.

◪ 골격 구조

(1) 전신의 골격 구조

몸통부위뼈	척추뼈	26개
	두개골	23개
	흉 골	1개
	늑 골	24개

사지부위뼈	상지골	64개
	하지골	62개
이 소 골		6개

성인뼈의 수 : 총 206개

(2) 척추의 골격 구조

경 추	7개
흉 추	12개
요 추	5~6개
천 추	5개
미 추	3~6개

총 32~35개

◩ 척추

척추는 7경추, 12흉추, 5요추로 나뉘며 12흉추는 다시 삼초로 나뉘어 진다.

※ 이는 실제 이론적 개념으로 쉽게 척추를 파악하기 위한 방법이다. 그러나 사람마다 차이가 있을 수 있다. 나쁜 자세, 허리 질병, 허리측만증, 협착, 이완, 허리가 굽은 경우 등등의 이유로 판단 위치가 바뀔 수 있다.

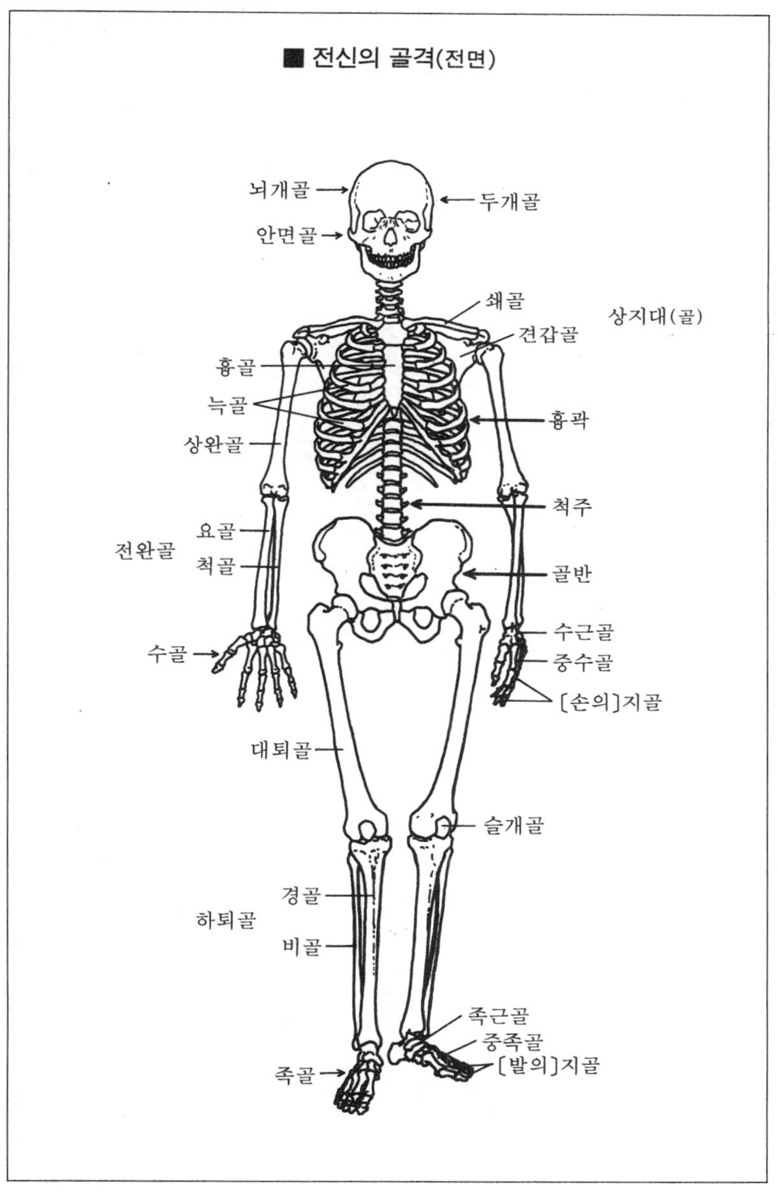
■ 전신의 골격(전면)
뇌개골
두개골
안면골
쇄골
상지대(골)
견갑골
흉골
늑골
흉곽
상완골
척주
요골
전완골
척골
골반
수근골
수골
중수골
[손의]지골
대퇴골
슬개골
경골
하퇴골
비골
족근골
중족골
[발의]지골
족골

■ 전신의 골격(측면 : 상지골을 제외)

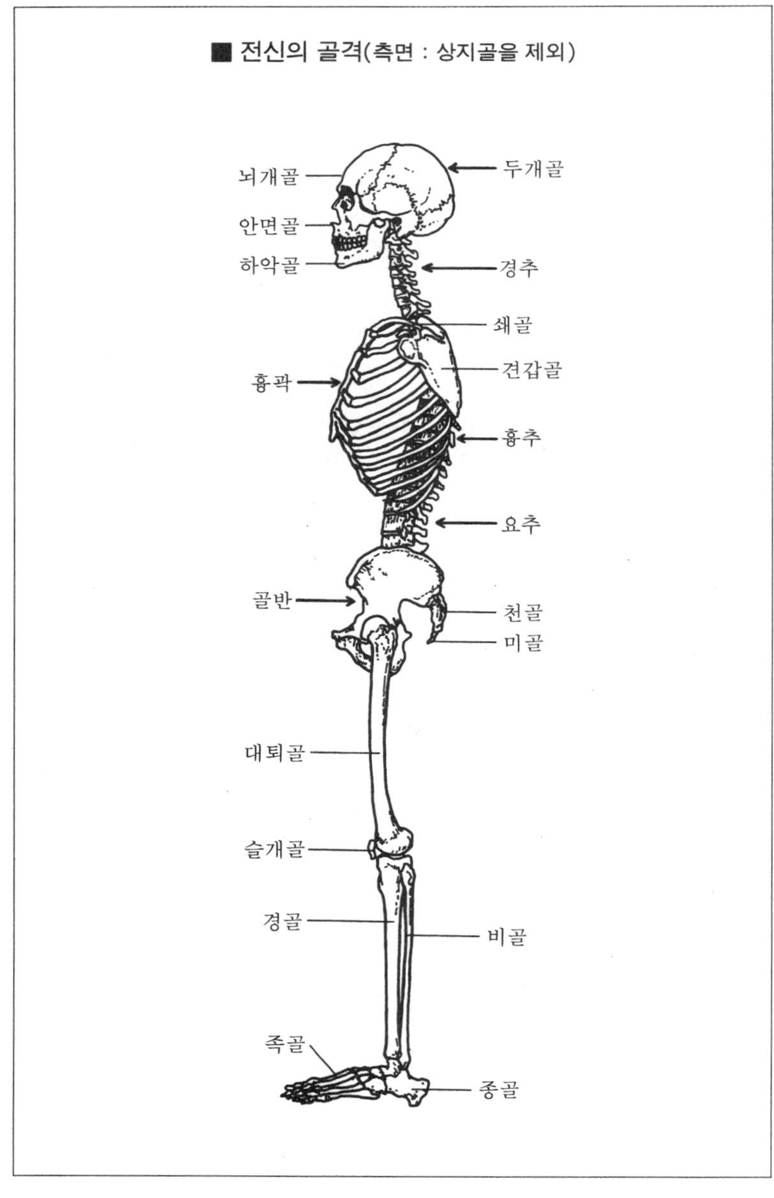

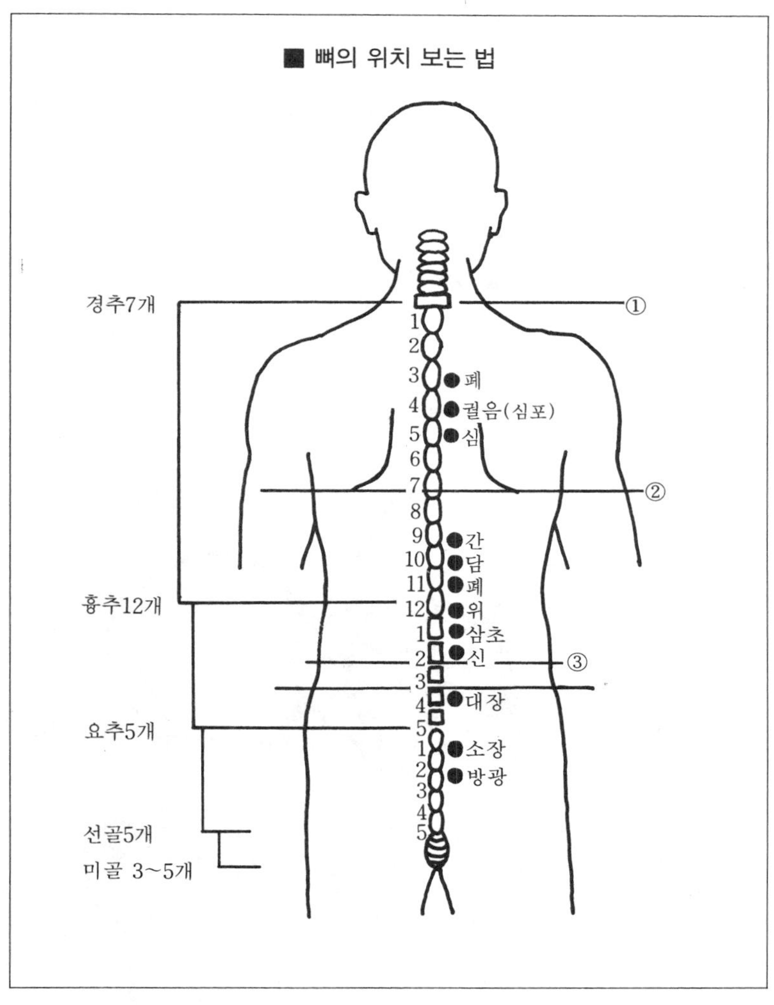

①목을 앞으로 구부리면 뒷목 아래 볼쏙 내미는 큰 뼈(두 어깨와 수평).

②양 견갑골의 하단을 횡선으로 그으면 불쑥 나온 등뼈.

③ 요추 2, 3중간 : 배꼽의 후면(수평).

• 삼초
- 상초(순환기) : 심장, 폐
- 중초(흡수기) : 간, 위, 비장
- 하초(배설기) : 신장, 방광

■ 앞에서 본 전체 골반

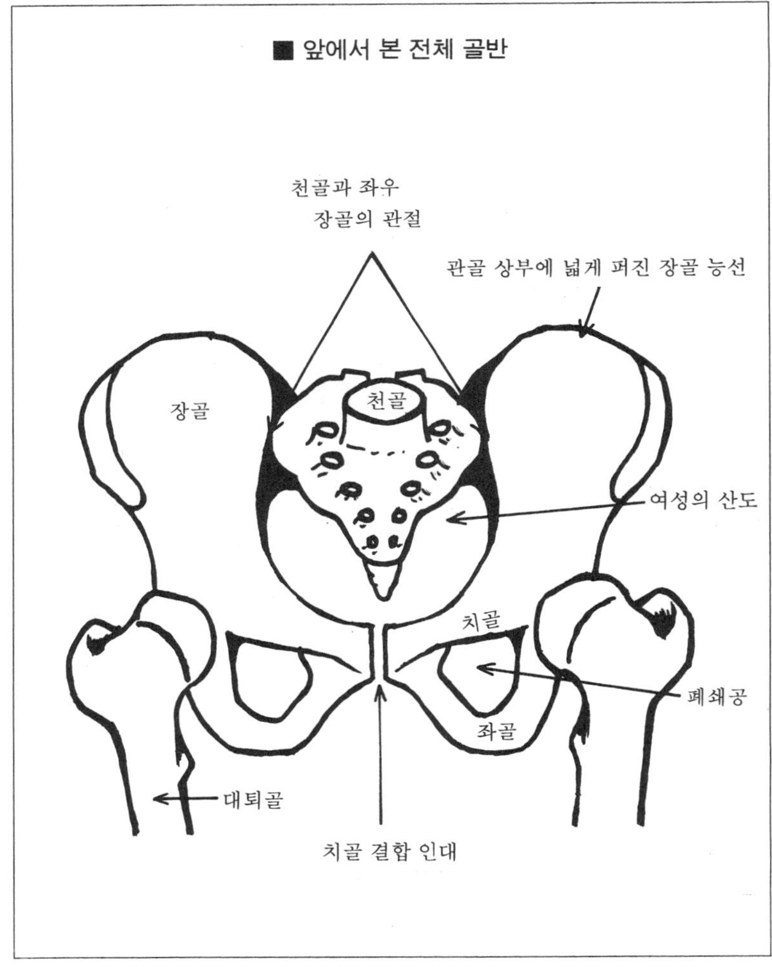

■ 척추(측면도)

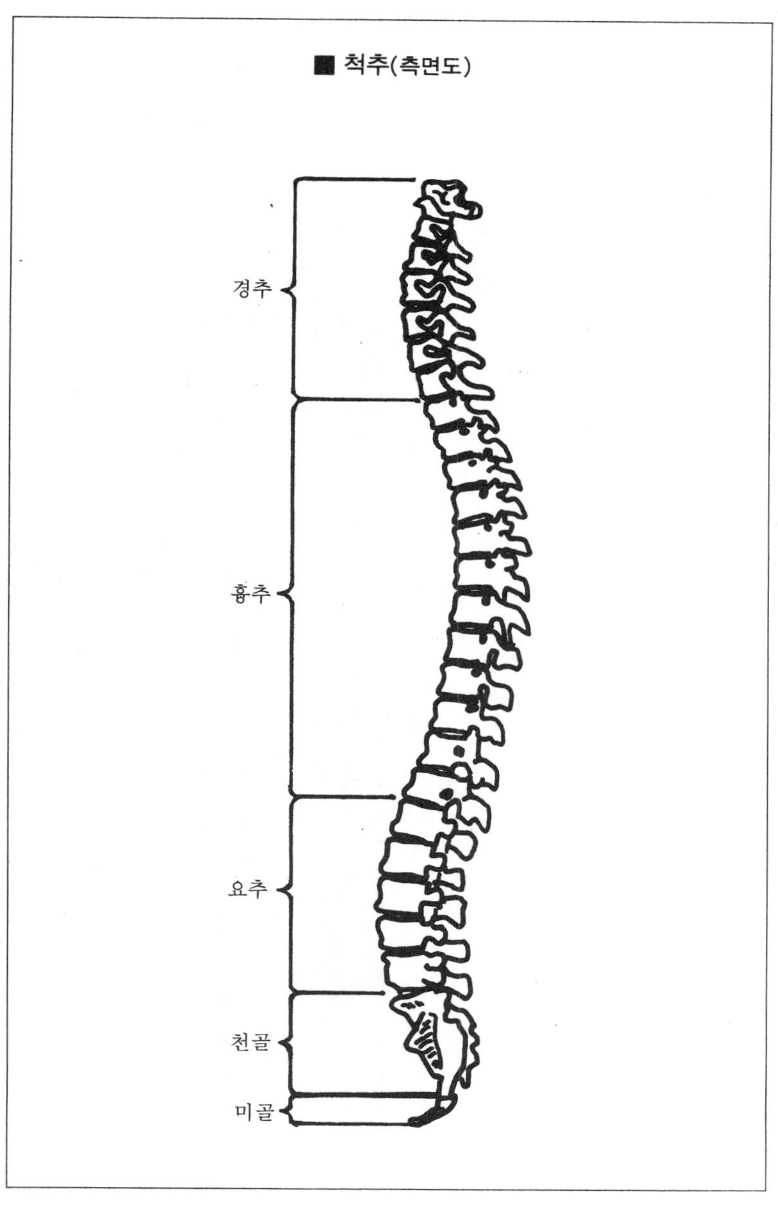

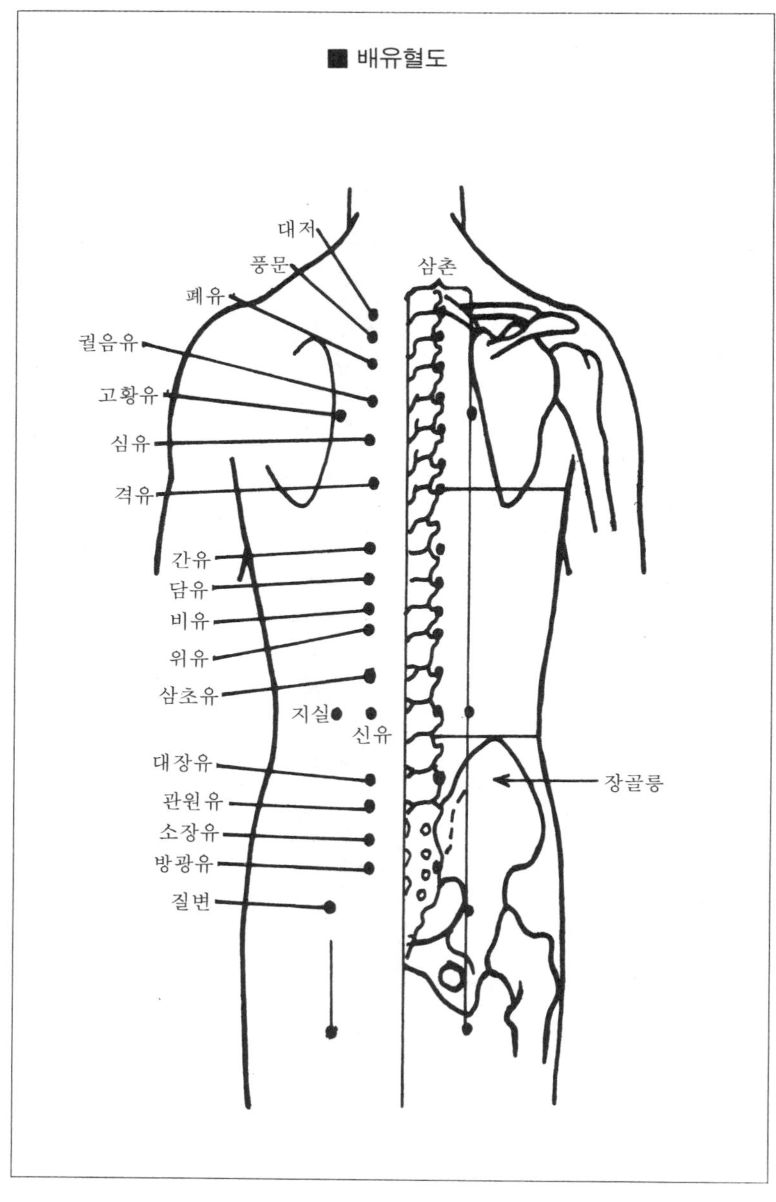
■ 배유혈도
대저
풍문
삼촌
폐유
궐음유
고황유
심유
격유
간유
담유
비유
위유
삼초유
지실
신유
대장유
장골릉
관원유
소장유
방광유
질변

◩ 척추와 질병과의 관계

(1) 경추 1－신경쇠약, 히스테리, 불면증, 발신불수.
2－두통, 타박상, 요독증.
3－난청, 코질환, 안질환, 견비통.
4－3차신경통, 약시, 위경련, 치통.
5－타박상, 기관지천식, 후두염.
6－갑상선, 천식.
7－타박상, 기관지염, 위장병, 심장병.

(2) 흉추 1－고혈압, 폐기종, 심장병.
2－심장병, 동맥경화, 유지결핍.
3－폐결핵, 폐렴, 늑막, 일시성 질식.
4－간장병, 위산과다 및 결핍, 당뇨, 황달, 견비통.
5－위장 전반, 설사, 오한, 췌장염.
6－위질환, 혈전, 위장병, 늑간, 소화불량, 신경통.
7－위질환, 위궤양, 식욕부진, 간장병, 당뇨.
8, 9－소아마비, 하지마비, 내장 질환.
10, 11, 12－류머티스, 빈혈, 당뇨, 설사, 충혈, 신장병.

(3) 요추 1, 2－위장병, 변비, 신경성 피로, 피부염, 빈혈, 불임증, 간장 질환.
3－난소 질환, 월경 폐지, 월경 곤란, 자궁 및 생식기 질환, 요도염.
4－변비, 요통, 좌골신경통, 치질, 무릎 관절 질환.
5－치질, 류머티스, 국소 마비, 직장 출혈, 자궁 질환.

(4) 미합골－방광, 직장, 생식기, 좌골신경통, 신경성 질환.

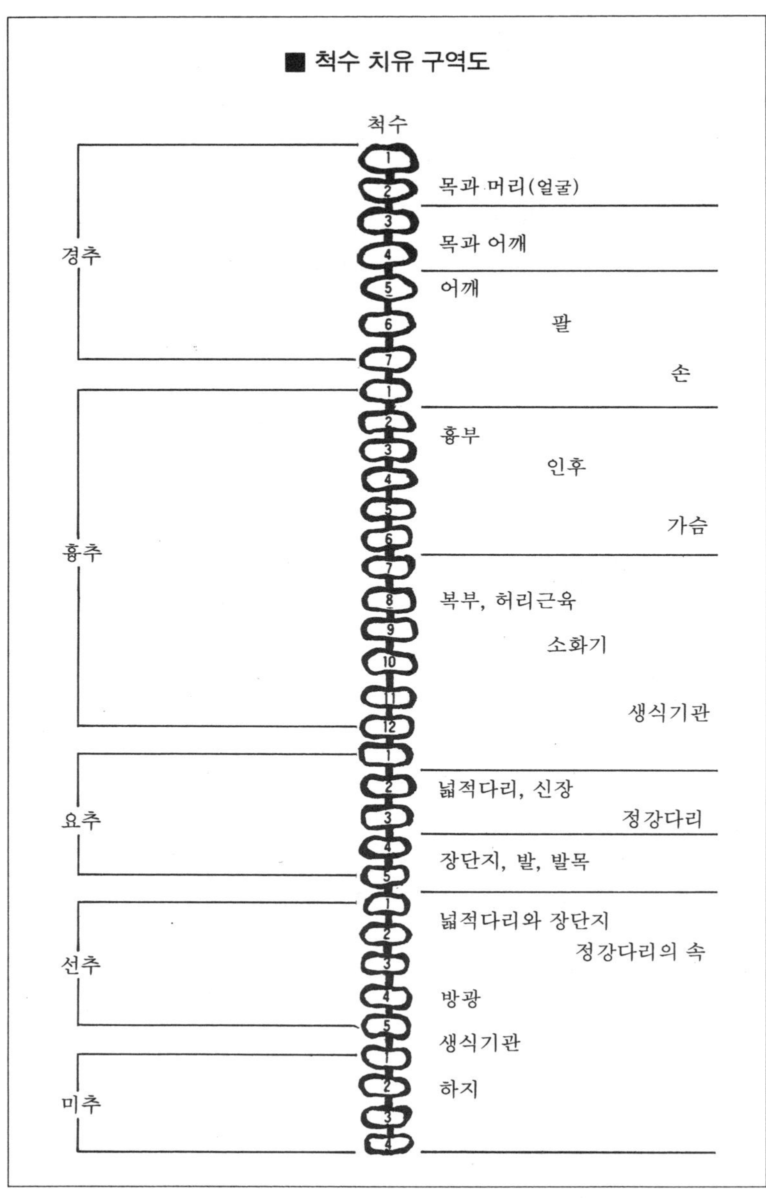
■ 척수 치유 구역도
척수
경추
흉추
요추
선추
미추
목과 머리(얼굴)
목과 어깨
어깨
팔
손
흉부
인후
가슴
복부, 허리근육
소화기
생식기관
넓적다리, 신장
정강다리
장단지, 발, 발목
넓적다리와 장단지
정강다리의 속
방광
생식기관
하지

척 추		부 위	영향과 증상
경추	C-1	머리로의 혈액 공급, 뇌하수체선, 두피, 얼굴뼈, 뇌, 내이와 중이, 교감신경계	두통, 신경 과민, 불면증, 코감기, 고혈압, 편두통, 신경 쇠약, 건망증, 현기증, 만성 피로
	C-2	눈, 시신경, 청신경, 정맥, 혀, 이마	축농증, 앨러지, 눈 주위의 통증, 귀앓이, 시력 장애, 사시, 귀먹음
	C-3	뺨, 외이, 얼굴뼈, 치아	신경통, 신경염, 여드름, 습진
	C-4	코, 입술, 입, 구씨관(유우스라키관)	건초열, 콧물, 청력 감퇴, 인후, 편도선 증식, 비대증
	C-5	성대, 인두	후두염, 기관지염
	C-6	목 근육, 어깨, 편도선	뻣뻣한 목, 팔 윗부분의 통증, 편도선염, 위막성, 후두염, 만성 기침, 어깨 결림, 손저림
	C-7	갑상선, 어깨의 활액낭, 팔꿈치	감기, 어깨 결림
흉추	T-1	손, 손목, 손가락을 포함한 팔꿈치, 팔 아래 부분, 식도와 기관지	천식, 기침, 호흡 곤란, 가파른 호흡, 손과 팔 아랫부분의 통증, 어깨 결림
	T-2	심장, 관상동맥	빈맥, 호흡이 가쁘다.
	T-3	폐, 기관지, 늑막, 흉부	유행성 감기, 늑막염, 기관지염, 폐렴, 충혈
	T-4	쓸개	황달, 대상포진
	T-5	간, 태양 신경총, 혈액 순환	발열, 혈압 문제, 혈액 순환, 관절염

척 추		부 위	영향과 증상
흉추	T-6	위	위장 장애, 속쓰림, 소화불량
	T-7	췌장	위궤양, 당뇨
	T-8	비장	낮은 저항력
	T-9	신장과 부신선	앨러지, 발진(두드러기)
	T-10	신장	신장 장애, 동맥경화, 만성 피로, 신염, 신우염, 요통
	T-11	신장, 요관	여드름, 습진, 부스럼, 요통
	T-12	소장, 임파순환	류머티즘, 가스참, 불임
요추	L-1	대장	변비, 대장염, 이질, 설사, 파열 또는 탈장
	L-2	충양돌기, 복부, 다리 윗부분	경련(쥐), 호흡 곤란, 요통
	L-3	생식기, 자궁, 방광, 무릎	방광기에 생기는 질병, 생리통, 생리불순, 수면시 식은땀, 무기력, 유산, 무릎 통증
	L-4	전립선, 아래 등쪽의 근육, 좌골신경	좌골신경통, 요통, 배뇨 곤란, 디스크
	L-5	다리 아랫부분, 발목, 발	하체 무력증, 부은 발목, 약한 발목, 찬발, 다리의 경련(쥐), 디스크, 좌골신경통
천 골		좌골, 엉덩이	척추 굴곡
미 골		직장, 항문	치질, 가려움증, 꼬리뼈의 통증

◪ 근육의 이해

오행 벌침에서 근육은 질병 치료에 있어 대단히 중요한 역할을 담당한다. 벌침 치료를 택하는 질병의 사례는 대부분 뼈, 근육, 염증, 신경계통과 관계된 질병이 주류를 이루고 있다.

벌침의 효과가 근육 마사지와 함께 특유한 효과를 발휘하는 바 벌침의 근육 경직 및 통증 완화의 효과는 신비할 정도이다.

평소 사람들은 뼈와 근육을 무시하고 질병 치료를 하려고 하나 뼈와 근육은 질병 치료에 상당한 비중을 차지한다.

현대의 모든 병은 여러 원인이 있으나, 근육통과 신경통 또는 운동의 어려움은 대부분 뼈, 근육과 관련이 있다. 일상 생활에서 누구나 예방할 수 있는 근육과 뼈에 관련된 질병은, 생활 습관과 바른 자세와 올바른 운동 처방으로 고칠 수 있는 것이다.

근육과 관련된 통증을 예를 들어 설명해 보기로 하자.

① 두통의 경우 여러 원인이 있지만 경부근과 어깨쪽의 근육 긴장이 원인이 될 수도 있다. 예를 들면 승모근, 후경부근, 판상근, 후두근 및 머리 전체 근육의 수축이 원인이 된다. 근육이 원인이 된 두통은 관련 근육의 긴장을 풀어주고 혈액 순환을 원활히 시키면 말끔히 해소된다. 오행 지압 및 마사지 요법을 통해서 근육 긴장을 풀어주고 오행 벌침으로 마음의 안정과 정신적 안정감을 통해 순환을 시키면 두통은 쉽게 치유된다.

② 오십견 또는 어깨 결림의 경우를 보자.

등의 근육은 여러 겹으로 쌓이고 포개어져 있으며 척추를 지탱시켜 준다. 또한 늑골을 엮어 구간부를 이루고 있고 배근은 견갑골은 작동시키는 역할을 하며 흉부 운동에 간접적으로 작용하고 있다.

이런 근육이 경직되어서 아프게 되면 어깨와 등이 결리게 되고 나이가 들어 오십견이 오며 순간적으로 담이 결리게 된다.

30개 남짓한 근육으로 이루어진 등은 통증의 태반이 견갑골 근육의 경직이나 과로로 인한 경우가 많다. 이럴 경우 아파서 팔을 올릴 수도 없고, 뒤로 젖히기도 힘들며 등에 담이 결리고 숨쉬기도 힘들게 된다.

특히 타박이나 충격에 의한 통증은 일시적으로 완화되었다가도 완전한 조치를 하지 않으면 그 부위의 근육이 점점 경직되게 된다.

견비통이 심해지면 경추의 경직도 오게 된다. 경추의 경직이 오면 어깨와 팔쪽으로 통증이 유발되며 팔이 무겁고 저리는 현상이 온다.

오십견의 경우 1년이나 2년 정도 있으면 그냥 나을 수 있다고 생각하고 있으나 그럴 경우 더욱 악화될 수도 있다.

오십견이 악화되면 견갑골 연골 사이에 염증이 생기며, 이렇게 되면 치료가 더욱 힘든 경우로 발전할 수도 있다.

일반적으로 염증이 수반된 어깨 결림이나 오십견은 반드시 벌침 치료 후 마사지를 하면 효과가 좋고 일반적으로 오행 마사지와 지압을 병행하며 척추의 균형을 유지시키는 것이 효과가 좋다.

③ 요통은 스포츠 운동 선수에게 많이 나타나지만 일반의 경우에도 단순 요통으로 고생하는 경우를 많이 보아 왔다. 요

통의 원인은 여러가지가 있으나 근육에 관련된 근육 요통은 허리를 심하게 쓰는 경우에 많다.

힘을 주로 쓰는 운동 선수에게는 흔한 경우이고 일반인의 경우는 좀 다른 것같다.

운동은 부족한 데다 긴장된 업무를 지속하다 보니 자세의 불균형 및 근육의 긴장 등이 오기 마련이다.

예를 들어 사무실 종사자들은 업무 자세로 인해 어깨의 통증과 허리 통증을 유발하기 마련이다. 이는 어깨의 승모근 및 목의 후경부의 경직과 허리의 척추 기립근, 요망현근, 광배근, 복부의 긴장 등으로 인하여 통증을 유발한다.

요통을 예방하는 방법은 역시 적당한 운동을 잠깐씩이라도 해 주어야 하며, 더욱 중요한 것은 평상시에 스트레칭과 체조 등을 익혀 수축된 근육의 긴장을 완화시켜 주는 것 또한 중요하다.

그리고 더욱 건강에 관심이 있는 분께서는 혼자 할 수 있는 오행 지압 · 마사지법을 익혀서 아침 저녁으로 조금씩 실시하는 방법이 좋을 것 같다.

④ 허리 디스크의 경우를 보자.

허리의 요통 즉, 근육통은 디스크의 시초라고 볼 수 있다. 디스크는 근 긴장으로 인한 추간판 탈출증이다.

요추와 골반과 하지로 이어지는 근육과 고관절의 경직이라고 볼 수 있다.

허리로 오는 가벼운 요통은 운동과 마사지로써 예방이나 치료가 가능하다.

그러나 일반인들은 허리의 가벼운 통증을 등한시 하는 경우가 많다. 이것이 곧 디스크로 조금씩 조금씩 가는 과정이다. 근육의 긴장은 곧 척추 전체의 밸런스를 잃게 하고 더 나아가서는 뼈를 잡고 돌아가는 현상을 연출한다. 이 뼈의 틀어짐이 바로 뼈와 뼈 사이에 디스크 추 간판이 한쪽으로 밀려나와 하지로 내려가는 신경을 자극해 다리가 당기고 바늘로 쑤시는 느낌과 저리는 느낌을 가지고 온다. 심한 경우는 혈관이 터질 것 같은 심한 고통으로 이어지며 땡겨서 걷지도 못하는 경우까지도 갈 수 있다. 더욱 심한 경우는 디스크 추간판의 액이 터져버려 수술이 아니면 안 되는 극한 상황까지 가는 경우를 볼 수 있다.

이 허리 디스크는 허리에서만 끝나는 게 절대 아니다. 디스크는 곧 골반의 변위와 제2차, 3차의 변위를 일으키게 된다. 일차적 변위는 골반의 변위, 요추의 변위를, 이차의 변위는 흉추의 변위로, 삼차의 변위는 경추의 변위로 이어져 말 그대로 S자형으로 온 몸의 밸런스를 잃어버려 우리의 모든 신경을 자극하게 된다.

이런 경우 예방은 오행 지압 및 마사지 운동법과 고관절 운동법으로 치료가 가능하다.

결국 오행 벌침의 효과는 근육과 뼈의 이상에서 오는 질병을 치료하는 데 탁월하다고 본다.

'오행지법'을 통해서 벌침 시술과 오행 지압 및 마사지 요법을 적용하여 몸의 균형을 유지한다면 건강한 생활을 영위할 수 있는 것이다.

■ 근육(전면)

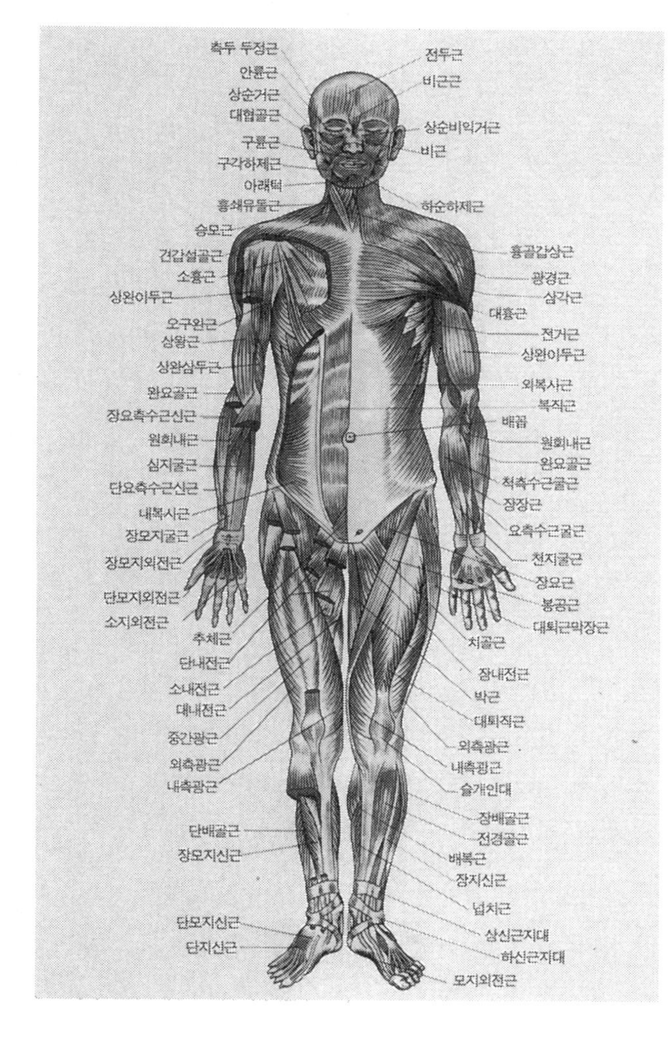
측두 두정근
안륜근
상순거근
대협골근
구륜근
구각하제근
아래턱
흉쇄유돌근
승모근
견갑설골근
소흉근
상완이두근
오구완근
상왕근
상완삼두근
완요골근
장요측수근신근
원회내근
심지굴근
단요측수근신근
내복사근
장모지굴근
장모지외전근
단모지외전근
소지외전근
추체근
단내전근
소내전근
대내전근
중간광근
외측광근
내측광근
단배골근
장모지신근
단모지신근
단지신근
전두근
비근근
상순비익거근
비근
하순하제근
흉골갑상근
광경근
삼각근
대흉근
전거근
상완이두근
외복사근
복직근
배꼽
원회내근
완요골근
척측수근굴근
장장근
요측수근굴근
천지굴근
장요근
봉공근
대퇴근막장근
치골근
장내전근
박근
대퇴직근
외측광근
내측광근
슬개인대
장배골근
전경골근
배복근
장지신근
넙치근
상신근지대
하신근지대
모지외전근

■ 근육(후면)

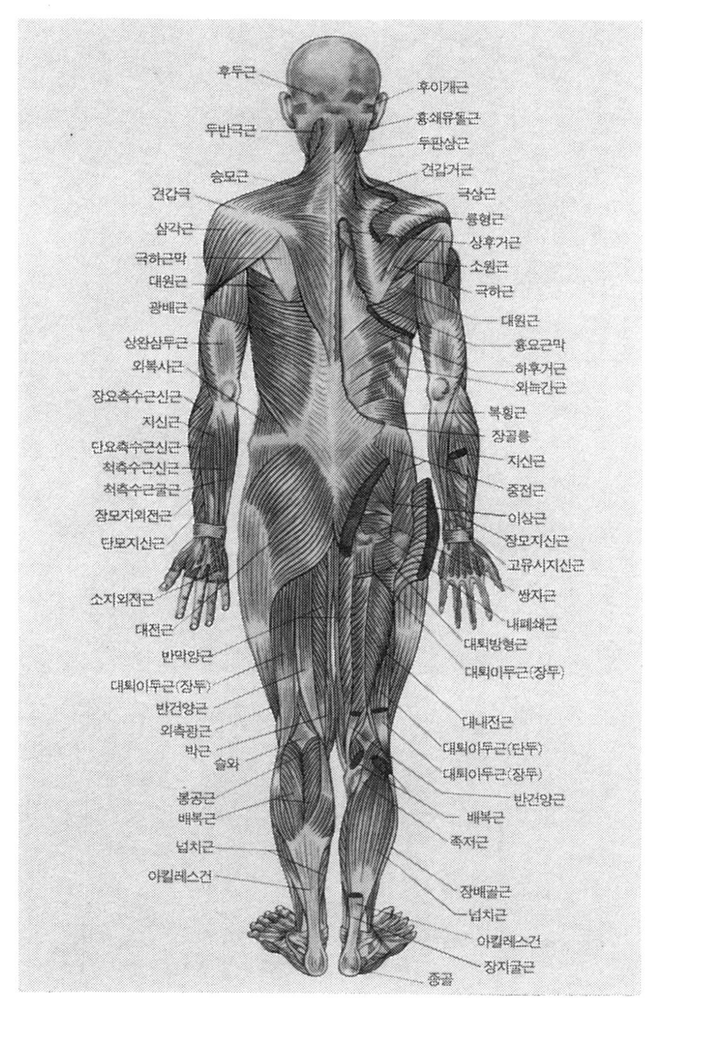
후두근
두반극근
승모근
견갑극
삼각근
극하근막
대원근
광배근
상완삼두근
외복사근
장요측수근신근
지신근
단요측수근신근
척측수근신근
척측수근굴근
장모지외전근
단모지신근
소지외전근
대전근
반막양근
대퇴이두근(장두)
반건양근
외측광근
박근
슬와
봉공근
배복근
넙치근
아킬레스건
후이개근
흉쇄유돌근
두판상근
견갑거근
극상근
릉형근
상후거근
소원근
극하근
대원근
흉요근막
하후거근
외늑간근
복횡근
장골릉
지신근
중전근
이상근
장모지신근
고유시지신근
쌍자근
내폐쇄근
대퇴방형근
대퇴이두근(장두)
대내전근
대퇴이두근(단두)
대퇴이두근(장두)
반건양근
배복근
족저근
장배굴근
넙치근
아킬레스건
장지굴근
종골

■ 오행 마사지의 흐름(앞면)

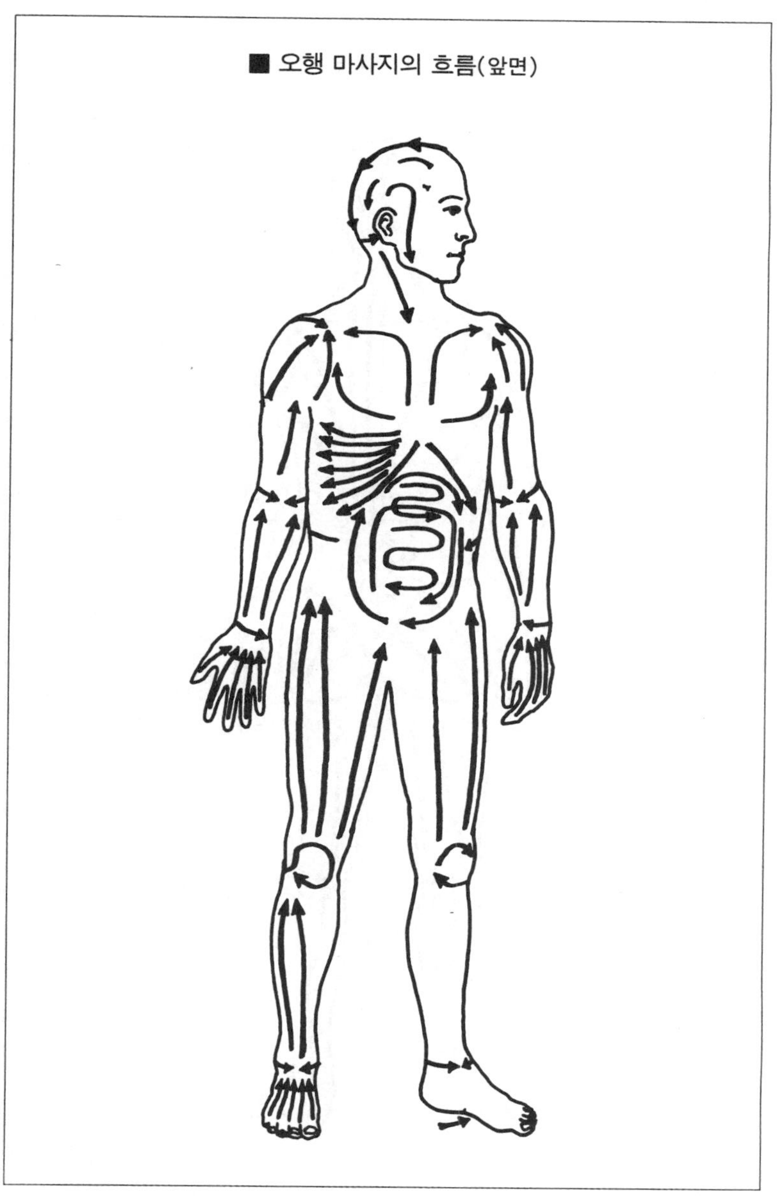

■ 오행 마사지의 흐름(뒷면)

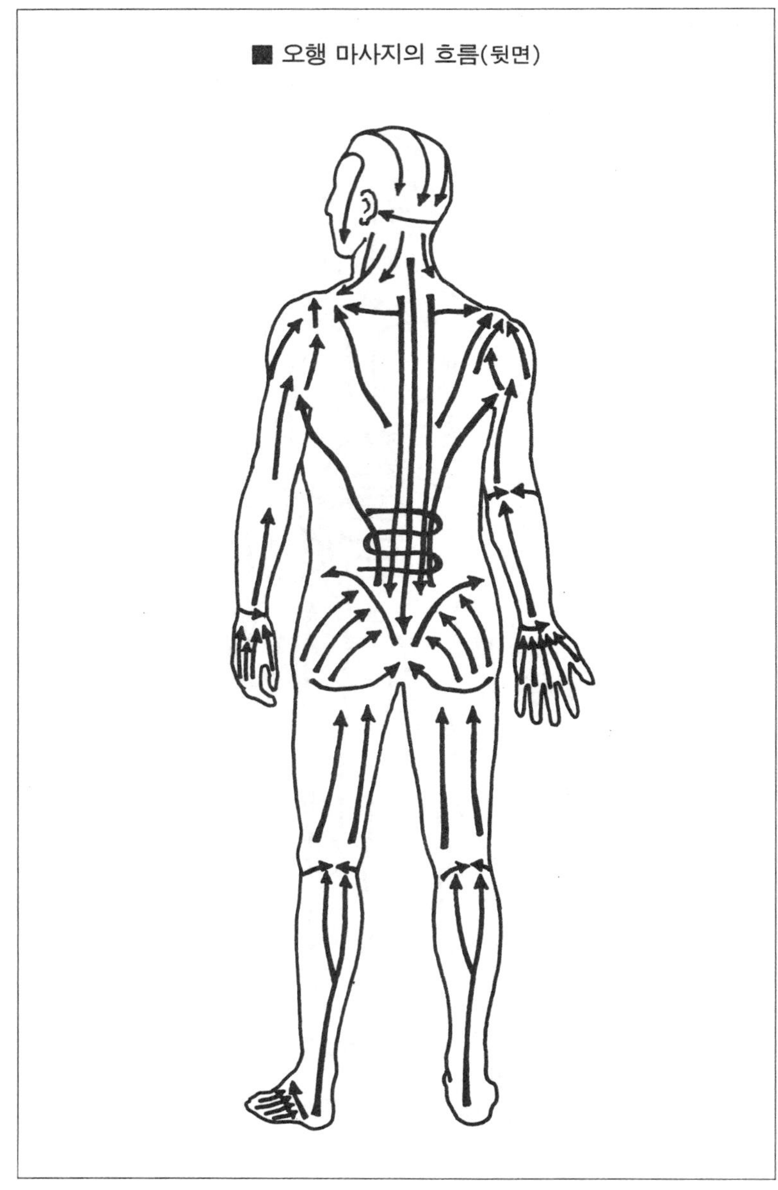

■ 뒤에서 본 승모근

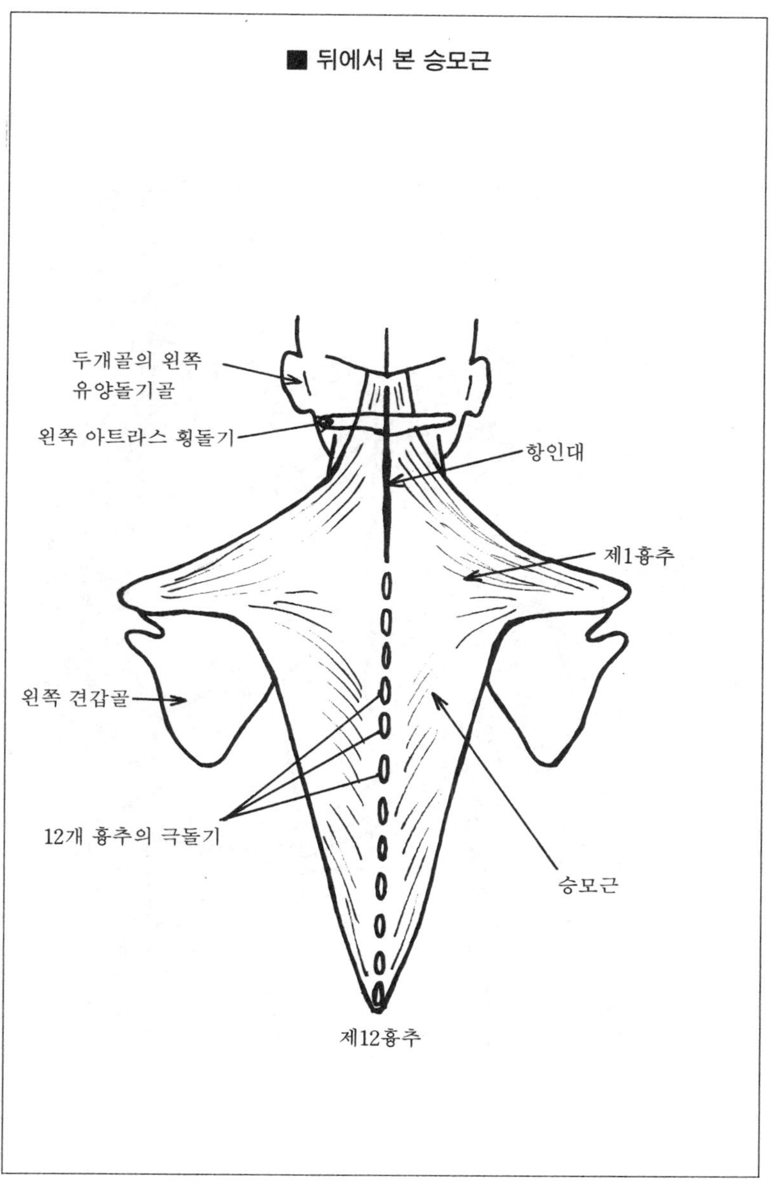
두개골의 왼쪽
유양돌기골
왼쪽 아트라스 횡돌기
항인대
제1흉추
왼쪽 견갑골
12개 흉추의 극돌기
승모근
제12흉추

■ 심장과 모든 혈관

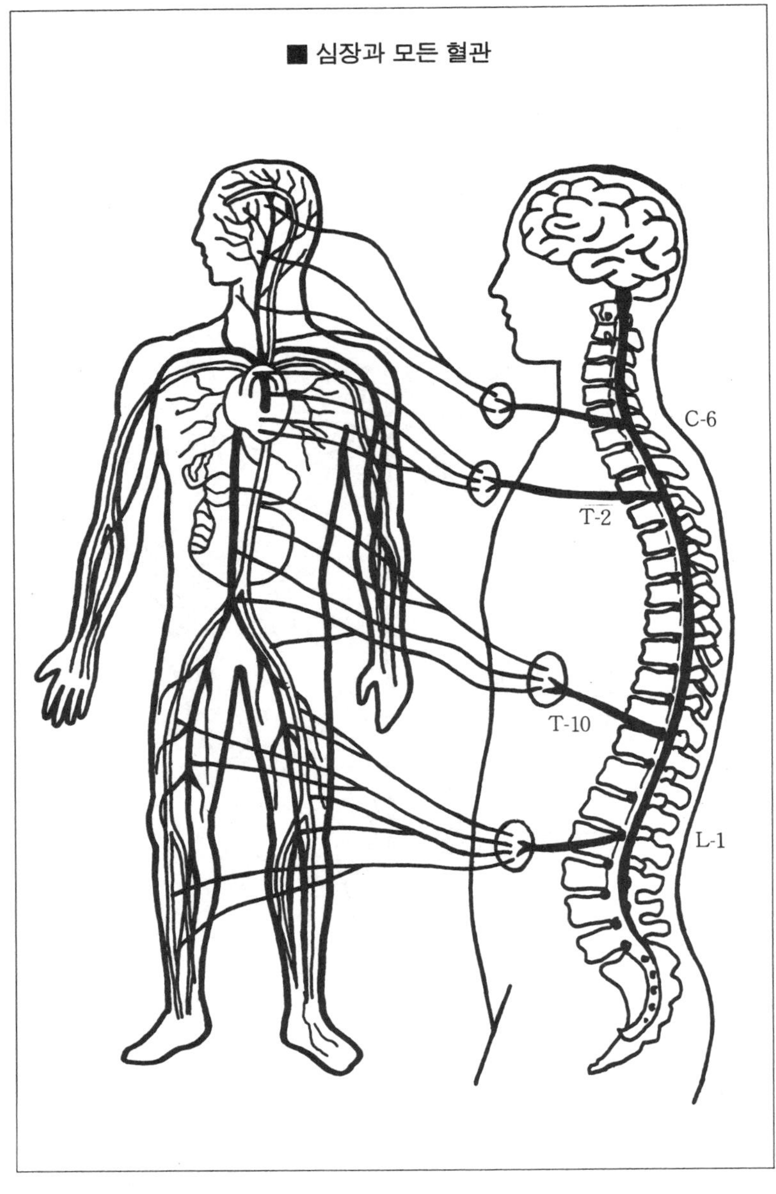

■ 선 계

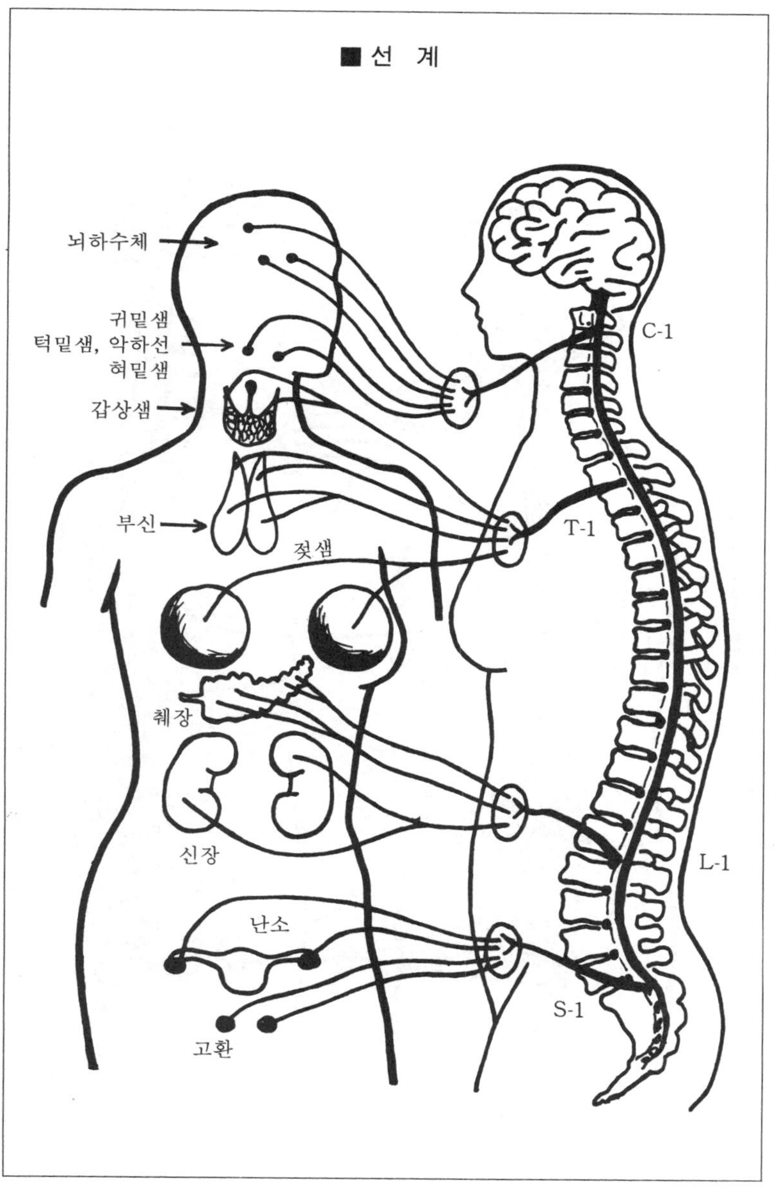

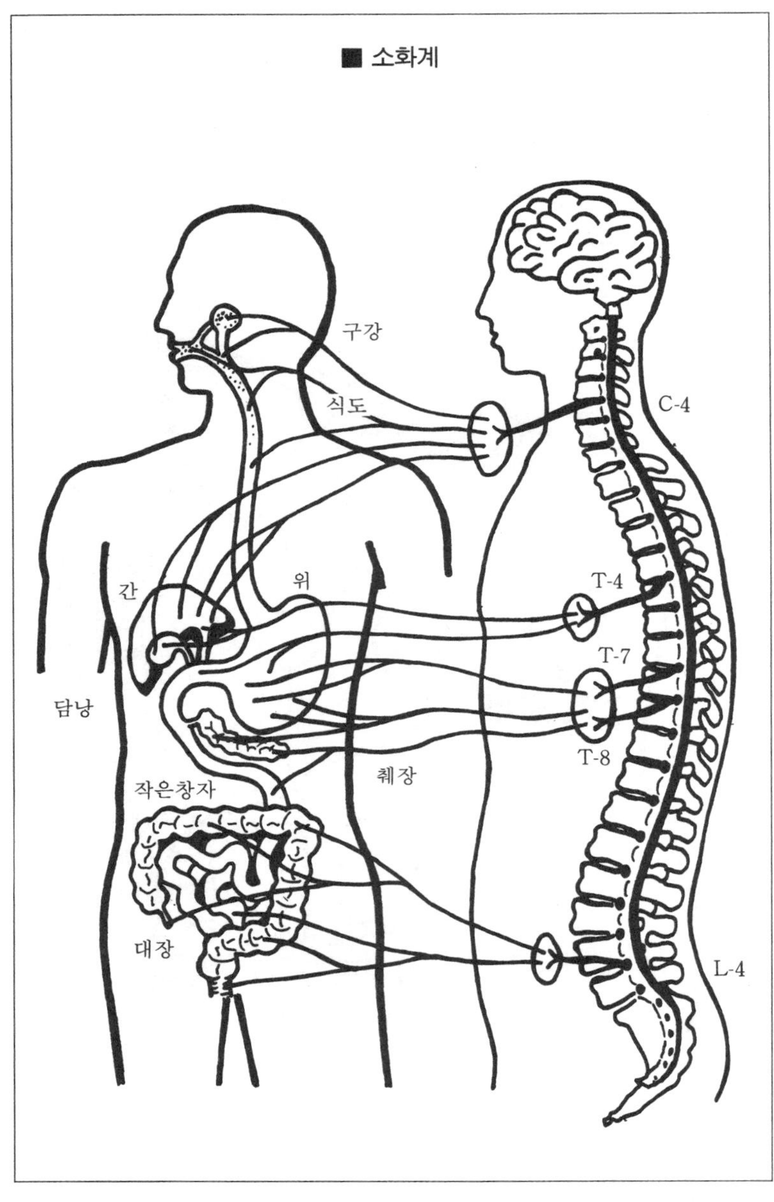
■ 소화계
구강
식도
C-4
간
위
T-4
T-7
담낭
T-8
췌장
작은창자
대장
L-4

■ 근골격계

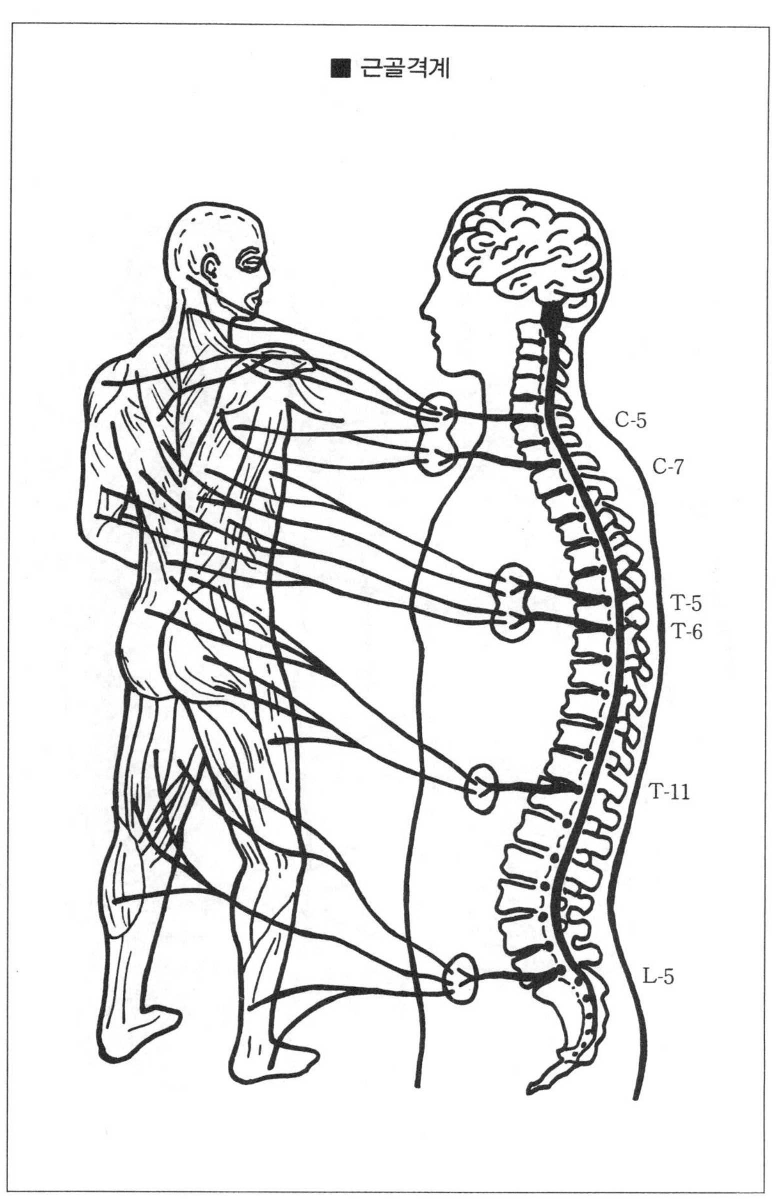

■ 배출계

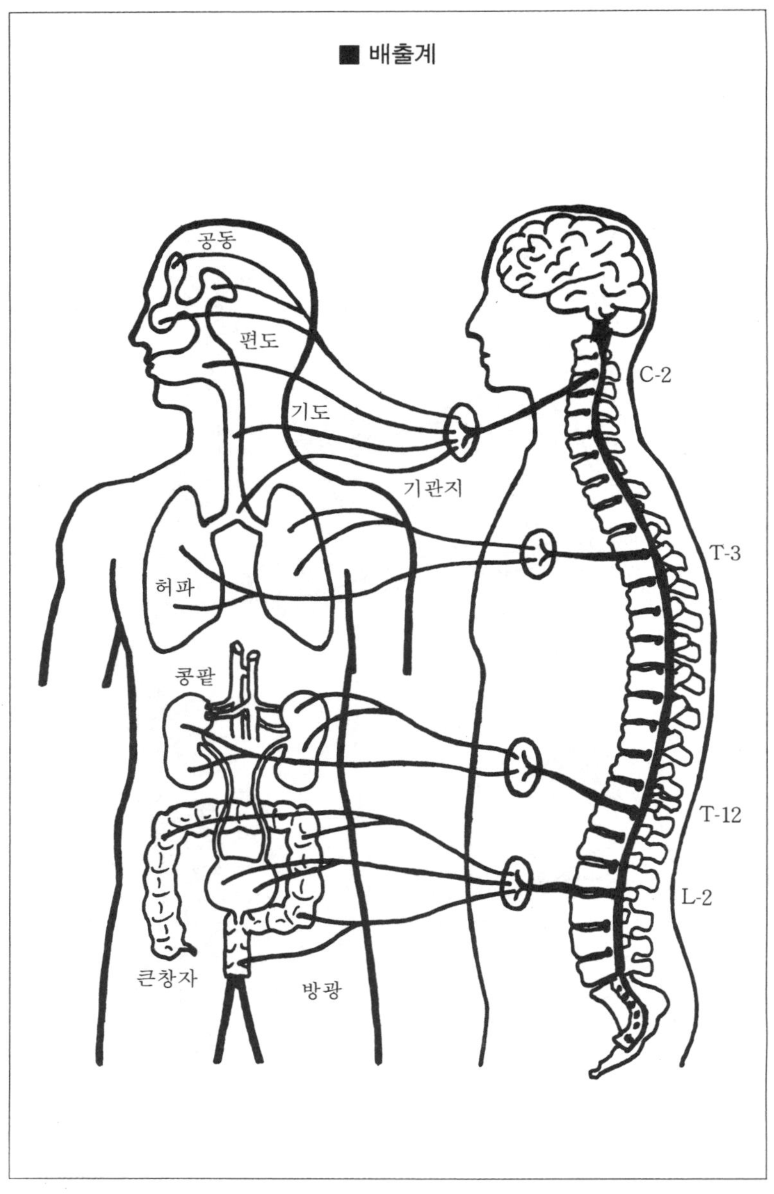
공동
편도
기도
기관지
허파
콩팥
큰창자
방광
C-2
T-3
T-12
L-2

■ 신경계

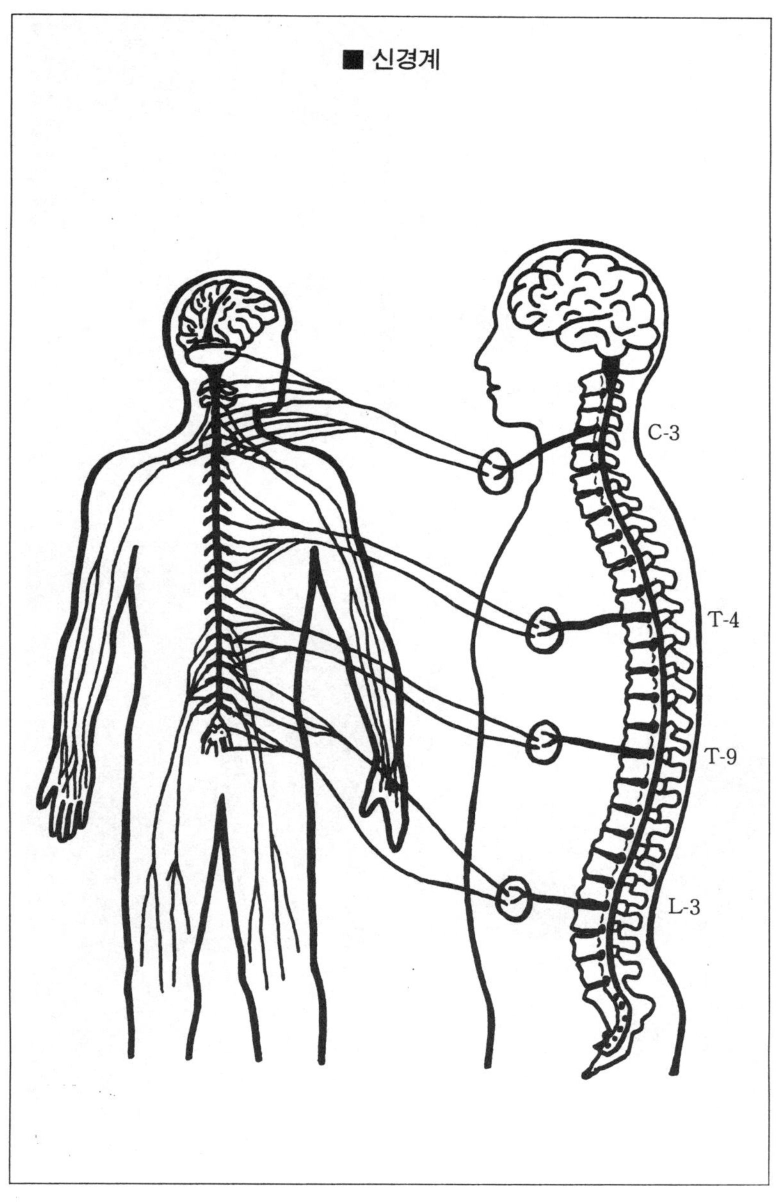

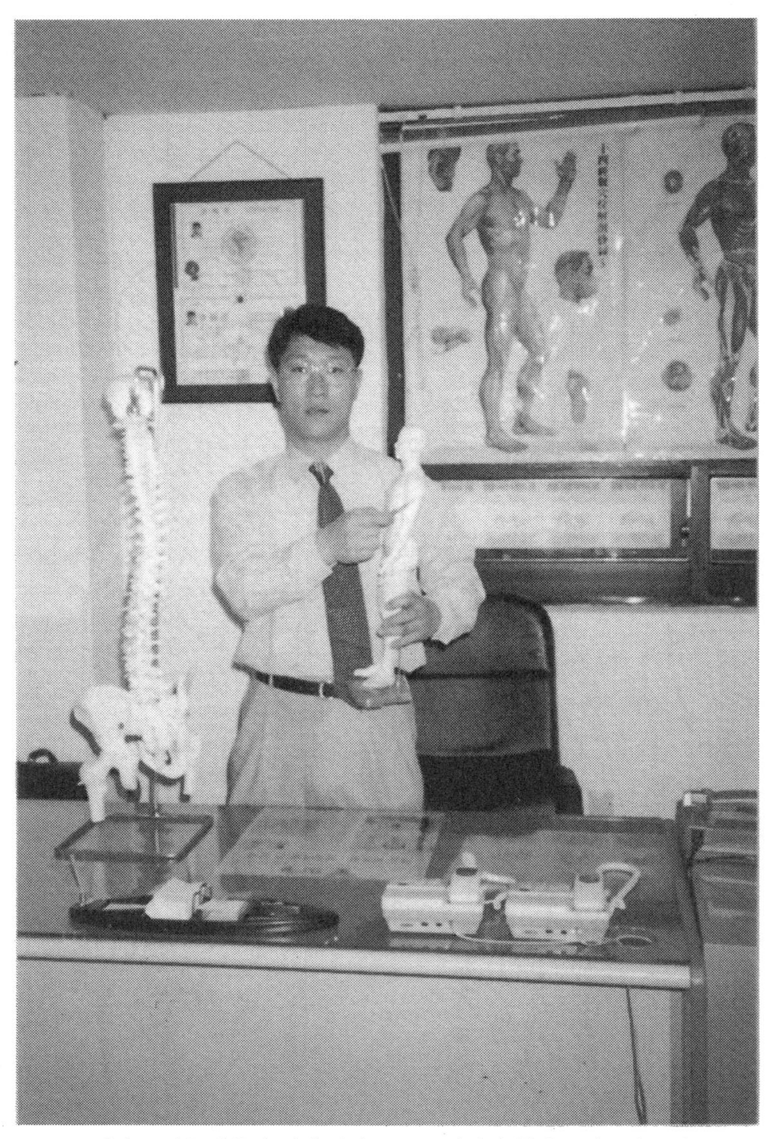

▲ 벌침 요법을 배우기 전에 먼저 급소를 익혀야 한다고 강조하는 김동현 회장.

제 3 장

혈(穴)의 특징과 작용

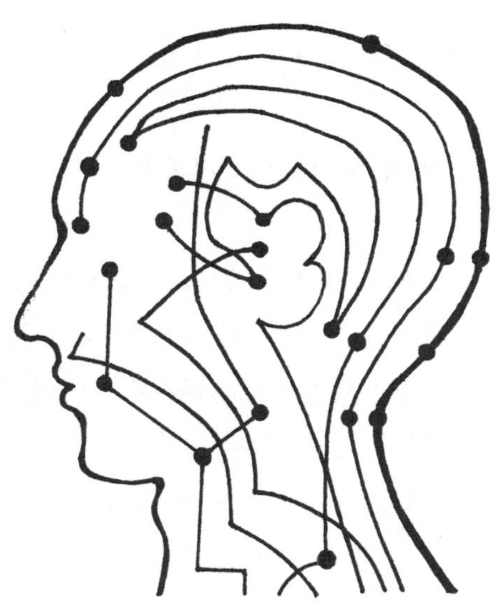

◩ 혈(穴)의 특징

혈(穴)이란 우리 몸에 흐르는 기(氣)의 경락(經絡)에 있어서 하나의 주요 지점이라고 본다. 일정한 주요 지점을 이은 것을 경락이라고 하며, 혈은 침술과 뜸, 지압의 치료에 있어서 중요한 역할을 한다.

첫째는, 침과 뜸, 지압의 자극처이며,

둘째는, 질병을 진단하고 치료하는 중요 반응처이고,

셋째는, 영위를 통하고 조절하는 작용을 가지고 있으며,

넷째는, 질병 진단의 주요 지점으로 기혈을 모으고 순환시키는 중요 지점이다.

◩ 혈(穴)의 일반적인 작용

오행 벌침 치료에 있어서 혈을 정확히 아는 것은 무엇보다도 중요하다.

하지만 그 주변이라도 벌침을 놓으면 벌독이 퍼짐으로서 질병을 치료하므로 혈의 위치 파악이 중요한 것이다.

① 혈은 해당 부위의 병을 치료하는 데 사용한다. 질병처의 증상이 아프고, 저리고, 종기나 피부 질환이 있거나 근육이 아플 때 직접 환부나 그곳의 경혈을 시침하여 치료한다.

그러므로 그 부위의 병을 치료함에 있어서 병명은 부지기수로 많이 나타날 수 있다.

② 혈은 해당 경락계통의 병을 치료하는데 사용한다.

경락이란, 일종의 혈과 혈을 연결한 선을 말한다. 다만 그

중에서 중요한 혈만을 표시한 것이라고 볼 수 있다. 따라서 어느 한 혈에 자극을 주면 그 연결 계통의 질병은 연결 라인을 통해서 해당 경락의 질병을 치료할 수 있는 것이다. 따라서 그 경락 계통의 병이라고 하면 해당 경혈을 취하게 되며 그중 원혈, 유혈, 모혈, 극혈, 낙혈, 오행혈을 주로 시술하게 되는 것이다.

③ 경혈은 해당 장부(臟腑) 계통의 병을 치료한다.

혈은 경락이란 전달 매체를 통하여 해당 장부와 그 계통이나 기관으로 전달되고 있다. 그러므로 해당 경락 계통과 그것을 최종적으로 전달 작용하는 장부나 기관의 병들을 치료하고 있다.

따라서 혈은 어떤 특이한 작용보다도 전체적인 장부의 계통 치료를 한다. 그 외에 그 주변의 근육의 질병도 치료하게 되는 것이다.

④ 혈은 기타 질병을 치료하며, 그 위치의 신경 계통의 질병을 치료한다. 신경계의 질병을 치료하여 통증을 없애주고 완화시켜 준다.

⑤ 혈은 전체적인 혈액 및 신경과 함께 기혈을 순환시키는 작용을 한다.

특히 오행 벌침은 시술하면 그 혈자리에 벌독이 투입되며 벌독의 특성에 의해 혈액 순환이 원활히 되는 것이다.

◩ 혈(穴)의 종류

(1) 아시혈(阿是穴)

벌침 치료에 있어서 아시혈은 벌침 시술의 시작이며 초석이다. 아시혈은 일정한 위치가 없이 신체 전체에 걸쳐 있는 혈(穴)로, 눌러서 아픈 부분이다.

아시혈의 위치는 경맥 중에 있기도 하고, 또는 정혈, 기혈과 일치하기도 한다.

또 아시혈은 해당되는 병의 반응점이며, 또한 가장 기본이 되는 치료혈이라 볼 수 있다.

벌침으로 아시혈에 시술하는 방법이 가장 기본적인 원칙으로, 압통점(아시혈)만 제대로 찾아서 치료한다면 거의 50%는 성공한 셈이다.

결론적으로 아시혈을 잘 찾아 시술하는 것만으로도 벌침 요법의 기본틀은 갖춘 셈이다.

오행 벌침 요법의 시술 순서에 의해서 가장 먼저 시술하는 혈이 아시혈이다.

아시혈의 시술은 한두 번으로 끝나는 것이 아니다. 매 시술 시마다 아시혈의 위치가 바뀐다는 점을 알 수 있다. 매번 시술 시에는 위치가 바뀐 아시혈의 시술에 유의해야 한다.

결론적으로 아시혈은 벌침 시술의 가장 기초이면서도 중요한 곳이다.

(2) 원혈(原穴)

12개의 원혈이 있으며, 원혈은 각자의 기(氣)가 나오는 곳이다. 오장육부에 병이 있으면 원혈에 그 증상이 나타난다.

■ 원혈도(原穴圖)

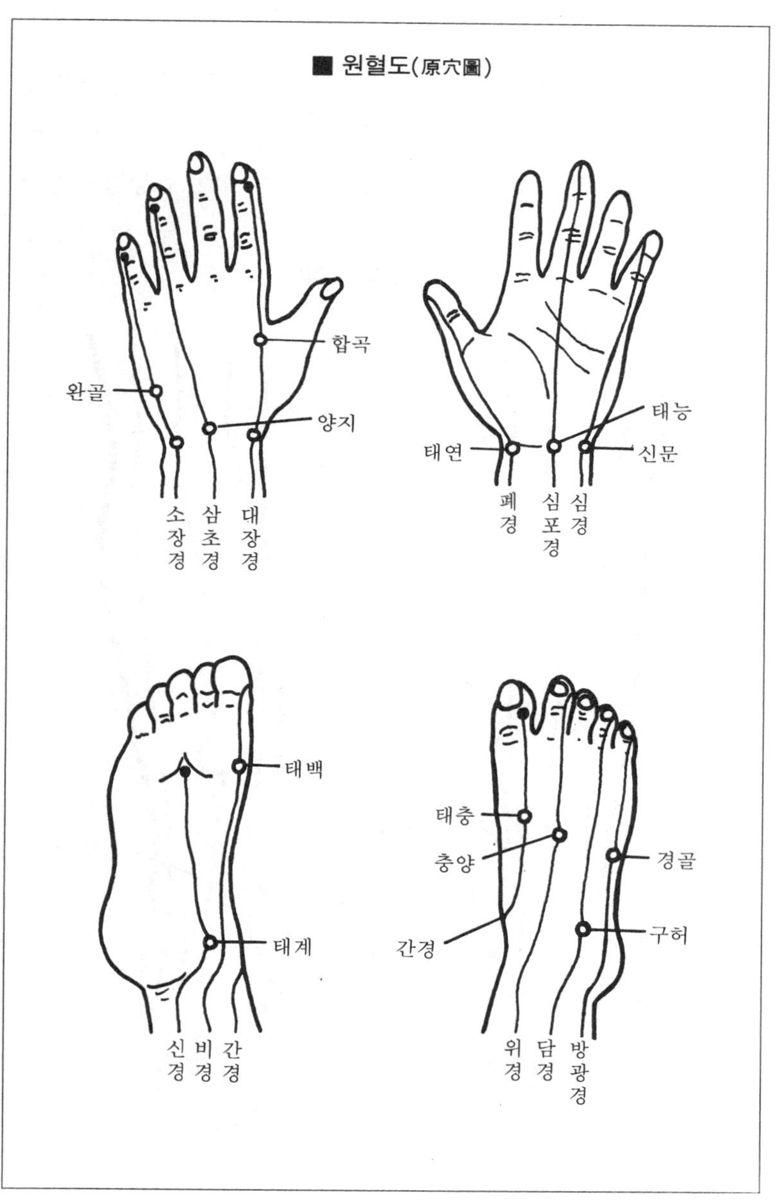
합곡
완골
양지
소장경
삼초경
대장경
태능
태연
신문
폐경
심포경
심경
태백
태계
신경
비경
간경
태충
충양
경골
간경
구허
위경
담경
방광경

(3) 십이경락의 원혈

1. 수 태음 폐경－태연.
2. 수 궐음 심포경－태능.
3. 수 소음 심경－신문.
4. 수 양명 대장경－합곡.
5. 수 소양 삼초경－양지.
6. 수 태양 소장경－완골.

■ 십이경락의 원혈(1)

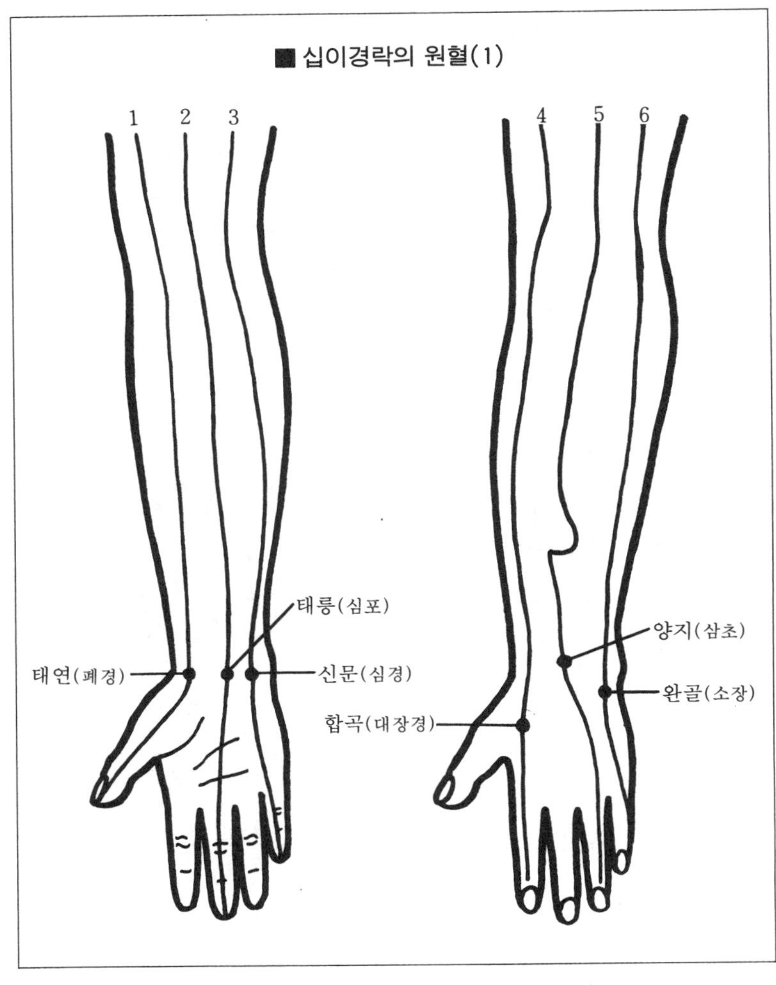

7. 족 태음 비경－태백.
8. 수 궐음 간경－태충.
9. 족 소음 신경－태계.
10. 족 양명 위경－충양.
11. 족 소양 담경－구허.
12. 족 태양 방광경－경골.

■ 십이경락의 원혈(2)

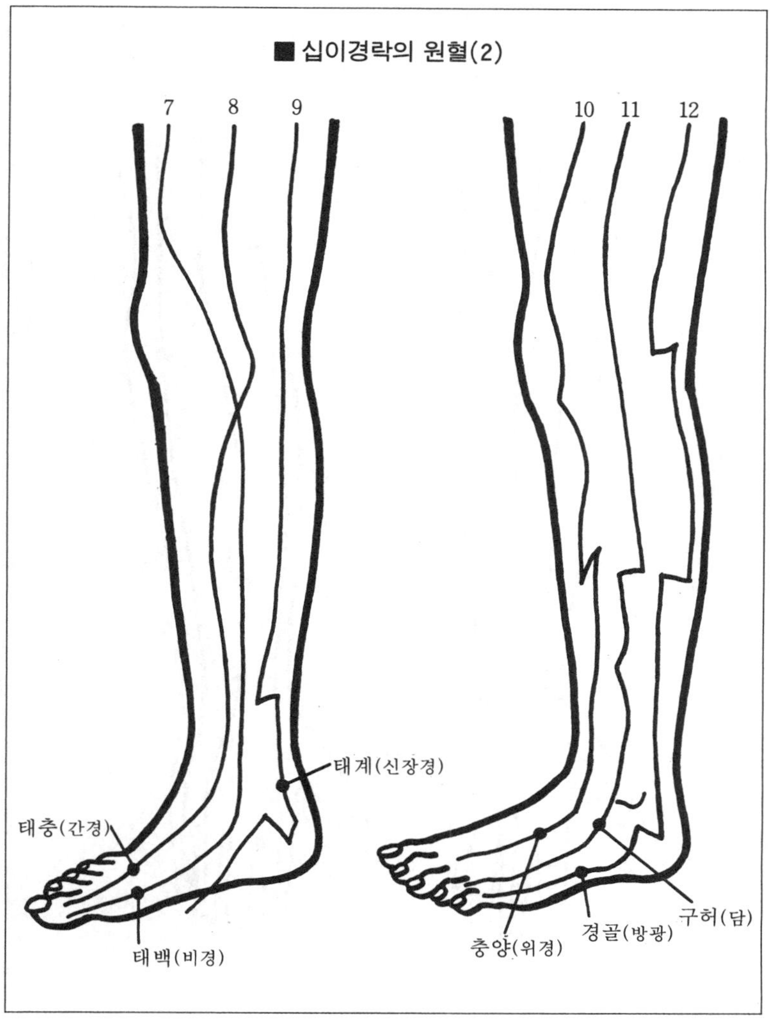

(4) 낙혈

낙맥(絡脈)은 15개로 되어 있으며, 경락 간을 연결하는 혈을 낙혈이라 한다.

■ 오행의 낙혈 (1)

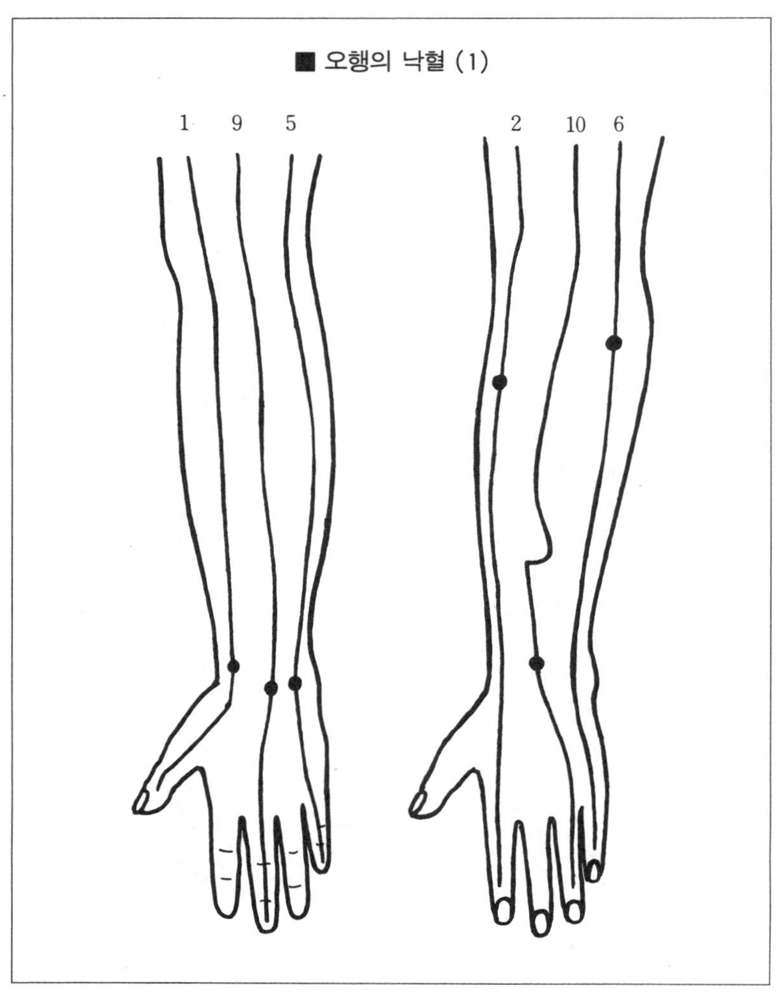

■ 오행의 낙혈 (2)

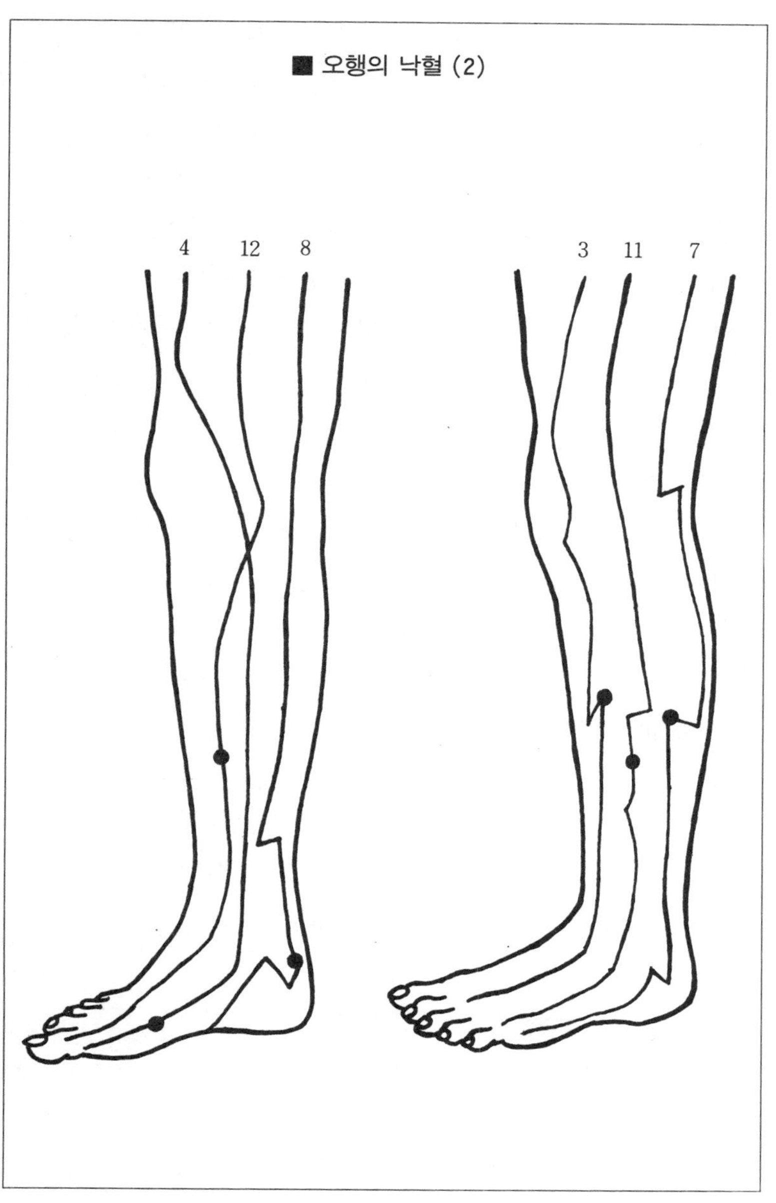

① 폐경－열결.
② 대장경－편력.
③ 위경－풍륭.
④ 비경－공손.
⑤ 심장경－통리.
⑥ 소장경－지정.
⑦ 방광경－비양.
⑧ 신장경－태종.
⑨ 심포경－내관.
⑩ 삼초경－외관.
⑪ 담경－광명.
⑫ 간경－예구.

낙혈은 경락 간의 중간에 질병이 생길 때에 사용한다. 즉, 표리 관계의 병에는 낙혈을 사용한다.

(5) 극혈(隙穴)

극혈은 12경맥과 양교, 음교, 양유, 음유 등 총 16개의 혈이 있다. 극혈은 기혈이 모여지는 부위이며 급성병 치료 및 압통점을 찾는데 쓰인다.

① 폐－공최.
② 대장－편력.
③ 위－양구.
④ 비－지기.
⑤ 심장－음극.
⑥ 소장－양로.
⑦ 방광－금문.
⑧ 신장－수천.
⑨ 심포－극문.
⑩ 삼초－회종.
⑪ 담－외구.
⑫ 간－중도.

(6) 복모혈(復募穴)

장부의 기가 모이는 특정혈을 말한다. 즉, 음기(陰氣)가 모이는 것으로 복부(腹部)에 존재한다.

• 폐→중부. • 대장→천추. • 위→중완. • 비→장문.

■ 오행의 극혈 (1)

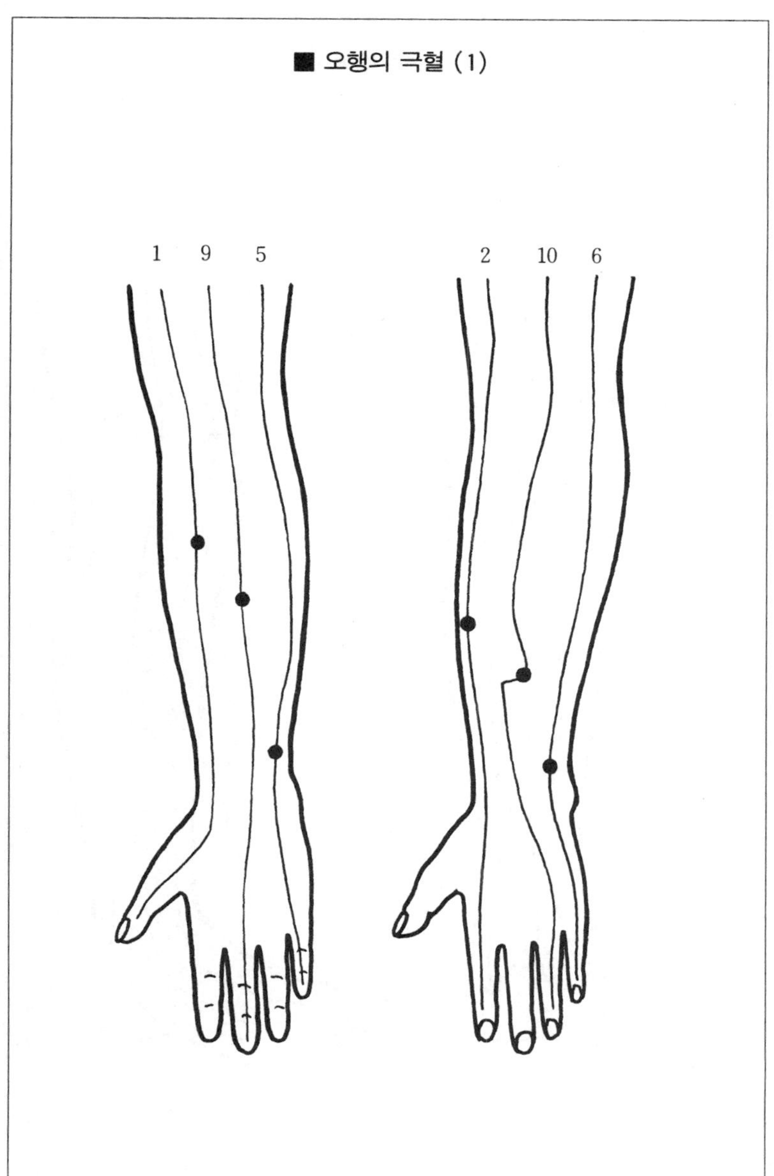

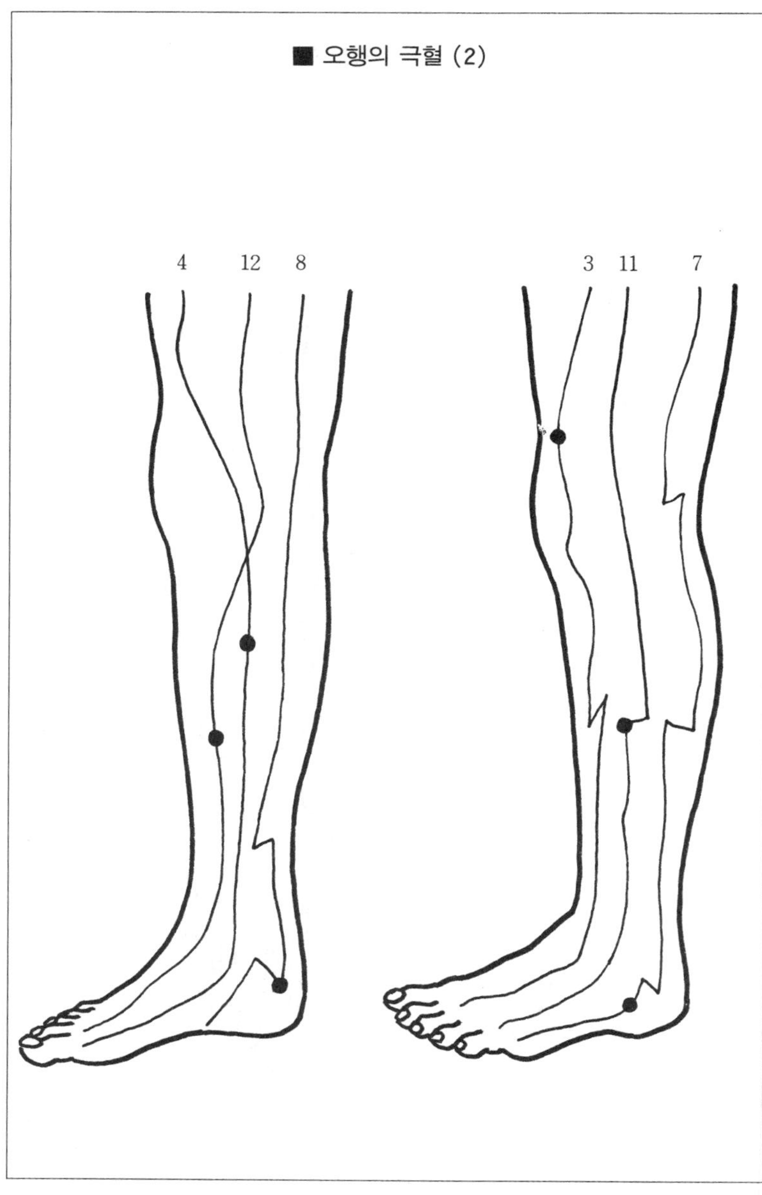
■ 오행의 극혈 (2)
4
12
8
3
11
7

• 심→거궐. • 소장→관원. • 심포→단중. • 삼초→석문.
• 간→기문. • 담→일월. • 신→경문. • 방광→중극.

(7) 배유혈(背兪穴)

등에 있는 유혈은 모혈과 상대적이나, 독맥의 좌우에 분포되어 있다.

(8) 오수혈(五輸穴)

12경맥의 무릎과 팔굽 아래에는 정혈, 영혈, 유혈, 경혈, 합혈 등 5개의 특정한 경혈이 있으며, 이를 오수혈(五輸穴)이라고 한다. 이는 오행혈로 오행 벌침 요법의 근간이 된다.

① 정혈(井穴) : 기혈이 처음 시작하는 곳.
② 영혈(滎穴) : 기혈이 머무는 곳.
③ 유혈(兪穴) : 기혈을 붓는 곳.
④ 경혈(經穴) : 기혈이 행하는 곳.
⑤ 합혈(合穴) : 기혈이 큰 바다로 들어가는 곳.

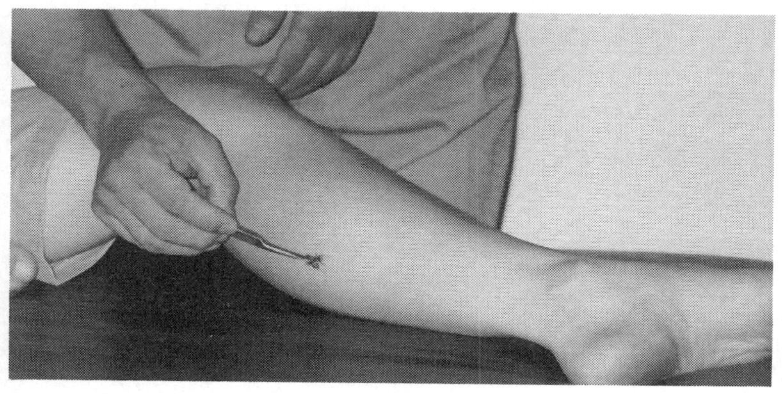

■ 오행혈도(1)

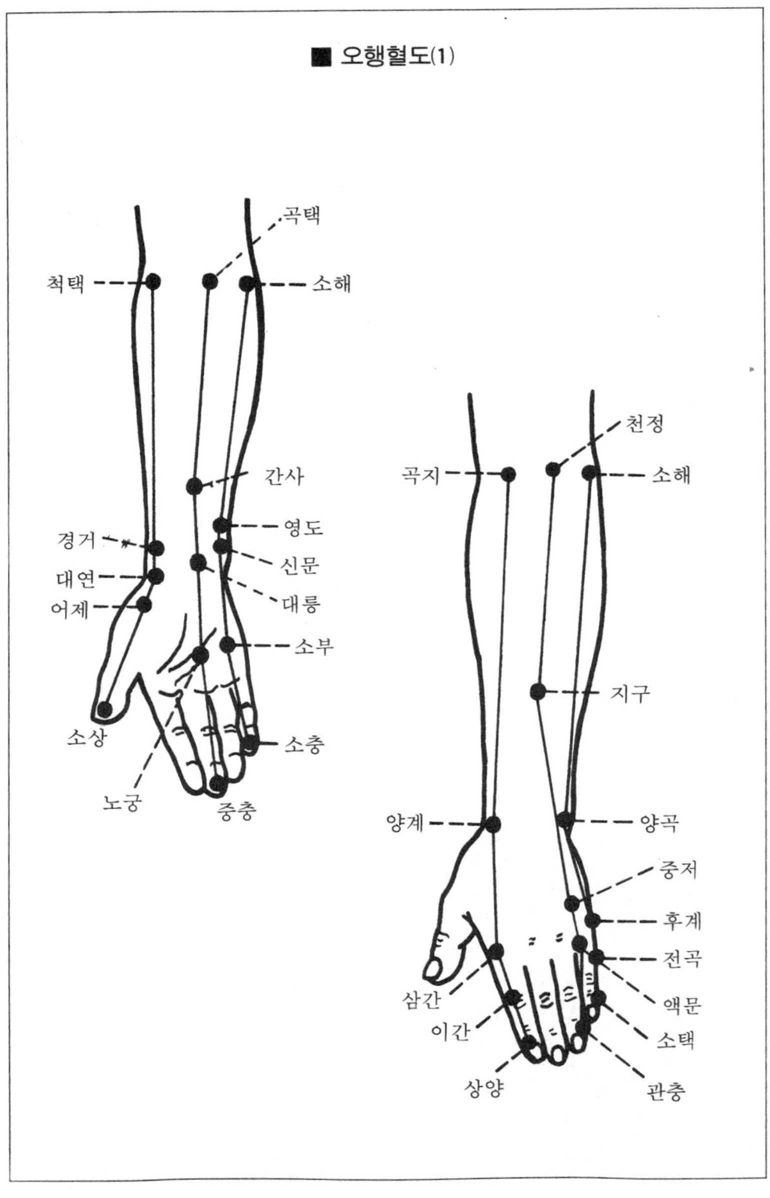

곡택
척택
소해
간사
영도
경거
신문
대연
대릉
어제
소부
소상
소충
노궁
중충
천정
곡지
소해
지구
양계
양곡
중저
후계
전곡
삼간
액문
이간
소택
상양
관충

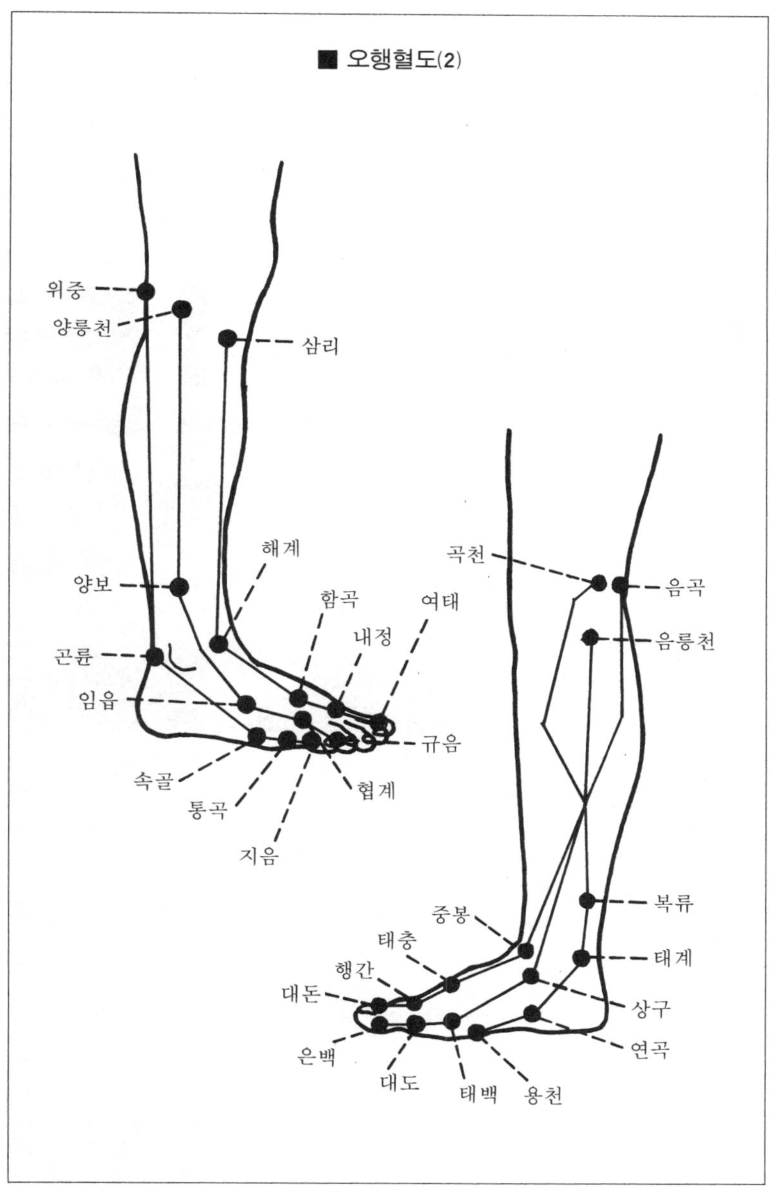
■ 오행혈도(2)
위중
양릉천
삼리
해계
양보
함곡
여태
내정
곤륜
임읍
규음
속골
협계
통곡
지음
곡천
음곡
음릉천
복류
중봉
태충
태계
행간
대돈
상구
은백
연곡
대도
태백
용천

(9) 유혈(兪穴)

• 폐→폐유. • 대장→대장유. • 위→위유. • 비→비유.
• 심→심유. • 소장→소장유. • 방광→방광유. • 신장→신유.
• 심포→궐음유. • 삼초→삼초유. • 담→담유. • 간→간유.

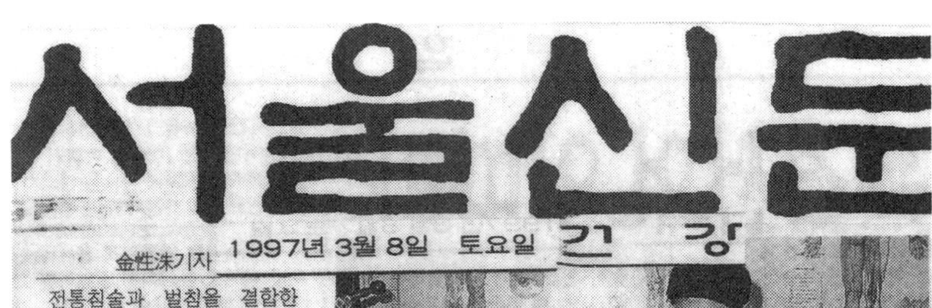

서울신

1997년 3월 8일 토요일 건강

金性洙기자

전통침술과 벌침을 결합한 「오행(五行)벌침」요법이 만성신경통, 관절염, 척추염, 디스크 등에 효과가 있는 것으로 알려지고 있다。

한국오행벌침연구회 金棵鉉 회장(02-3471-2588)은 최근 1년 6개월 동안 좌골신경통, 디스크, 허리근육통, 손•발저림이 있는 환자에게 벌침요법을 실시한 결과, 90% 이상 증상이 호전되거나 완치됐다고 밝혔다。

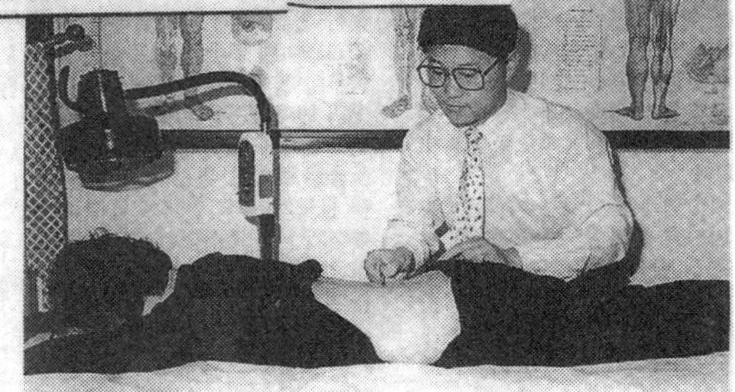

한국오행벌침연구회 金棵鉉 회장이 벌침으로 환자를 치료하고 있다。

「五行벌침」으로 신경통 치료

체질따라 종류·毒量 조절… 부작용 최소화

만성환자등 90%이상이 증상 호전·완치

金회장이 쓰고 있는 오행벌침요법은 먼저 체질을 분석한 뒤 이에 맞는 벌침을 손과 발의 경락혈에 직접 놓는 것。

일반 침구(鍼灸)요법과는 달리 벌침의 기계적인 자극을 통한 물리적인 작용과 벌독의 화학적인 작용이 동시에 이루어지는 특징을 갖는다。 침을 소독할 필요도 없고 한번 쓰고 나면 버리니 위생적이다。

벌침으로 피부의 일정부위를 찌르게 되면 벌독이 몸안으로 들어가 몸전체의 전기저항을 순간적으로 변화시켜 교감신경의 말초에서 「노르아드레날린」이 나오며 부교감신경에서는 「아세틸콜린」이 분비된다。 기와 혈의 흐름을 원활히 하고 산소공급을 증진시키며 염증해소및 통증완화 작용을 하는 것。

벌침을 맞은 뒤 부작용으로는 2~3일동안 붓고 가려운 증상이 나타날 수 있다。 시간이 지나면 사라지지만 개인차를 고려해 벌독량을 조절해 부작용을 최소화할 수 있다。

金회장은 『벌침은 순수한 자연민간요법으로 일반침보다 훨씬 안전하지만 아직도 많은 사람들이 위험하게 생각하고 있어 안타깝다』면서 『다만 전문가와 상의없이 무분별하게 벌침을 맞는 것은 부작용의 우려가 크므로 절대 피해야 한다』고 충고했다。

■ 배부 유혈도(背部兪穴圖)

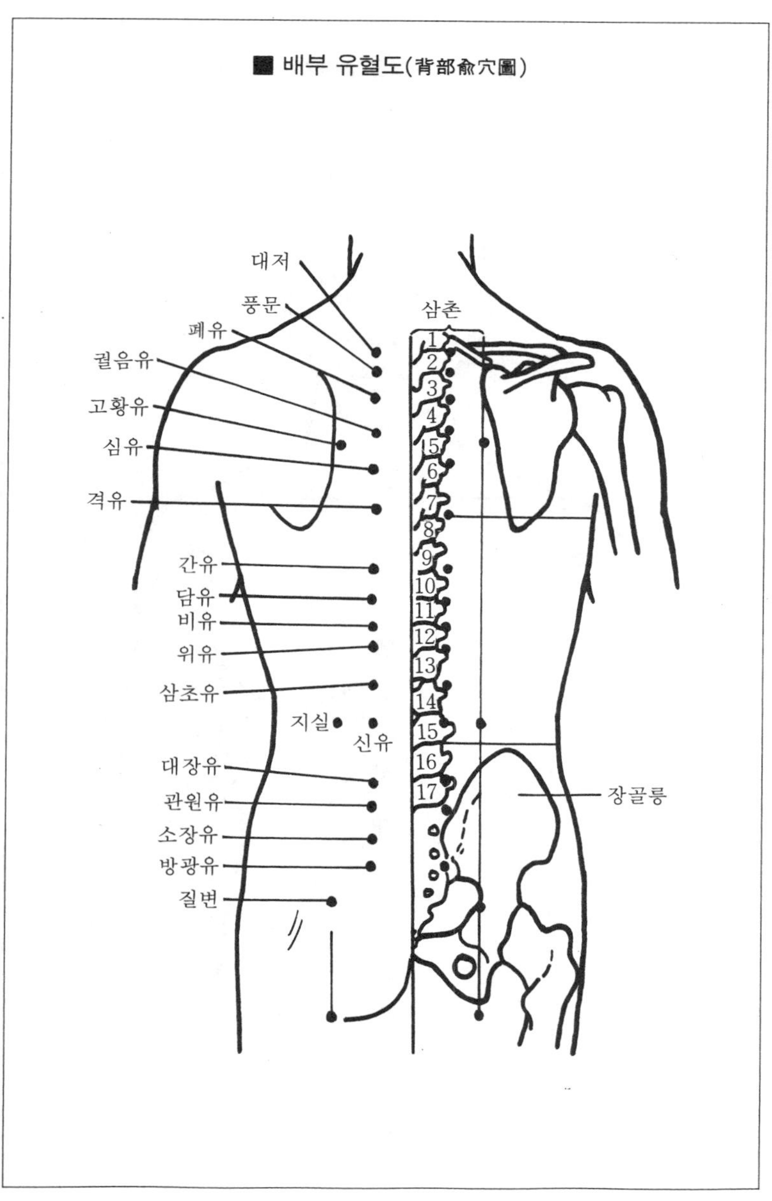
대저
풍문
폐유
궐음유
고황유
심유
격유
간유
담유
비유
위유
삼초유
지실
신유
대장유
관원유
소장유
방광유
질변
삼촌
1
2
3
4
5
6
7
8
9
10
11
12
13
14
15
16
17
장골릉

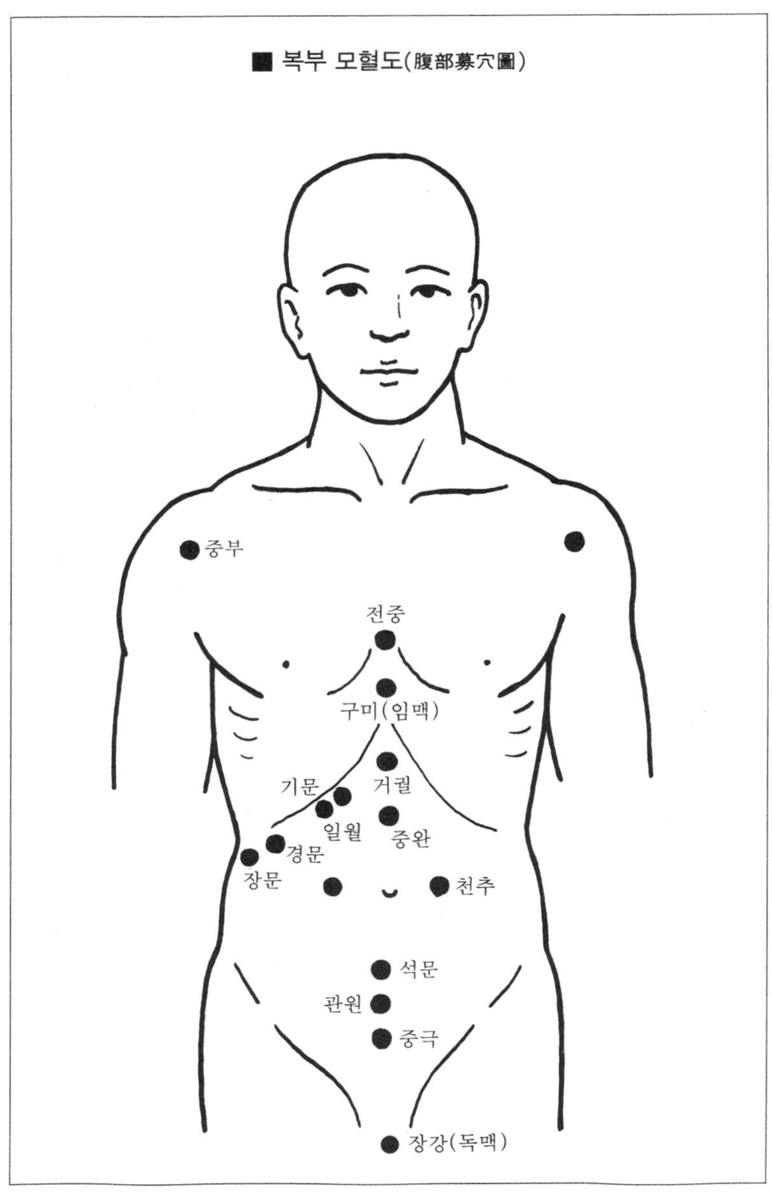

■ 복부 모혈도(腹部募穴圖)

◪ 기경 팔맥(寄經八脈)

'기경(寄經)'이란 '정경(正經)'에 대해 일컫는 말로서 12경맥은 경락의 주체이기 때문에 '12정경'이라 일컫는다. 이것은 오장육부 외에도 기단이 있는 것과 마찬가지이다.

오행 벌침 요법에서 아시혈을 가장 먼저 시침하고, 다음에는 사지혈과 함께 기경팔맥을 자침하는 것이 두 번째 원칙이다.

기경 팔맥에는 다음과 같은 8가지의 특색과 명칭이 있다.

(1) 임맥(任脈)

'임(任)'에는 총담임(總擔任)한다는 뜻이 있으며, 목 · 인후와 가슴 · 배의 정중선(正中線)을 운행함으로써 신체의 음경을 총관장한다.

(2) 독맥(督脈)

'독(督)'에는 총감독한다는 뜻이 있으며, 머리와 목의 뒤의 정중선을 운행하므로써 신체의 양경을 총관장한다.

(3) 양교맥(陽蹻脈)과 음교맥(陰蹻脈)

'교(蹻)'는 가볍고 장건(壯建)하며 민첩하다는 뜻인데, 족근(발꿈치)이란 별명이 있다. 두 교맥은 모두 근중(跟中)에서 일어난다. 내과에서 상행(上行)하는 것을 '음교'라 하고, 외과에서 하행(下行)하는 것을 '양교'라 하는데, 두 교(蹻)는 다함께 인체의 운동 작용을 관장함과 동시에 어느 것이나 눈꼬리에 이르러 안검(眼瞼)의 개폐(開閉)를 관장한다.

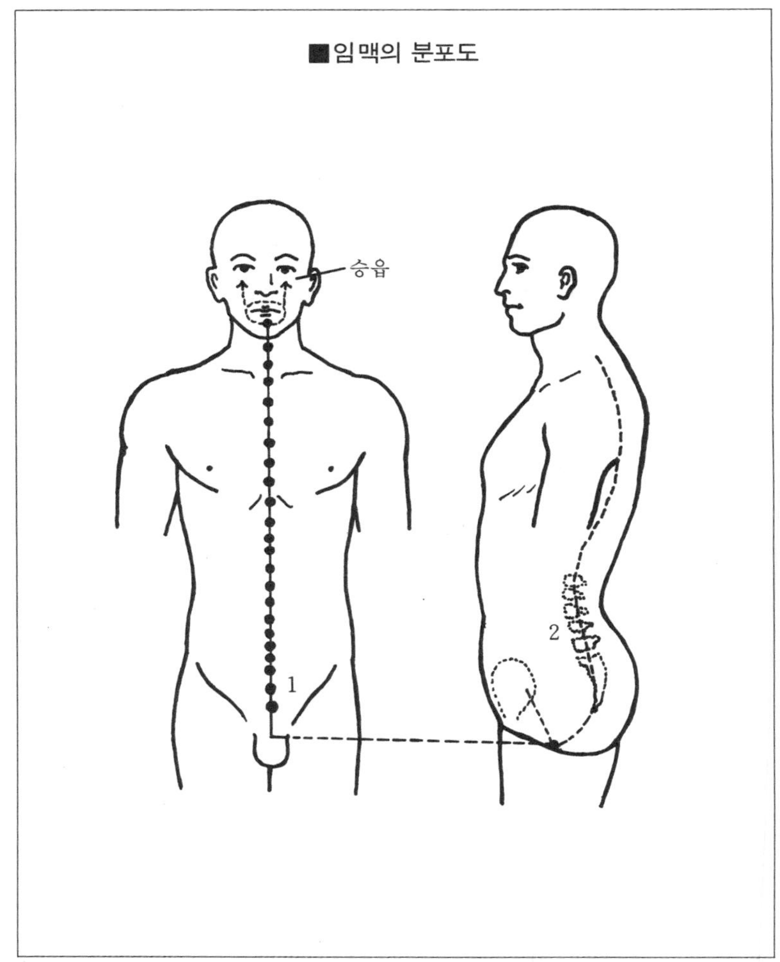

(4) 양유맥(陽維脈)과 음유맥(陰維脈)

'유(維)'는 유격이라는 뜻이며, 여러 양경 사이로 운행한 것을 양유(陽維)라 한다.

■ 양교맥과 음교맥의 분포도

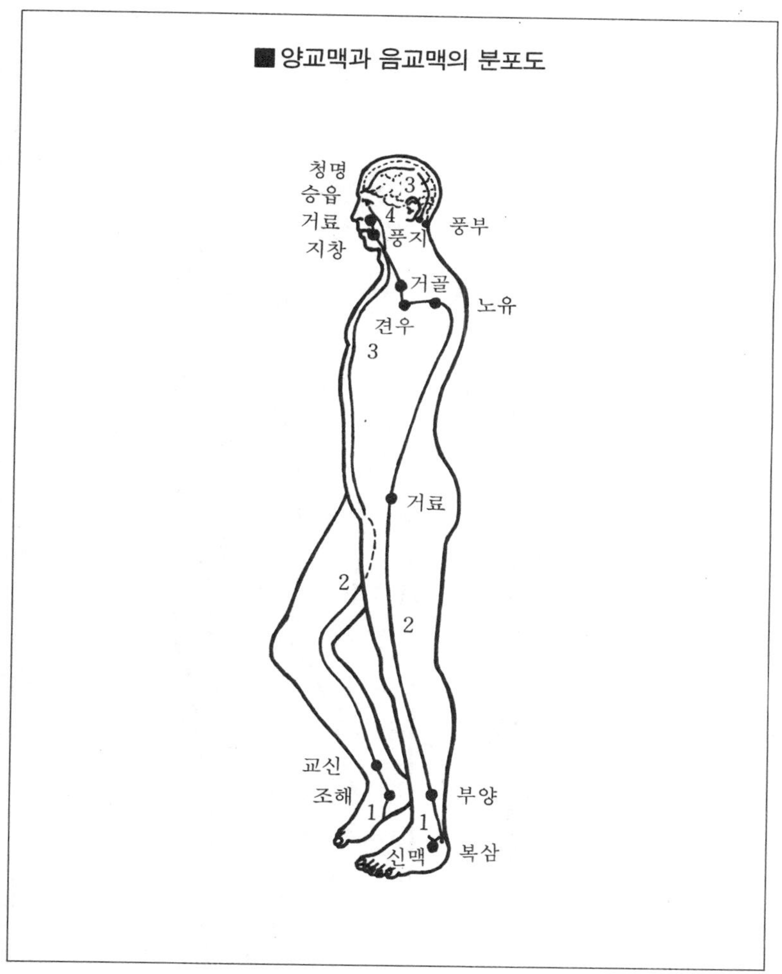

(5) 충맥(衝脈)

'충(衝)'은 요충(要衝)이란 뜻이며, 그 맥은 아래에서 위로 12경맥의 요충인 곳에 자리하고 있다. 따라서 '경락(經絡)의 바다'라 한다.

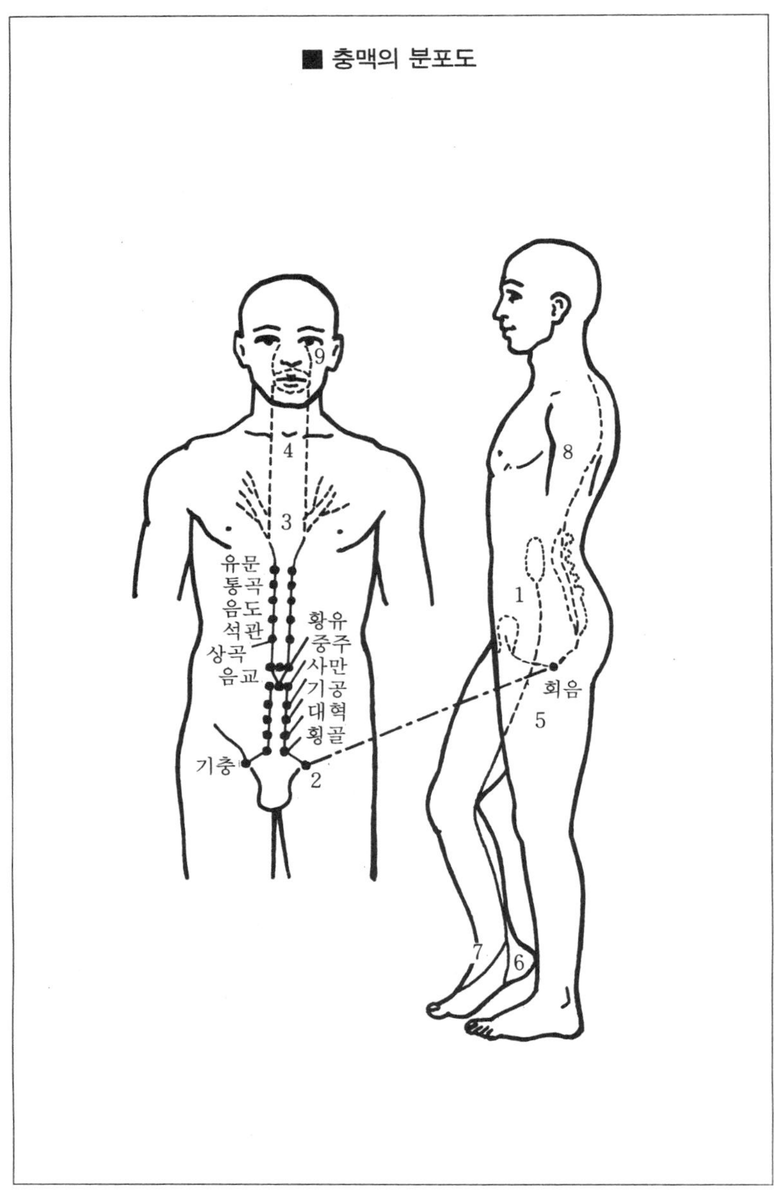
■ 충맥의 분포도
9
4
3
8
유문
통곡
음도
석관
상곡
음교
황유
중주
사만
기공
대혁
횡골
1
회음
5
기충
2
7
6

■ 양유맥과 음유맥의 분포도와 대맥 분포도

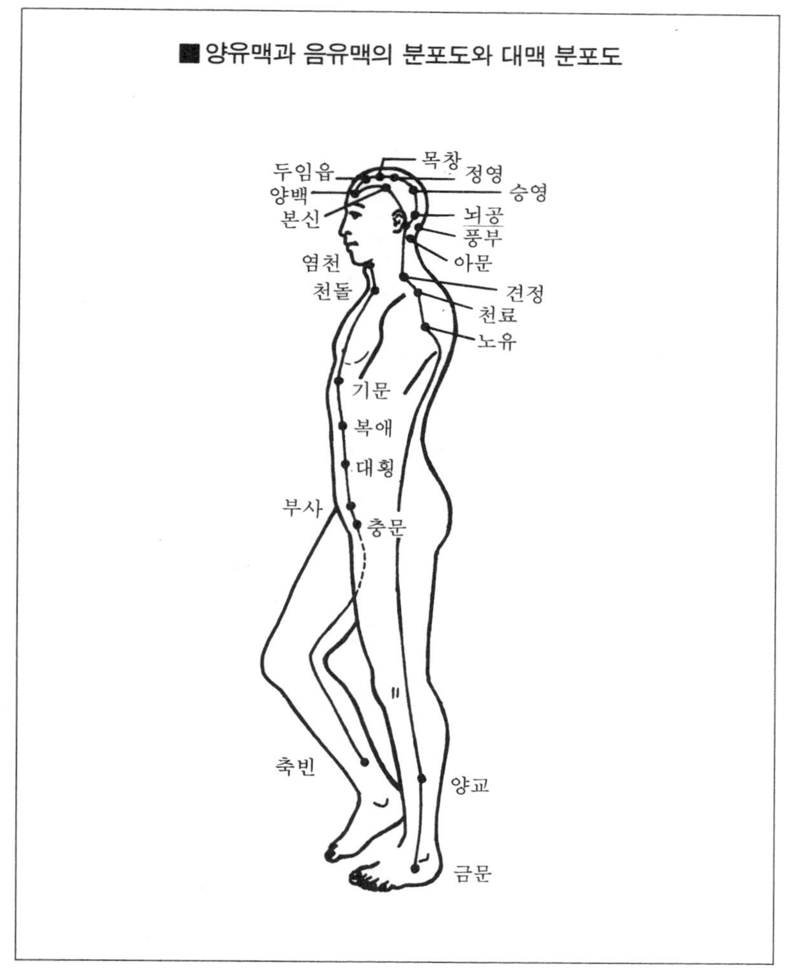

(6) 대맥(帶脈)

'대(帶)'는 띠로 묶는다는 뜻이며, 그 맥은 계협(季脇) 아래로 횡행(橫行)하므로써 몸을 감싼다. 띠 모양으로 음과 양의 모든 경락을 묶을 수 있다.

■ 대맥의 분포도

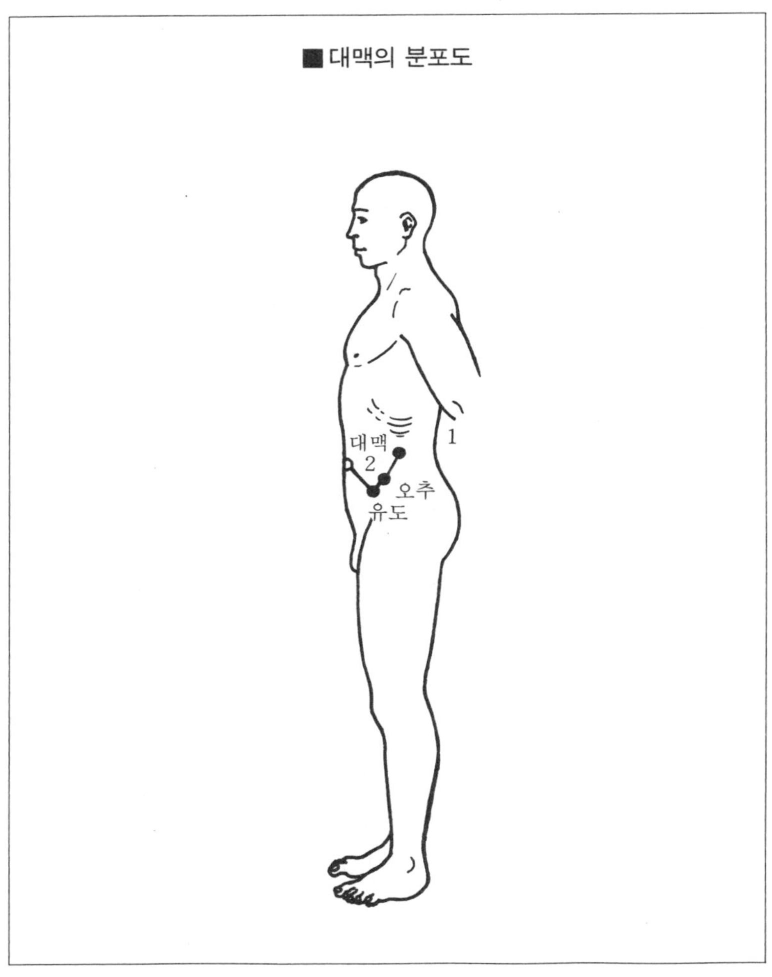

결론적으로 기경 팔맥은 원래 각기 따른 통로와 작용을 가지고 있으며, 경맥(經脈)과는 불가분의 관계가 있다.

기경 팔혈(寄經八穴)

기경 팔혈은 12경락상에 위치하며 아시혈 다음으로 몸 전체적인 치료로서 중요하다. 기경 팔혈은 8개가 있어 팔혈이라고 하며, 중국 명나라 때부터 8맥에 8혈을 정해서 8혈 위주의 치료법이 되었다. 그래서 이 8개의 혈을 기경 팔혈이라고 하는데, 벌침 치료에 있어서 아시혈 다음으로 중요하며, 기경 팔혈은 다음과 같다.

- 임　맥 : 열결(列缺).　　● 독　맥 : 후계(後谿).
- 양교맥 : 신맥(申脈).　　● 음교맥 : 조해(照海).
- 양유맥 : 외관(外觀).　　● 음유맥 : 내관(內觀).
- 충　맥 : 공손(公孫).　　● 대　맥 : 임읍(臨泣).
- 상체의 질병 : ┌ 공손－내관(심, 흉, 위, 소화기).
  └ 조해－연결(폐, 인후, 흉격).
- 측면의 질병 : 외관(눈외측, 귀뒤, 빰, 목, 어깨).
- 후면 및 목의 질병 : 신맥－후계(눈내측, 목, 귀, 어깨, 허리)

가 짝을 이룬다.

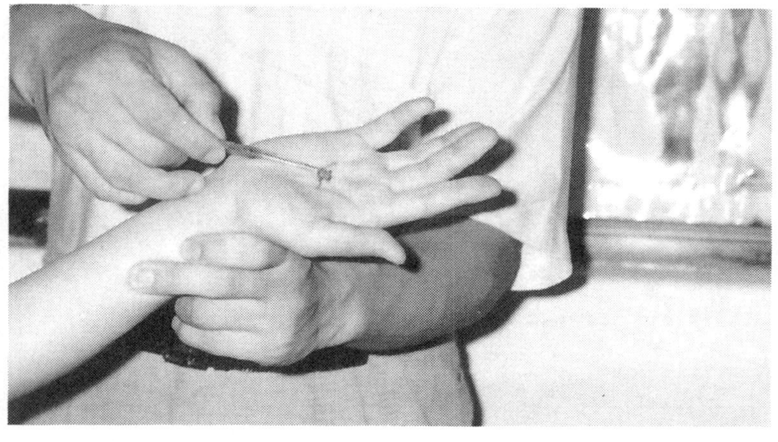

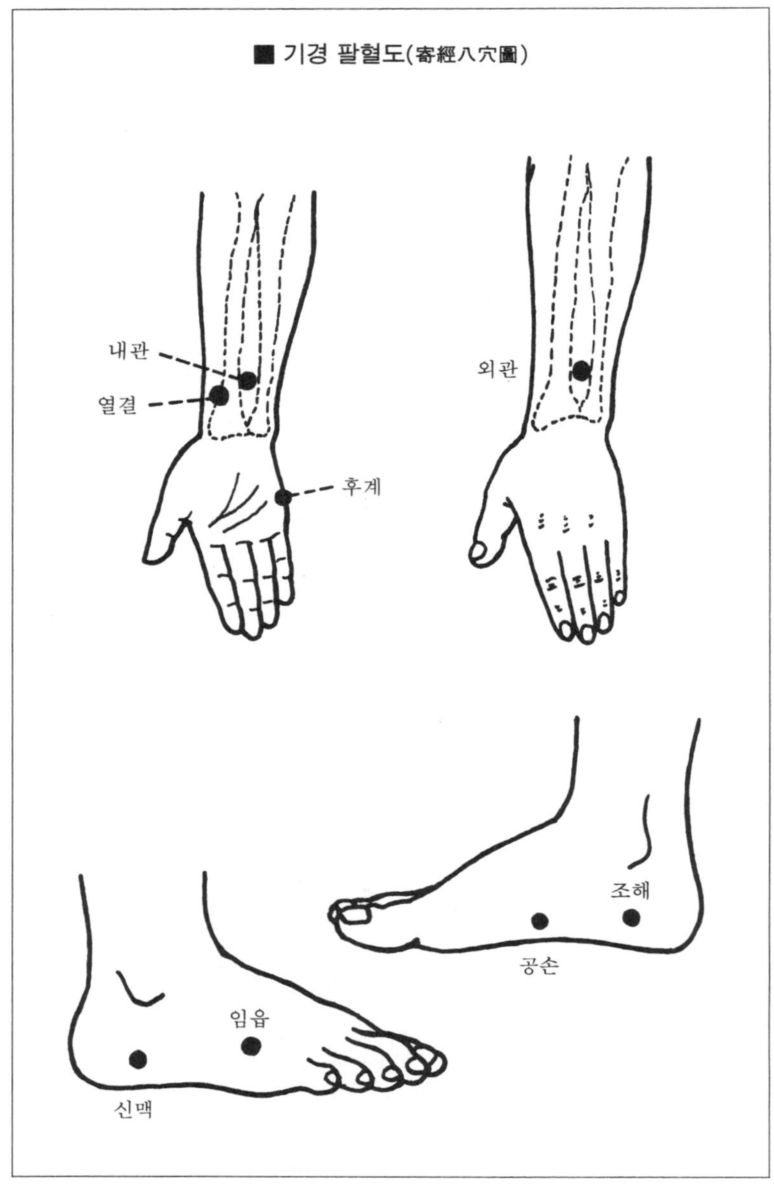
■ 기경 팔혈도(寄經八穴圖)
내관
열결
후계
외관
조해
공손
임읍
신맥

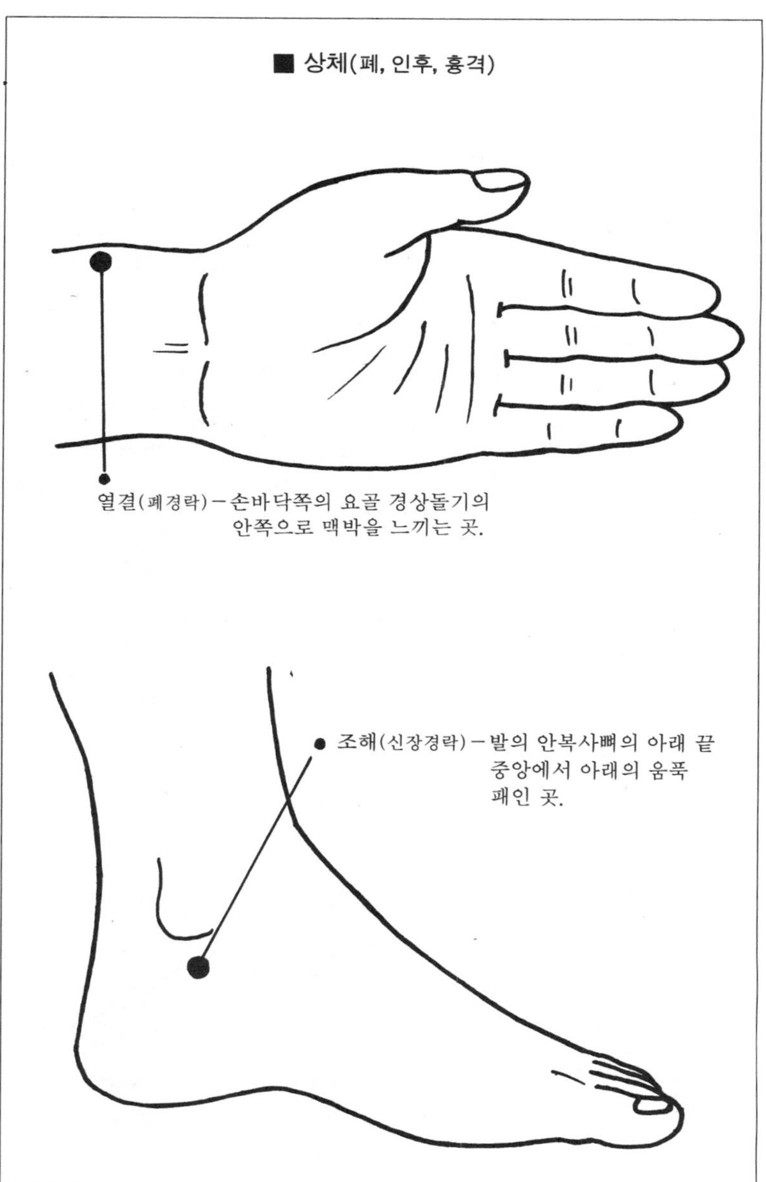
■ 상체(폐, 인후, 흉격)
열결(폐경락)－손바닥쪽의 요골 경상돌기의 안쪽으로 맥박을 느끼는 곳.
조해(신장경락)－발의 안복사뼈의 아래 끝 중앙에서 아래의 움푹 패인 곳.

■ 상체(심, 흉, 위, 소화기)

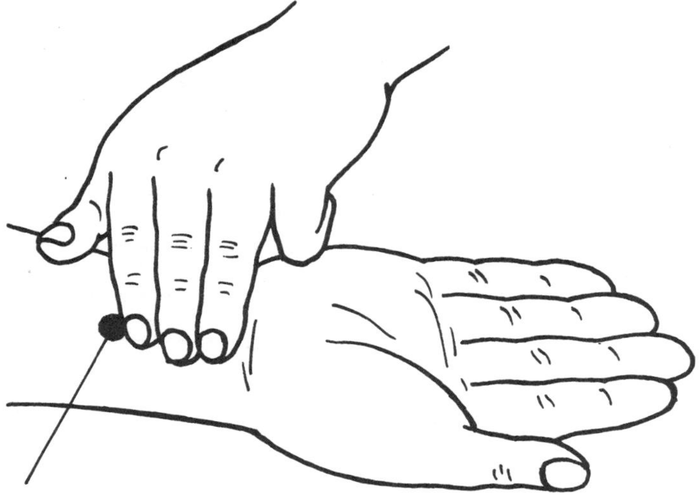

내관(심포경락)－손에서 가장 가까운 손목 주름의 중앙에서 손가락 3개 정도 위치의 건과 건 사이.

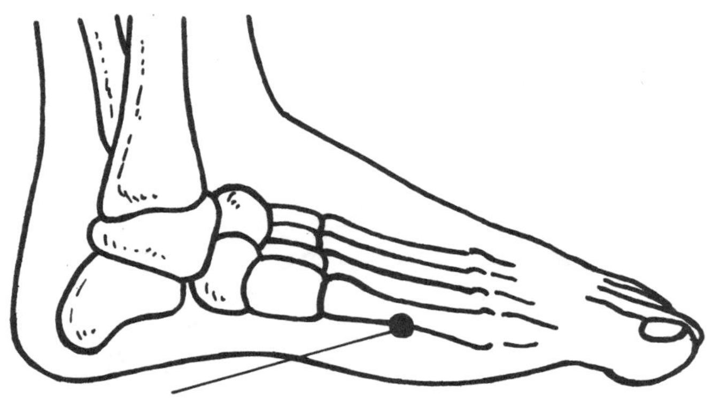

공손(비장경락)－발의 엄지 죽지의 관절에서 뼈를 따라 쓸어 올려 손가락이 멈추는 점.

■ 측면(눈외측, 귀뒤, 뺨, 목, 어깨)

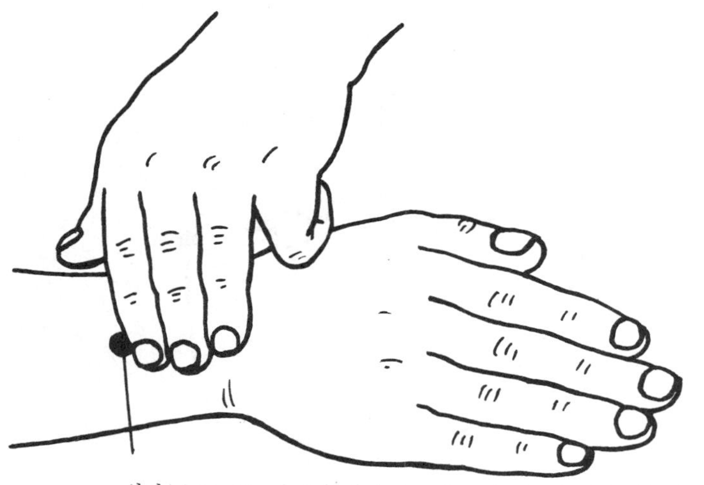

외관(삼초경락) — 손목을 젖혀 손등에 가장 가까운 가로 주름의 중앙에서 손가락 3개 정도의 위치인 곳.

족임읍(담경락) — 4번째 발가락과 5번째 발가락 사이에서 손가락으로 쓸어올려 멈춘 점.

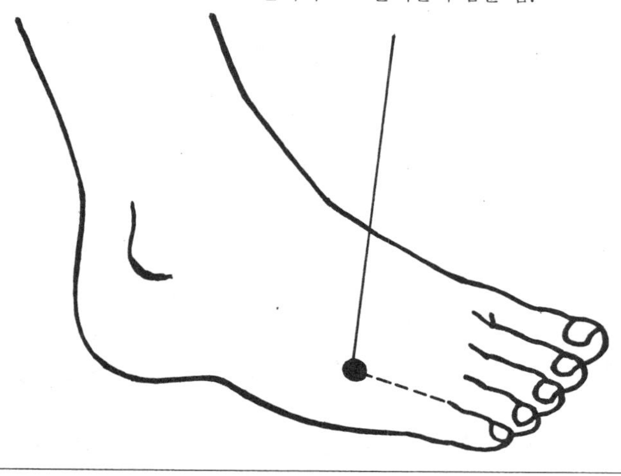

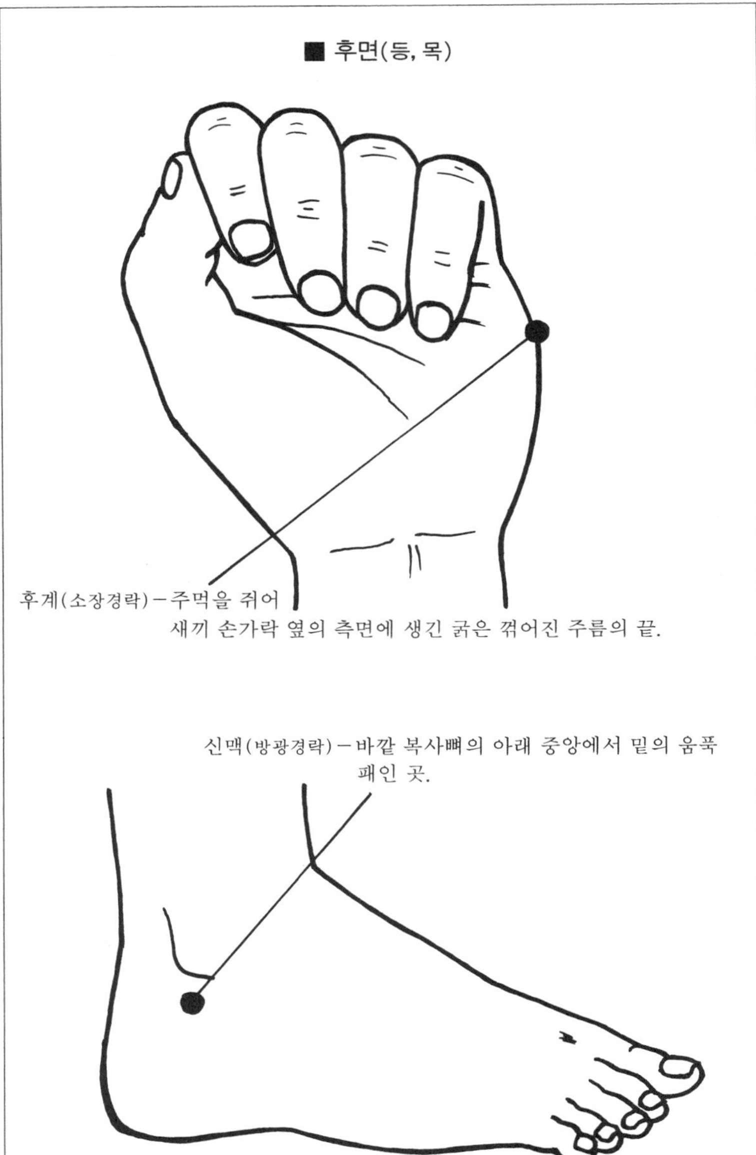
■ 후면(등, 목)
후계(소장경락)－주먹을 쥐어
새끼 손가락 옆의 측면에 생긴 굵은 꺾어진 주름의 끝.
신맥(방광경락)－바깥 복사뼈의 아래 중앙에서 밑의 움푹
패인 곳.

◪ 교회혈(交會穴)……(대추.단중.중완)

교회혈의 치료는 기경 팔맥 치료와 더불어 중요한 역할을 한다.

기경 팔맥 치료시에 전체 경락의 교회혈인 대추(大椎), 단중(檀中), 중완(中脘)을 먼저 시술하는 것이 중요하다. 교회혈 외에 단전, 중극의 시술이 중요하다.

① 대추 : 경추 제7번, 목 뒤의 튀어나온 뼈.

② 전중 : 가슴뼈의 한 가운데 선 위로 좌우 젖꼭지를 결한 직선과 교차 지점.

③ 중완 : 가슴뼈의 아래와 배꼽을 연결한 직선의 중앙 지점.

④ 단전 : 중초에 해당되는 부분.

⑤ 중극 : 방광경의 모혈로서 치골 위 부분.

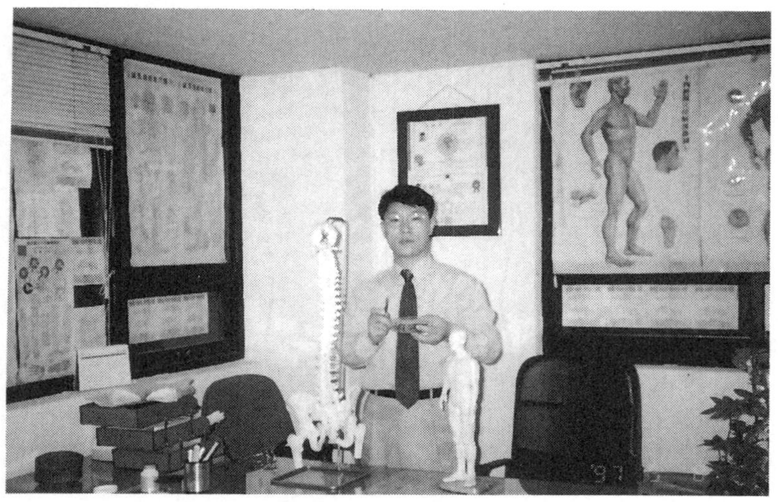

▲ 오행 벌침과 혈맥에 관해 설명하고 있는 저자.

■ 교회혈(交會穴)

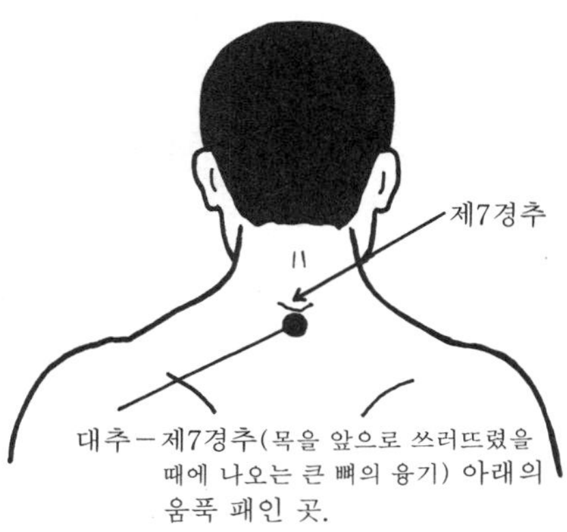
제7경추
대추－제7경추(목을 앞으로 쓰러뜨렸을
때에 나오는 큰 뼈의 융기) 아래의
움푹 패인 곳.

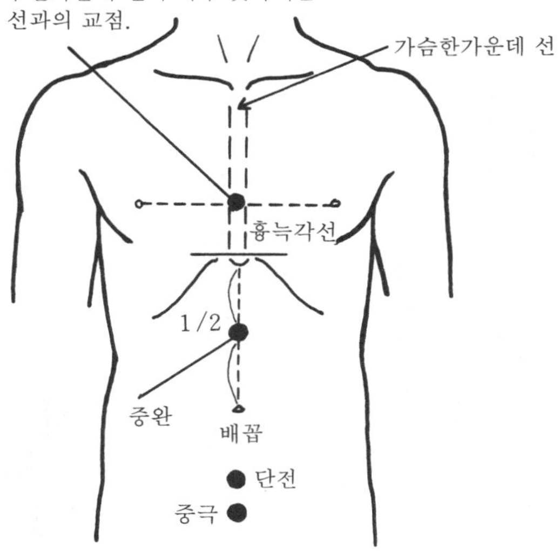
전중－가슴뼈의 한가운데 선과 좌우 젖꼭지를
연결한 선과의 교점.
가슴한가운데 선
흉늑각선
1/2
중완
배꼽
단전
중극

벌침 치료에 있어 아시혈, 사지혈, 기경 팔혈을 시술한 다음 12경락에 의한 시술로 넘어가기에 앞서 열 개의 중요혈을 적용함이 치료에 보탬이 된다. 단, 오행 벌침 시술에 있어서 기본틀에서는 제외된다.

• 열 개의 주요 혈

① 머리, 얼굴 – 곡지, 합곡.
② 머리 두통 – 후계, 풍지.
③ 가슴, 배 – 삼리, 내관.
④ 허리, 등 – 은문, 곤륜.
⑤ 무릎, 가슴, 옆구리 – 환도, 양릉천.

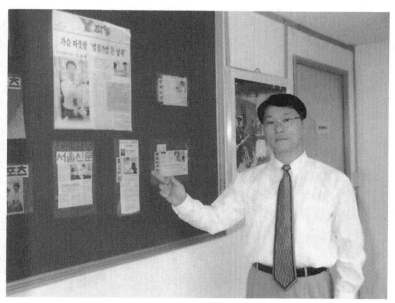

▲ '건강은 건강할 때 지켜야 한다'고 강조하는 김동현 회장(저자).

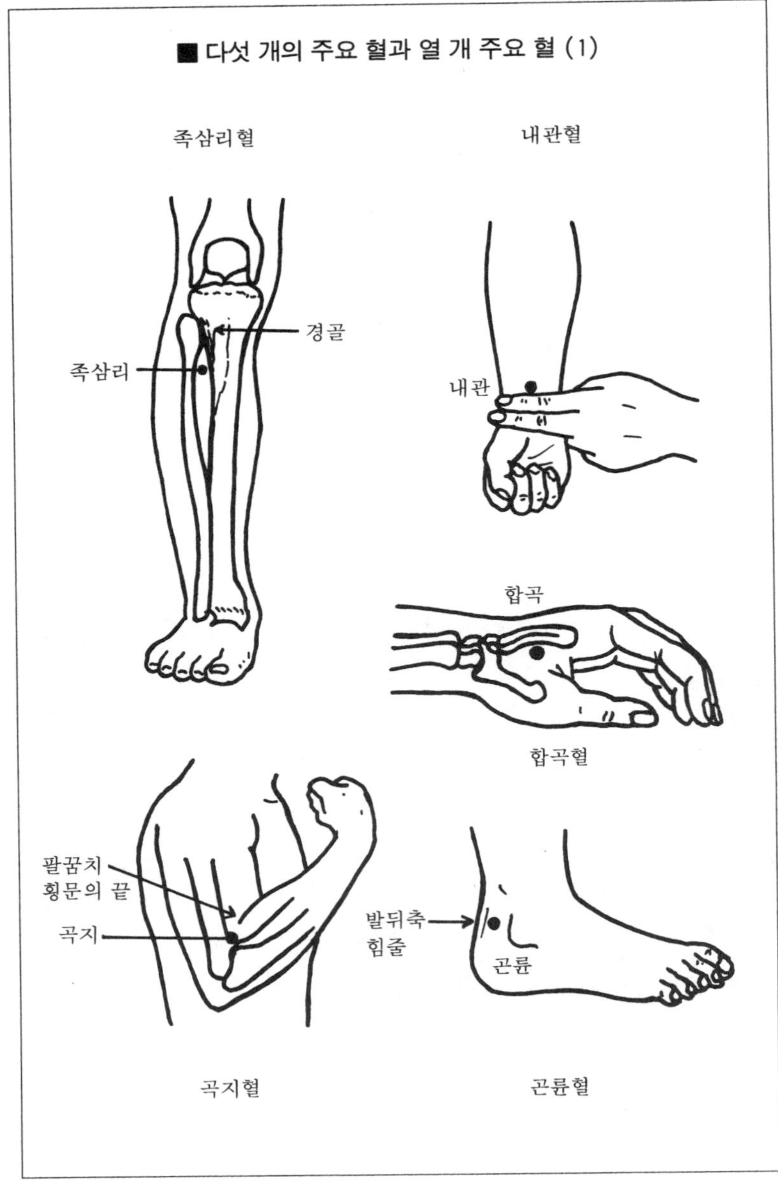
■ 다섯 개의 주요 혈과 열 개 주요 혈 (1)
족삼리혈
내관혈
경골
족삼리
내관
합곡
합곡혈
팔꿈치
횡문의 끝
곡지
발뒤축
힘줄
곤륜
곡지혈
곤륜혈

■ 열 개의 주요 혈 (2)

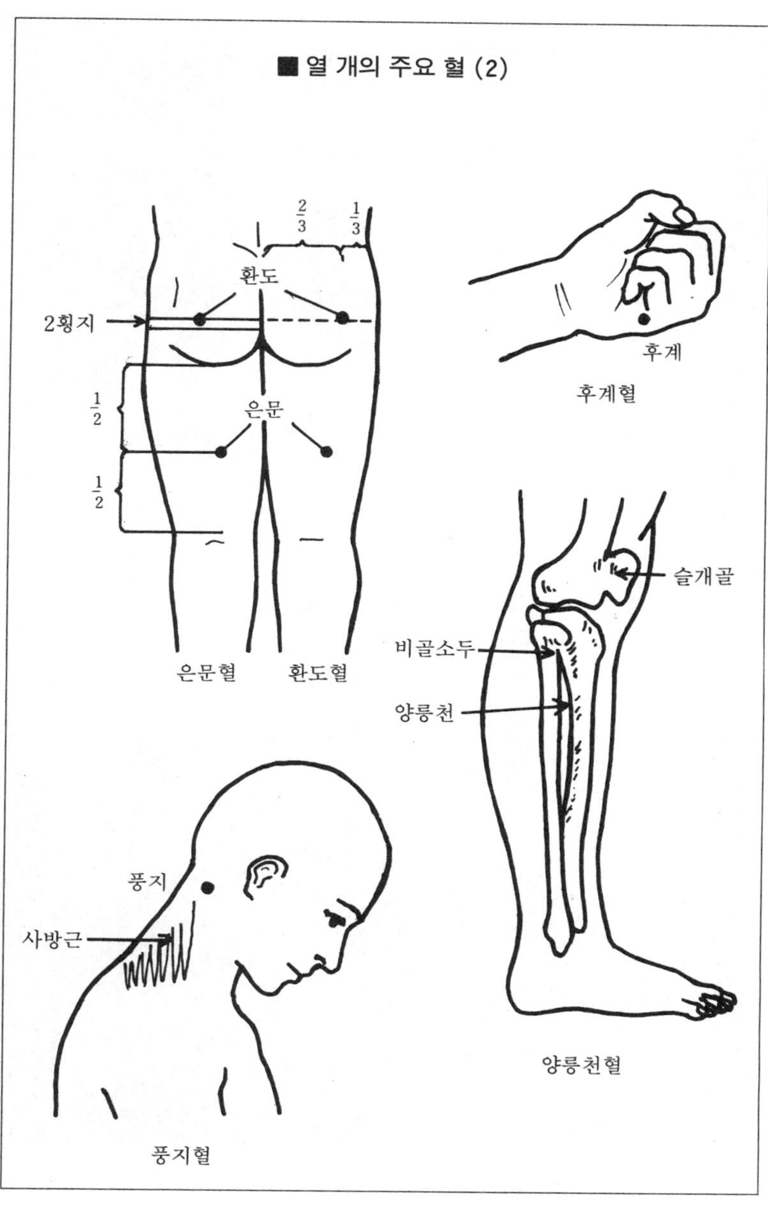

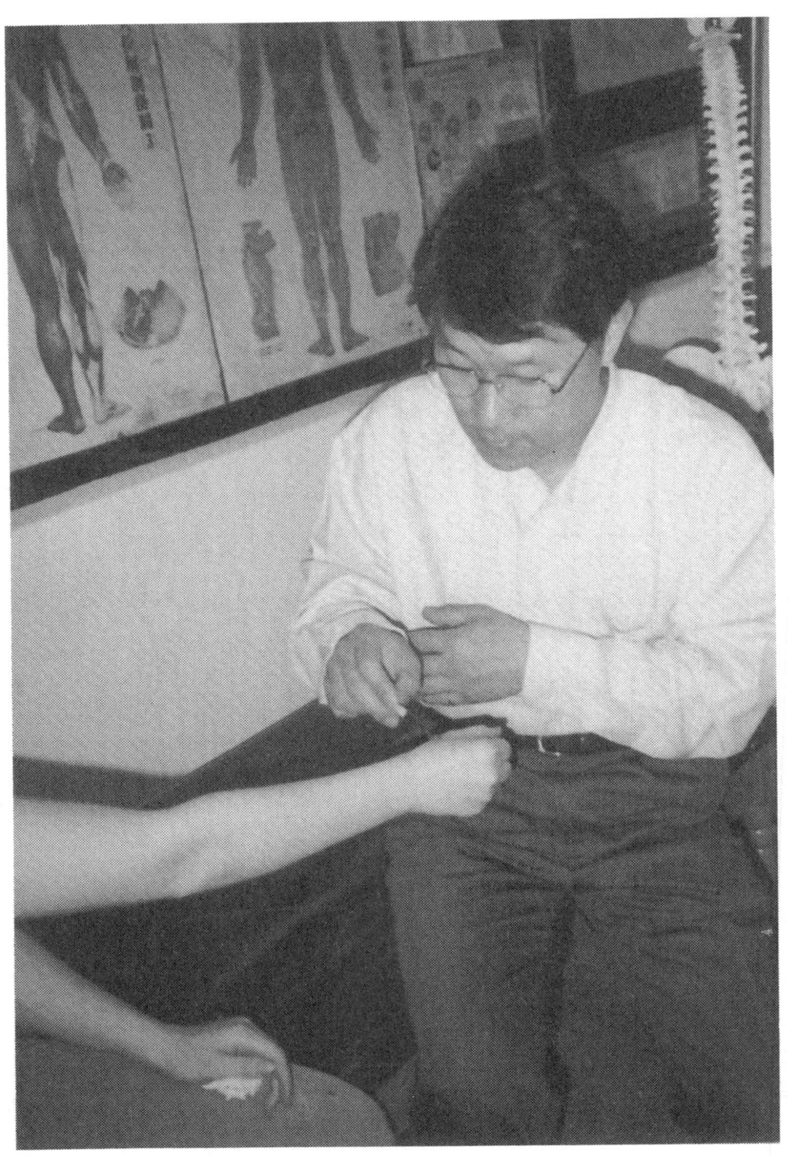

▲ 대장 질환 환자에게 오행 벌침 요법을 시술하고 있는 저자.

제 4 장

경락(經絡)과 혈(穴)

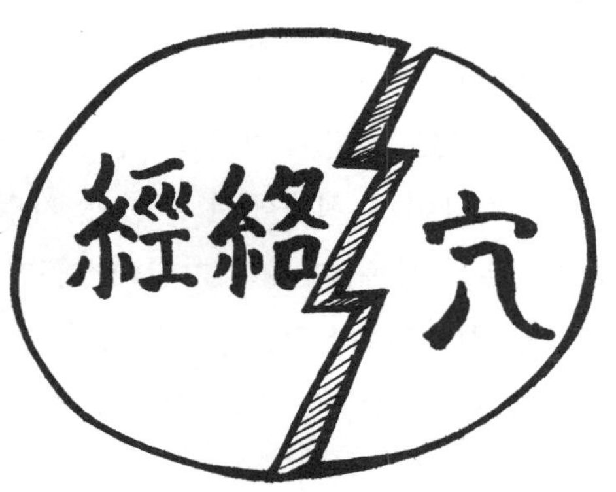

◩ 경락과 혈의 정의

(1) 경락(經絡)

우리 몸 속에서 기가 흘러가는 통로를 경락이라 한다. 종으로 나있는 길을 경, 횡으로 나있는 길을 락이라 한다. 이 경락은 마치 수세미의 얼개같이 복잡하게 얽혀 있다. 그럴 수 밖에 없는 것이 세포 하나 하나에도 기는 통해 있는 것이니 마치 고성능 컴퓨터의 전자 회로와 같은 것이다. 쉽게 이해하려면 세포마다 전선줄이 연결되어 있다고 보고 이 배선망과 같다고 생각하면 되겠다. 그러나 중요한 간선은 그리 많지 않다. 주된 경락을 간추려서 흔히 12경락에 임맥과 독맥을 포함하여 14경락으로 함축된다.

(2) 혈(穴 : 365기혈)

기가 흐르는 경락에도 곳곳에 머무는 점이 있으니 이것을 혈이라고 부른다. 지압이나 침술에서 쓰이는 자리가 바로 이 기의 혈자리이다. 우리 몸에는 이런 기혈이 365개 정도 있다. 원의 각도가 360도이며 1년이 365일인 것하며 하나의 완성된 원을 이루는 숫자로서 그 복잡한 기의 회로를 완전하게 장악하고 소통시켜 나가고 있는 것이다.

인체의 흐름은 컴퓨터 회로망처럼 복잡하면서도 일정한 흐름이 있는 총체적인 시스템으로 볼 수 있다.

흔히 우리가 급소라고 부르는 곳은 매우 중요한 혈을 가리키는 말이다.

◩ 12경맥과 체표의 분포 기율 순행 주향 및 교접 기율

(1) 체표의 분포 기율

1) 사지 분포 기율

사 지 내 측	분포 기율	사 지 외 측
수 족 태 음 경	전	수 족 양 명 경
수 족 궐 음 경	중	수 족 소 양 경
수 족 소 음 경	후	수 족 태 양 경

※ 〈예외〉 : 내과상 8촌 이하는 궐음 재전 태음 재중

2) 두부 분포

두부 외면에 분포된 것은 모두 양경이다.

3) 구간 분포

배부, 측흉부에 분포된 것은 양경이고, 전흉 복부에 분포된 것은 음경이다.

※ 〈예외〉 : 유독 수 양명경만이 흉복부에 분포되어 있다.

(2) 12경락의 순행 주향

수지 삼음. 종장(흉)주수. 장 → 손.

수지 삼양. 종수주두. 손 → 머리.

족지 삼양. 종두주족. 머리 → 발.

족지 삼음. 종족주목. 발 → 흉부.

(3) 교접 기율

(1) 음경과 양경은 사지 말단에서 교접하고,

(2) 양경과 양경(동명경)은 두면부에서 교접하고,
(3) 음경과 음경(수족 삼음경)은 흉부에서 교접한다.

◪ 경락(經絡)의 흐름

경락이란, 기혈을 운행하고 장부지절과 구통 상하 내외를 연결하는 통로로서, 벌침 뿐만 아니라 침술, 뜸, 치료에 있어 가장 기본이라고 볼 수 있다.

자연의 기가 끊임없이 움직이는 것을 운기(運氣)라 하며 운기의 운은 목화토금수(木火土金水)의 오행을 말하고 기는 하늘의 육기(六氣)를 말하는데 삼음과 삼양이 있다.

	출 생	성 장	번 성	소 멸
삼 음		소 음	태 음	궐 음
삼 양	소 양	태 양	양 명	

로 구분된다.

경락의 흐름은 태음과 양명, 소음과 태양, 궐음과 소양이 서로 내외의 짝을 이룬다.

인간 전체는 하나의 큰 system이다.

치료의 근본은 인간 자체를 심신 양면으로 파악하며 전체 균형을 맞추는 total system의 균형을 생각해야 한다.

인간의 몸 안에 일정하게 기가 흐르는 통로이며 오장육부의 기능과 작용을 주관한다.

경락은 경맥과 낙맥을 합친 것으로 경맥은 세로로 흐르고 낙맥은 인체를(수 태음 폐 → 족 궐음 간) 가로로 흐르면서 경맥을 연결하는 15종류의 지류와 미세 지류로 되어 있다.

기경은 정경을 순환하던 기가 넘치거나 부족할 때 조절하는 것으로 8개이다.

벌침에서의 12경락과 365개의 혈을 하나하나 단순 암기하는 것보다 경락의 흐름을 제대로 파악하고 그 연결 구조를 정확히 이해한다면 벌침 치료에 큰 효과를 볼 수 있다.

그동안에는 365개 혈의 위치를 제대로 암기하는 방식만 가르쳐 왔으나, 하지만 본 오행 벌침에서는 그 경락의 맥락을 잘 파악하여 그 연결 구조와 흐름만 제대로 알 수 있으면 된다고 본다.

지금부터 12경락의 신체 전체의 흐름을 알아보기로 하자.

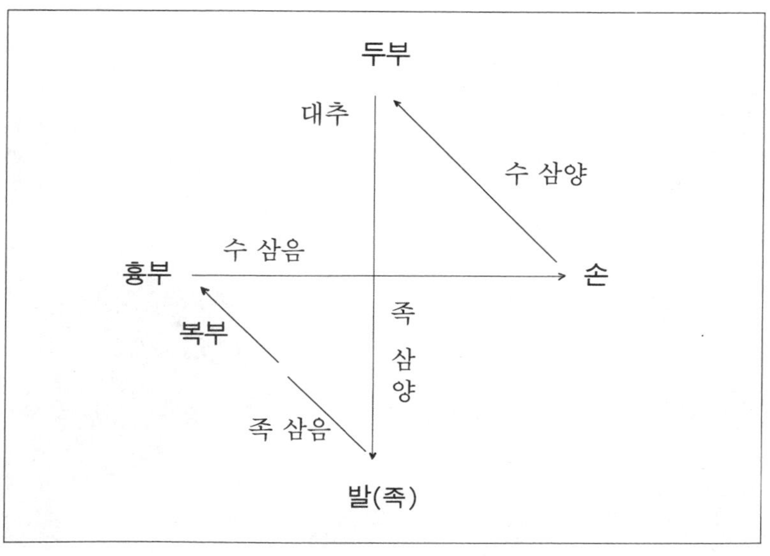

※ 방광 경락만 등으로 흘러간다.

- 수삼양 : 손등 →상지 외측 →양소래 →두부 →족삼양경과 접.
- 수삼음 : 흉부 → 상지 내측 → 손끝 → 수 삼양에 연결.
- 족삼양 : 방광경 → 엉덩이 → 하지 후측.
- 족삼음 : 양명경 → 복부 → 하지 내측 → 복부 → 흉복 → 수 삼음경.

① 임맥 : 앞부분으로 행하면서 소음경과 교접(음경 지해, 음맥 지해).

② 독맥 : 뒷부분 삼양경 교접, 삼양경 감독(양혈 지해, 앙경 지해).

③ 충맥 : 족 양명과 교접, 12경맥과 교접하여 남으면 충맥으로 다시 감(혈해).

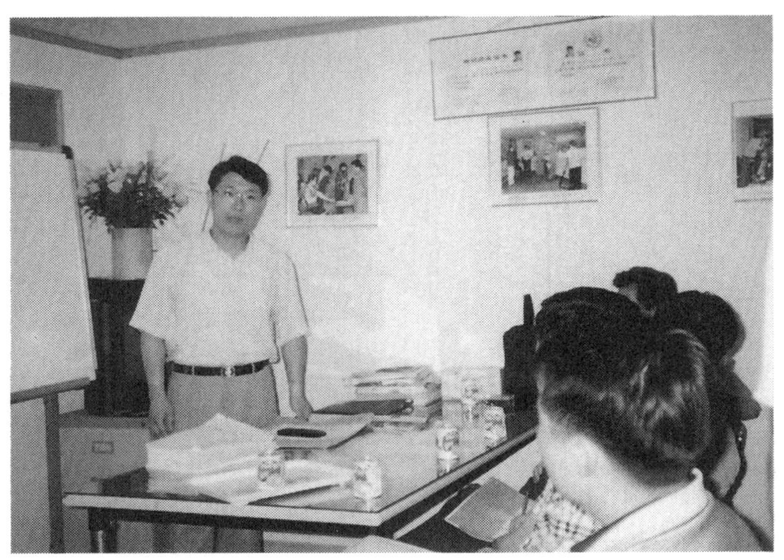

▲ 한국오행벌침연구회를 찾은 회원들에게 오행벌침의 효과와 건강 지키기에 관해 강의하고 있는 김동현 회장(저자).

◩ 12경락의 흐름

손	태음 ↕ 양명	소음 ↕ 태양	궐음 ↕ 소양	발	양명 ↕ 태음	태양 ↕ 소음	소양 ↕ 궐음

※ 몸과 손의 태음에서 시작하여 발의 간으로 끝난다.
(몸→손→발→손→발로 12개가 순서적으로 움직인다)

◩ 12경락(經絡)의 상호 관계

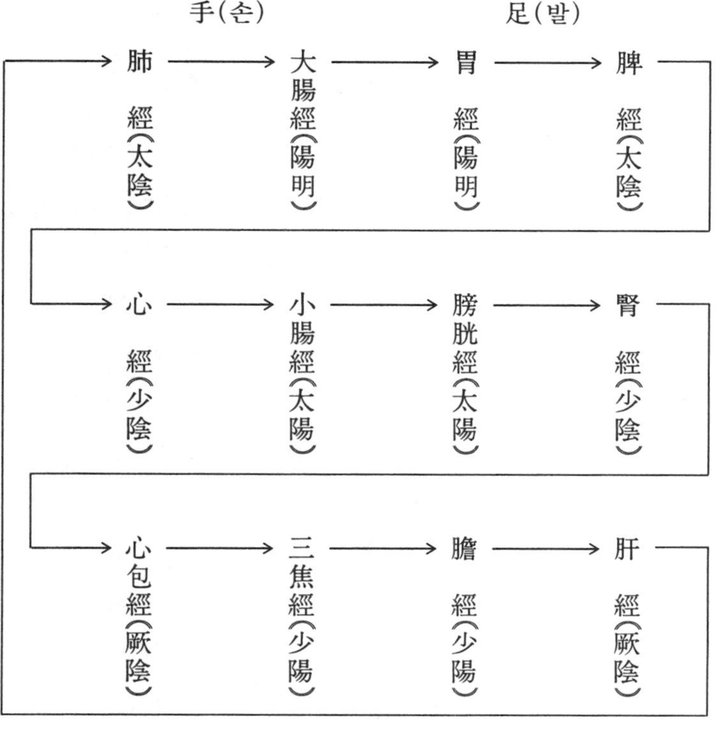

◪ 경락 계통표(經絡系統表)

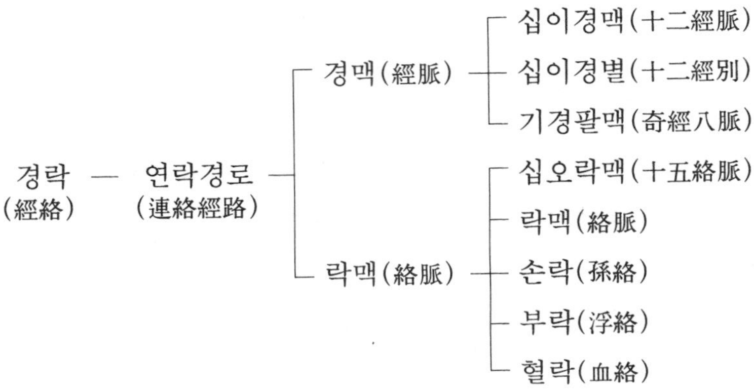

(1) 십이정경(十二正經)의 육경 분류(六經分類)

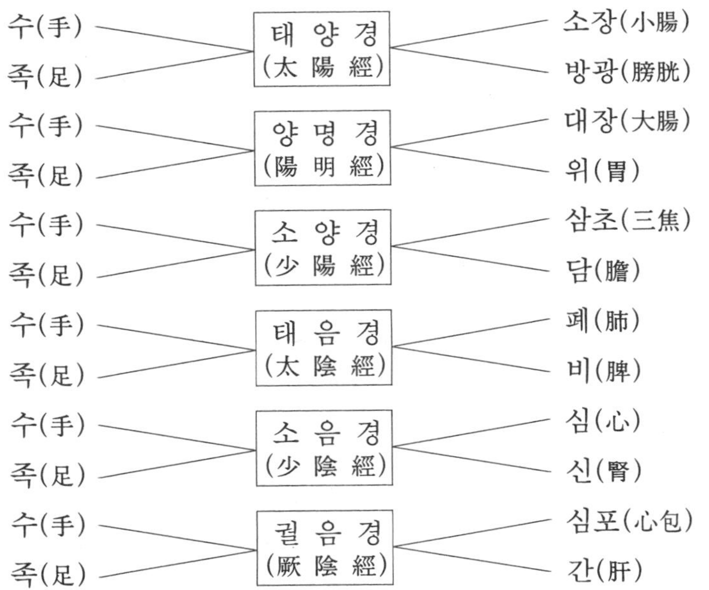

(2) 십이경맥(十二經脈)의 음양경분류표(陰陽經分類表)

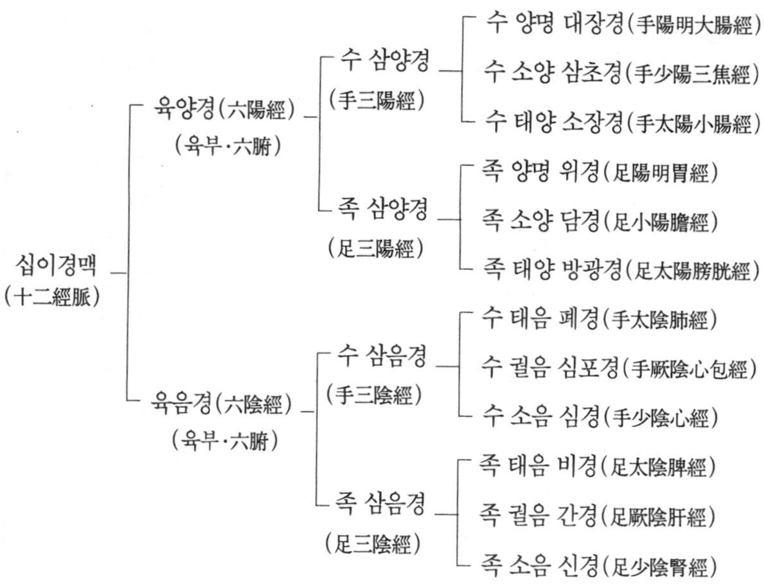

(3) 경락(經絡), 장부(臟腑), 운행순(運行順) 및 운행도(運行道)

〈수 태음에서 시작하여 족 궐음 간경으로 끝난다〉

음(陰)·리(裏)·장(臟)			양(陽)·표(表)·부(腑)		
태음경 (太陰經)	수(手)	폐(肺) ① →	② 대장(大腸) ↓	수(手)	양명경 (陽明經)
	족(足)	비(脾) ④ ← ↓	③ 위(胃)	족(足)	
소음경 (少陰經)	수(手)	심(心) ⑤ →	⑥ 소장(小腸) ↓	수(手)	태양경 (太陽經)
	족(足)	신(腎) ⑧ ← ↓	⑦ 방광(膀胱)	족(足)	
궐음경 (厥陰經)	수(手)	심포(心包) ⑨ →	⑩ 삼초(三焦) ↓	수(手)	소양경 (少陽經)
	족(足)	간(肝) ⑫ ← (→ 폐)	⑪ 담(膽)	족(足)	

(4) 십이경맥(十二經脈)의 분류표(分類表)

운행 순위 (運行順位)	십이경맥명 (十二經脈明)	총혈수	시작 혈(起始穴) 끝나는혈(終止穴)
1	수 태음 폐경 (手太陰肺經)	11	• 중부(中府) • 소상(少商)
2	수 양명 대장경 (手陽明大腸經)	20	• 상양(商陽) • 영향(迎香)
3	족 양명 위경 (足陽明胃經)	45	• 승읍(承泣) • 여태(厓兌)
4	족 태음 비경 (足太陰脾經)	21	• 은백(隱白) • 대포(大包)
5	수 소음 심경 (手少陰心經)	9	• 극천(極泉) • 소충(少沖)
6	수 태양 소장경 (手太陽小腸經)	19	• 소택(少澤) • 청궁(聽宮)
7	족 태양 방광경 (足太陽膀胱經)	67	• 정명(睛明) • 지음(至陰)
8	족 소음 신경 (足少陰腎經)	27	• 용천(湧泉) • 유부(兪府)
9	수 궐음 심포경 (手厥陰心包經)	9	• 천지(天地) • 중충(中沖)
10	수 소양 삼초경 (手少陽三焦經)	23	• 관충(關沖) • 사죽공(絲竹空)
11	족 소양 담경 (足少陽膽經)	44	• 동자료(瞳子髎) • 규음(竅陰)
12	족 궐음 간경 (足厥陰肝經)	14	• 태돈(太敦) • 기문(期門)

(5) 14경맥의 주치 내용

수 삼음	① 수 태음 폐경 ② 수 궐음 심포경 ③ 수 소음 심경	폐, 기관지, 인후부의 질병 심장, 심포, 정신 질환 심장과 정신 질환	흉부 질환
수 삼양	④ 수 양명 대장경 ⑤ 수 소양 삼초경 ⑥ 수 태양 소장경	머리, 어깨, 안면, 귀, 입, 인후 질환 머리 측면, 귀, 어깨 질환 머리 뒷면, 눈, 귀, 어깨 질환	머리, 목질환
족 삼음	⑦ 족 태음 비경 ⑧ 족 궐음 간경 ⑨ 족 소음 신경	위장, 배뇨, 생식기 질병 간, 배뇨, 생식기 신장, 허리, 생식기	복부 질환
족 삼양	⑩ 족 양명 위경 ⑪ 족 소양 담경 ⑫ 족 태양 방광경	머리, 안면부, 가슴 복부, 위장 질환 머리 측면, 옆구리, 간, 담의 질환 머리, 목, 등, 방광, 항문의 질병	머리, 옆구리 안면 등 다리 질환
독맥	⑬ 독맥	머리, 목, 허리의 질병	
임맥	⑭ 임맥	가슴, 복부, 인후, 생식기 질병	

(6) 십사경맥의 분포 표시도

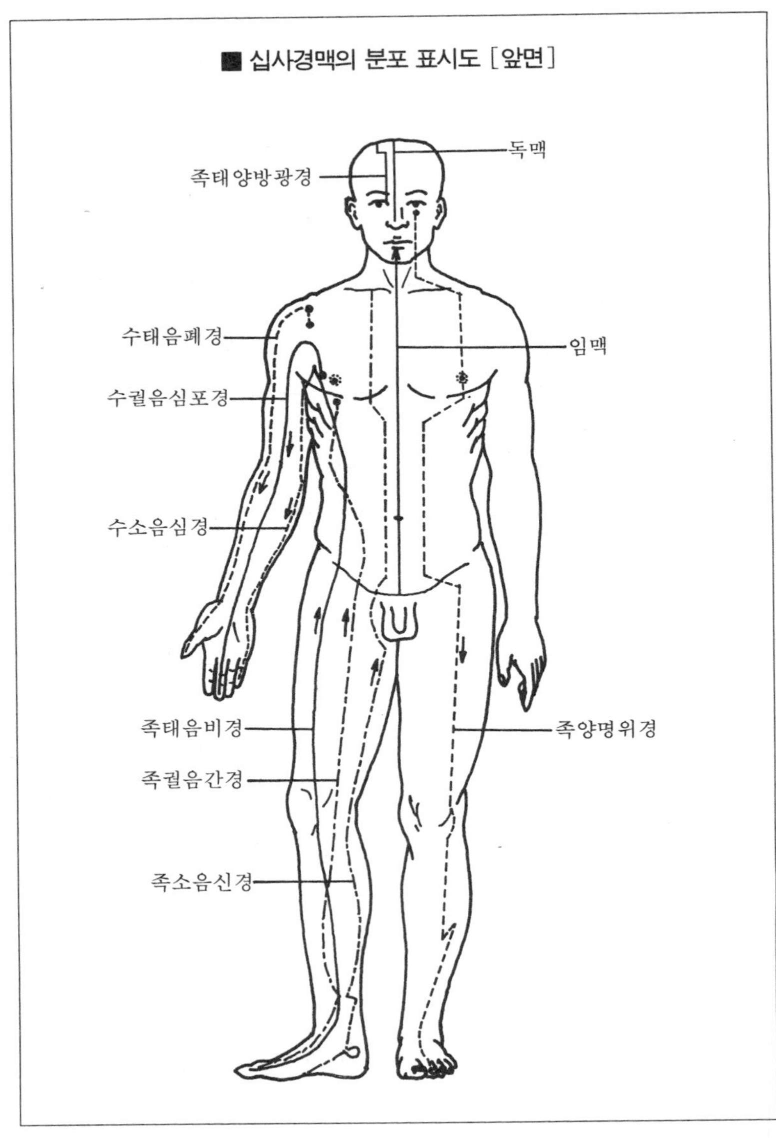

■ 십사경맥의 분포 표시도 [옆면]

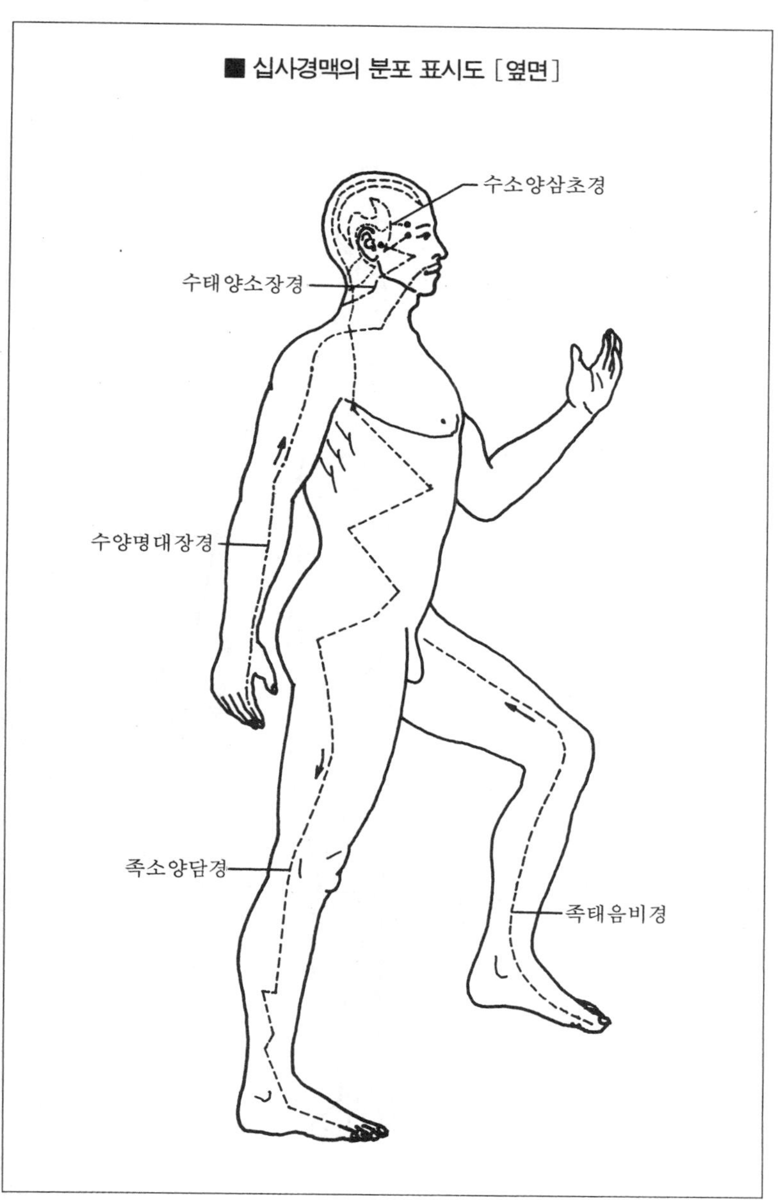

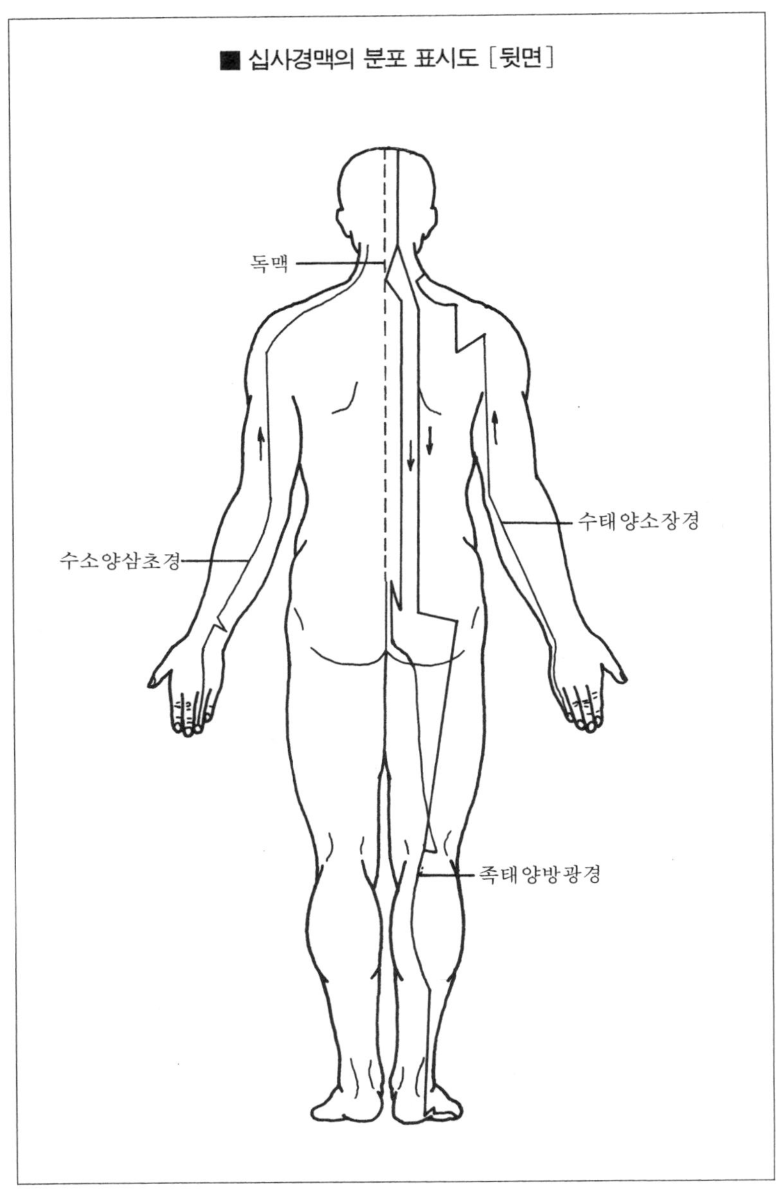
■ 십사경맥의 분포 표시도 [뒷면]
독맥
수태양소장경
수소양삼초경
족태양방광경

◪ 수 태음 폐경

(1) 수 태음 폐경

1. 중부－운문에서 약 5cm 아래.
2. 운문－쇄골 바로 바깥쪽 아래.
3. 협백－손목에 힘을 줄 때 근육이 나오는 곳으로 젖 높이.
4. 척택－팔꿈치 안쪽 엄지 손가락 쪽으로 치우쳐 있는 곳.
5. 공최－팔꿈치에서 손가락 4개 넓이 아래 엄지 손가락쪽.
6. 태연－손목을 굽혔을 때 생기는 횡선의 엄지쪽.

※ 수 태음 폐경의 원혈.

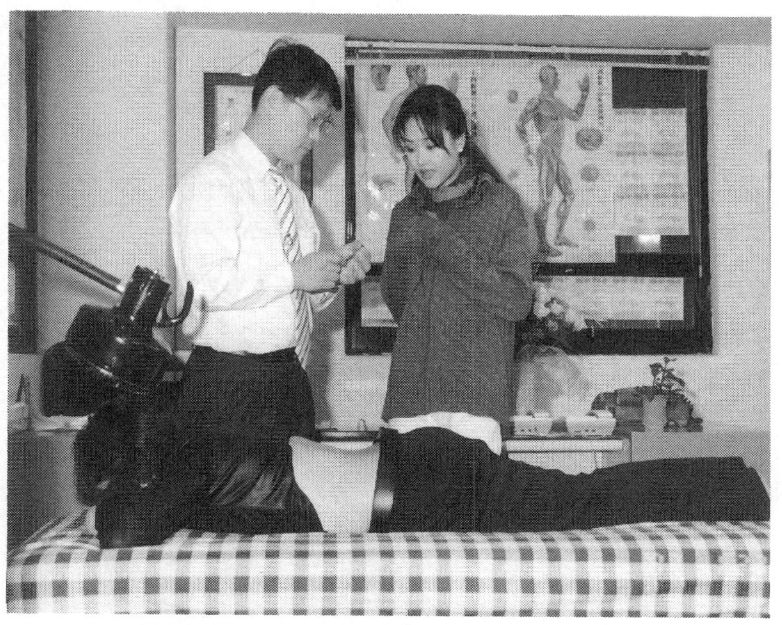

▲ SBS TV에 출연한 저자가 방청객(환자)에게 오행 벌침 시술을 시연해 보이고 있다.

서울大同窓會報

한국오행벌침연구회 金棟鉉회장

전통 오행침법과 체질사상의학 접목
부작용 없고 신경통 등에 탁월한 효과

『부작용이 거의 없고 신경통, 근육통, 디스크, 관절염, 당뇨, 정력부족 등에 탁월한 효과가 있습니다』

시장 어귀에 있는 약장사의 말이 아니다.

졸업후 증권회사를 다니며 생긴 허리통증 때문에 92년부터 침술서적을 뒤적이며 지압, 뜸 등을 독학으로 배우다 벌침에 빠져들었다는 金棟鉉동문(85년 社會大卒)은 자연민간요법인 벌침의 세계에선 널리 알려져 있는 인물이다.

사당동에 자리한 한국오행벌침연구회에는 매일 1백여명의 회원이 북적거리고 옥상에 키우는 20여만 마리의 벌떼가 「웅웅」소리를 내고 있다.

『동양의학에서 첫째는 침, 둘째는 뜸, 셋째는 약이라고 했는데 벌침은 이 세가지의 효과가 동시에 발휘되는 신비한 민간자연요법입니다』

직접 체험했기에 벌침의 효과에 대해 확신이 있는 金동문은 집안의 반대에도 불구하고 나도 살고 남도 살리자는 각오로 직장을 그만뒀다. 밤에는 관련서적을 탐독하고 낮에는 직접 자신의 온몸에 벌침을 놓아가며 연구했으며, 중국연변의학원에서 국제침구의사자격증을 받은 후 카이로프랙틱(척추교정)과 스포츠마사지 자격증 등 관련자격증도 하나하나 취득했다.

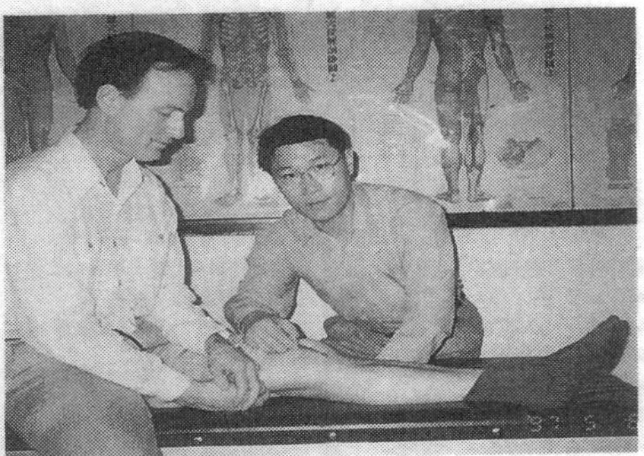

金동문(사진 右)이 벌침 시술을 하고 있다.

金동문은 단순히 아픈 곳에 벌침을 놓는 기존의 벌침법에서 벗어나 손과 발, 경락(오장육부의 병이 몸거죽에 나타나는 자리)에 침을 놓는 전통적인 오행침법과 체질을 분석한 사상의학을 종합적으로 구현해 「오행지법」이란 독특한 기법을 완성했다.

또한 전국에 흩어져 있던 5백여명의 벌침시술사를 결집, 국내최초로 전국 규모의 관련단체를 만들었을 뿐만 아니라 전국 10여개 도시와 중국, 뉴질랜드 등에도 진출해 오행벌침을 전파하고 있다.

『벌침이 아직 믿지 못할 민간요법으로밖에 인식되지 않아 안타깝습니다. 하지만 일본·중국처럼 정규교육과정에서 벌침이 인정될 날을 위해 계속 연구하고 있습니다』

벌침만큼 쉽게 배우고 안전한 시술방법이 없다는 金동문은 「신비한 오행벌침요법」이란 책을 저술해 일반인도 쉽게 벌침을 배울 길을 마련했으며 조만간 「정통 오행지압백과」를 펴낼 예정이다.

벌침으로 인해 뒤바뀐 인생에서 보람을 찾고 있는 金동문은 현재 장애인과 노인들에게 무료 봉사를 하고 있으며 「오행지법」을 세계적인 민간요법으로 발전시키기 위해 노력하고 있다. 〈元〉

(2) 수 태음 폐경(手太陰肺經)의 혈도(穴圖)

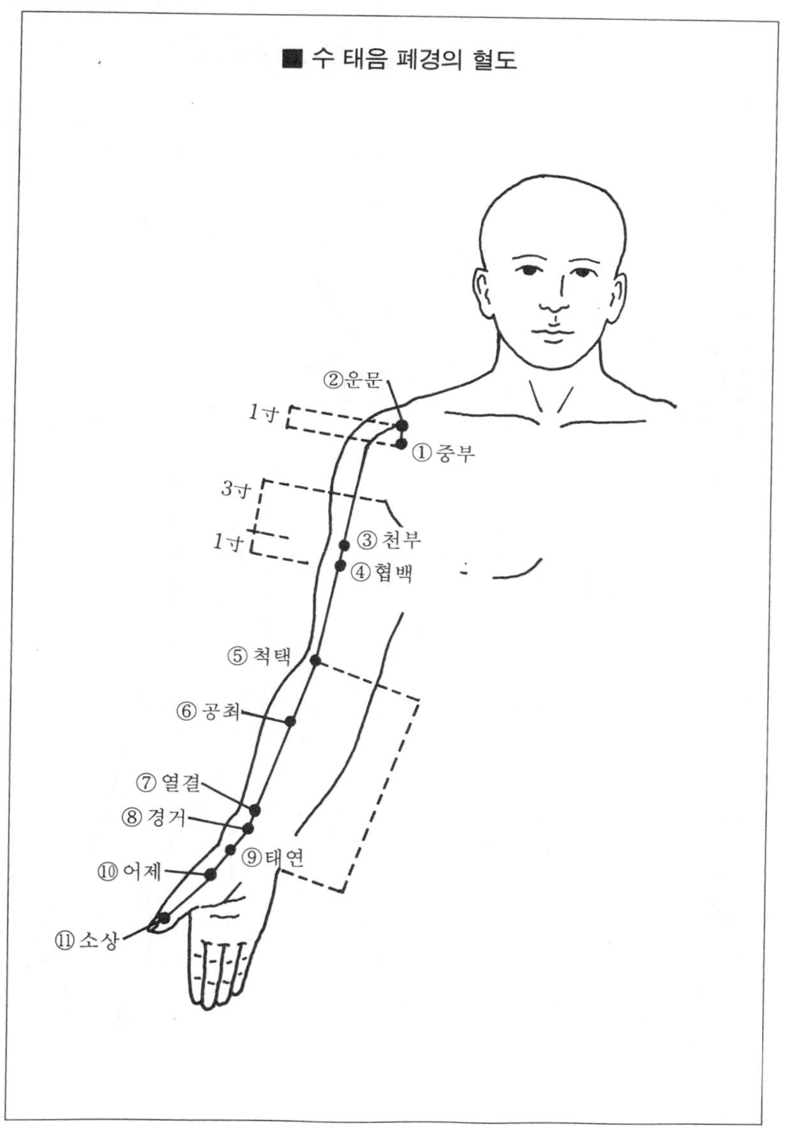

(3) 수 태음 폐경(手太陰肺經)의 순행 표시도(循行表示圖)

■ 수 태음 폐경의 순행 표시도(운행도)

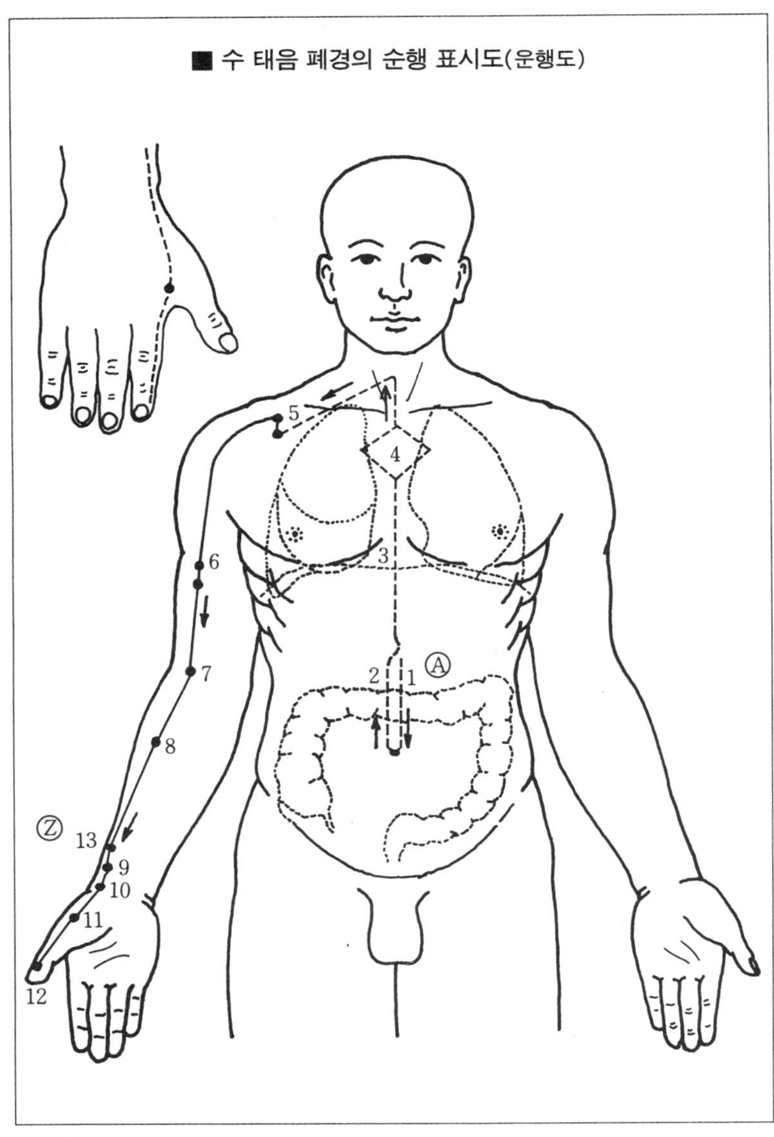

(4) 수 태음 폐경의 소속 경혈(오행을 근거로 설명함)

순번	경혈명	오행혈의 위치	주요 치료	오행혈
1	중부		폐질환, 기관지염, 오십견, 어깨 결림	*모혈
2	운문			
3	천부			
4	협백			
5	척택	팔꿈치 안쪽으로 엄지를 따라서 연결된 부분	기관지염, 천식, 주관절 내측 동통, 손저림	水
6	공최			*극혈
7	열결	기경팔혈	상체의 질병	*낙혈
8	경거	손목 안쪽에서 약간 위쪽 엄지를 따른 선을 연결한 부분	폐질환	金
9	태연	손목을 구부렸을 때 생기는 선의 엄지 손가락쪽 부분	두통, 스트레스, 기관지, 폐 질환	土 *원혈
10	어제	손바닥 중 엄지손 바로 위 부분	두통, 스트레스, 폐 질환	火
11	소상	엄지 손가락 끝 부분	중풍, 혼미, 급체	木

◪ 수 양명 대장경

(1) 수 양명 대장경

1. 영향－코방울의 양쪽.
2. 견우－어깨 끝에서 팔이 이어지는 관절 위로 우묵 들어간 곳의 중간.
3. 곡지－팔꿈치를 굽혔을 때 엄지 손가락 쪽으로 주름이 잡히는 끝.
4. 수 삼리－주먹을 쥐었을 때 근육이 불쑥 솟는 부분.
5. 합곡－엄지와 죽지의 사이 갈라지는 데서 약 2.5cm의 점.

※ 수 양명 대장경의 원혈.

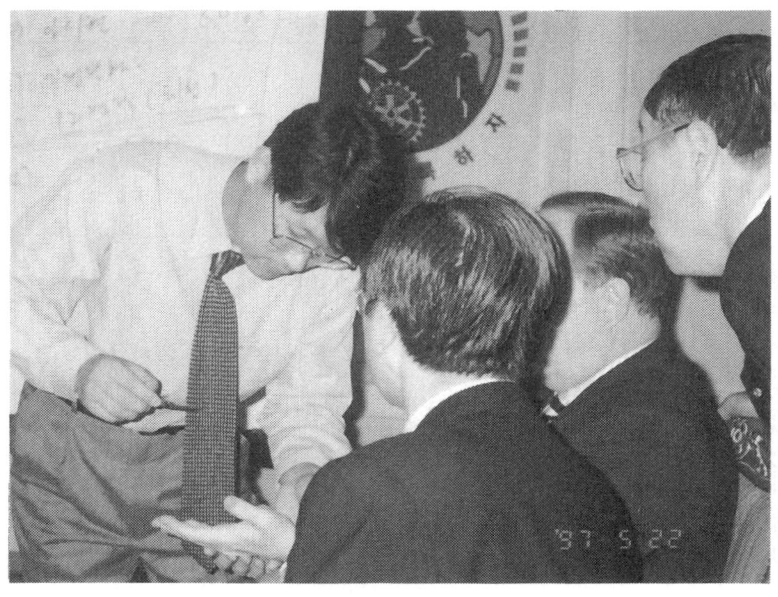

▲ 로타리 클럽 초청 강연 중 즉석에서 오행 벌침 요법을 시술해 보이고 있는 저자.

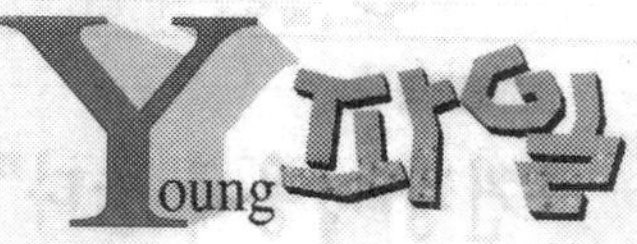

40
한국경제신문
1997년4월19일 토요일

가슴 따뜻한 '벌침가방 든 남자'

한국오행벌침연구협회장 **김 동 현**

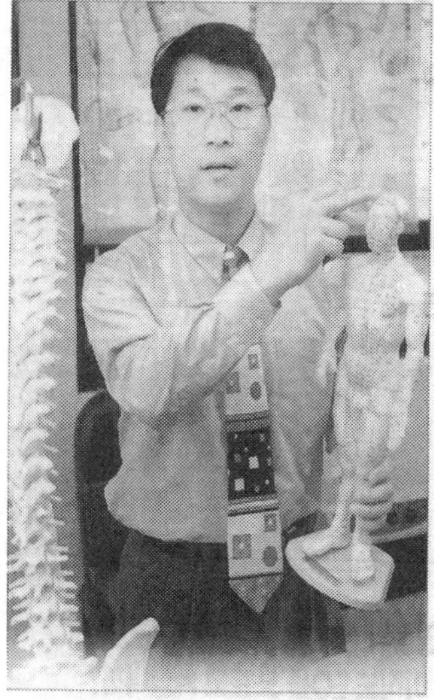

"3년을 벌과함께 살아보니
'오행지법' 터득했어요
이젠 우리의 민간요법 알리러
중국도 필리핀도 나가요"

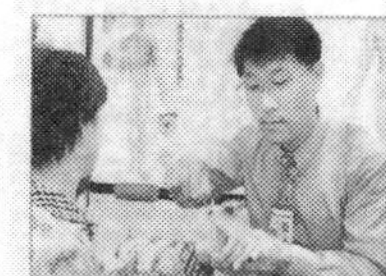

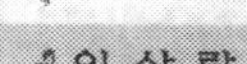

불우하고 소외된사람에겐 무료
베풀어서 더 즐거운 사랑시술

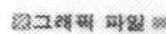

그래픽 파일

사주·궁합 믿습니까

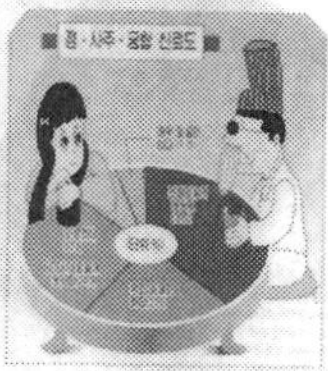

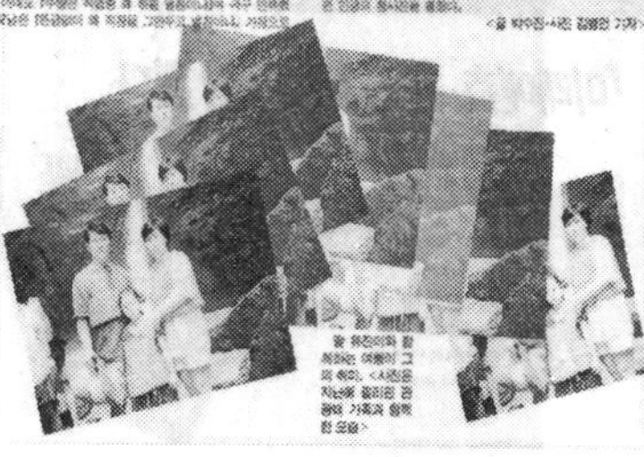

(2) 수 양명 대장경(手陽明大腸經)의 혈도(穴圖)

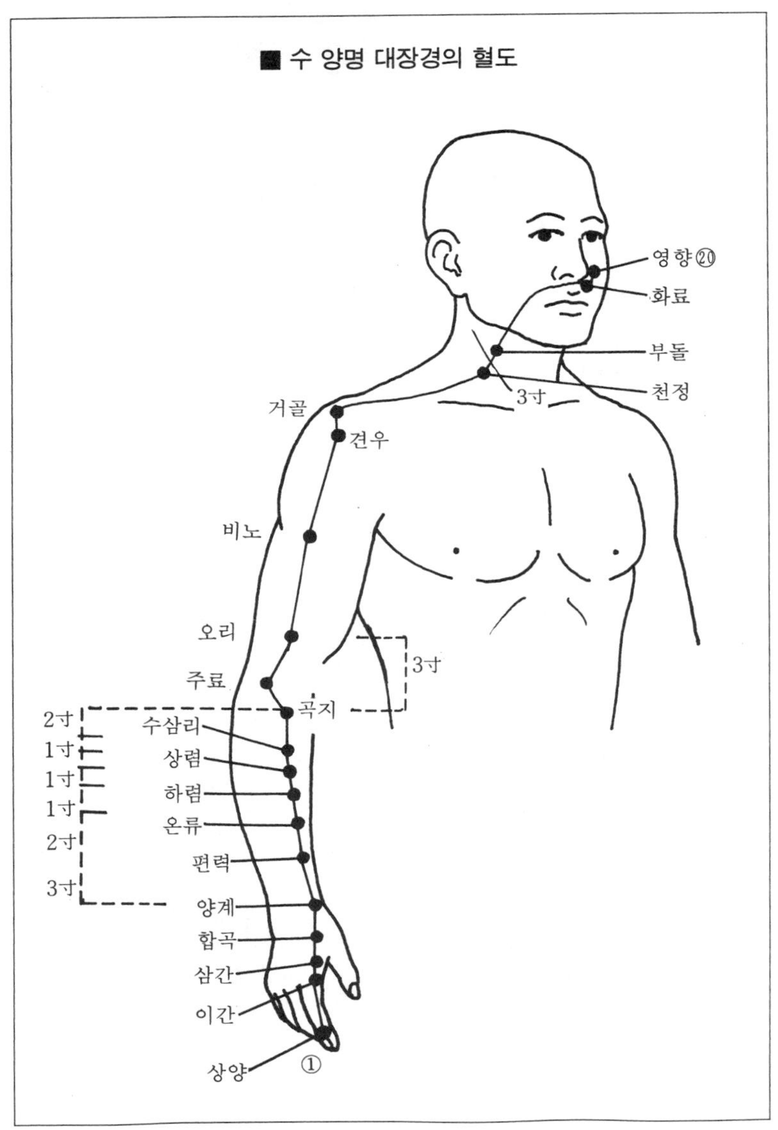

(3) 수 양명 대장경(手陽明大腸經)의 순행 표시도(循行 表示圖)

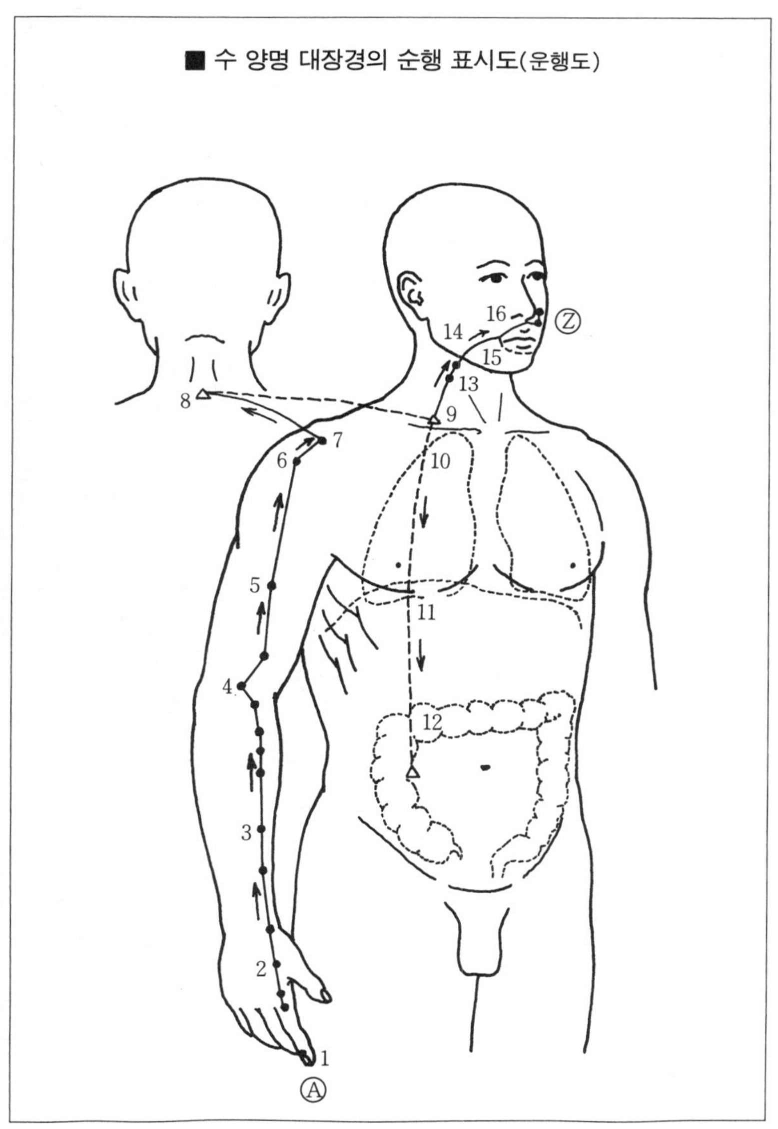

(4) 수 양명 대장경의 소속 경혈

순번	경혈명	오행혈의 위치	주요 치료	오행혈
1	상 양	두 번째 손가락 바깥쪽 끝 부분	인후종통	金
2	이 간	두 번째 손가락 바깥쪽 둘째 마디부분	인후종통, 치통	水
3	삼 간	두 번째 손가락 바깥쪽 손등의 시작부분	안통, 삼차신경통	木
4	합 곡		대장 질환,두통,중풍,안면 마비	*원혈
5	양 계	팔목 근처 손등 부분의 두 번째 손가락 해당 부분	소아 소화불량, 대장 질환	火
6	편 력			*낙혈
7	온 류			*극혈
8	하 렴			
9	상 렴			
10	수삼리			
11	곡 지	팔꿈치 부분의 바깥쪽 두 번째 손가락 해당 부분	어깨 결림, 잇몸 질환, 목이 뻣뻣함	土
12	주 료			
13	수모리			
14	비 노			
15	견 우			
16	거 골			
17	천 정			
18	부 돌			
19	화 료			
20	영 향			

◪ 족 태양 방광경

(1) 족 태양 방광경

1. 정명－안 눈 꼬리와 코등 사이 우묵 들어간 곳.
2. 통천－백회 옆 5cm. 코병 전반.
3. 천주－양 귓밥 하단을 수평으로 그 선이 닿는 양 근육 바로 바깥쪽.
4. 풍문－2흉추 아래 양방 약 4cm.
5. 폐유－3흉추 아래 양방. 폐기능 강화.
6. 심유－5흉추 아래 양방 약 4cm.
7. 격유－7흉추 아래 양방 약 4cm.
8. 간유－9흉추 아래 양방 약 4cm.
9. 담유－10흉추 아래 양방 약 4cm.
10. 비유－11흉추 아래 양방 약 4cm.
11. 위유－12흉추 아래 양방 약 4cm.
12. 삼초유－1요추 아래 양방 약 4cm.
13. 신유－2요추 아래 양방 약 4cm.
14. 대장유－4요추 양방 약 4cm.
15. 소장유－5요추하에서 0.2cm 아래 양방 약 4cm.
16. 방광유－5요추하에서 5cm 아래 양방 약 4cm.
17. 승부－궁둥이선의 중앙점.
18. 위중－무릎 바로 뒤 중앙.
19. 승산－종아리 중앙에 나타나는 人자 모양의 우묵한 곳.
20. 지실－2요추하 명문혈에서 양방 약 8cm.
21. 금문－바깥 복사뼈 조금 앞 아래쪽.
22. 경골－※ 족 태양 방광경의 원혈.

생활문화정보지
citylife
6/12
제236호
매일경제신문사

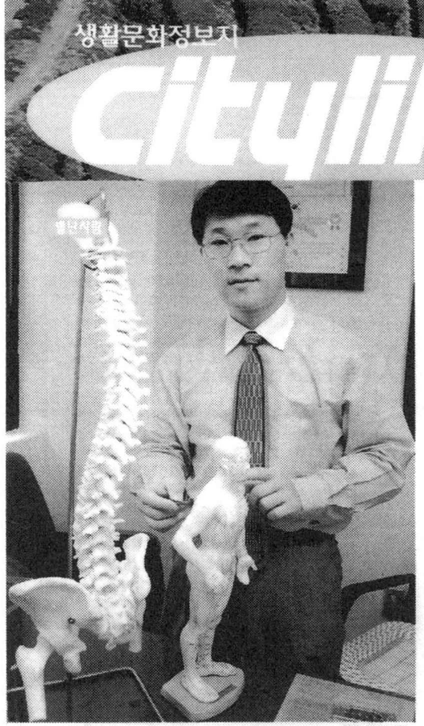

〈사진 / 고소영 기자〉

「오행지법」개발, 보급에 앞장선

김동현 씨

〈한국오행벌침연구협회 회장〉

"벌과 함께하며 터득한 오행지법, 이제는 불우한 이웃위해 베풀고 싶습니다"

웡웡거리는 벌소리가 가득한 한국오행벌침연구협회장 김동현씨(36)의 사무실은 그를 찾는 사람들로 늘 붐빈다. 그가 개발한 오행벌침을 배우려고 멀리 지방에서 올라온 벌침문하생들과 이 병원, 저 병원을 전전하다 자포자기한 심정으로 찾아온 사람들이다.

벌침연구를 시작한 지 3년. 우연히 찾아온 벌침연구가로서의 인생을 결코 후회해본 적은 없다.

『증권회사를 다니면서 두통과 요통으로 고생을 했죠. 그러던중 우연히 후배 소개로 벌침을 맞게 됐어요. 아주 말끔히 낫더라구요. 남들에게도 알려주고 싶어서 시작하게 됐습니다』

그는「벌통가방의 사나이」로 더 유명하다. 처음 벌침연구를 시작하면서 얻은 별명이다. 허름한 가죽가방에 달랑 벌통 하나 넣어 들고 다니던 그때는 정말 정신나간 사람 소리를 많이도 들었다. 명문대 출신의 잘 나가던 증권사 펀드매니저가 벌침연구를 하겠다고 나섰으니 누가 곱게 봤을까. 직장도 그만두고 밤낮으로 벌침에 매달렸다. 벌통가방을 들고 양로원과 공사판을 돌아다니며 무료로 시술을 했다. 벌침의 효과는 뛰어났고 나날이 찾는 사람도 늘어났다. 이렇게 계속된 연구끝에 「오행지법」이라는 새로운 벌침이론을 내놓게 됐다. 일반 벌침과 달리 오행벌침은 먼저 체질분석을 한 뒤 그 결과에 따라 벌침을 시술하는 방법이다. 즉 사상의학과 오행침술법을 벌침에 도입한 것이다. 일단 압통점 치료가 끝나면 손과 발의 오행혈에 벌침을 놓는다. 벌침은 중국이나 일본에서는 이미 보편화됐지만 우리나라에서는 아직도 그 효과나 방법 자체가 생소하다.

『벌침은 근육통, 관절염, 디스크, 좌골신경통, 수족냉증 등에 탁월한 효과가 있습니다. 또 귀에다 벌침을 놓으면 식욕이 떨어져 다이어트에도 도움이 됩니다.』

김동현 회장의 벌침예찬론은 그칠줄 모른다. 벌침은 일주일에 두세번 한 달정도 맞아야 효과를 볼 수 있다. 맞고 나면 처음에는 모기에 물린듯이 약간 부어오르고 가렵지만 곧 가라앉는다. 벌침은 1회 사용으로 매우 위생적이며 2,3개월만 배우면 수지침처럼 누구나 쉽게 시술할 수 있는 것이 최대 장점이다.

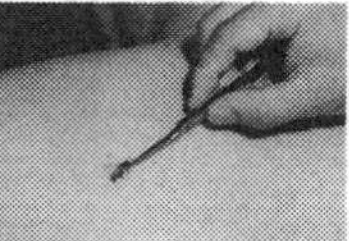

그는 스포츠 마사지, 척추교정에 관련된 국제 카이로프랙터, 중국 국제 침구사 등의 자격증을 갖고 있다. 6월말에는 지금까지의 연구결과를 정리한 「신비한 오행벌침요법」「정통 오행지압백과」등 두 권의 책을 발간할 예정이다.

『몸이 불편한 장애인이나 불우한 이웃을 위해 제가 익힌 벌침술을 쓰고 싶습니다.』요즘도 그는 장애인이나 소외된 사람들에게 무료시술을 하고 있다. 요통이나 관절염으로 이중고를 겪고 있던 장애인들이 벌침의 효과를 보고 고마워할때 가장 보람을 느낀다고.

한국오행벌침연구협회(☎ 02-3471-2588)는 전국 10개 지역과 중국, 뉴질랜드 등 해외에 1천500여명의 회원을 두고 있다. 앞으로도 김동현 회장은 좀더 바삐 움직여 전세계적으로 벌침을 확대시키고 오행벌침에 대한 체계적인 연구를 계속해 나갈 것이라고 밝혔다. ◈

〈정민영 기자〉

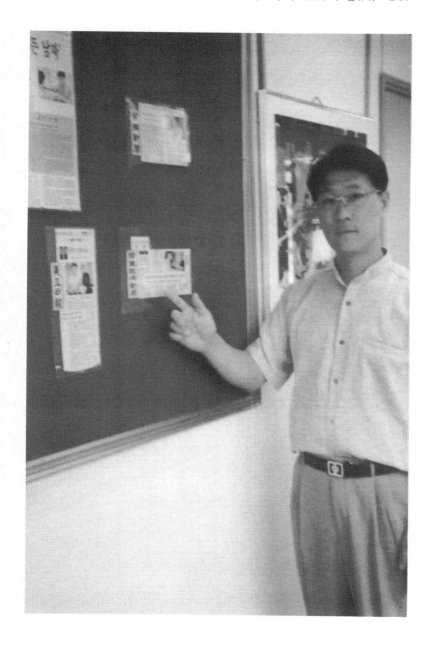

(2) 족 태양 방광경(足太陽膀胱經)의 혈도(穴圖)

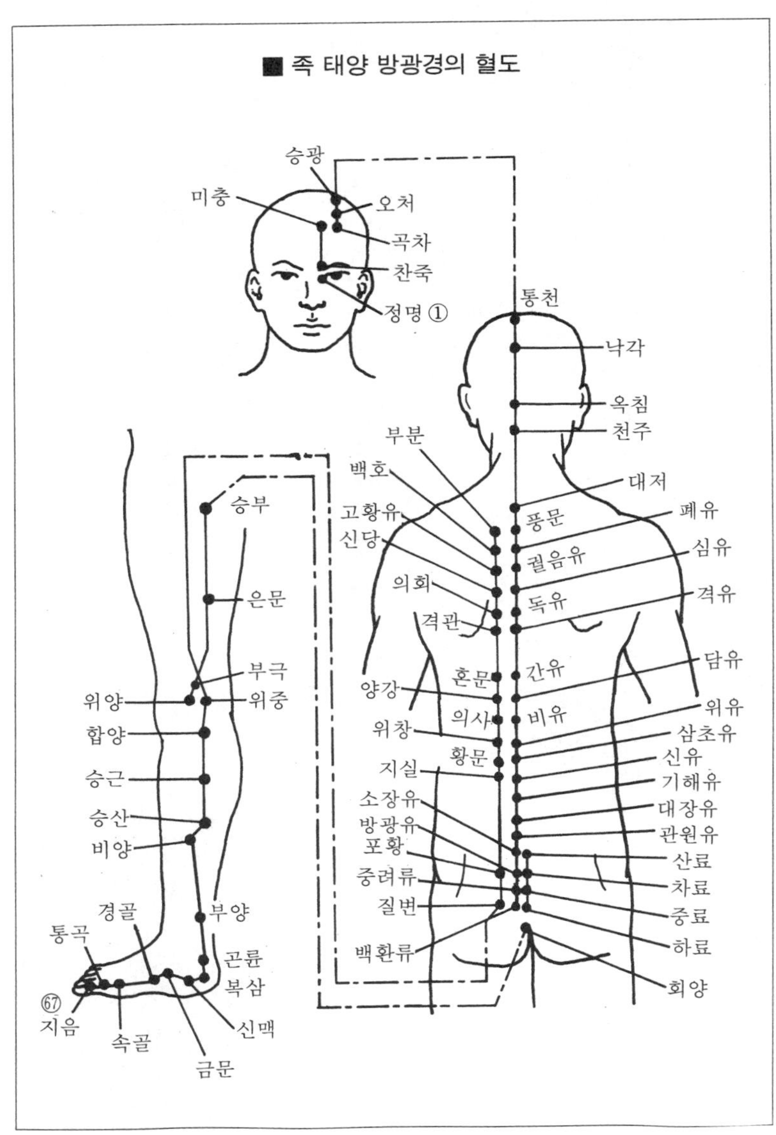

(3) 족 태양 방광경(足太陽膀胱經)의 순행 표시도(循行表示圖)

■ 족 태양 방광경의 순행 표시도(운행도)

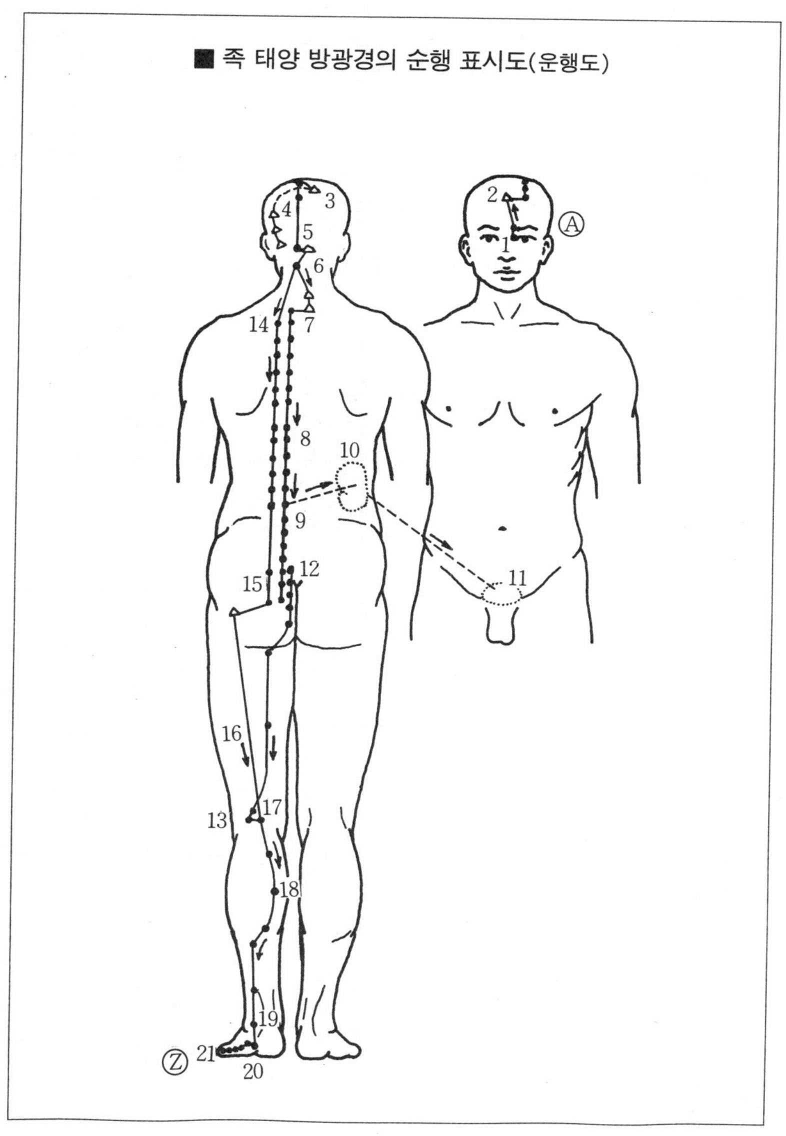

(4) 족 태양 방광경의 경혈 설명

순번	경혈명	위　　　치	주　　　치	오행혈
1	정　명			
2	찬　죽			
3	미　충			
4	곡　차			
5	오　처			
6	승　광			
7	통　천			
8	낙　각			
9	옥　침			
10	천　주			
11	대　저			
12	풍　문			
13	폐　유			
14	궐음유			
15	심　유			
16	독　유			

순번	경혈명	위　　치	주　　치	오행혈
17	격　유			
18	간　유			
19	담　유			
20	비　유			
21	위　유			
22	삼초유			
23	신　유			
24	기해유			
25	대장유			
26	관원유			
27	소장유			
28	방광유			
29	중려유			
30	백환유			
31	상　료			
32	차　료			
33	중　료			

순번	경혈명	위　　　치	주　　　치	오행혈
34	하　료			
35	회　양			
36	승　부			
37	은　문			
38	부　극			
39	위　양			
40	위　중	무릎 바로 뒤 한 가운데 지점	소변 불리, 급성 요배통, 좌골신경통, 각기병, 관절염, 방광 질환, 디스크	土
41	부　분			
42	백　호			
43	고　황			
44	신　당			
45	의　희			
46	격　관			
47	혼　문			
48	양　강			
49	의　사			
50	위　창			

순번	경혈명	위치	주치	오행혈
51	황 문			
52	지 실			
53	포 황			
54	질 변			
55	합 양			
56	승 근			
57	승 산			
58	비 양			
59	부 양			* 낙혈
60	곤 륜	복사뼈 바깥쪽 부분	두통, 좌골신경통, 디스크, 발목 염좌, 발목 관절통	火
61	복 삼			
62	신 맥	기경팔혈		
63	금 문			* 극혈
64	경 골		두통, 항통, 심근염, 방광 기능, 정력 증강	* 원혈
65	속 골	새끼 발가락을 따라서 발 중간 부분		木
66	족통곡	새끼 발가락 시작 부분	두통, 정신병, 요통, 방광염	水
67	지 음	새끼 발가락 끝 부분	두통, 요통, 디스크, 난산, 비색	金

◪ 족 소음 신경

(1) 족 소음 신경

1. 용천－발바닥의 우묵 들어간 곳.
2. 태계－안 복사뼈 바로 뒤.

※ 족 소음 신경의 원혈.

3. 조해－안 복사뼈 바로 밑.
4. 음곡－무릎을 굽혔을 때 생기는 횡선 안쪽 끝.
5. 황유－배꼽에서 양방 1.5cm의 점.

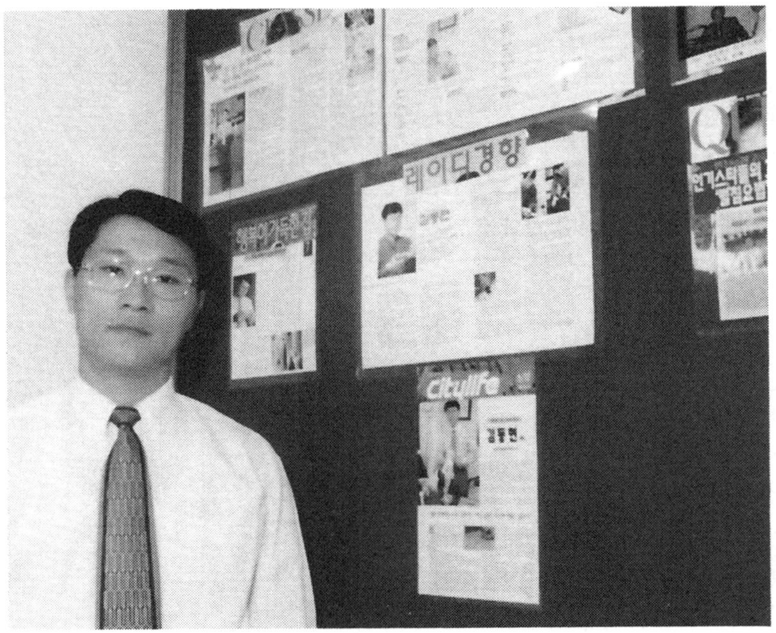

▲ 저자의 국내외 활동 상황이 각종 매스컴에 보도되자 그를 찾아 각계의 회원들이 한국오행벌침연구회에 줄을 서고 있다(사진은 보도된 자료 앞에서 포즈를 취하고 있는 저자의 모습).

■ 족 소음 신경의 원혈도

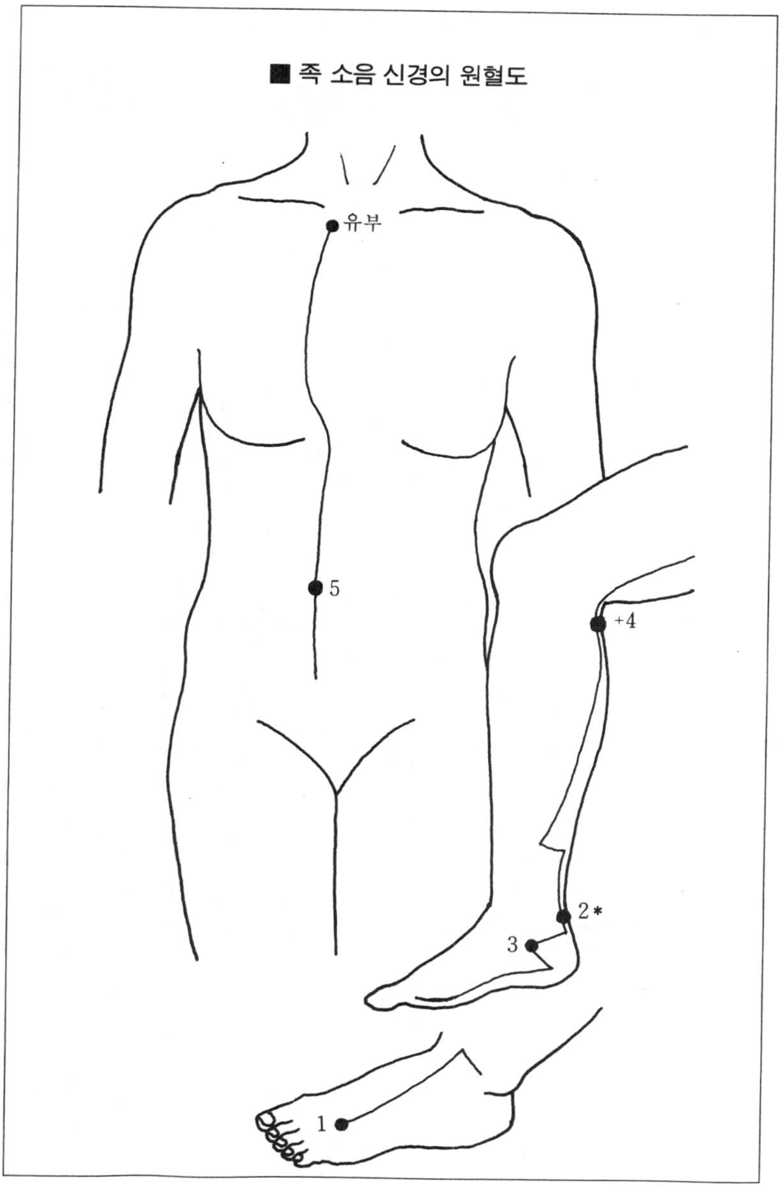

(2) 족 소음 신경(足少陰腎經)의 혈도(穴圖)

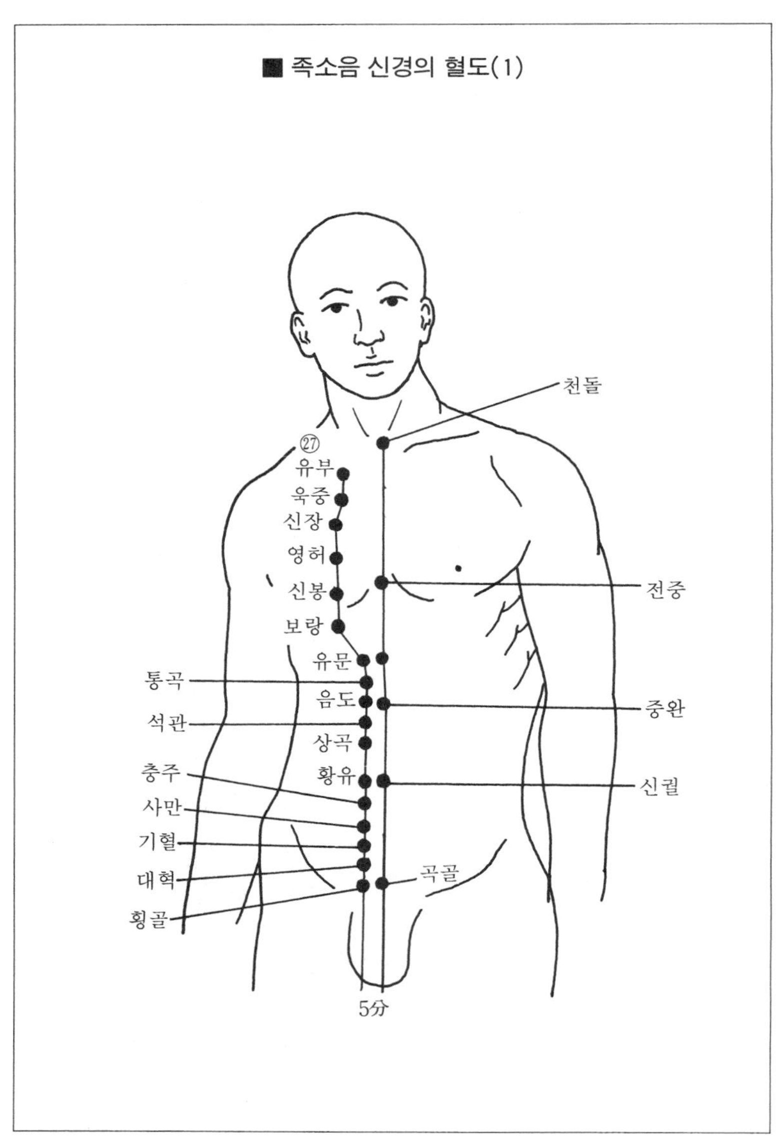

■ 족소음 신경의 혈도(2)

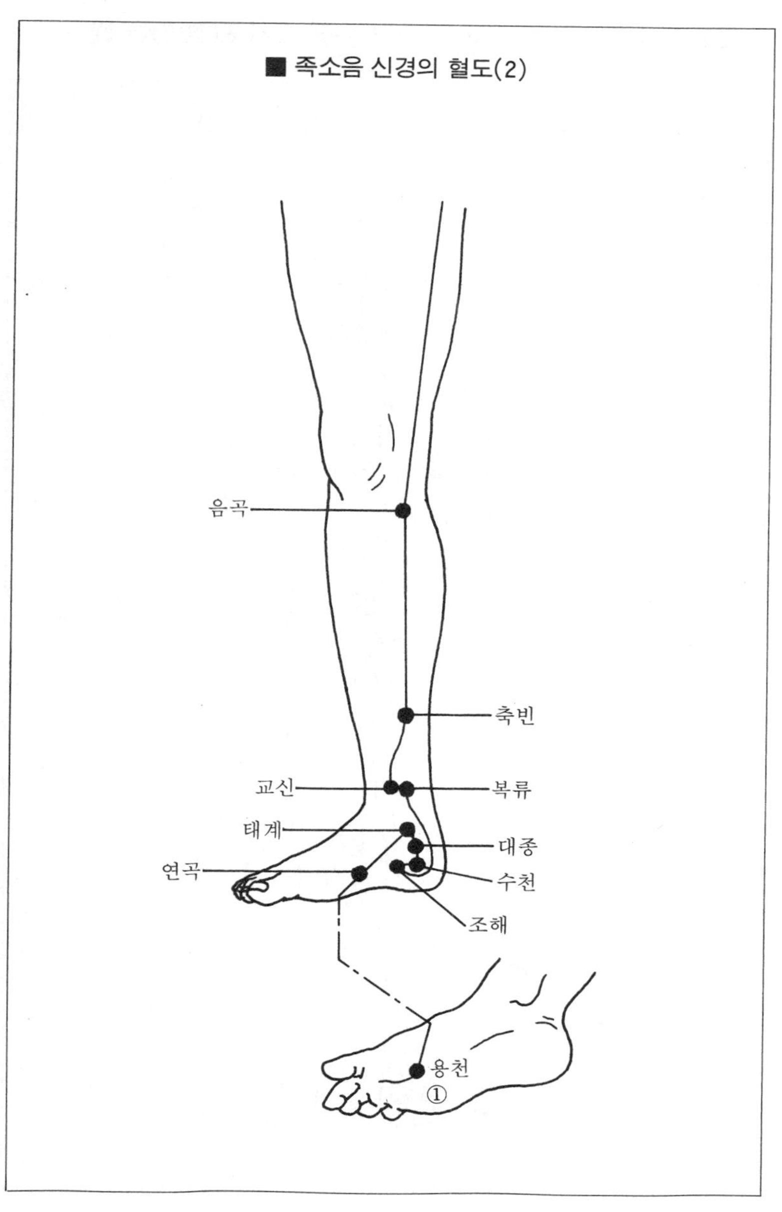

(3) 족 소음 신경(足少陰腎經)의 순행 표시도(循行表示圖)

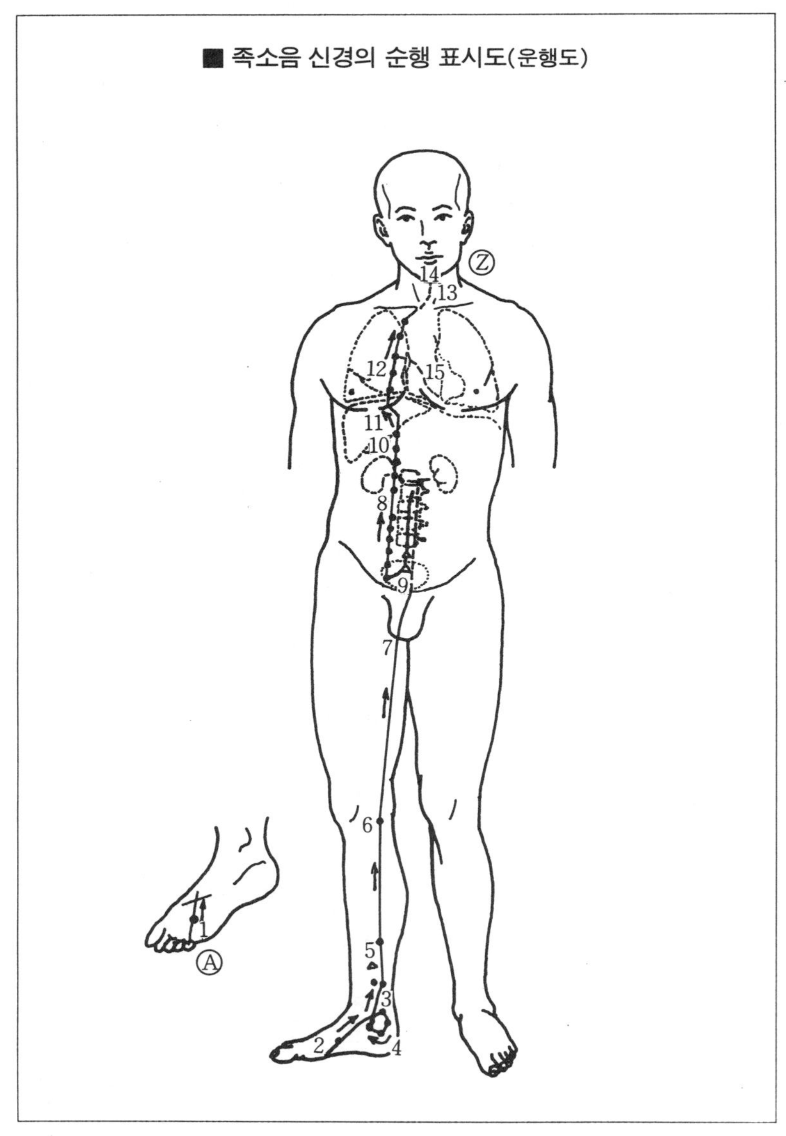

(4) 족 소음 신경의 소속 경혈

순번	경혈명	위 치	주 치	오행혈
1	용 천	발바닥 가운데 오목한 부분	고혈압, 신장염, 뇌일혈, 소아 경풍, 중풍, 두통	木
2	연 곡	발안쪽 발등 밑 부분	신장질환	火
3	태 계	복사뼈 안쪽 바로 뒤	요통, 신염, 방광염, 생리불순, 정력 증강, 디스크	土 * 원혈
4	태 종			* 낙혈
5	수 천			* 극혈
6	조 해		✳ 기경팔혈, 상체의 질병	
7	복 류	복사뼈 위쪽으로 장단지 밑쪽	수종, 신염, 고환염, 요통, 비복근통	金
8	교 신			
9	축 빈			
10	음 곡	무릎을 구부렸을 때 생기는 선을 잇는 오금쪽 끝	요로 감염, 월경 과다, 무릎 내측통, 정력 증강	水
11	횡 골			
12	대 혁			
13	기 혈			

순번	경혈명	위 치	주 치	오행혈
14	사 만			
15	충 주			
16	황 유			
17	상 곡			
18	석 관			
19	음 도			
20	복통곡			
21	유 문			
22	보 랑			
23	신 봉			
24	영 허			
25	신 장			
26	욱 중			
27	유 부			

◩ 수 궐음 심포경

(1) 수 궐음 심포경

1. 노궁－엄지 갈라지는 데서 손바닥쪽 안으로 2.5cm.
2. 곡택－손을 구부릴 때 횡선의 중심점.
3. 내관－손바닥쪽 횡선의 중앙선에서 약 5cm 위.
4. 태능－손목을 구부릴 때 횡선의 중앙.

※ 수 궐음 심포경의 원혈.

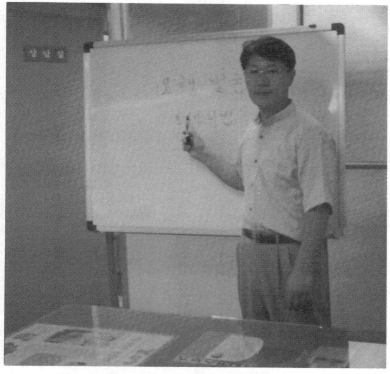

▲ 신비의 오행 벌침 요법에 관해 강의하고 있는 저자의 모습.

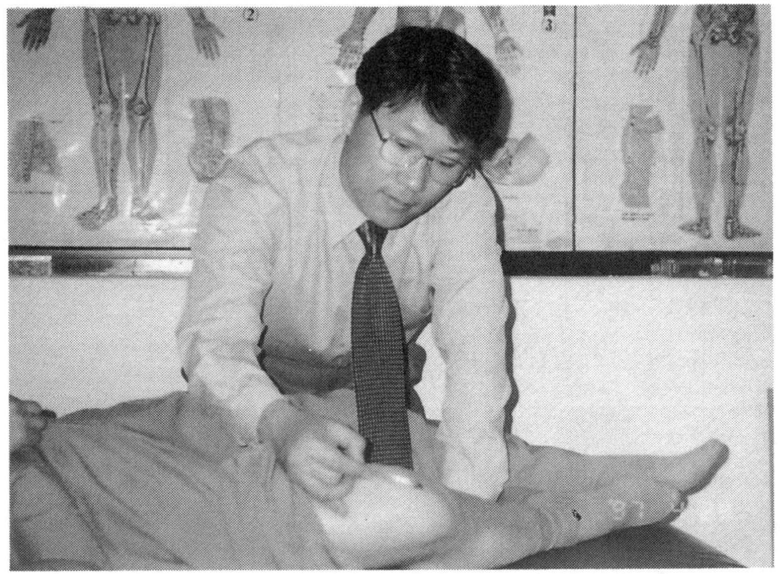

1997년 1월6일 월요일 경향신문

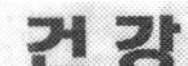

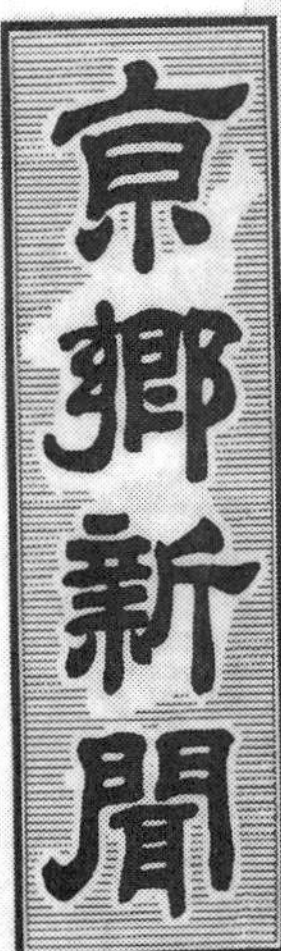

손발 찬데 벌침요법 효능

1회사용 위생적…시술도 쉬워

평소 손발이 차고 혈액순환이 안돼 고민하는 사람들에게 벌침요법이 효과가 있는 것으로 드러나 관심을 모으고 있다.

최근 우리나라에 벌침요법을 도입해 큰 성과를 거두고 있는 한국오행벌침연구회 김동현회장은 『벌침의 효능은 항염작용을 통해 염증을 제거하고 면역체계를 강화시켜줌으로써 인체의 질병과 통증을 고치는 데 있다』며 『특히 신경통, 근육통, 좌골신경통, 디스크, 각종 여성질환, 교통사고 후유증 등에 효과가 있다』고 주장했다.

김회장에 따르면 벌침은 일반 침구요법과는 달리 벌침의 기계적인 자극을 통한 물리적인 작용과 벌독의 화학적인 작용이 동시에 이루어지는 특징을 가지며 침을 소독할 필요도 없고 한번 쓰고나면 버린다는 점에서 위생적이다. 벌침으로 피부의 일정부위를 찌르게 되면 벌독이 몸안으로 들어가 몸전체의 전기저항을 순간적으로 변화시켜 교감신경의 말초에서 「노르아드레날린」이 분비되며 부교감신경에서는 「아세틸콜린」이 분비돼 기와 혈의 흐름을 원활히 하고 산소공급을 증진시키며 염증해소 및 통증완화 작용을 하게 된다는 설명이다.

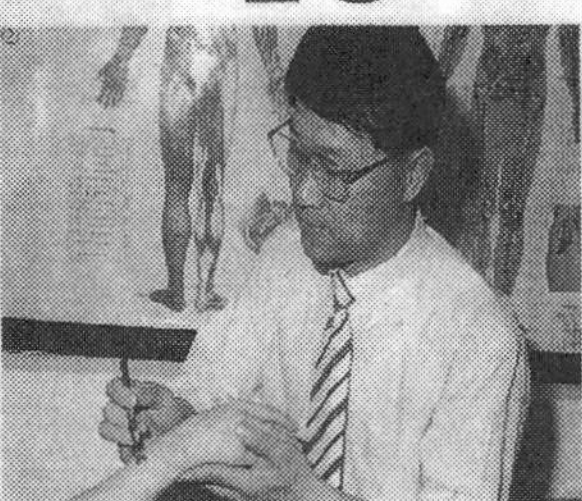

김동현회장이 근육통환자에게 벌침을 놓고 있다.

벌침요법의 또하나의 특징은 누구나 쉽게 배워 시술할 수 있다는 점이다. 간단한 질병은 눌러서 아픈점(압통점)에만 놓아도 쉽게 치료되며 더 나아가 동양침구학에 근거한 경락만 조금 배워서 활용하면 치료범위를 크게 넓힐 수 있다.

김회장이 보급하고 있는 벌침요법은 먼저 체질을 분석한 뒤 이에 맞는 벌침을 손과 발에 놓는 오행벌침요법이다. 손과 발의 경락혈에 개개인의 체질에 맞춰 벌침을 시술하는 것이다.

김회장은 『벌침은 순수한 자연민간요법으로 일반침보다 훨씬 안전해 벌침을 맞고 잘못되는 경우는 거의 없다』며 『우리나라에서는 아직도 많은 사람들이 벌침을 무서워하거나 위험하게 생각하고 있다』며 안타까워했다. 문의는 (02) 3471-2588

<고현석기자>

(2) 수 궐음 심포경(手厥陰心包經)의 혈도(穴圖)

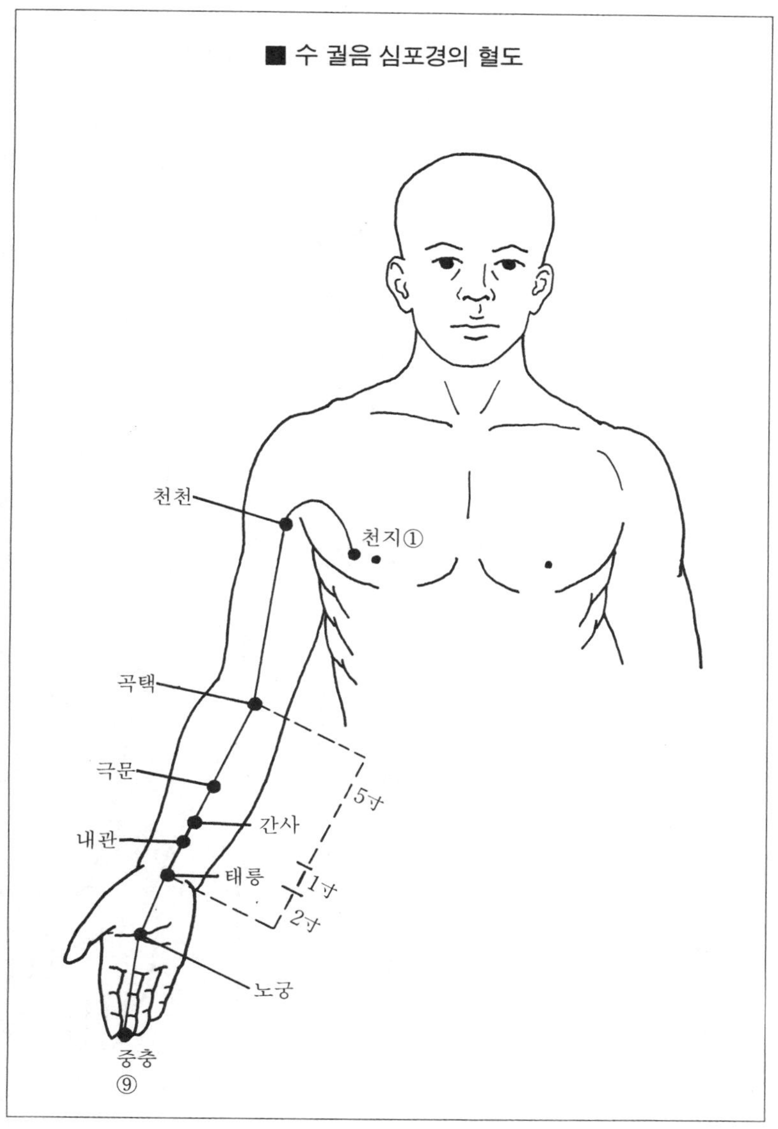

(3) 수 궐음 심포경(手厥陰心包經)의 순행 표시도(循行表示圖)

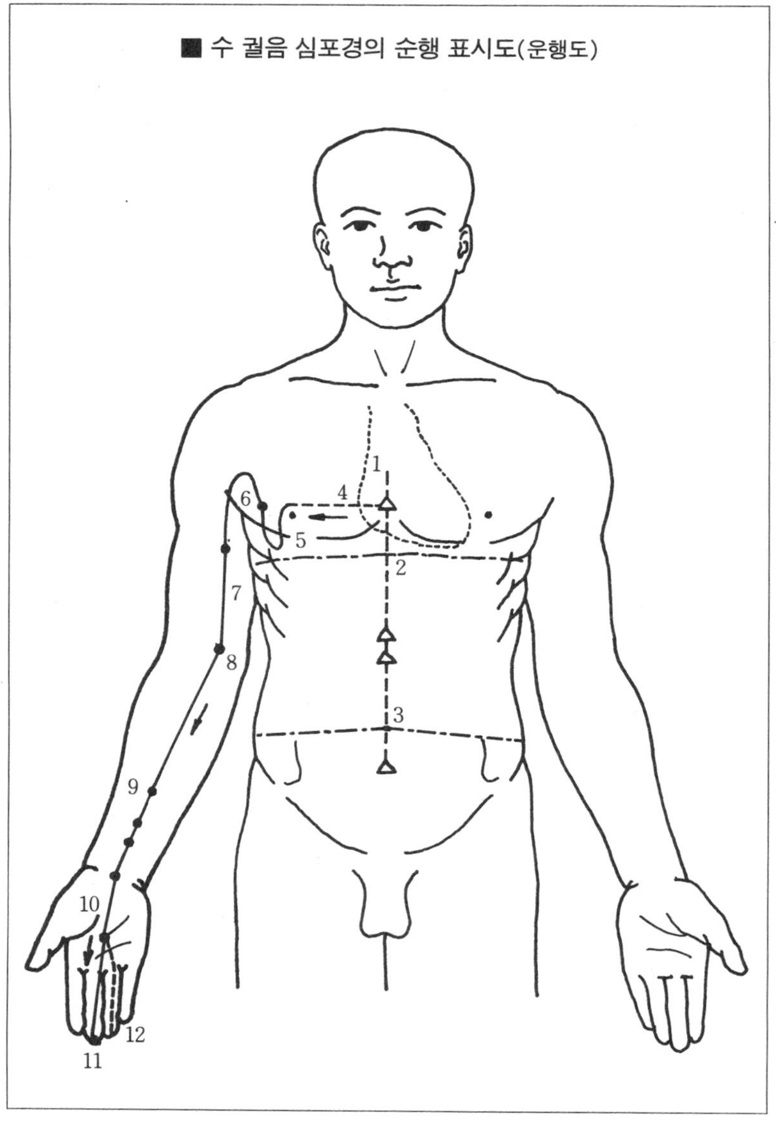

(4) 수 궐음 심포경의 소속 경혈

순번	경혈명	위　　치	주　　치	오행혈
1	천 지			
2	천 천			
3	곡 택	손을 구부렸을 때 팔의 안쪽 중심선을 이은 지점	심교통, 수전, 팔꿈치 통증, 신경통	水
4	극 문			* 극혈
5	간 사	팔의 안쪽 팔꿈치와 손목의 중간 지점	풍습성 심장병, 정신분열증, 흉통	金
6	내 관	손바닥 가운데 중앙선을 따라 손목의 약 5cm 위쪽	위통, 흉통, 오심구토, 인후종통, 소화불량, 심장 발작	* 낙혈
7	태 릉	손목을 구부렸을 때 가운데 선을 이은 점	심계, 흉통, 늑간신경통	土 * 원혈
8	노 궁	가운데 손가락을 이은 선에 손바닥 가운데 지점	정신병, 구토, 흉통, 구강염, 심장병	火
9	중 충	가운데 손가락 안쪽의 한가운데 지점	발열, 혼미, 심교통, 두통	木

◩ 족 양명 위경

(1) 족 양명 위경

1. 두유－이마 각진데서 약간 위 양쪽.
2. 사백－정면을 볼 때 눈 중간의 밑 약 2.5cm.
3. 지창－입 가장자리에서 외측 0.5cm.
4. 하관－귀 중심에서 코점까지 3분의 1지점의 들어가는 부분.
5. 인영－턱아래 바로 뾰족 나온 연골에서 양쪽 4점, 맥박이 뛰는 곳.
6. 불용－늑골 아래 가장자리 거궐혈에서 양쪽에서 약 5cm 점.
7. 양문－배꼽 위 중완 옆 약 5cm 점.
8. 천추－배꼽 좌우 약 5cm 점.
9. 대거－천추에서 수직으로 5cm 밑.
10. 비관－넓적다리 앞 이어지는 곳에서 약 밑으로 외측에서 7cm점 회음과 수평점.
11. 양구－무릎뼈 위로 바깥쪽 손가락 3개폭 되는 곳.
12. 독비－무릎을 구부렸을 때 들어가는 곳.
13. 족삼리－외슬 안 아래쪽 약 8cm 점.
14. 해계－발목 관절 앞 가운데.
15. 충양－※ 족 양명 위경의 원혈.

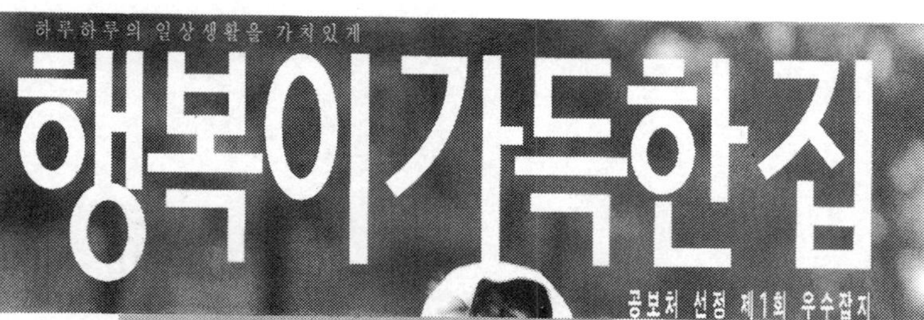
하루하루의 일상생활을 가치있게
행복이가득한집
공보처 선정 제1회 우수잡지

판권제휴 Better Homes and Gardens®

7
1996

건강

근육통에 탁월한 효과 있는 '오행 벌침'

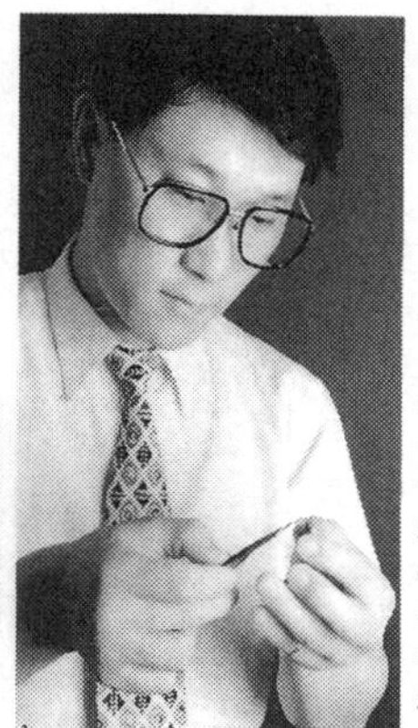
1

현대 의학의 발달로 웬만한 병은 대부분 치료가 된다. 그러나 병원을 찾아도 별다른 이상은 없는데, 항상 몸이 개운하지 않고 이유 없는 무기력증을 느끼게 되는 경우가 허다하다. 다른 사람이 볼 땐 꾀병 같이 보일 수도 있지만 당사자는 여간 괴로운 일이 아니다. 이런 경우 많은 사람들이 민간요법에 의지하게 된다. 벌침 또한 그중의 하나로 우리 나라에는 약 4백여 명의 벌침 전문가가 있기도 하다. 김동현 씨도 벌침에 매력을 느껴 다니던 직장을 그만두고 지금은 사당동에 '국제 건강 교육 연구회'를 설립해 회장으로 있다. 그는 일반 벌침과 달리 사람의 체질을 먼저 분석하여 체질에 맞는 벌침을 놓는 '오행벌침'을 독자적으로 개발했다.

오행벌침은 손으로 눌러서 아픈 부분인 '압통점'을 찾아 먼저 치료를 하고 그 다음으로 체질을 분석하여 손과 발의 경락 혈을 찾아 행하는 벌침법으로 그 시행 방법을 '오행자법'이라고 한다. 오행자법을 이용한 오행벌침은 어깨 결림, 손발 저림, 요통, 디스크, 수족 냉증, 교통사고 후유증 등에 효과가 있으며 특히 근육통에는 탁월한 효과를 나타낸다고 한다.

김씨는 "벌침은 우수한 치료방법인 침을 이용하는데다가 벌침 자체가 가지고 있는 약용 성분이 더해져 치료가 빠릅니다. 아픈 부위에다 침만 놓아도 대부분의 사람이 효과를 보고, 환자의 사상체질을 분류해 손과 발의 경락혈에다 놓으면 거의 1백퍼센트에 가까운 치료 효과가 있습니다."

실제 그의 연구회 사무실은 아침부터 밤까지, 소문을 듣고 찾아오는 사람들로 가득하다. 그러나 처음 찾는 사람들은 막상 와도 벌에 대한 두려움으로 그냥 돌아가는 사람도 있다고 한다. 벌침이라는 것도 벌에 쏘이는 것과 같기 때문에 처음에는 통증을 많이 느끼게 된다. 그래서 김씨는 산침법, 발침법, 직침법으로 단계를 나눠 치료한다. 산침법은 벌에서 침을 빼 그것으로 여러 곳을 찌르는 방법이다. 그것은 벌침이 기를 '보'하는 역할만 하기 때문에 체질에 맞지 않는 사람들에게 벌침에 대한 면역을 높이기 위해서다. 발침법은 산침법과 같지만 한곳만 찌르는 것이고 직침법은 말 그대로 벌이 직접 쏘게 하는 방법이다.

가벼운 병은 한두 번으로 치료가 가능하고 중병이라도 한 달 정도면 웬만큼 낫는다는 오행벌침은 수지침과 달리 가정에서 직접 하기 힘들다는 단점이 있지만 김씨는 치료와 더불어 한 달 정도만 배우면 집에서도 얼마든지 할 수 있다고 주장한다. 벌은 자신이 직접 키우는 벌통에서 항상 공급받을 수 있기 때문에 핀셋 하나만 있으면 다른 어떤 방법보다 간단하다는 것이 김씨의 설명이다. 김씨는 벌침도 수지침과 같이 널리 보급하려는 계획으로 연구회 사무실에서 치료와 함께 교육도 병행하고 있다.

국제 건강 교육 연구회의 연락처는 3471-3235~7.

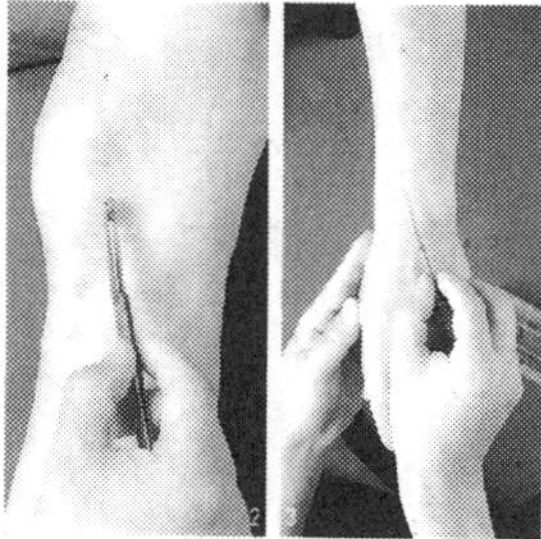
2 3

벌에서 침을 빼내고 있는 김동현 씨. 환자들이 벌을 두려워하기 때문에 면역이 생길 때까지는 상대적으로 통증이 적은 산침법과 발침법으로 치료한다. 오행벌침은 음양오행을 근거로 하여 인간의 체질을 4상과 8상으로 체질을 나눠 벌침을 놓는 방법. 주로 환자의 손과 발에 침을 놓는다.

(2) 족 양명 위경(足陽明胃經)의 혈도(穴圖)

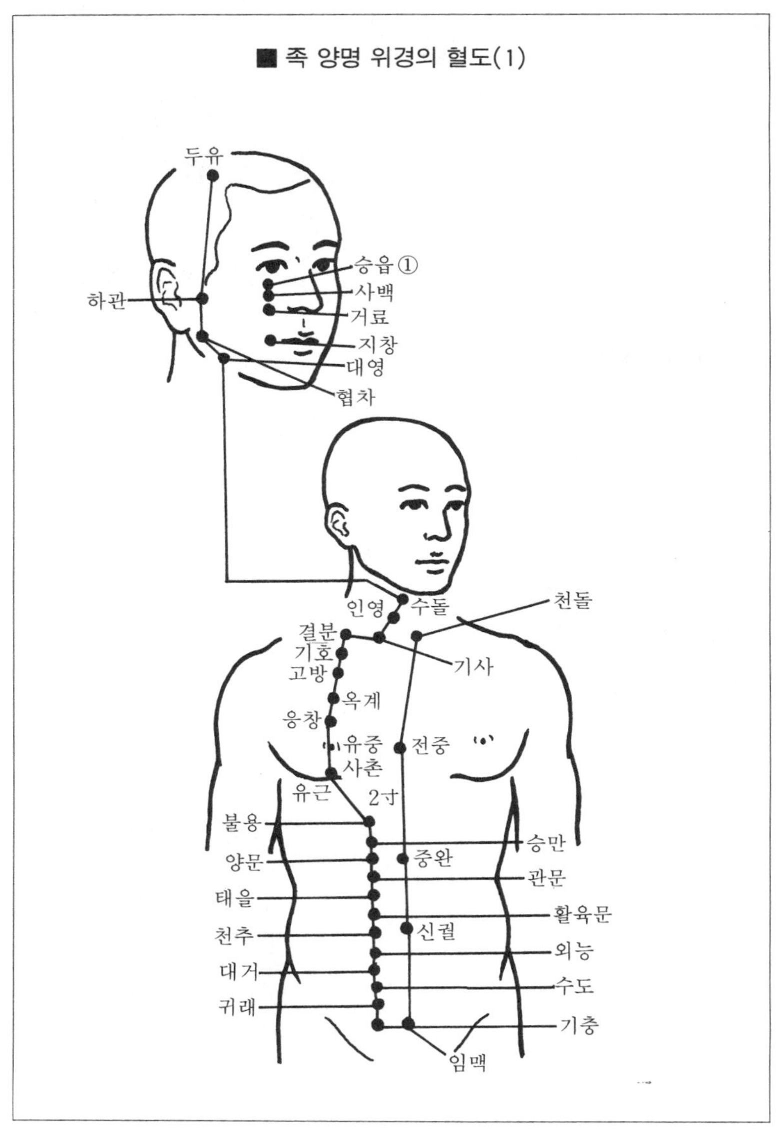

■ 족 양명 위경의 혈도(2)

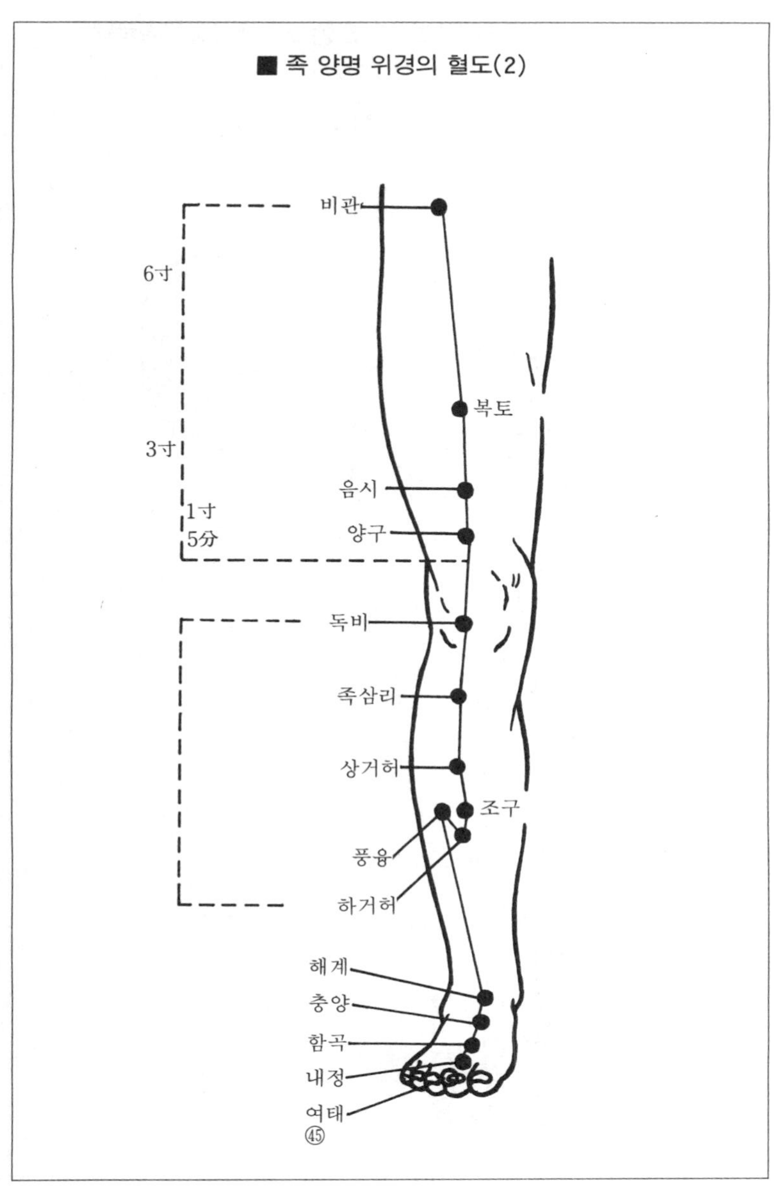

(3) 족 양명 위경(足陽明胃經)의 순행 표시도(循行表示圖)

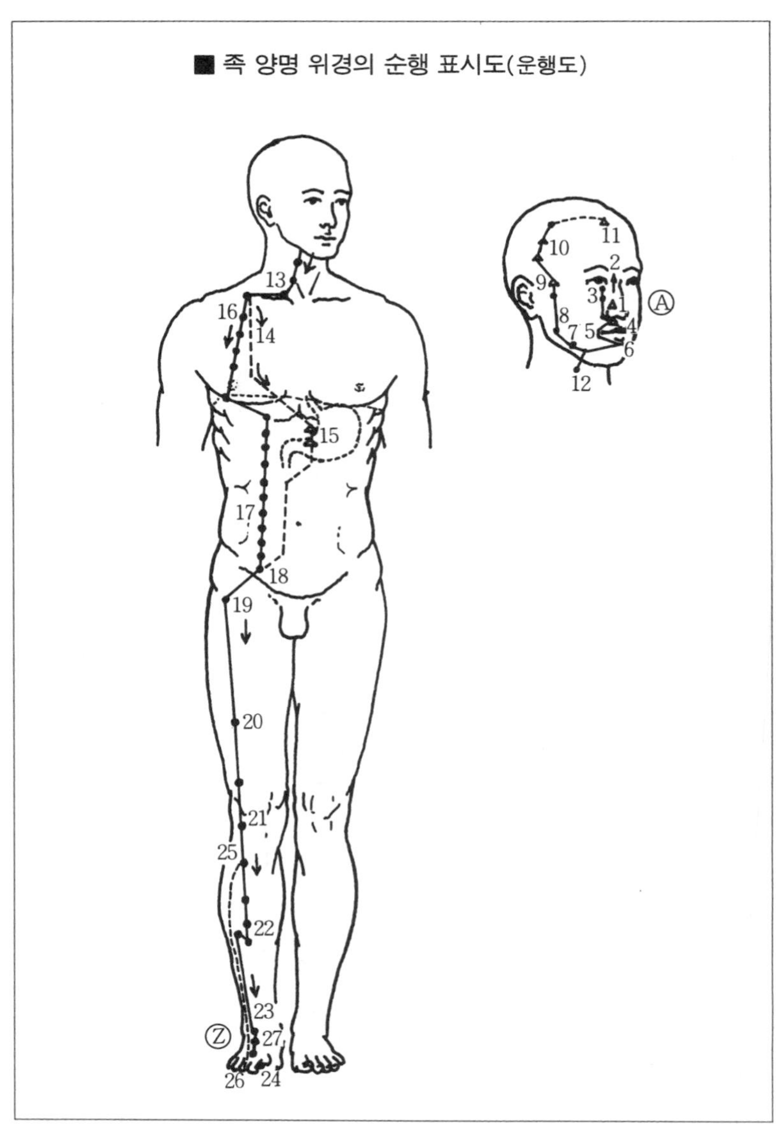

(4) 족 양명 위경의 소속 경혈

순번	경혈명	위 치	주 치	오행혈
1	승 읍			
2	사 백			
3	거 료			
4	지 창			
5	대 영			
6	협 거			
7	하 관			
8	두 유			
9	인 영			
10	수 돌			
11	기 사			
12	결 분			
13	기 호			
14	고 방			
15	옥 예			

순번	경혈명	위　　　　치	주　　　　치	오행혈
16	응　창			
17	유　중			
18	유　근			
19	불　용			
20	승　만			
21	양　문			
22	관　문			
23	태　을			
24	활육문			
25	천　추			
26	외　능			
27	대　거			
28	수　도			
29	귀　래			
30	기　충			

순번	경혈명	위 치	주 치	오행혈
31	비 관			
32	복 토			
33	음 시			
34	양 구			* 극혈
35	독 비			
36	족삼리	무릎 바깥쪽 아래로 약 8cm 부분	위염, 위궤양, 장염, 소화장애, 다리 무력증, 신경통, 비복근 경련, 안면마비, 중풍	土
37	상거허			
38	조 구			
39	하거허			
40	풍 륭			* 낙혈
41	해 계	발목 관절의 앞 부분 중에서 한가운데 부분	발목 삔데, 다리 무력증, 발목 관절통	火
42	충 양			* 원혈
43	함 곡	발등 중간 부분 중 두 번째 발가락 부분	안면 부종, 복통, 발등이 아픈 것	木
44	내 정	두 번째 발가락 시작 부분	안면 신경 마비, 위장 장애	水
45	여 태	두 번째 발가락 끝 부분	신경 쇠약, 소화불량, 복창	金

◪ 족 태음 비경

(1) 족 태음 비경

1. 혈해－다리를 뻗쳤을 때 안쪽 우묵하게 들어간 곳.
2. 음능천－무릎을 구부렸을 때 경골 내측 우묵한 곳.
3. 삼음교－안 복사뼈위 약 8cm 위치.
4. 상구－안 복사뼈 앞에서 약간 내려간 우묵한 곳.
5. 대도－엄지발가락 뿌리의 불룩 나온 곳.
6. 태백－엄지발가락 뿌리의 불룩한 뼈밑.

※ 족 태음 비경의 원혈.

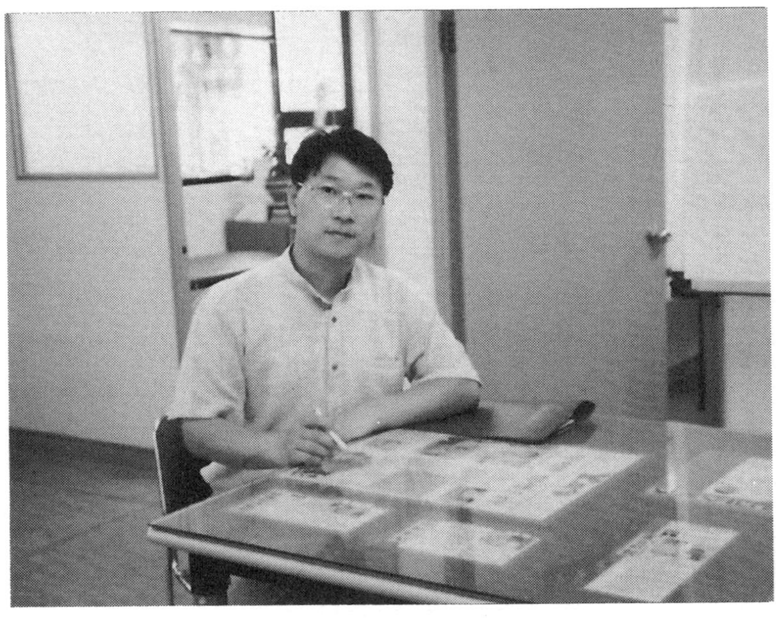

▲ 주기적인 건강 진단이야말로 현대인에게 가장 필요한 '건강 보전 비결'이라고 강조하는 김동현 한국오행벌침연구회 회장(저자).

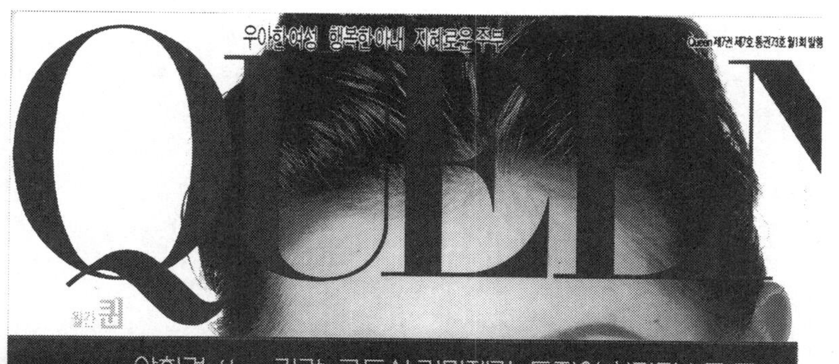

양희경 6kg 감량, 고두심 기미제거, 도지원 허리디스크 등…

인기스타들의 고질병 치료한 '벌침요법'의 효능

이런 벌침요법도 있어요

체질을 분석, 손발에 벌침을 놓는 '오행지법'

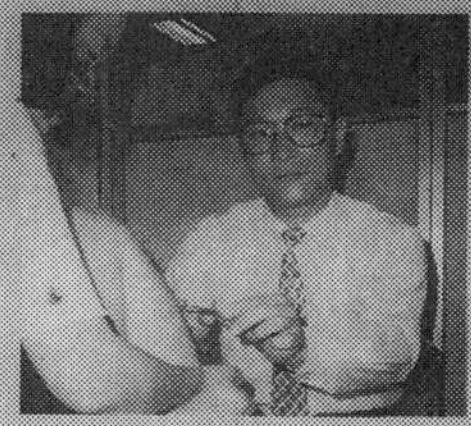

"동양의학에서는 첫째는 침, 둘째는 뜸, 셋째는 약이라고 했듯이 침을 우선으로 치고 있습니다. 벌침은 이 세가지 효과를 동시에 지닌 최고의 민간요법입니다. 아픈 부위인 압통점에다 침만 놓아도 80~90%는 치료효과가 있고, 환자의 사상체질을 분류해서 경락혈에다 놓으면 거의 1백% 효과를 볼 수 있습니다."

일반 벌침과 달리 먼저 환자의 체질을 분석, 환부 외에 손발에다 벌침을 놓아 병을 치료하는 이색벌침요법이 있다. 손과 발의 경락혈을 체질과 병행하는 '오행지법'이 그것으로 사당동 국제건강교육연구회 김동현(36) 회장에 의해 개발된 방법이다.

김회장은 서울대 지리학과 출신으로 보험과 증권회사에서 평범한 샐러리맨으로 지내다가 우연히 벌침에 매료되어 직장을 그만두고 아예 벌침보급에 앞장서고 있는 주인공. 한의학에 관심이 많았던 그는 사상체질과 침술을 공부, 카이로 프래틱(척추교정) 자격증을 취득했을 뿐 아니라 한때 뉴질랜드에 가서 의학을 공부하기도 이색 경력의 소유자이기도 하다. 오행지법은 기존의 벌침법에 그런 자신의 경험을 총동원하여 만들어낸 새로운 벌침법이라고 할 수 있다.

"벌침은 순수 자연민간요법으로 일반침보다 훨씬 안전하다고 할 수 있습니다. 벌침을 맞고 잘못되는 경우는 거의 없습니다. 벌독의 성분은 염증을 억제시키는 면역작용이 뛰어나 근육통, 어깨결림, 디스크, 중풍, 손발이 저린데 뛰어난 효과를 보입니다. 그런데 아직도 많은 사람들이 벌침을 무서워하거나 위험하다고 생각하는 현실이 안타깝습니다."

그래서 그는 요즘 누구보다 열심히 벌침의 보급과 홍보에 열성이다. 직장인들과 주부, 대학생을 상대로 벌침요법을 무료로 전수하는 것도 그런 이유다. 김씨는 오행지법이야말로 가장 안전하면서도 뛰어난 효능을 보이는 최고의 치료법이라고 믿고 있다.

(2) 족 태음 비경(足太陰脾經)의 혈도(穴圖)

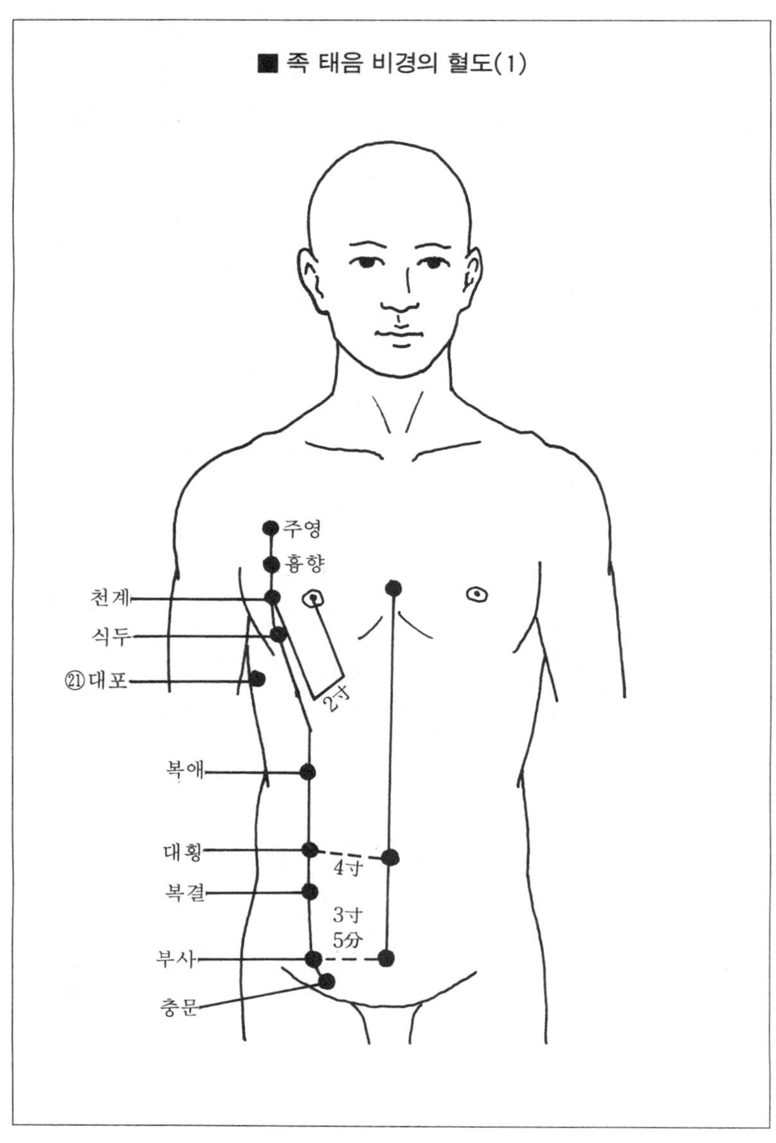

■ 족 태음 비경의 혈도(2)

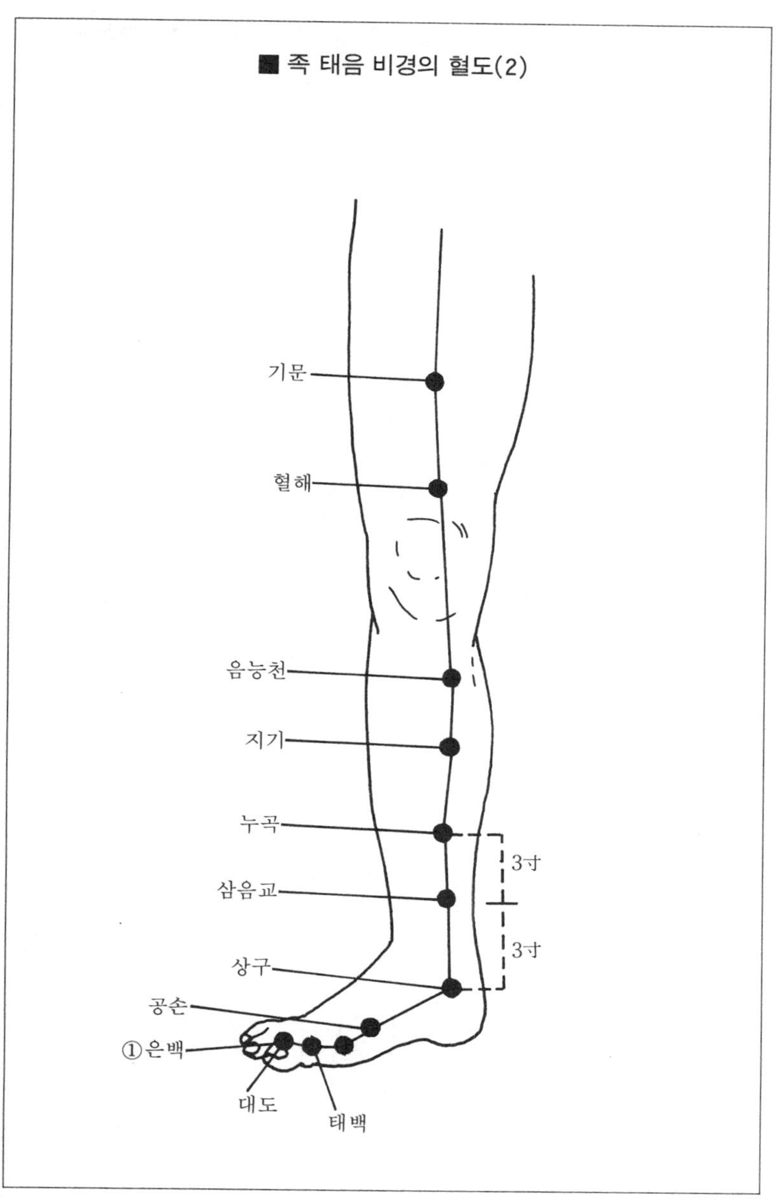

(3) 족 태음 비경(足太陰脾經)의 순행 표시도(循行表示圖)

■ 족 태음 비경의 순행 표시도(운행도)

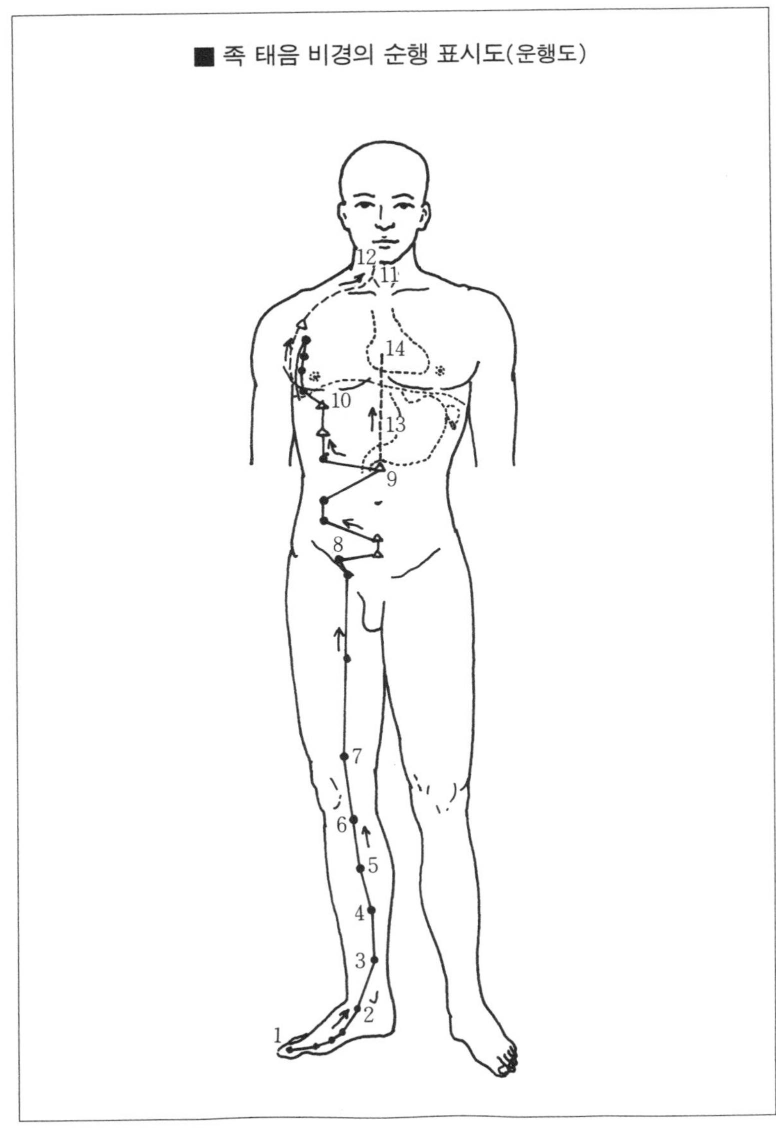

(4) 족 태음 비경의 소속 경혈

순번	경혈명	위 치	주 치	오행혈
1	은 백	엄지 발가락 바깥쪽 측면 끝	다몽, 정신병	木
2	태 도	엄지 발가락 뿌리로서 볼록 나온 곳	부종, 통풍성 질환, 두통	火
3	태 백	엄지 발가락 볼록한 곳 바로 위쪽	당뇨, 고혈압 소화 장애(흡수)	土 * 원혈
4	공 손	✳ 기경팔혈		* 낙혈
5	상 구	복사뼈 안쪽 앞에서 약간 내려간 오목한 곳	복창, 변비, 설사 소화불량, 발목 염좌	金
6	삼음교			
7	누 곡			
8	지 기			* 극혈
9	음릉천	무릎을 구부렸을 때 경골 안쪽에 약간 오목한 곳	무릎 관절염, 좌골신경통	水
10	혈 해			

순번	경혈명	위　　　치	주　　　치	오행혈
11	기　문			
12	충　문			
13	부　사			
14	복　결			
15	대　횡			
16	복　애			
17	식　두			
18	천　계			
19	흉　향			
20	주영			
21	대　포			

◪ 수 소음 심경

(1) 수 소음 심경

1. 극천－겨드랑이 근육 안쪽.
2. 소해－구부린 팔꿈치 선의 새끼 손가락쪽 끝.
3. 신문－손목 뿌리 새끼 손가락쪽.

※ 수 소음 신경의 원혈

4. 소부－약손가락과 새끼 손가락이 갈라진 곳에서 손바닥 쪽으로 5cm 점.

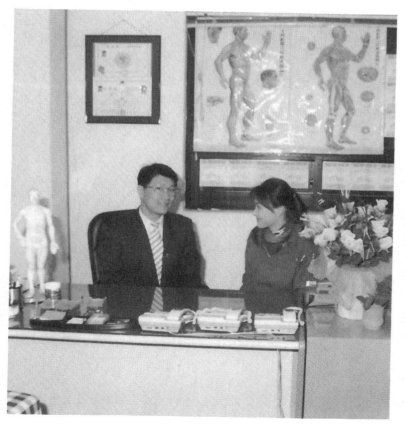

(2) 수 소음 심경(手少陰心經)의 혈도(穴圖)

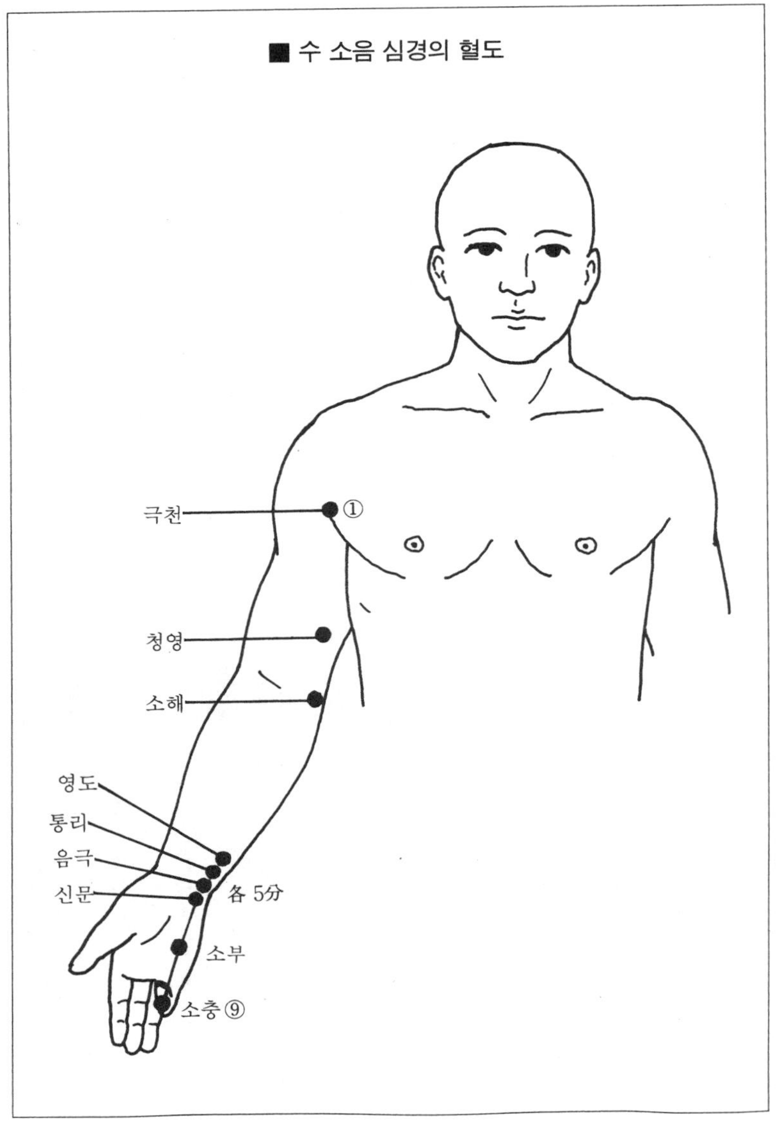

(3) 수 소음 심경(手少陰心經)의 순행 표시도(循行表示圖)

■ 수 소음 심경의 순행 표시도(운행도)

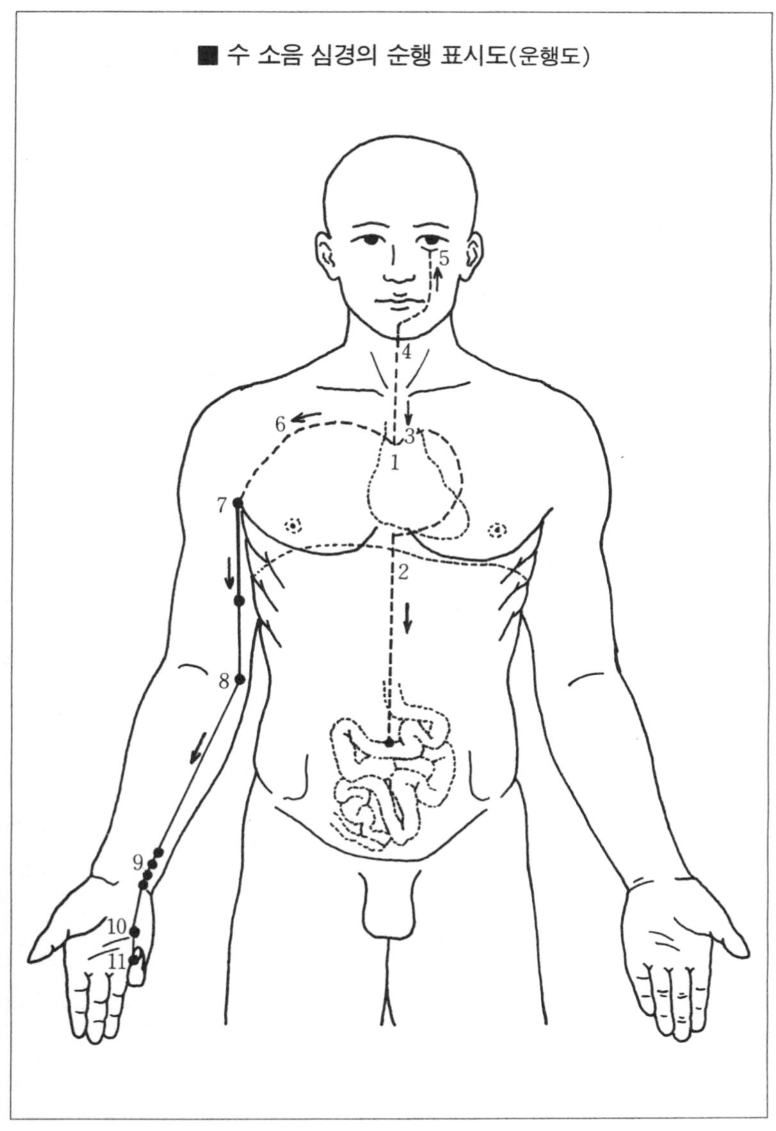

(4) 수 소음 심경의 소속 경혈

순번	경혈명	위　　　치	주　　　치	오행혈
1	극　천			
2	청　영			
3	소　해	팔꿈치 안쪽의 새끼 손가락 방향	신경쇠약, 늑간신경통 상지 신경통, 류머티스염	水
4	영　도			金
5	통　리			* 낙혈
6	음　극			* 극혈
7	신　문	손목의 새끼 손가락쪽	심계, 심교통	土 * 원혈
8	소　부	약지 손가락과 새끼 손가락의 갈라지는 곳		火
9	소　충	새끼 손가락 안쪽 끝 부분	혼미, 심통, 인후종통 정신병	木

◪ 수 태양 소장경

(1) 수 태양 소장경

1. 소해－팔꿈치 밑쪽 큰뼈와 작은뼈 사이.
2. 청궁－귀앞 연한 돌기 바로 밑.
3. 견정－겨드랑이선 뒤쪽 갈라진 데서 약 2.5cm 위.
4. 천종－견갑골의 중앙.
5. 천용－귀 밑 턱과 목이 갈라지는 곳, 예풍혈 밑.
6. 노유－어깨와 팔이 이어지는 곳에서 위로 약 7cm 견정에서 위로 5cm 점.
7. 완골－※ 수 태양 소장경의 원혈.

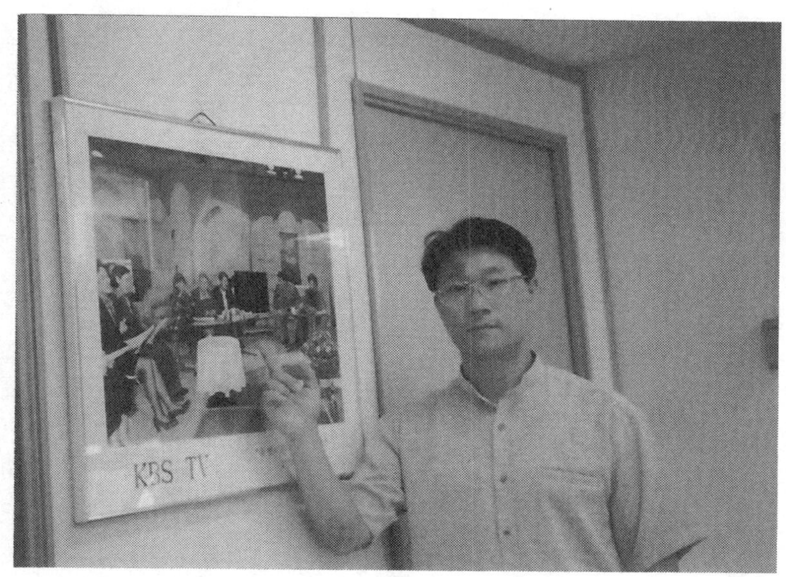

▲ 신비의 오행 벌침 요법이야말로 국민 건강을 지킬 수 있는 유일한 민간 요법이라고 강조하는 김동현 회장(저자).

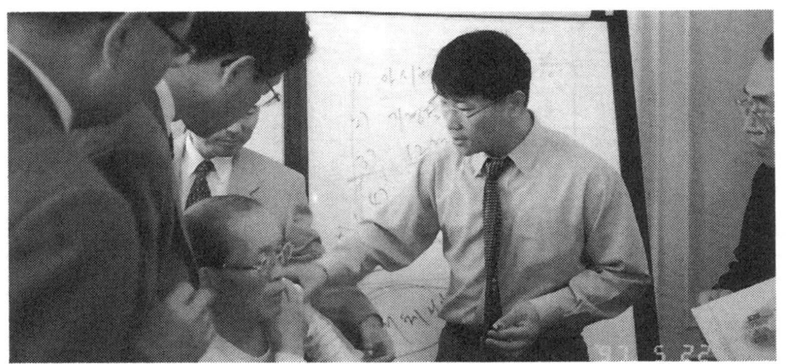

996년12월20일(금요일)

韓國經濟新聞

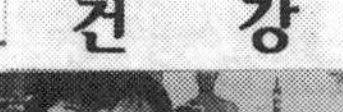

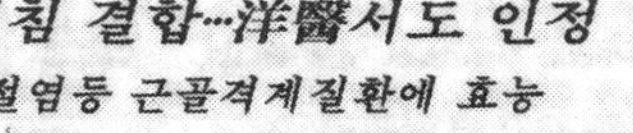

전통침술에 벌침 결합…洋醫서도 인정

좌골신경통·관절염등 근골격계질환에 효능

오행벌침

전통침술과 벌침을 결합한 「오행벌침」이 좌골신경통 요통 강직성척추염 관절염 비염 근육통 수족냉증 발기부전에 상당한 치료효과를 발휘하고 있는 것으로 알려졌다.

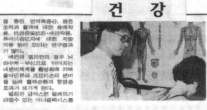

한국오행벌침연구회 金棟鉉회장은 지난 1년6개월동안 이들 질환을 가지고 있는 환자에게 벌침치료를 실시한 결과 약90%가량의 환자가 증상이 호전되거나 완치됐다고 밝혔다.

서양의학에서도 대체의학의 하나로 벌침 효과를 인정하고 있다.

벌독의 멜리틴 아파민 포스포리파제 히알루로니다제 등의 성분이 임파세포활성화를 통한 면역력증강, 흉선조직과 혈액에 대한 용해작용, 抗염증및抗진·세균작용, 류머티즘인자에 대한 저항작용 등이 있다는 연구결과가 많다.

예컨대 멜리틴의 경우 뇌하수체–부신으로 이어지는 내분비체계를 활성화해 카테콜아민류와 코르티손의 분비를 늘려 혈액순환과 항염증효과가 생기게 한다.

벌침은 급작스런 알레르기 [illegible]할수 있는 아나필락시스를 일으키는 작용이 있어 부작용으로 침자리가 부을수 있다.

金회장은 『벌독은 염증을 일으키고 이를 가라앉히는 성분이 공존해 시간이 지나면 붓는 것도 저절로 사라진다며 『개인차를 고려해 벌침을 놓는 방법과 벌독량을 조절하면 부작용을 최소화할 수 있다』고 설명했다.

金회장의 벌침술은 전통침술의 한가지인 사암침법의 원리에 입각해 기혈이 막힌 자리에 놓고 있는 것이 특징이다.

그는 오행벌침과 手技치료(카이로프랙틱)를 병행하면 요통 좌골신경통등 근골격계 질환에서 뛰어난 치료효과를 얻을수 있다고 강조했다.

3471－3236

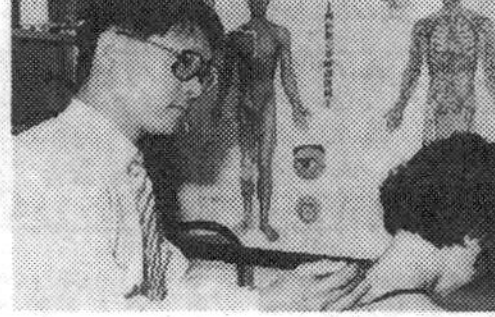

金棟鉉회장이 목이 경직된 환자에게 벌침을 놓고 있다.

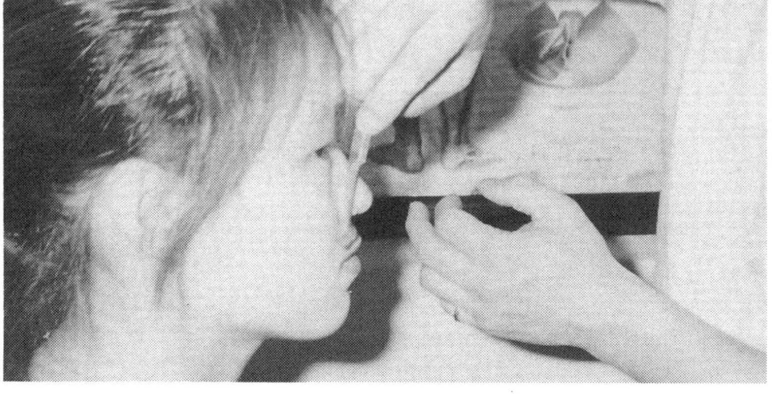

(2) 수 태양 소장경(手太陽小腸經)의 혈도(穴圖)

■ 수 태양 소장경의 혈도

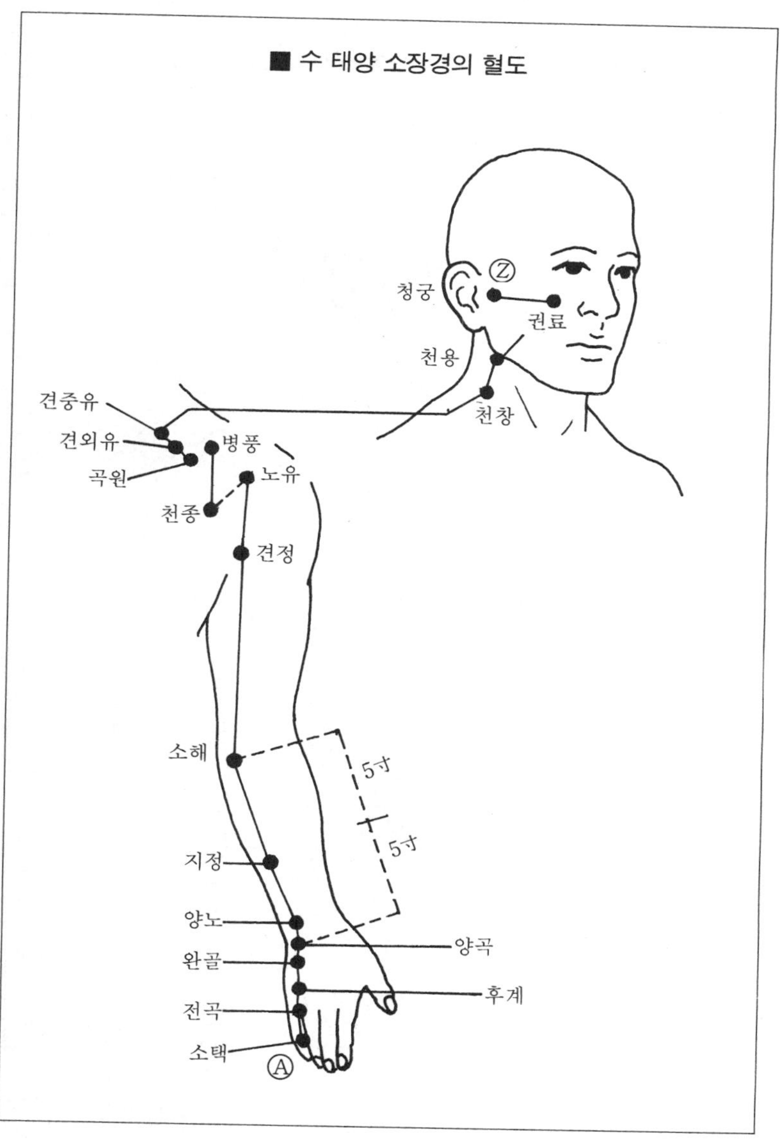

(3) 수 태양 소장경(手太陽小腸經)의 순행 표시도(循行表示圖)

■ 수 태양 소장경의 순행 표시도(운행도)(1)

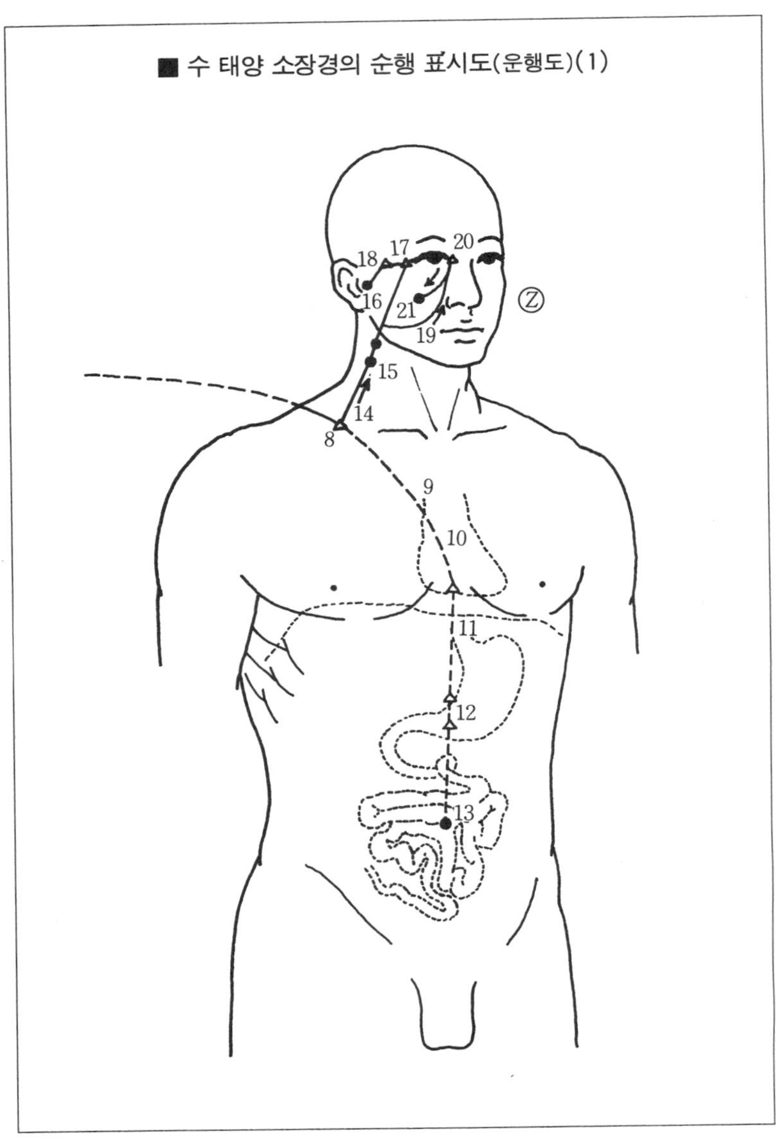

■ 수 태양 소장경의 순행 표시도(운행도)(2)

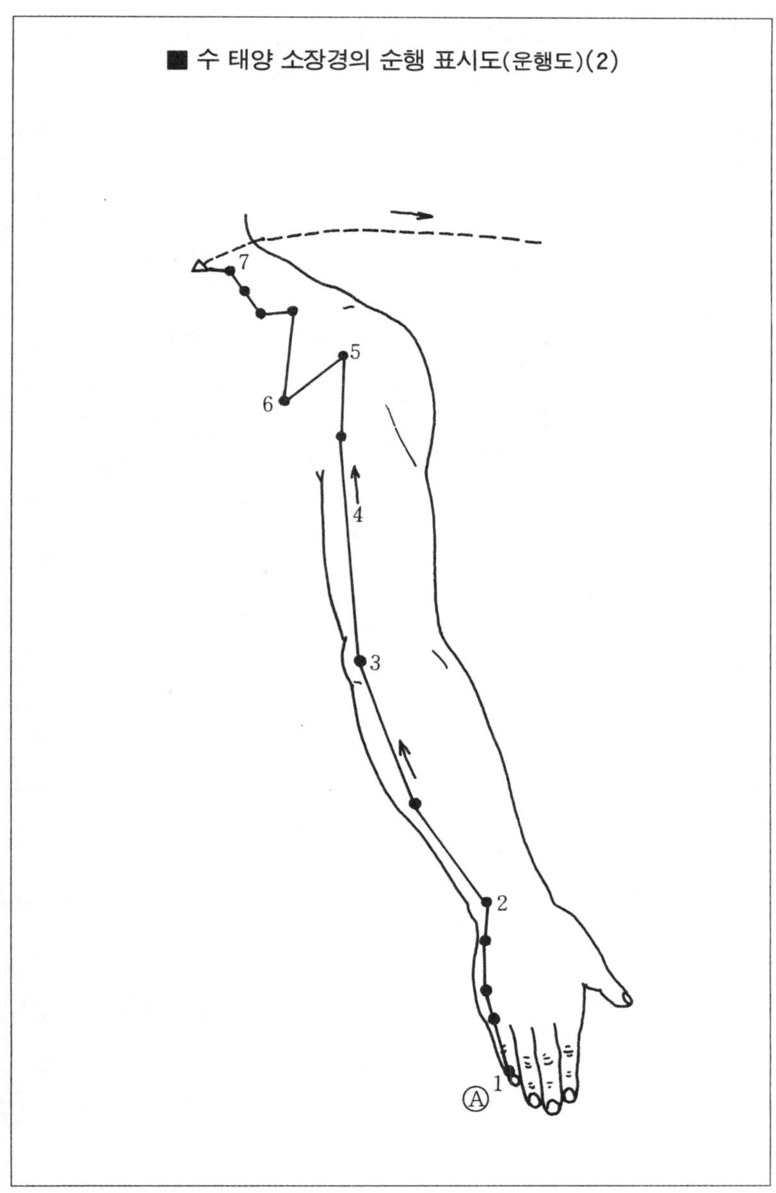

(4) 수 태양 소장경의 소속 경혈

순번	경혈명	위　　　치	주　　　치	오행혈
1	소　택			金
2	전　곡	새끼 손가락 시작 부분	비통, 이명, 견비통	水
3	후　계	전곡 바로 위 부분으로 새끼 손가락을 구부렸을 때 튀어나오는 위치 ※기경팔혈	목 디스크, 후두통, 요통, 이명, 늑간신경통, 견비통	木
4	완　골			* 원혈
5	양　곡	새끼 손가락을 쭉 따라 손목 위 부분		
6	양　로			* 극혈
7	지　정			* 낙혈
8	소　해	팔꿈치 밑쪽, 양쪽 뼈 사이	팔꿈치 통증, 목의 통증, 견비통	土
9	견　정			

순번	경혈명	위　　　치	주　　　치	오행혈
10	노　유			
11	천　종			
12	병　풍			
13	곡　원			
14	견외유			
15	견중유			
16	천　창			
17	천　용			
18	권　료			
19	청　궁			

◪ 수 소양 삼초경

(1) 수 소양 삼초경

1. 양지－손목 관절 중앙에서 어깨 새끼 손가락 쪽으로 약 5cm 점.

※ 삼초경의 원혈.

2. 노회－천종에서 1 높이의 팔 뒤쪽 중간.
3. 외관－손목 관절 손등 중앙위의 약 5cm.
4. 견료－견우에서 뒤로 5cm 점.
5. 예풍－귓밥과 유양돌기 사이 들어간 곳.
6. 각손－귀위 머리가 난 곳.
7. 사죽공－눈썹 바깥쪽 눈 주위 뼈의 가장자리.

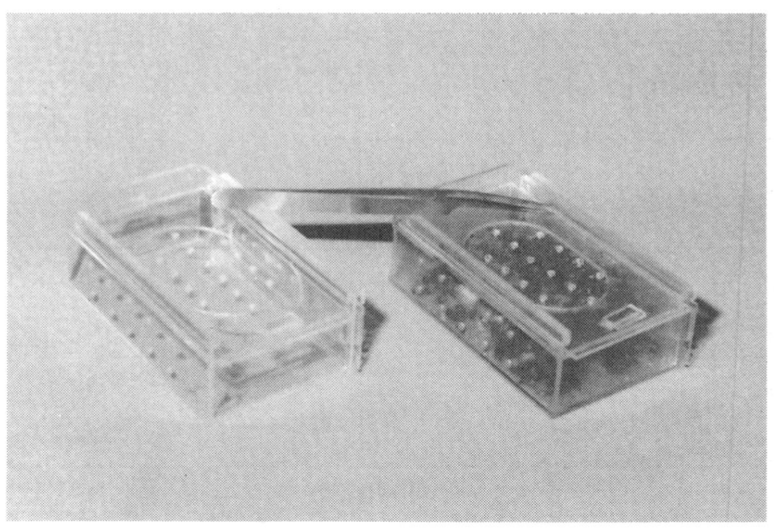

▲ 벌침(벌독)의 효능은 과학적으로도 풀기 어려운 신비함을 지니고 있다(사진은 오행 벌침 시술에 쓰이는 벌통과 핀셋).

스포츠서울

제3917호 1997년 7월 14일

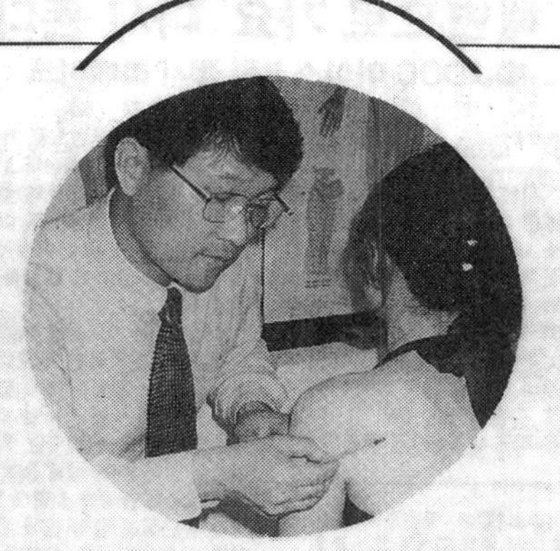

한 여성동호인이 요즘 생활체육의 한 분야로 정착되고 있는 '오행벌침 지법운동'의 벌침을 맞고 있다.

'오행벌침지법' 확산

혈액순환 돕고 스트레스해소 특효
스포츠마사지 병행 '생활체육'정착

전통 오행체조와 스포츠마사지를 벌침과 결합한 이색 '오행벌침지법운동'이 새로운 생활체육 운동으로 확산되고 있다.

오행벌침지법운동은 운동의 몸의 근육을 풀어주는 운동법. 체조나 스포츠마사지와 함께 특유의 벌침을 겸하면 혈액순환을 돕고 기(氣)를 보강시켜 준다.

한국오행벌침연구회 김동현씨(36)는 "벌의 침에는 메리틴과 포스포리파제 등의 단백질이 있어 어혈, 디스크, 근육통, 좌골신경통 등은 물론 현대인들의 스트레스해소에도 특이한 효과가 있다"고 주장했다.

김씨는 최근 '정통 오행지압백과'와 '신비한 오행벌침요법' 등을 펴내기도 했다.

(2) 수 소양 삼초경(手少陽三焦經)의 혈도(穴圖)

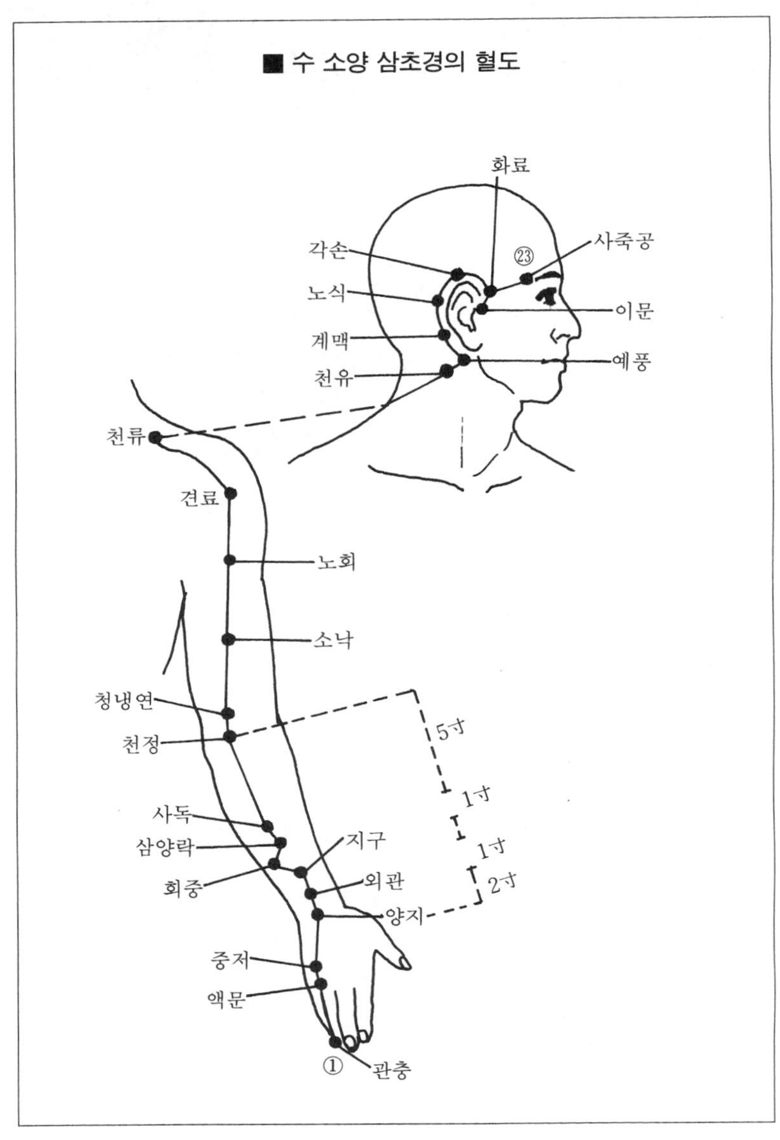

(3) 수 소양 삼초경(手少陽三焦經)의 순행 표시도(循行表示圖)

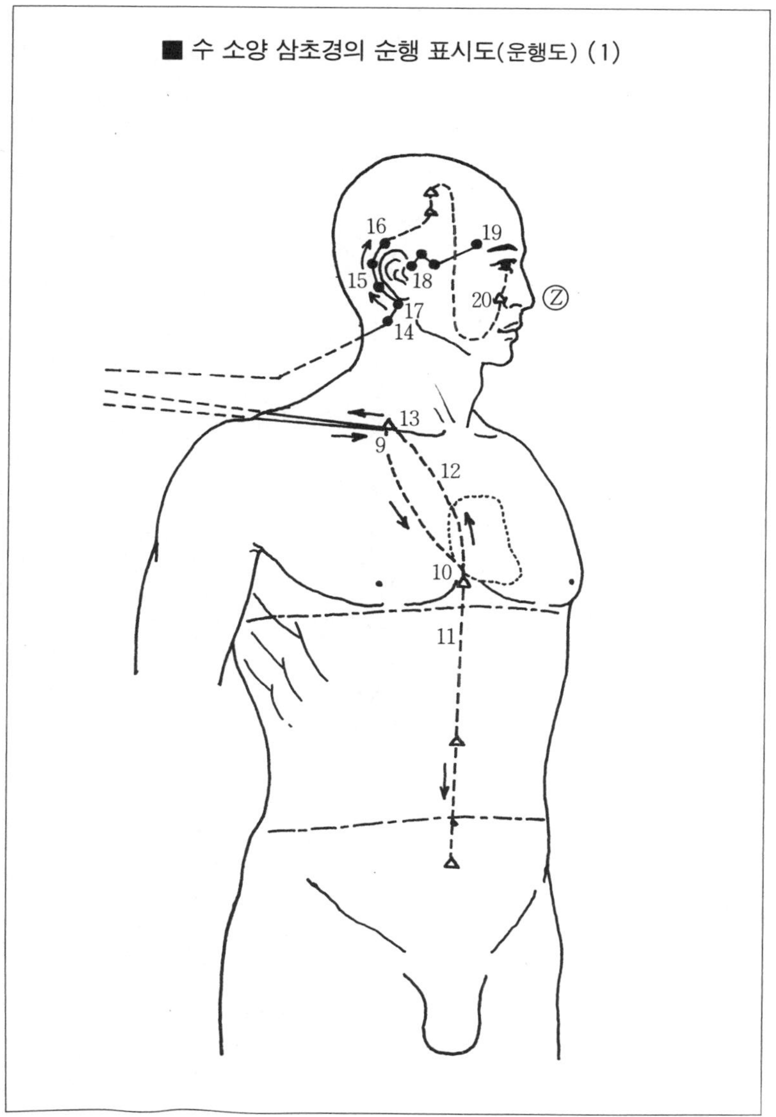

■ 수 소양 삼초경의 순행 표시도(운행도) (2)

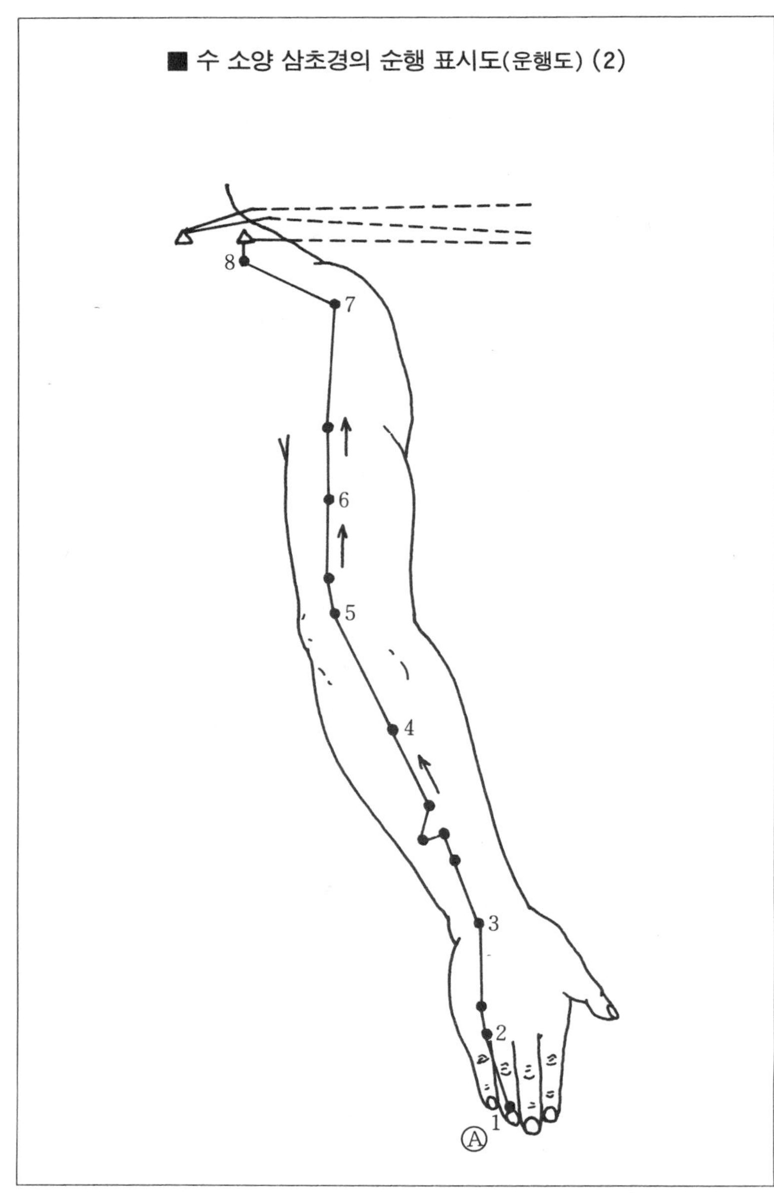

(4) 수 소양 삼초경의 소속 경혈(오행혈을 근거로 설명)

순번	경혈명	위 치	주 치	오행혈
1	관 충	네 번째 손가락 바깥쪽의 끝 부분	두통, 심번	金
2	액 문	네 번째 손가락 바깥쪽의 시작하는 손등 부분	이농, 이명, 수비통	水
3	중 저	액문의 바로 윗 부분	이명, 손가락 굴절 불능, 어깨, 등이 처진 듯한 느낌	木
4	양 지			* 원혈
5	외 관	⚹ 기경팔혈		* 낙혈
6	지 구		견비통, 변비, 이농, 이명	火
7	회 종			* 극혈
8	삼양락			
9	사 독			
10	천 정	팔꿈치 근처의 네 번째 손가락 쪽 따라 이은 부분	견비통, 목이 뻣뻣함	土
11	청냉연			

순번	경혈명	위　　　치	주　　　치	오행혈
12	소　낙			
13	노　회			
14	견　료			
15	천　료			
16	천　유			
17	예　풍			
18	계　맥			
19	노　식			
20	각　손			
21	이　문			
22	화　료			
23	사죽공			

◪ 족 소양 담경

(1) 족 소양 담경

1. 동자요－눈꼬리 들어간 부분.
2. 견정－목 죽지에서 어깨 끝까지 목에서 1/3점에서 뒤로 약 2.5cm.
3. 경문－12늑골 선 끝의 옆구리쪽.
4. 양능천－무릎 관절선 중앙 아래 약 3cm 족 삼리 사선 위.
5. 풍지－귀의 3분의 1 뒤쪽 머리가 난 곳.
6. 거료－옆구리 대전자골 상단에서 약 8cm 아래 좀 들어간 곳.
7. 환도－넙적다리 뒤편 편편한 곳에서 가운데 들어간 곳.
8. 구허－※ 족 소양 담경의 원혈.

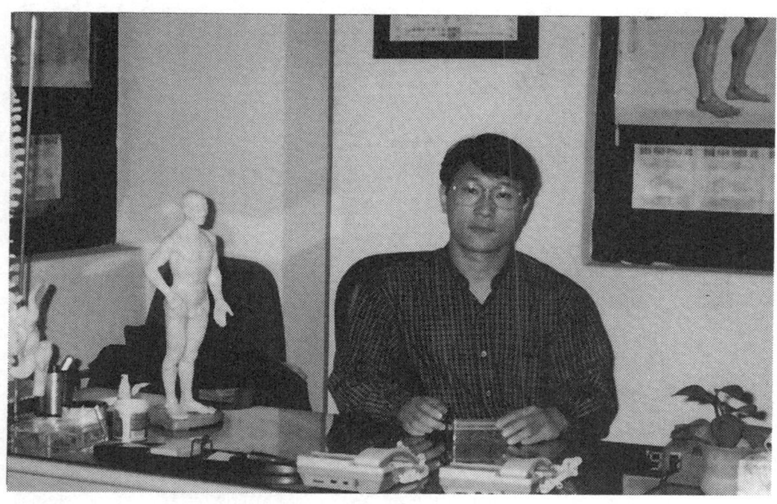

▲ 오행 벌침 요법에 관해 설명하고 있는 저자의 모습.

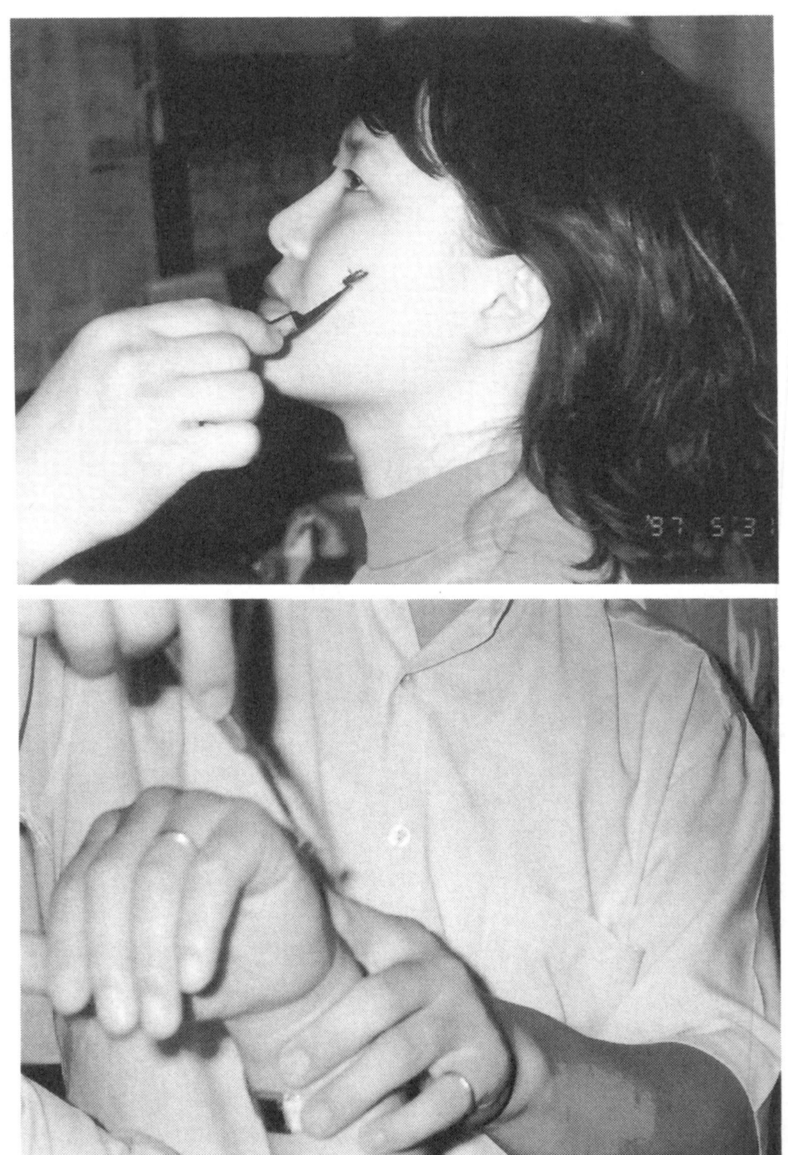

(2) 족 소양 담경(足少陽膽經)의 혈도(穴圖)

■ 족 소양 담경의 혈도 (1)

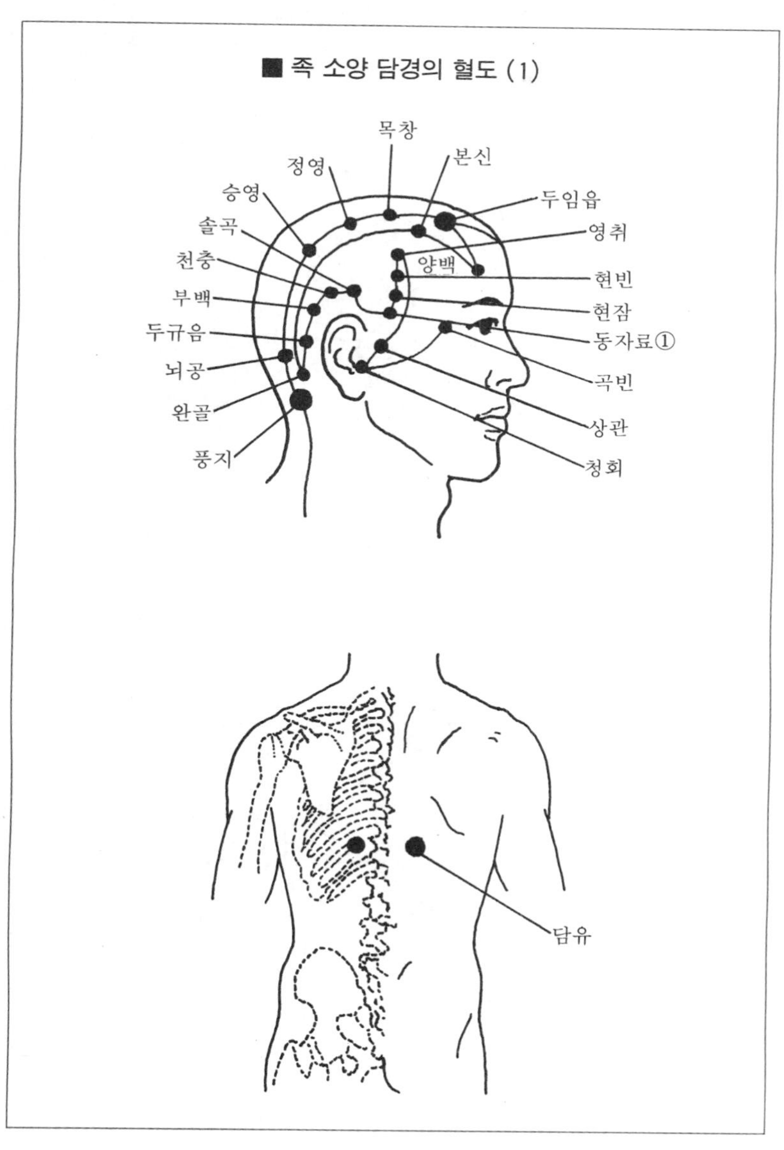

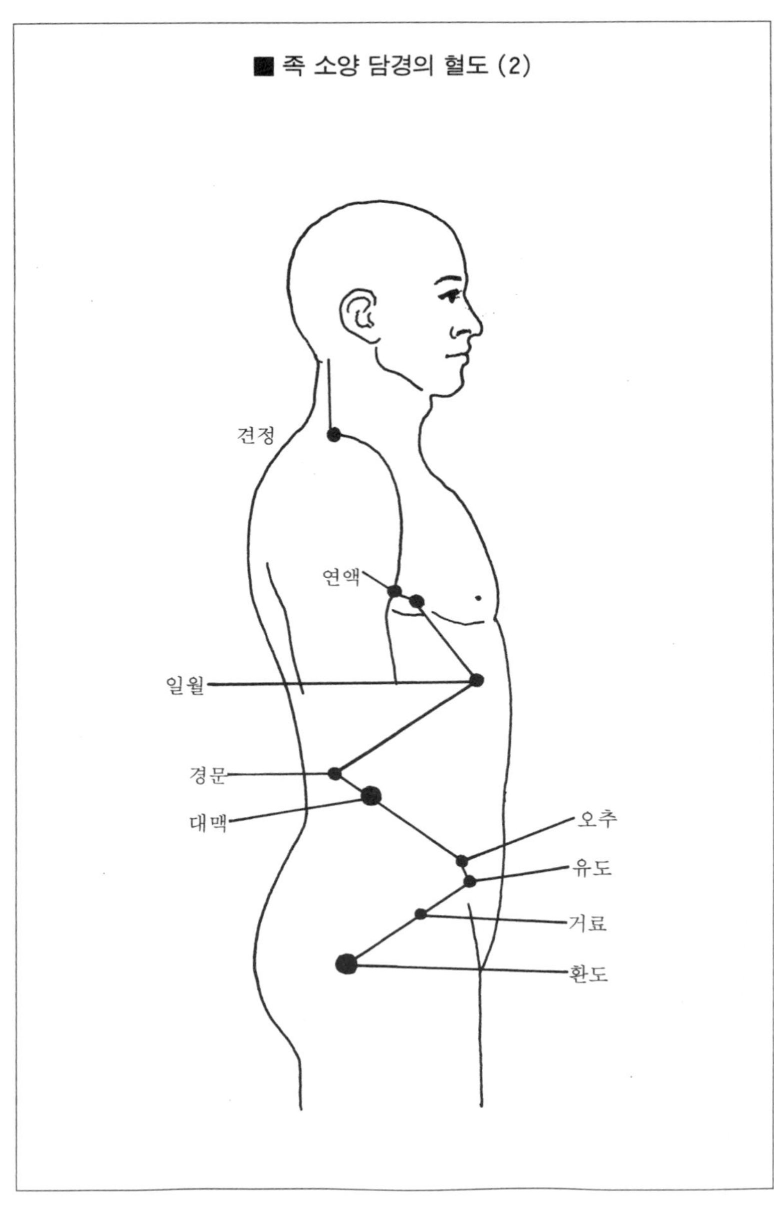
■ 족 소양 담경의 혈도 (2)
견정
연액
일월
경문
대맥
오추
유도
거료
환도

■ 족 소양 담경의 혈도 (3)

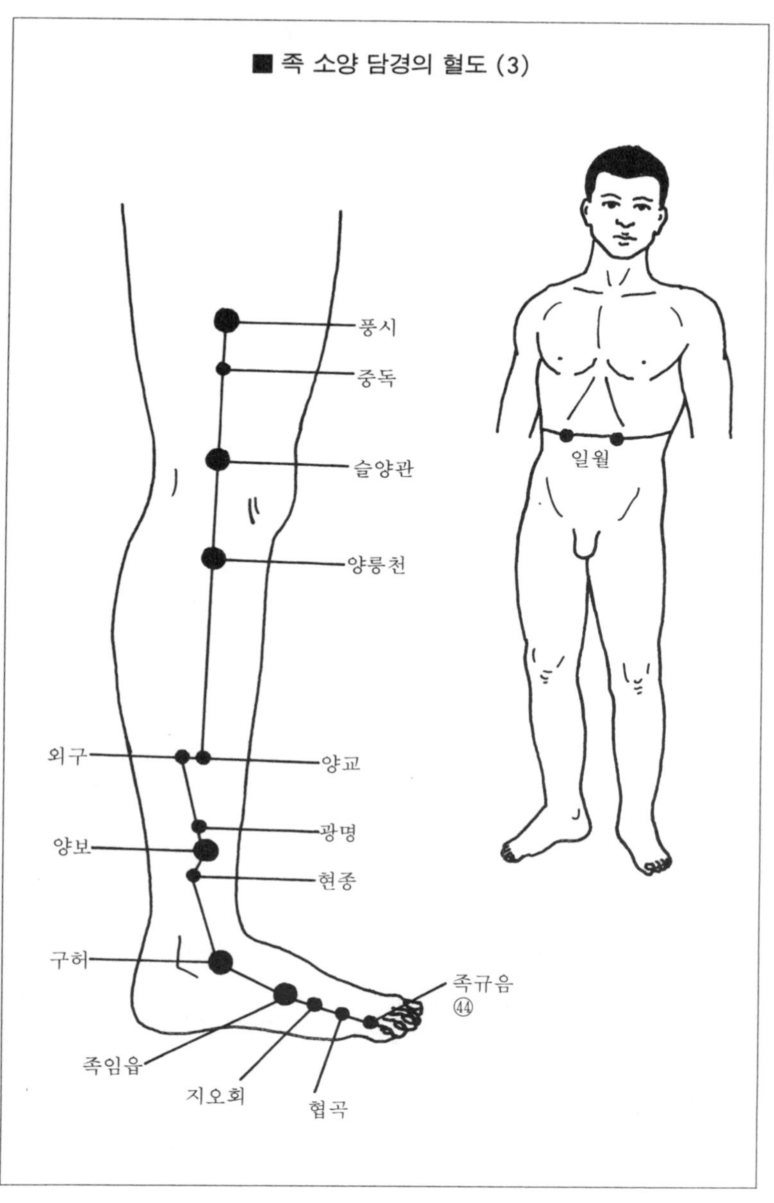
풍시
중독
슬양관
양릉천
외구
양교
광명
양보
현종
구허
족규음
㊹
족임읍
지오회
협곡
일월

(3) 족 소양 담경(足少陽膽經)의 순행 표시도(循行表示圖)

■ 족 소양 담경의 순행 표시도(운행도) (1)

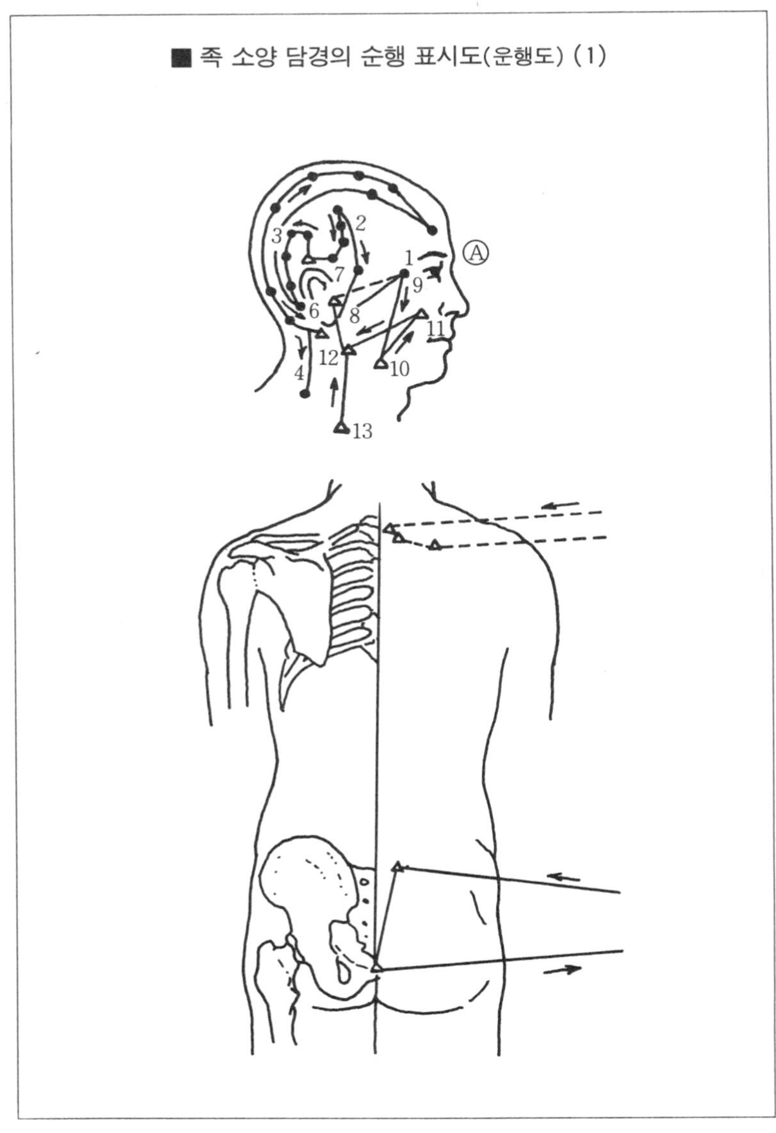

■ 족 소양 담경의 순행 표시도(운행도) (2)

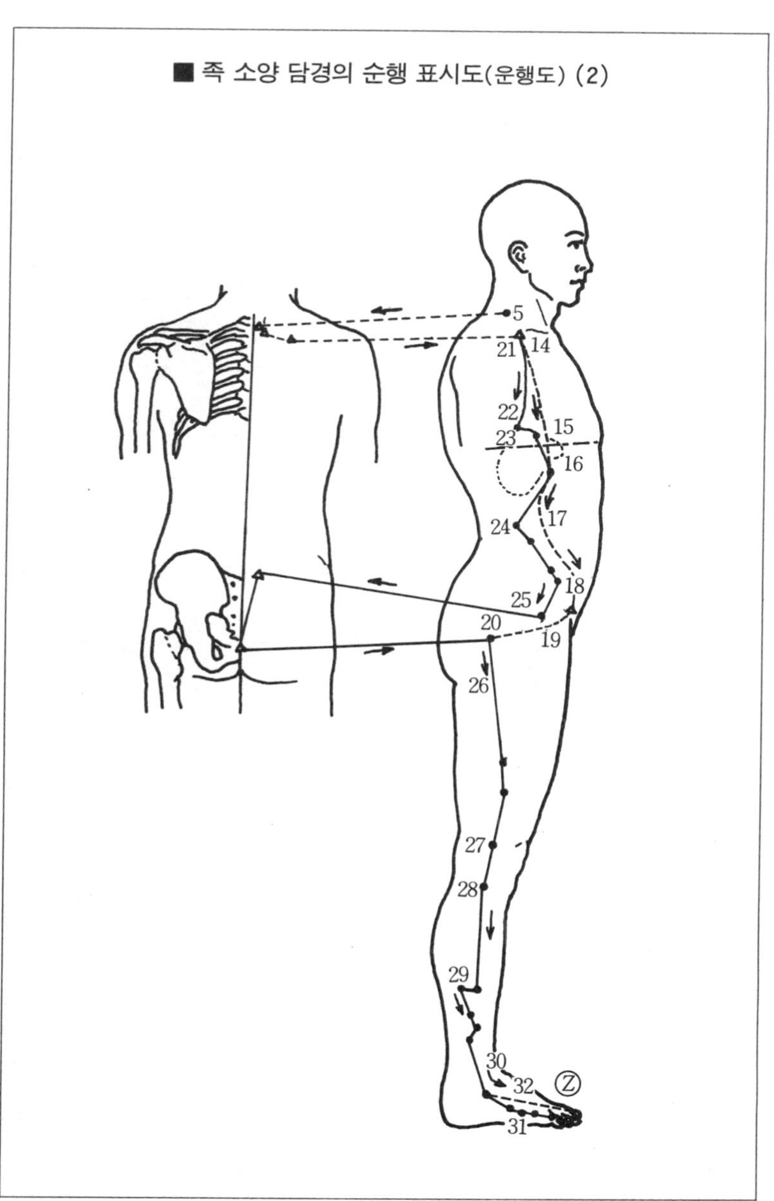

(4) 족 소양 담경의 소속 경혈

순번	경혈명	위　　　치	주　　　치	오행혈
1	동자료			
2	청 회			
3	상 관			
4	함 염			
5	현 료			
6	현 리			
7	곡 빈			
8	솔 곡			
9	천 충			
10	부 백			
11	두규음			
12	완 골			
13	본 신			
14	양 백			
15	두임읍			

순번	경혈명	위 치	주 치	오행혈
16	목 창			
17	정 영			
18	승 령			
19	뇌 공			
20	풍 지			
21	견 정			
22	연 액			
23	첩 근			
24	일 월			
25	경 문			
26	대 맥			
27	오 추			
28	유 도			
29	거 료			
30	환 도			

순번	경혈명	위 치	주 치	오행혈
31	풍 시			
32	중 독			
33	슬양관			
34	양릉천	무릎의 중앙 아래 약 3cm 지점	무릎 관절염, 반신불수, 좌골신경통	土
35	양 교			
36	외 구			* 극혈
37	광 명			* 낙혈
38	양 보	무릎과 발목의 가운데 지점		火
39	현 종			
40	구 허			* 원혈
41	족임읍	네 번째 발가락을 따라서 발등 중간 부분 ※기경팔혈	무릎 관절염, 옆구리 질병	木
42	지오회			
43	협 계	네 번째 발가락 시작 부분	편두통, 고혈압, 늑간신경통, 현운	水
44	족규음	네 번째 발가락 위쪽 끝 부분	두통, 고혈압, 협통, 옆구리 질병, 디스크	金

◪ 족 궐음 간경

(1) 족 궐음 간경

1. 행간 – 발의 1지 2지 중간에서 2.5cm 위.
2. 음포 – 무릎 안쪽 가운데서 약 10cm 위.
3. 장문 – 11늑골의 선단.
4. 기문 – 젖꼭지 수직 아래 9흉추 선단.
5. 태충 – 수 궐음 간경의 원혈

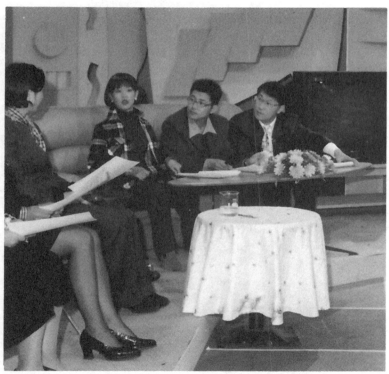

▲ KBS TV에 출연한 저자(맨 오른쪽)가 출연진들의 질문을 듣고 있다.

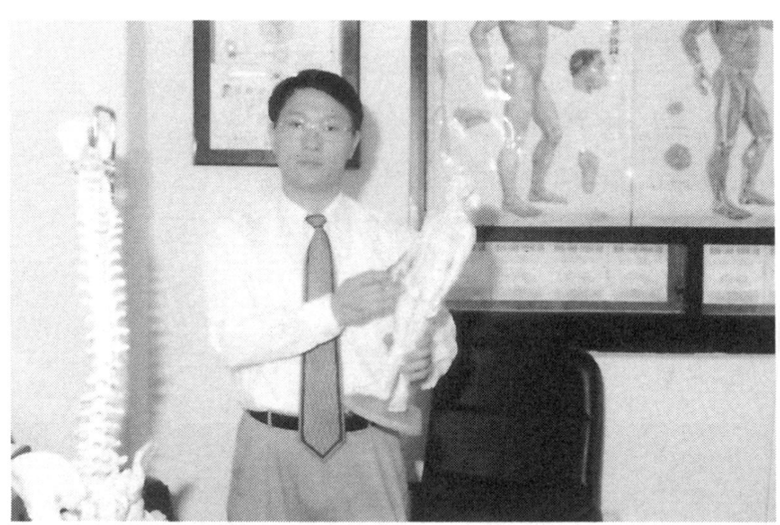

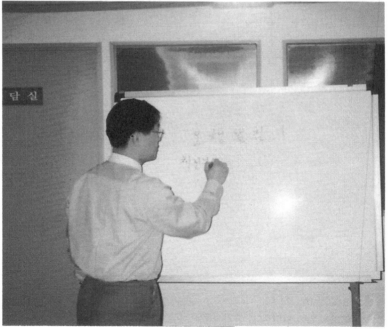
담 실

(2) 족 궐음 간경(足厥陰肝經)의 혈도(穴圖)

■ 족 궐음 간경의 혈도 (1)

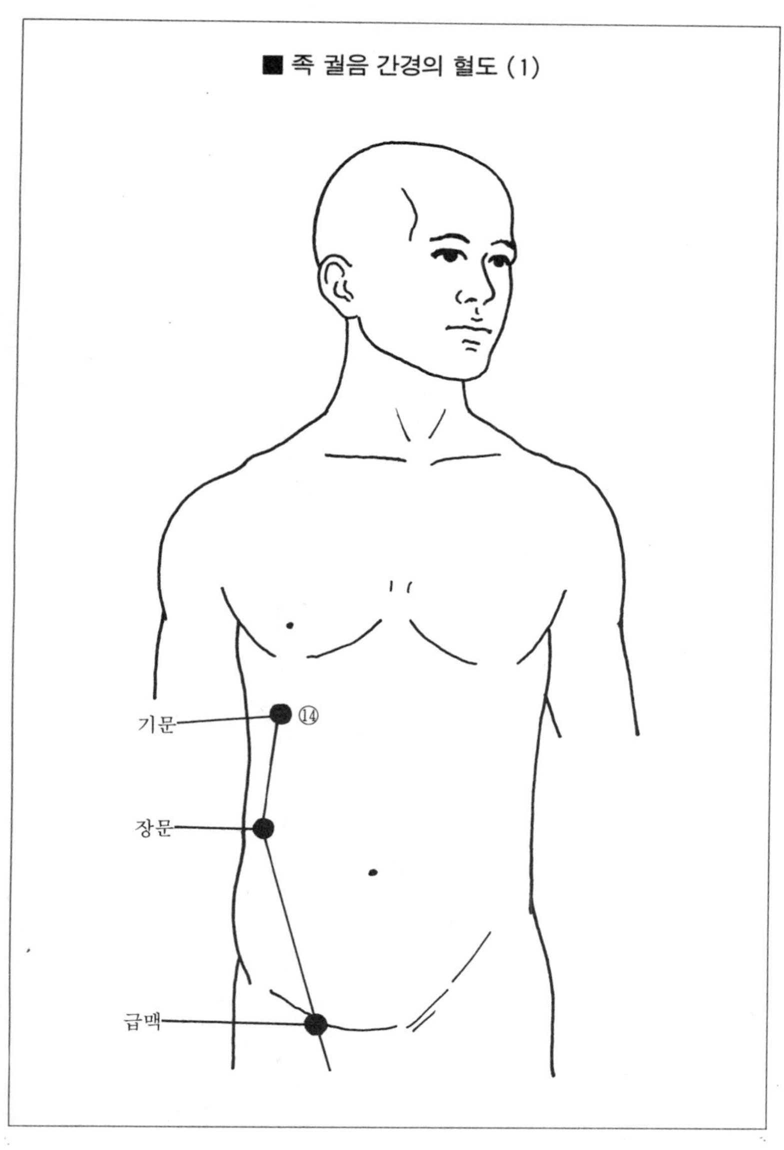

■ 족 궐음 간경의 혈도 (2)

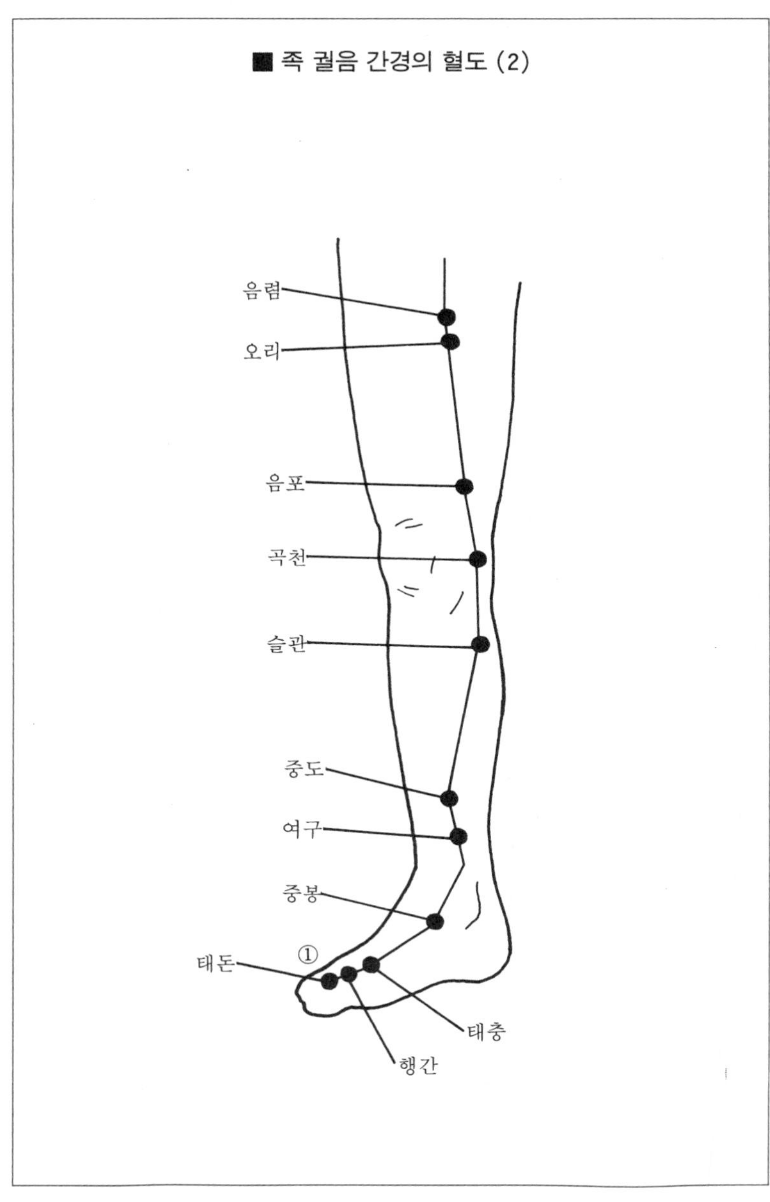

(3) 족 궐음 간경(足厥陰肝經)의 순행 표시도(循行表示圖)

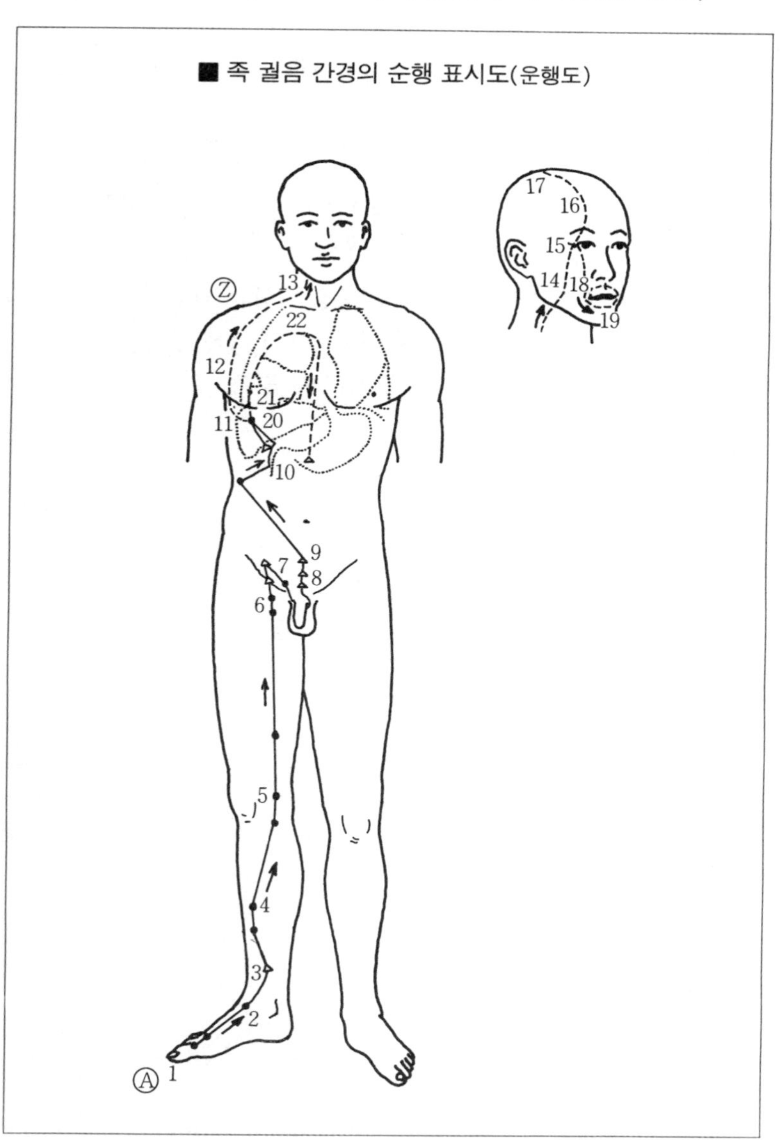

(4) 족 궐음 간경의 소속 경혈

순번	경혈명	위　　치	주　　치	오행혈
1	태 돈	엄지 발가락 발톱 위 부분	자궁 탈수, 만성 피로	木
2	행 간	엄지와 검지 발가락 사이 부분	월경 부조, 실면, 두통, 만성 피로, 간장 질환, 간염, 눈피로, 만성 피로	火
3	태 충	행간 위 부분	두통, 고혈압, 월경 부조	土 * 원혈
4	중 봉	엄지 발가락 안쪽을 연결한 선으로 복사뼈 부근	소변 곤란, 요통, 간병, 복사뼈 통증	
5	여 구			* 낙혈
6	중 도			* 극혈
7	슬 관			
8	곡 천	무릎 안쪽 튀어나온 지점	무릎 관절염, 무릎 내측통, 소변불리	水
9	음포			
10	족오리			
11	음 렴			
12	급 맥			
13	장 문			
14	기 문			

◪ 임맥

(1) 임맥

1. 천돌－목밑 쑥 들어간 곳.
2. 전중－유방과 유방 사이 중간점.
3. 구미－명치.
4. 거궐－전중 밑 명치에서 2.5cm 아래. 심장의 모혈.
5. 중완－배꼽과 명치를 연결하는 선상의 중간점.
6. 관원－배꼽에서 약 8cm 아래.
7. 중극－배꼽에서 약 10cm 아래.

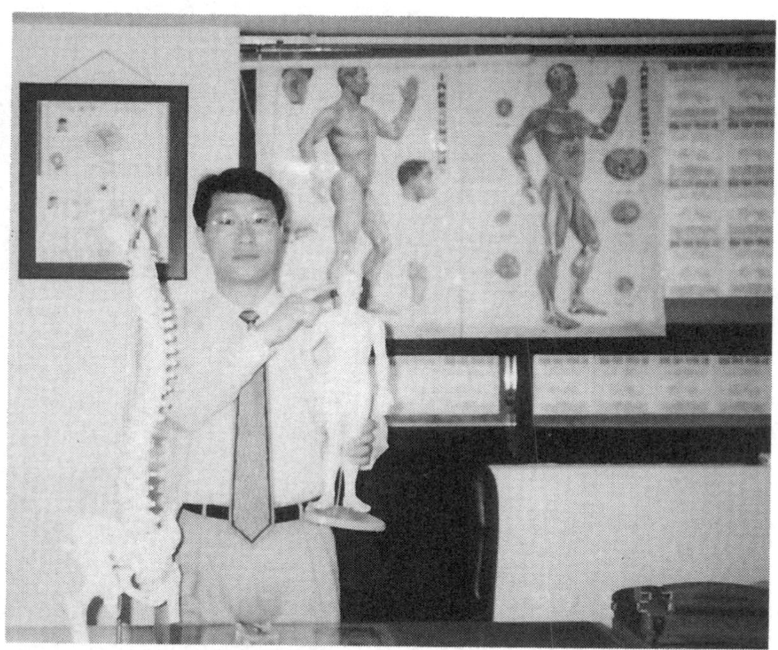

▲ 인체의 구조에 관해 설명하고 있는 저자의 모습.

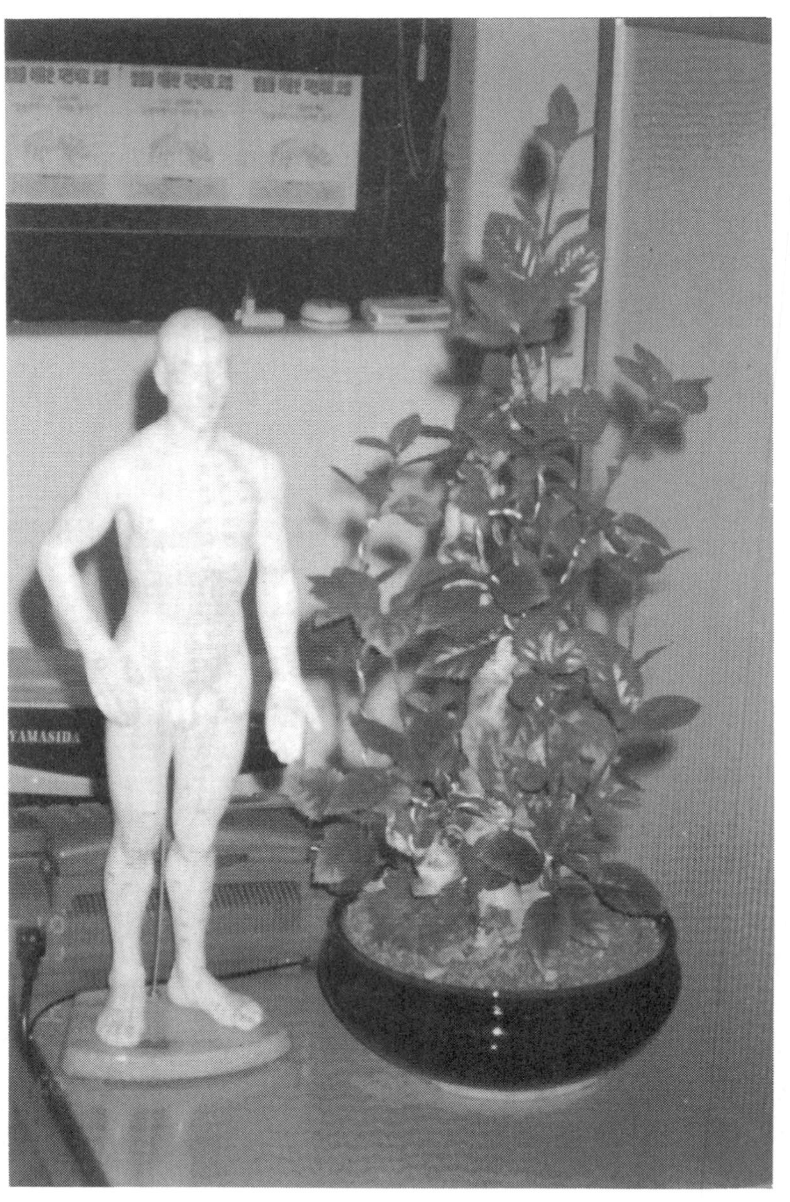
YAMASIDA

(2) 임맥(任脈)의 혈도(穴圖)

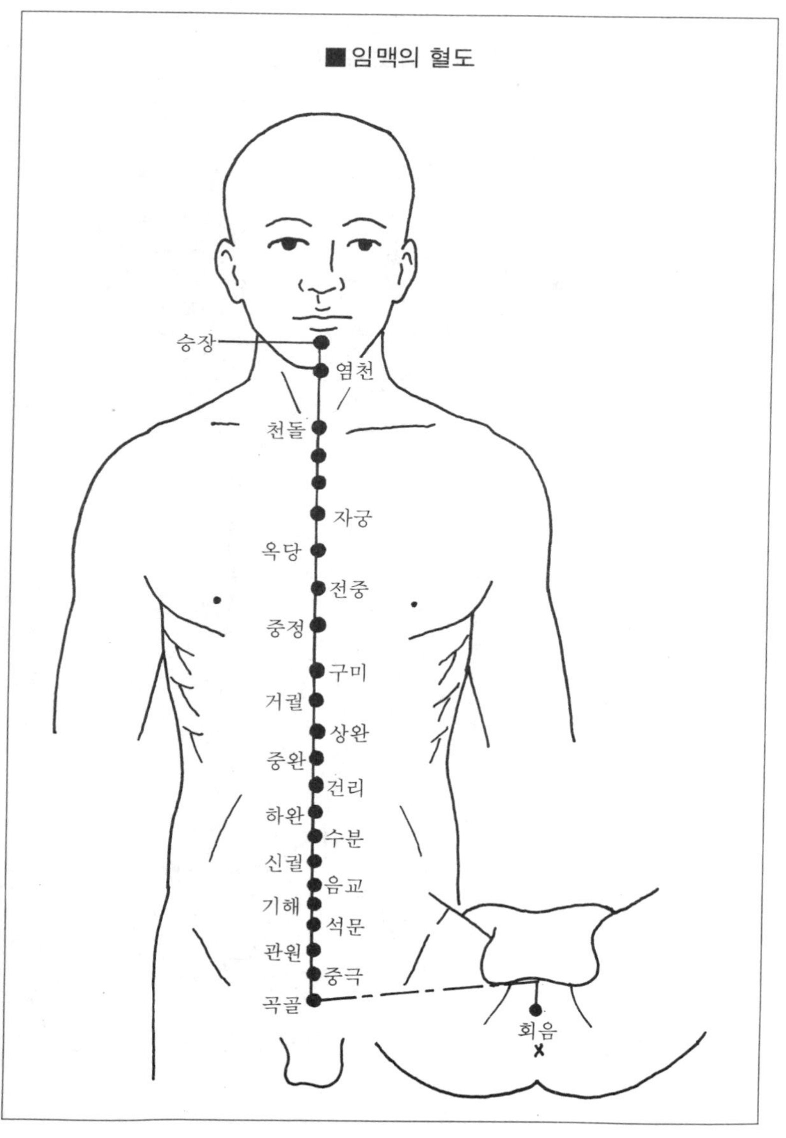
■임맥의 혈도
승장
염천
천돌
자궁
옥당
전중
중정
구미
거궐
상완
중완
건리
하완
수분
신궐
음교
기해
석문
관원
중극
곡골
회음

(3) 임맥(任脈)의 순행 표시도(循行表示圖)

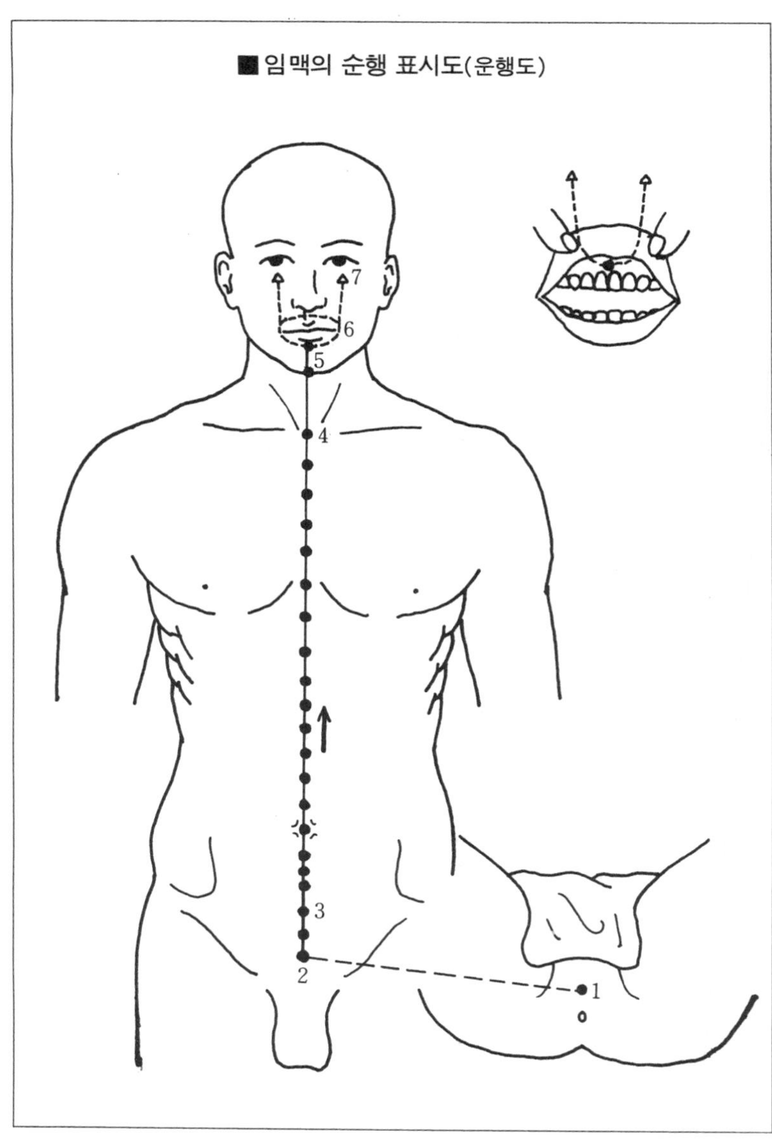

◪ 독맥

(1) 독맥

1. 백회－좌우 귀를 위로 연결한 선과 콧대를 따라 올라간 선의 교차점.
2. 풍부－2경추밑.
3. 대추－7경추와 1흉추 사이.
4. 신주－3흉추 아래.
5. 신도－5흉추 아래.
6. 명문－2요추 아래 배꼽 높이.
7. 요양관－4, 5요추 극돌기 사이.
8. 장강－미골 끝과 항문 사이.

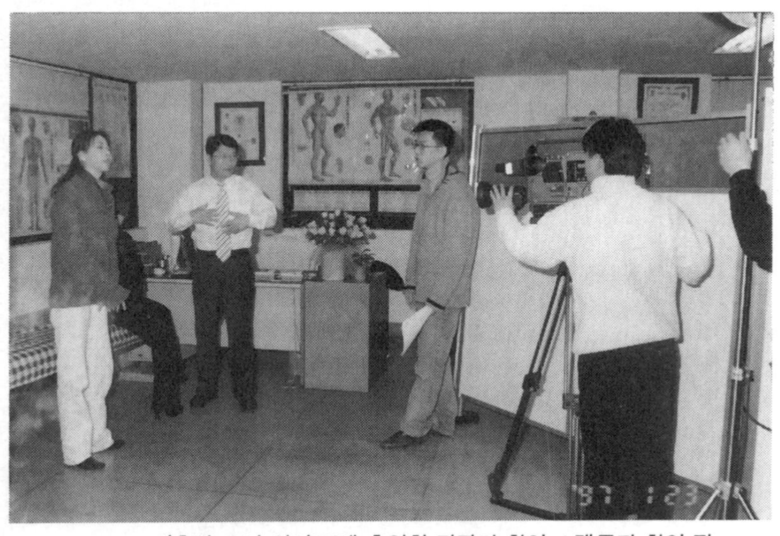

▲ SBS TV '출발 모닝 와이드'에 출연한 저자가 촬영 스탭들과 촬영 전에 대화를 나누고 있다(왼쪽에서 두 번째가 저자인 김동현 회장).

일간스포츠

일 간 스 포 츠 의학·건강 1996년 6월 2일(일요일)

꿀벌의 침에는 독을 사출하는 관이 들어 있다. 그중 한곳에서는 휘발성의 산성독이 또 한곳에서는 비휘발성의 알칼리액이 나온다. 물론 동시에 나온다.

한번 사출되는 벌독의 양은 0.02㎎정도이며, 벌침에 쏘여서 아픈 것은 휘발성의 오일성분이 포함되어 있기 때문이다.

벌침… 신경통·습진·관절염에도 효과

의학 상식

벌독에는 메리틴, 포스포리파제, 아파민, 히스타민외에 40여종의 단백질성분이 함유돼 있다. 따라서 벌침을 놓으면 혈액순환이 왕성해지며, 적혈구 백혈구 혈소판 응집소등이 증가하며, 자율신경 및 내분비계의 호르몬조절과 스트레스 해소 등에 효과가 있는 걸로 알려지고 있다.

따라서 벌침전문가들은 벌침을 맞으면 ▲염증성및 화농성 질환 ▲신경통질환(만성두통 견비통 요통 팔다리무력증 손발저림) ▲습진 ▲삔 허리, 손발의 삠 ▲각종 관절염등에 상당한 효과가 있다고 주장하고 있다.

벌침시술은 1침후 서서히 경과를 보면서 늘려가는 것이 좋다. 급한 마음에 일시에 많은 벌침을 맞는 것은 삼가야 한다.

한국오행벌침연구회(02-3471-3235) 김동현회장은 "벌침은 벌이 자기 방어용으로 갖고 있는 침을 이용해 아픈 부분, 또는 경혈을 자극해 병을 치료하는 민간자연요법"이라고 전제, "반드시 전문가가 시술해야 불의의 사고를 예방할 수 있다"고 말했다.

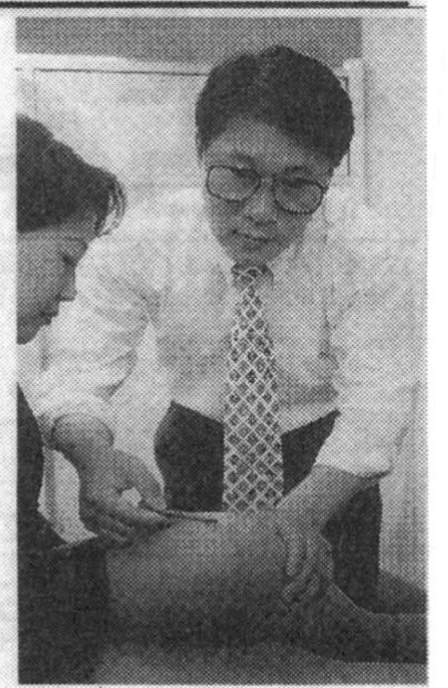

벌침인구가 증가하면서 손과 발의 경락혈을 체질과 병행하는 새로운 벌침법 '오행지법'까지 선보이고 있다.

경향신문

인물광장 1997년 8월 1일 금요일

"벌침은 전통민간요법 위험하지 않아요"

한국오행벌침연구회 김동현회장

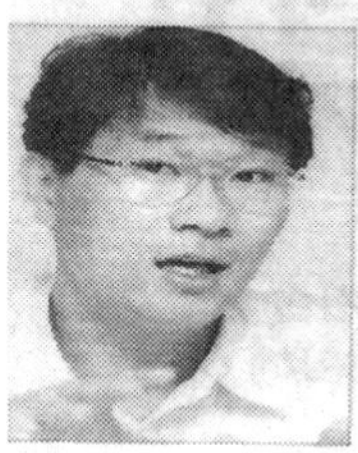

평범한 가장으로 7년동안 직장생활을 하던 샐러리맨이 어느날 사표를 내고 구전으로만 내려오던 「벌침」 연구에 나섰다.

그리고 3년만에 「신비한 오행벌침 요법」과 「전통오행지압 백과」라는 원고를 탈고, 두권의 책을 이달 중순 낸다. 한국오행벌침연구회 김동현(金棟鉉·36)회장이 바로 그 사람.

서울대 지리학과를 수석졸업한 그는 88년 ㅂ증권에 취직했다. 그러나 등락을 거듭하는 주식값에 일희일비하는 사이 언제부터인지 몸고장이 잦았다. 한약방을 전전하고 병원을 들락거려도 소용이 없었다.

평소 한의학에 관심이 많던 그는 90년부터 침, 뜸, 지압 등에 관련된 책을 닥치는 대로 섭렵했다. 그리고 우연히 주위사람의 권유로 벌침을 맞았다. 뜻밖에도 몸이 점차 가뿐해지고 신기하게도 증상들이 하나 둘 사라졌다.

『수지침이 민간요법으로 자리잡았듯이 벌침 역시 고유의 민간자연요법입니다』

95년 직장을 그만두고 벌침 연구를 한다고 했을 때 『서울대를 나와 기껏 벌침이냐』며 부모님과

아니
전
화,
술법
오
에다
병행
인식
다가
들이
용하
되는
한
요법
에
설.
들이
말했

(2) 독맥(督脈)의 혈도(穴圖)

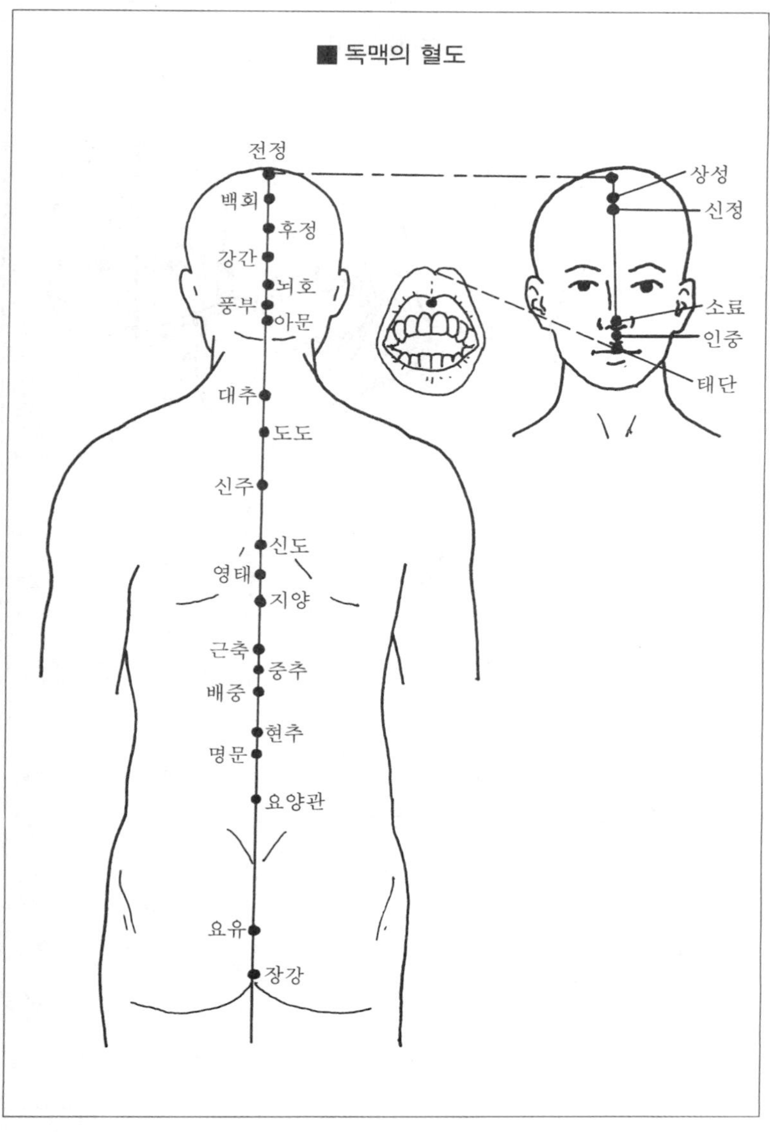
■ 독맥의 혈도
전정
백회
후정
강간
뇌호
풍부
아문
대추
도도
신주
신도
영태
지양
근축
중추
배중
현추
명문
요양관
요유
장강
상성
신정
소료
인중
태단

(3) 독맥(督脈)의 순행 표시도(循行表示圖)

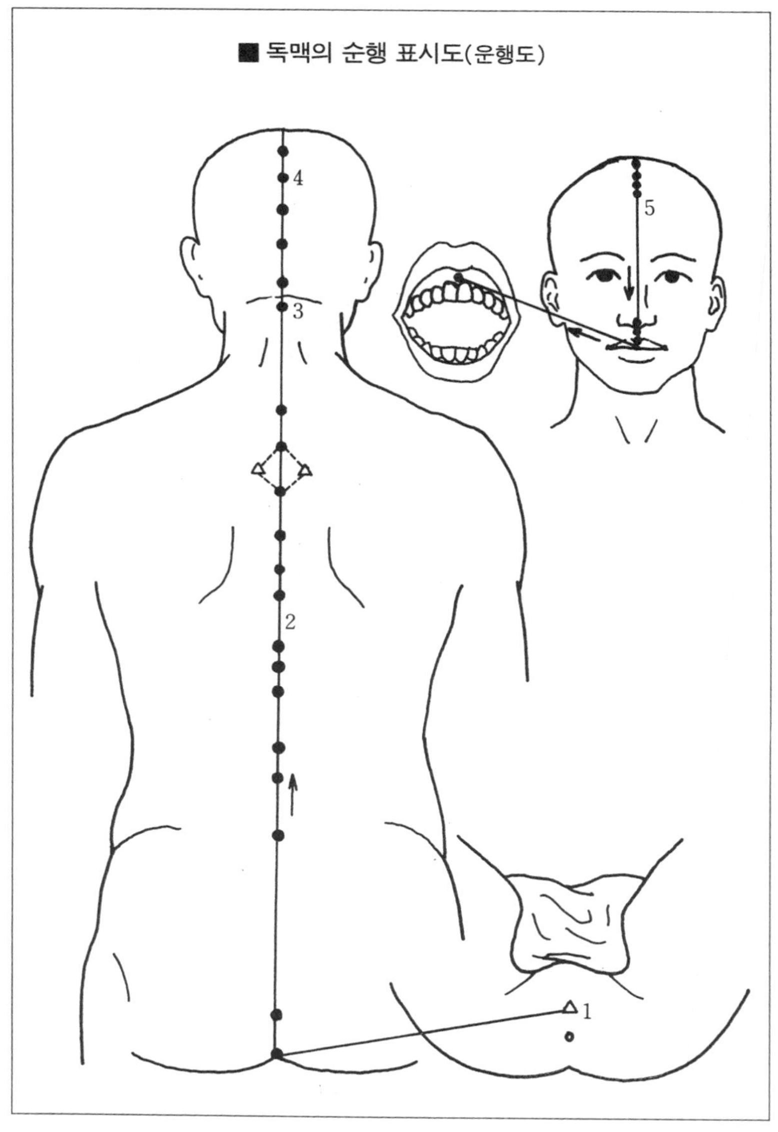

◪ 귀침혈위시의도

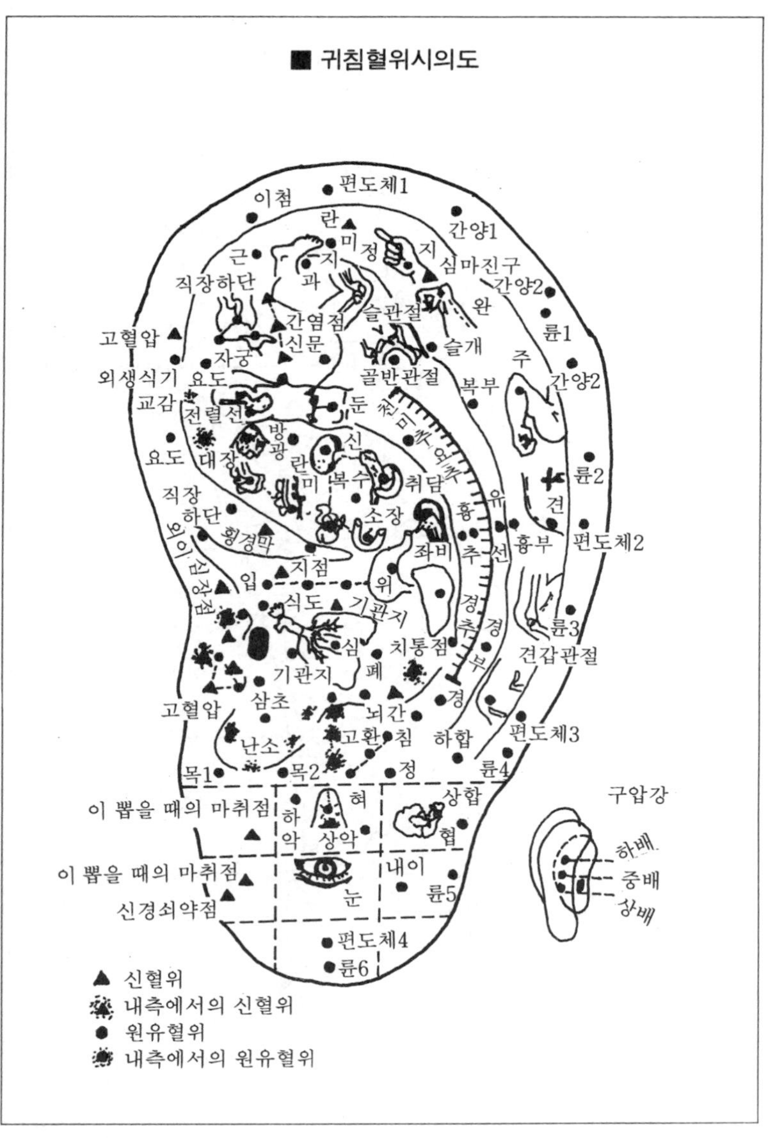
■ 귀침혈위시의도
이첨
편도체1
간양1
심마진구
간양2
륜1
간양2
륜2
편도체2
륜3
견갑관절
편도체3
륜4
고혈압
외생식기
교감
요도
직장 하단
고혈압
목1
목2
이 뽑을 때의 마취점
이 뽑을 때의 마취점
신경쇠약점
편도체4
륜6
내이
륜5
구압강
하배
중배
상배
▲ 신혈위
내측에서의 신혈위
● 원유혈위
내측에서의 원유혈위

◩ 발과 신체와의 관계

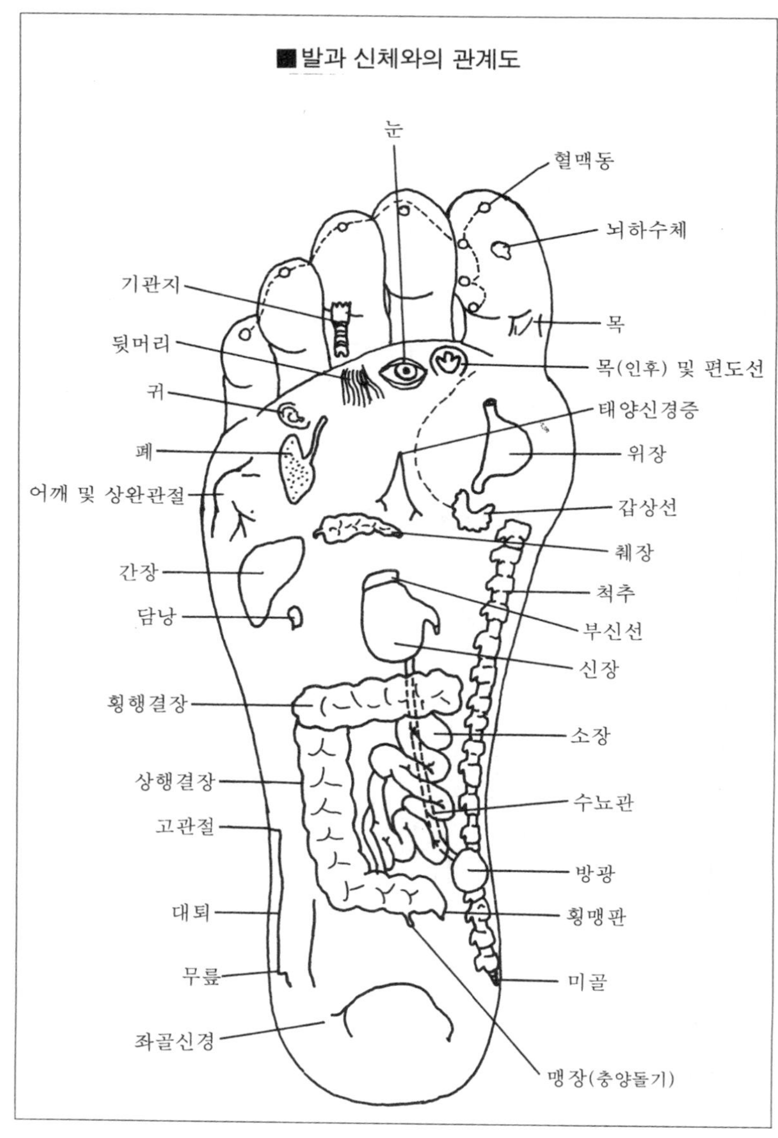
■발과 신체와의 관계도
눈
혈맥동
뇌하수체
기관지
목
뒷머리
목(인후) 및 편도선
귀
태양신경증
폐
위장
어깨 및 상완관절
갑상선
췌장
간장
척추
담낭
부신선
신장
횡행결장
소장
상행결장
수뇨관
고관절
방광
대퇴
횡맹판
무릎
미골
좌골신경
맹장(충양돌기)

■ 발등의 앞뒤 옆의 반사구 (1)

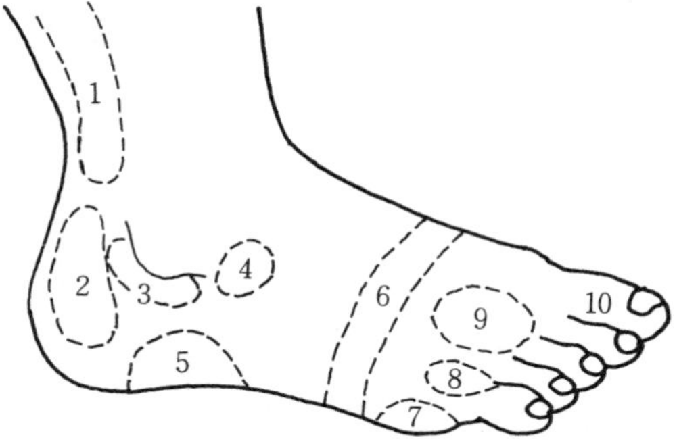

①임파선(전신) ②생식기(난소·난관 또는 고환·부고환) ③고관절
④임파선(상체) ⑤무릎 ⑥횡경막 ⑦어깨 ⑧균형 기관 ⑨가슴
⑩관자놀이, 삼차신경 ⑪직장(치질) ⑫서혜부 ⑬임파선(복면)

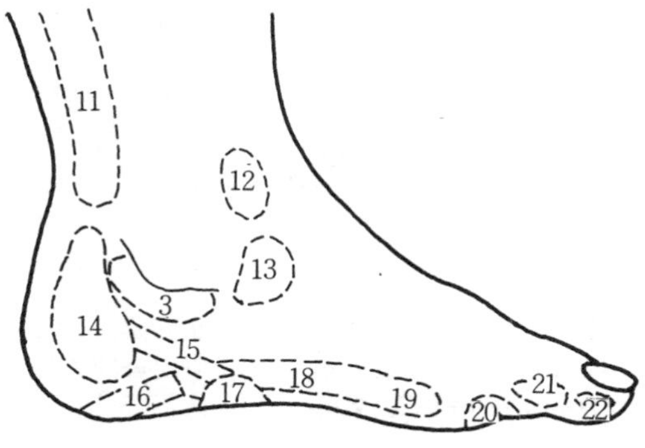

■ 발등의 앞뒤 옆의 반사구 (2)

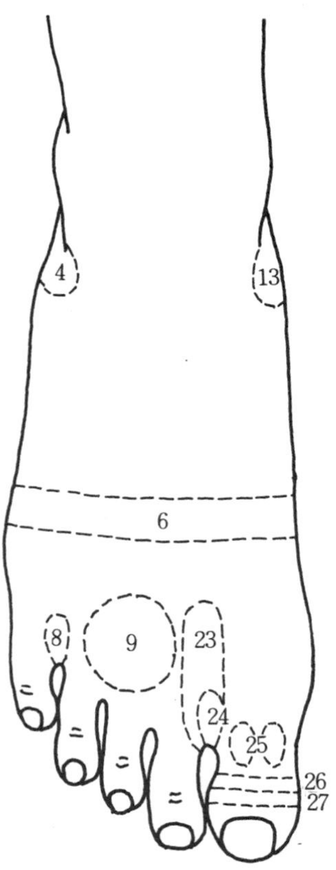

⑭자궁 또는 전립선 ⑮음경, 요도 ⑯선골, 미골 ⑰방광 ⑱요추 ⑲흉추 ⑳부갑상선 ㉑경부 척추 ㉒코 ㉓임파선(흉관) ㉔기관지 ㉕편도선 ㉖아래턱 ㉗위턱

◪ 수지(手指)와 내장(內臟)과의 비교

■ 수지(手指)와 내장과의 비교도

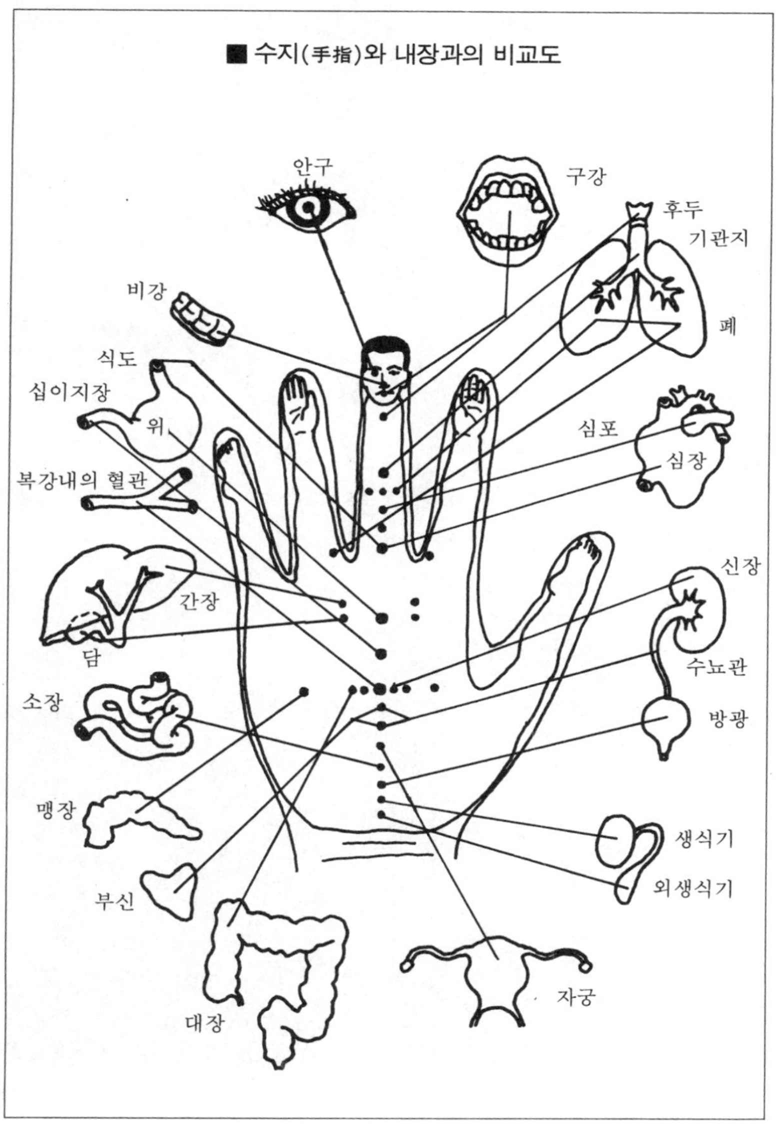

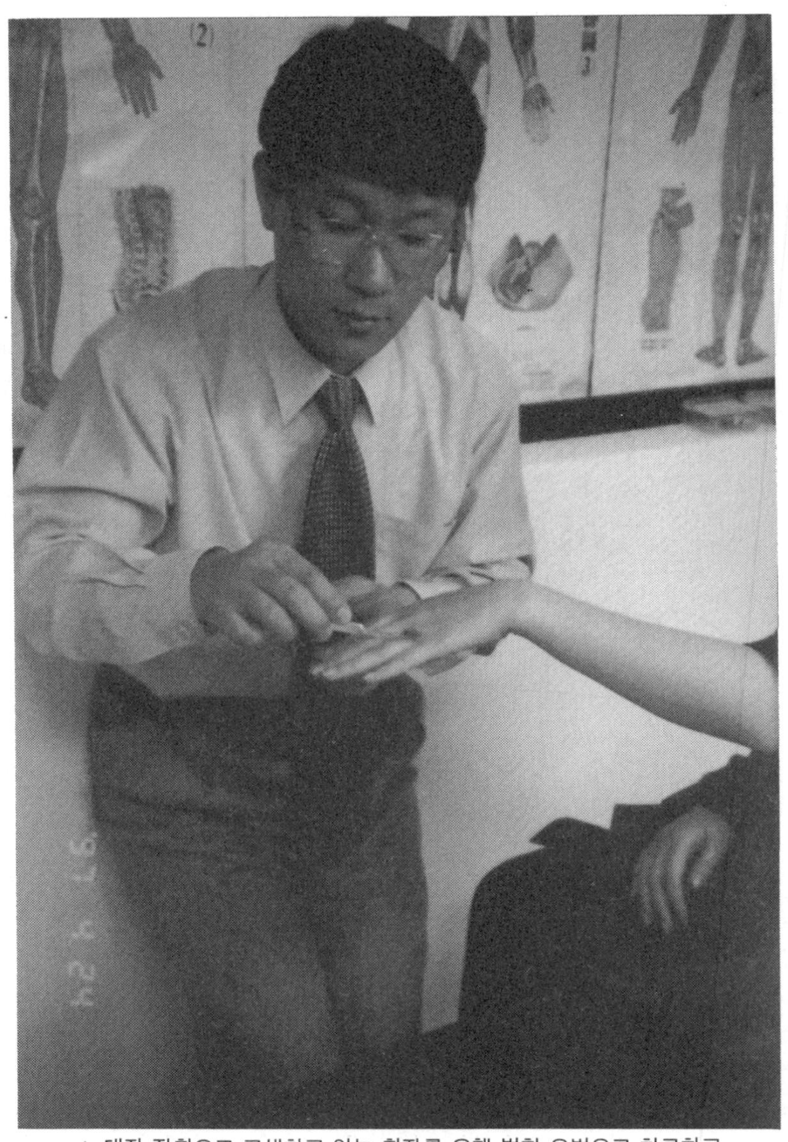

▲ 대장 질환으로 고생하고 있는 환자를 오행 벌침 요법으로 치료하고 있는 저자.

제 5 장

병세 진단의 판단과 요결(要訣)

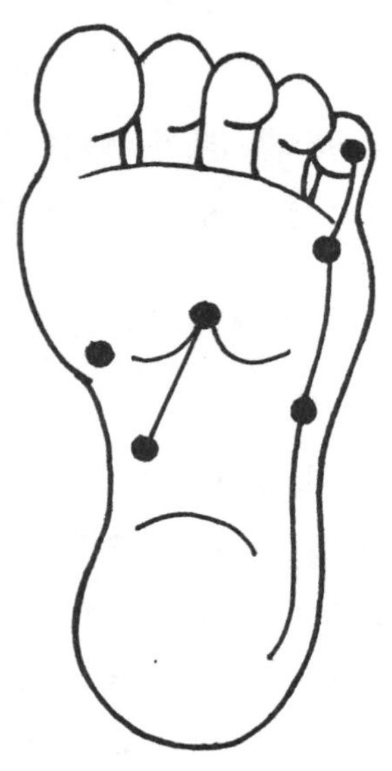

◪ 오행 벌침 요법(五行蜂針療法)에 있어서 경혈(經穴)의 이해와 적용(適用)

오행 벌침에 있어서 12경락의 혈을 거의 다 쓴다고 보지는 않는다. 365개의 혈 중에서 오행 벌침에서는 오행혈과 관계된 오수혈, 원혈, 극혈, 낙혈과 배의 모혈, 등의 유혈을 주로 사용하는 것이다.

(1) 중요 혈

인체에 있어 중요 혈은 한 마디로 필수불가결한 경혈(經穴)을 말한다. 즉, 경락 전체에 미치는 민감한 혈(穴)로서, 특히 진료 때에 그 효과가 잘 나타나며, 사용도 또한 높은 경혈이다.

이를 분류하면, 원혈(原穴), 극혈(極穴), 낙혈(絡穴), 배유혈(背兪穴), 모혈(募穴), 오행혈(五行穴), 오유혈(五兪穴) 등 7가지이다.

(2) 원혈(原穴)

원혈(原穴)이란, 인체의 자연 치유력을 증강시키는 혈〔진료의 혈로서 쓰인다〕로서, 특히 생명 활동의 근원이라 할 수 있는 원기를 12경락을 통해 공급하는 혈이다.

영추(靈樞)에 이르기를, '오장에 병이 있을 때는 응십이원(應十二原 : 인체의 12원혈)', '분명하게 그 원(原)을 알고 그 응(應)을 봐서 오장의 해를 안다', '12원(十二原)은 육장육부의

병을 주치한다', '오장에 병이 있을 때는 당연히 이 십이원(十二原)을 취할 것이다.'

그리고 난경육십육난(難經六十六難)에도 이르기를, '제하신간(臍下腎間)의 동기(動氣)는 사람의 생명이며 십이경맥(十二經脈)의 근본이다. 고로 이름하여 원(原)이라 한다. 육장육부 병있는 자는 그 원(原)을 취하라'라고 기록되어 있다.

이렇듯 모든 생명 활동의 근원이라 할 수 있는 원기(原氣 : 생명체의 근본적인 힘)는 신간(腎間)의 동기(動氣)라 해서 외부에서 촉진(觸診)할 수가 있으며 이 동기(動氣)야 말로 인간 생기의 표현이며 선천의 원기이다. 그 원기의 기를 받아 삼초(三焦)의 기(氣)가 된다.

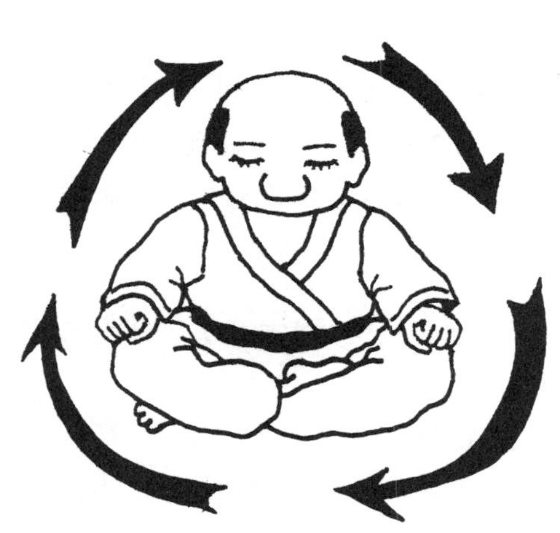

▲ 원기(原氣)야말로 생명 활동의 근원이며, 이것은 동기(動氣)에 의해 표현된다.

삼초의 기는 생명력을 전신에 공급하는 것이며, 이 기(氣)가 각각 12경에서 가장 잘 나타나는 곳이 원혈(原穴)이다. 그래서 육장육부에 병이 있으면 반드시 십이원혈(十二原穴)에 반응을 나타내며, 반응이 나타난 원혈을 보고 병의 소재를 알고 신체와 내장의 원화를 조절할 수가 있는 것이다. 신간(腎間)의 동기(動氣)는 병의 예후를 아는 중요한 곳에서 원혈과 함께 진단 치료상 대단히 중요하다.

영추(靈樞)의 십이원혈(十二原穴)은 이와는 달리 폐, 심(心), 간, 신, 비(脾)의 원혈 좌우 합해서 10혈에 기해(氣海 : 맹의 원) 구미(鳩尾)의 2혈을 합해서 12원혈(十二原穴)이라 한다.

(3) 극혈(極穴)

극혈은 급성 질환에 유효하다.

'극'이란 기혈(氣穴)이 모이는 곳이라 하여 특히 급성병이나 극증(極症)일 때 기(氣)가 모여 망울망울한 것이 생기거나 피가 모여 혈락(血絡)이 나타나거나 한다. 이때 이곳에 자침하면 치료 효과가 아주 빠르고 현저한 혈이다.

(4) 낙혈(絡穴)

만성 질환에 유효하다.

낙혈이란 어느 경맥에서 다른 경맥으로 이동할 때의 발기점(發起點)이 되는 곳이다. 예를들면, 폐경에서 대장경의 상양으로 이동할 때 폐경의 열결에서 발한다. 이 열열결혈을 낙혈이라 한다. 이 혈은 각 경맥[임동맥 포함]에 한 혈씩 있고 따로

비(脾)의 대락(大絡)을 가(加)하여 15낙혈이라 한다.

낙혈(絡穴)은 경맥의 허, 실에 따라 반응을 잘 나타내며 또 보사(補瀉)를 행하는 치혈(治穴)이기도 하다. 즉, 경맥이 허(虛)할 때는 함하(陷下)나 연약한 곳, 실(實)할 때는 팽륙, 경결 등을 나타내므로 진찰에 있어서도 중요한 혈이다.

(5) 원혈 · 유혈 · 모혈 · 극혈이 관련하는 질환 반응표

경락	원혈	모혈	유혈	극혈	낙혈	반응에 관련하는 질환
폐 경	태연	중부	폐 유	공최	열결	기관염, 기관지염, 천식, 폐염 결핵, 객혈, 흉통, 피부병
대장경	합곡	천추	대장유	온류	편력	대장염, 복통설사, 변비, 요통
위 경	충양	중완	위 유	양구	풍륭	위염, 위통, 위하수, 소화불량 복창, 구토, 궤양병, 안면 마비
비 경	태백	장문	비 유	지기	공손	소화장애, 복통, 소화불량, 생리불순, 소화관 궤양, 신경성구토, 통풍, 췌장염, 출혈성 질환, 관절통, 고혈압
심장경	신문	거궐	심 유	음극	통리	부정맥, 심계항진, 빈혈, 히스테리
소장경	완골	관원	소장유	양로	지정	배꼽 아래의 산통, 유정, 근시 대하증, 불임증, 귀병, 요통
방광경	경골	중극	방광유	금문	비양	유정, 유뇨, 양위, 신염, 방광염 안색흑색, 혈뇨, 빈뇨, 공포
신장경	태계	경문	신 유	수천	태종	요통, 인후종통, 발육 불량, 관절염, 귀울림, 월경 폐지, 디스크

경락	원혈	모혈	유혈	극혈	낙혈	반응에 관련하는 질환
심포경	태능	전중	궐음유	극문	내관	심장병, 혈액 순환병, 다몽증, 두정통, 빈맥
삼초경	양지	석문	삼초유	회종	외관	배뇨 장해, 설사, 수종, 유뇨, 요통, 흉막염, 난청
담 경	구허	일월	담 유	외구	광명	담낭염, 담석증, 담도 감염, 눈의 질병, 간염, 좌골신경통, 두통, 늑간신경통
간 경	태충	기문	간 유	중도	예구	만성 피로, 손발 무좀, 흉막염, 간염, 구토, 눈병, 늑간신경통, 요통
임 맥		구미				
독 맥		장강				

◪ 오행설에 의한(건강) 판단

오행 진단법에 의해서 얼굴과 신체 장부는 오행과 결부되어 있음을 알 수 있다.

안면 형체가 긴 사람은 짧은 사람만 못하고 장편인 사람은 적은 사람만 못하며, 살찐 사람은 여윈 사람만 못하고 피부가 흰 사람은 검은 피부만 못하다. 몸이 엷은 사람은 두터운 사람만 못하고 살찐 사람은 습이 많고 여윈 사람은 화가 많으며, 흰 피부는 폐가 약하고 검은 피부는 신의 기가 약하다.

나이가 들면 나이에 따라 신체 장부의 기가 약해지고 질병이 나타나게 된다. 최근에는 병세의 징후가 점점 더 빨라지고 심해지는 특이현상이 나타남을 알 수 있다.

※ 오장에 의한 증세 파악

① 오장이 튼튼하면 병이 없고 허약하면 잔병이 많다.

② 오장이 편안하면 차분하고 불편하면 말이 앞선다.

③ 오장이 작으면 초조하고 애를 쓰면서 마음은 근심이 많다.

④ 오장이 크면 일에 게으름을 피우고 근심은 없다.

⑤ 오장이 높게 달려 있으면 기상이 높고 오장이 낮으면 남에게 지배를 받는다.

⑥ 간과 대장은 서로 통하므로 간병에는 대장을 소통시키고, 지라는 소장과 서로 통하므로 지라병에는 소장을 사하고, 소장병에는 비위를 윤택하게 한다.

⑦ 폐는 방광과 통하므로 폐병에는 방광을 맑게 하고 방광병에는 폐를 맑게 한다.

⑧ 신장은 삼초경과 통하므로 삼초병에 신장을 보호해야 하고 신장병은 삼초를 다스려야 한다.

(1) 간(肝)의 진단

① 얼굴빛이 푸르고 이마에 주름살이 작은 사람은 간이 작고 간이 작은 사람은 장이 편하고 갈비뼈에 병이 없다.

② 이마에 주름살이 굵은 사람은 간이 크고 간이 크면 위를 누르기 때문에(핍박) 위 분부를 괴롭히며 마음은 불안하고 갈

비뻐 하부에 통증이 자주 생긴다.

③ 갈비뼈가 오므라지고 발목이 토끼처럼 생기면 간이 내려있고 간이 내려 있으면 위를 누르고 대소장을 괴롭힌다.

④ 갈비뼈가 좋은 사람은 간도 견고하고,

⑤ 갈비뼈 협곡이 약한 사람은 간도 약하다(몸이 쇠약).

⑥ 가슴과 등이 알맞게 어울리면 간도 단정하다.

⑦ 간이 단정하면 장이 편하고 좀처럼 병이 생기지 않는다.

⑧ 신맛은 간으로 가고, 쓴맛은 심으로 가고, 단맛은 비에 가고, 매운맛은 폐에 가고, 짠맛은 신에 간다.

(2) 담의 진단

① 간의 남은 기가 담즙에 모인다.

② 손톱이 두껍고 얼굴 빛이 누런 색이면 담도 두껍다.

③ 손톱이 얇고 얼굴 빛이 붉으면 담도 얇다.

④ 손톱이 단단하고 얼굴 빛이 푸르면 담이 급하다.

⑤ 손톱이 물에 젖은 것같고 얼굴 빛이 붉으면 담도 느리다.

⑥ 손톱이 곧고 얼굴빛이 희면 담도 곧다.

⑦ 손톱이 거칠고 얼굴빛이 검으며 주름살이 많으면 담이 막힌 증세이다.

⑧ 담병에 걸리면 한숨을 자주 쉬며 입이 쓰고 토할 때는 쓴물을 토하고 심장이 울렁거리고 누군가에게 쫓기는 듯한 공포증상이 있다.

⑨ 담이 실하면 성을 자주 내고 용감하며 수면도 많다.

⑩ 담이 허하면 두려움이 많고 수면이 적고 공포로 인해 늘

두려워한다.

(3) 심장의 진단

① 가슴에 열기가 있고 얼굴빛이 붉으며 몸이 무겁고 심장 부근이 아프며 번민하면 열이 나고 배꼽 주위가 움직이는 듯하며 맥은 강했다 약했다(현) 변덕스럽다.

② 심장병은 얼굴빛이 붉으며 맥이 넘치고 입이 마르고 기침하면 심장 부근이 아프고 어깨와 목이 당긴다.

③ 심이 허하면 슬퍼하고 심기가 실하면 웃음이 그치지 않으며, 가슴이 아프고 어깨, 팔 안으로 통증이 있다.

(4) 비장, 위장의 진단

① 입술이 들려 있으면 비장도 높게 달려 있고,

② 입술이 밑으로 처져 있으면 비도 내려 있고, 비가 내려 있으면 대장을 압박하여 고장나기 쉽다.

③ 입술이 견고하면 비도 견고하고 비가 견고하면 장도 편안하다.

④ 입술이 크고 견고하지 못하면 비도 약하고 비가 약하면 소화력도 약하다.

⑤ 입술 상하가 좋으면 비가 똑바르며 음식을 가리지 않고 잘 먹는다.

⑥ 입술 상하가 맞지 않는 것은 음식을 편견한다.

⑦ 비가 작으면 오장이 편하고 비가 크면 혀에 물기가 적어서 고생을 한다.

⑧ 음식을 먹고 즉시 일을 하면 비가 상하니 조심할 것.

⑨ 비병 겉증세는 얼굴빛이 누렇고 트림을 자주하며 생각이 많고 입맛을 잘 안다.

⑩ 비병 속증세는 배꼽 주위가 움직이는 듯하고, 단단하고, 아픈 느낌이 있고, 배가 가득하고, 소화가 안 되며, 몸이 무겁고, 눕기를 좋아한다.

⑪ 곱똥과 설사, 변의 색이 누런 것은 비에 열기가 있다.

⑫ 비가 실하면 배가 부르고 대소변이 불편한 때도 있으며 또 몸이 무겁고 배가 자주 고프며 피부가 늘어나고 발걸음이 불편하며 다리가 휘청거리고 발바닥이 아프다.

⑬ 비가 허하면 배가 가득하고 장이 울고 설사를 자주하며 소화가 잘 되지 않고 대소변이 개운치 않다(비허).

⑭ 위기란 위에서 소화, 장에서 흡수하여 양·음이 서로 조화하여 생기는 힘이다.

(5) 대장(大腸)의 진단

① 대장에 한을 받으면 진흙같은 대변이 보이고 열기가 있으며 창자가 부푸는 증세가 있고, 장이 차면 장이 울고 흰색의 변은 한으로 인한 것이고 청, 황, 홍, 적, 흙색인 것은 열기에 의한 증세이다.

(6) 신장의 진단

① 좌측 신장은 수분 및 불순물을 제거하고, 우측 신장은 혈액을 따뜻하게 하는 역할을 한다.

② 남자는 기병이 많으므로 좌신이 위주며, 여자는 울병으로서 우신을 중요시 한다.

③ 신장의 부는 삼초이며(삼초는 상초, 중초, 하초가 있다), 귀에 흑색 주름살이 적으면 신도 작고 신이 작으면 장도 편하다.

④ 귀에 흑색 주름살이 크면 신도 크고 신이 크면 요통이 자주 생긴다.

⑤ 귀가 높으면 신도 높고 신이 높으면 등과 척추 주위가 아프며 허리 펴기가 거북하다.

⑥ 귀가 내려 있으면 신도 내려 있고 신이 내려 있으면 허리 엉덩이도 아프고 좋아졌다 나빠졌다 반복한다.

⑦ 신장이 아프면 양쪽 광대뼈와 귀가 검푸르게 되고 마른다.

⑧ 귀가 견고하면 신도 견고하다.

⑨ 귀가 엷고 견고하지 못하면 신도 취약하다.

⑩ 귀가 어금니 쪽에 붙어 있으면 신도 단정하다.

⑪ 귀 한쪽이 상하로 처져 있으면 허리와 엉덩이 때문에 고생을 자주 한다.

◩ 체질 침 요법에 의한 장부(臟腑)의 기능

(1) 간장(肝臟)

- 혈액을 저장하고 정화, 활성화, 혈액 순환 등을 조절한다.
- 정신 활동에 활력을 준다.
- 근육을 총괄하고 육성한다.

- 눈의 시력과 색각(色覺)을 정상으로 유지해 준다.
- 감은 눈과 관계가 깊다.

(2) 심장(心臟)
- 생명 활동에 중요한 역할을 한다.
- 신체의 구석 구석에까지 혈액을 보낸다.
- 혀의 기능을 정상으로 유지해 준다.

(3) 비장(脾臟)
- 위장의 작용을 원활하게 하여 주고 소화 흡수를 도운다.
- 전신의 근육에 활동 에너지를 제공한다.
- 신체 내부의 수분 대사를 원활하게 한다.
- 입 기능을 정상으로 유지해 준다.

(4) 폐장(肺臟)
- 호흡 작용을 관장한다.
- 심장을 보좌하여 생명 활동을 조절한다.
- 코의 기능을 정상으로 유지해 준다.

(5) 신장(腎臟)
- 정기를 보존하고 필요에 따라서 각 기관에 보급해 준다.
- 생식에 관여하고 인체의 성장을 촉진해 준다.
- 골수에 관여하고 뇌에 관련한다.
- 귀의 기능을 정상으로 유지해 준다.

(6) 심포장(心包臟)

• 직접 심장을 둘러싸고 있어 해부학적으로 존재하지 않지만 심장을 보호한다.

• 희로애락 등의 감정에 관여한다.

(7) 담부(膽腑)

• 장부의 활동 상황을 감시하고 균형을 유지해 준다.

• 간장의 작용과 밀접한 관련이 있다.

(8) 소장부(小腸腑)

• 위의 소화물을 더욱더 소화시켜 혈액에 흡수시켜 주고 혈액을 통하여 장부에 제공한다.

• 심장과 상호 영향을 주는 관계이다.

◪ 12경락에 따라 병을 읽는 방법

12경락은 질병을 읽을 수 있는 가장 큰 기초가 된다. 12개 경락상의 경락 근육의 징후와 경락상의 혈의 징후와 작용을 잘 파악하면 병을 쉽게 읽을 수 있다.

경락상의 근육은 관절 운동, 신체 운동에 대해 중요한 작용을 한다.

근육이 땡기고 경련이 일어나거나 이완되거나, 뒤틀리거나, 경직되는 현상은 각 경락상의 위치도에 따라 다른 병의 징후를 나타낸다.

한방에서는 양기가 성하면 몸이 뒤틀리고, 음기가 성하면 수축되며, 차가우면 근육이 뒤틀리고, 더우면 근육이 늘어진다고 했다.

그러면 각 경락상의 근육 징후가 나타내는 병세를 읽고 이에 따른 경혈의 자극을 통하여 그 반응으로 진단을 해보기로 하자.

(1) 수 태음 폐(肺) 경락의 징후

폐 경락이 통과하는 근육이 당기거나 통증이 있으면 폐 경락에 해당되는 질병이 있으며 오행상의 폐와 관련된 기관지, 코의 질환에도 관련이 깊다.

1) 얼굴에 나타나는 경우

체질상 태음인에게 다음과 같은 징후가 많다.

① 얼굴빛이 창백하다.

② 콧날 중앙으로부터 위측에 생긴 뾰루지(※ 여드름은 예외).

③ 위 눈썹에 생긴 뾰루지(가슴=폐장 기능을 포함).

④ 콧물이 나오기 쉽다. 코의 질병이 많다.

⑤ 코를 둘러싼 모든 이상병, 질환(코는 오행중의 금에 해당하므로 폐와 연관되어 온다).

⑥ 눈 흰 부분의 이상(폐가 담당하는 부위).

⑦ 눈과 눈썹 사이가 하얗다.

⑧ 눈과 눈썹 사이의 피부가 거칠거칠하다.

⑨ 혀에 하얀 것이 떠오른다(백태).

⑩ 취각이 둔하다(취각을 담당하는 것은 폐(肺)).

⑪ 오른쪽 볼이 달아오른다.

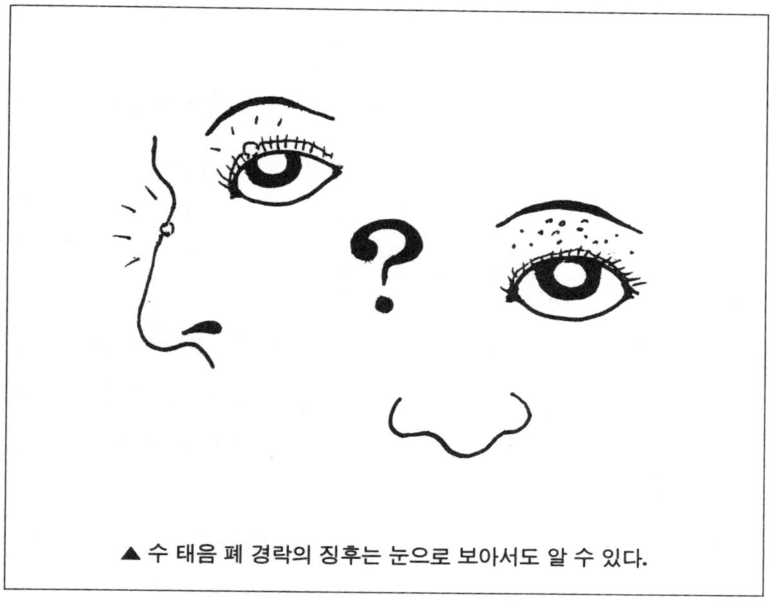

▲ 수 태음 폐 경락의 징후는 눈으로 보아서도 알 수 있다.

2) 신체상의 이상 징후

① 숨이 끊어지고, 숨을 쉴 때 거렁거렁 소리가 나며 기침 가래가 많고 비염에 잘 걸린다. 기관지 천식도 있다.

② 두통이 생기고, 갑자기 오한이 들며, 호흡할 때 가래에서 악취가 난다.

③ 가슴 통증이 있으며, 피부가 흰색이 되며, 호흡이 곤란하다.

④ 어깨 결림 증상이 있다.

⑤ 팔이 저리고 무겁다.

3) 경락상의 반응 포인트

다음과 같은 경혈에 통증이 있다.

- 어제(엄지 손가락이 있는 손바닥 안쪽).
- 척택(팔꿈치 안쪽).
- 단중(몸의 중심선과 좌우 젖꼭지를 연결한 선의 중심).
- 중부(폐 경락의 모혈).
- 태연(폐 경락의 원혈).

(2) 수 양명 대장(大腸) 경락의 징후

대장 경락은 폐 경락과 짝을 이루며 대장 경락이 통과하는 부분의 강직(強直), 어깨를 들 수 없거나, 목의 좌우 회전이 어렵거나 양쪽 어깨에 통증이 있다. 팔꿈치 근처에 통증도 있다. 손도 저린다.

※ 태음 체질인 경우에 많은 징후가 나타난다.

1) 얼굴에 나타나는 징후(대장 기능은 폐 기능과 연관되어 있다).

① 아래 눈뚜껑의 눈초리 쪽에 생긴 뾰루지(※ 여드름은 예외).

② 코를 둘러싼 모든 이상, 병변, 질환(대장과 코는 오행에 있어서 '금'이므로 밀접하다).

③ 오른쪽 볼이 달아오름을 느낀다(※ 폐장 기능의 병변을 암시하는 경우가 있다).

2) 신체상의 이상 징후

① 방귀가 나오지 않는다. 변란, 배가 쥐어짜듯 아프다. 토한다.

② 설사 또는 변이 안 좋다.

③배가 팽창해서 호흡이 곤란하다(가스가 찬다).

④ 공복시 배가 아프다.

⑤ 배에 응어리가 느껴진다(천추혈).

⑥ 배속이 꿀렁꿀렁하다.

⑦ 잇몸에 염증이 생기고 입 속이 안 좋다. 잇몸 질환이 많다.

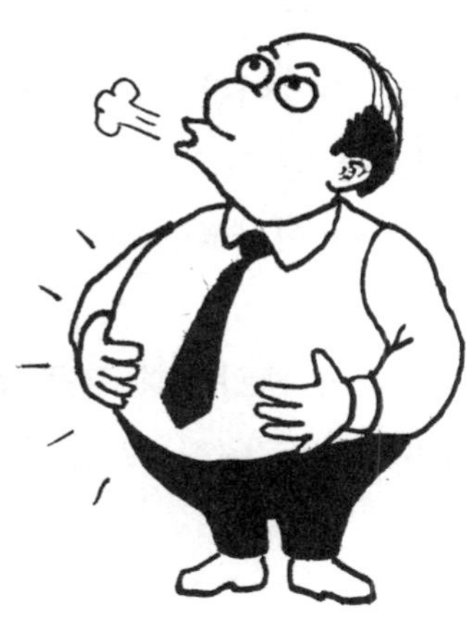

▲ 수 양명 대장 경락은 태음 체질인 경우에 많은 징후가 나타난다.

3) 경락상의 반응 포인트

다음과 같은 경락에 통증이 있다.

- 합곡(엄지와 검지의 손등 부분)(원혈).
- 수 삼리(곡지 아래)
- 곡지(팔꿈치 앞쪽에 있다).

(3) 족 양명 위(胃) 경락의 징후

위 경락은 가운데 발가락으로 내려오므로 가운데 발가락이 빳빳하게 굳어지며, 하지에서 근육의 경련이 일어나고 무릎 바깥쪽이 아프다.

대퇴부 위경상(胃經上)에서 경련이 일어나고, 대퇴골 앞이 부으며 복부 근육이 당기고, 뺨이 당기며, 갑작스럽게 입이 비뚤어진다. 그리고 근의 긴장으로 눈이 떨어지지도 않고 닫혀지지도 않으며 열사(熱邪)로 근이 이완되어 눈을 뜰 수 없고, 또 뺨의 근육에 한(寒)이 있으면 뺨 부분이 경련하고 입술이 당긴다. 그리고 열이 있으면 근이 이완되어 수축 불능으로 입술이 비뚤어진다.

※ 체질상 소음인과 소음성 태양인의 경우 위장 장애가 많다(위 허). 그리고 소양인의 경우 위산, 위염 등의 장애가 있다(위실).

1) 얼굴에 나타나는 징후

① 콧방울에 생긴 뾰루지(※여드름은 예외).

② 입을 둘러싼 모든 이상, 병변, 질환(위도 입도 오행에 있어

서 '토'이므로 밀접한 관계에 있다).

③ 입술이 튼다. 입술이 갈라지며 아프다.

④ 혀에 노란 태가 생긴다(※ 장 기능의 감퇴, 항진, 병변을 암시하는 경우가 있다).

⑤ 혀에 빨간 반점이 생긴다(※ 신장 기능의 감퇴, 항진, 병변을 암시하는 경우가 있다).

⑥ 코끝이 달아오름을 느낀다(※ 비장 기능의 병변을 암시하는 경우도 있다).

2) 위(胃)의 이상 징후

① 식욕 부진, 복부가 당긴다.

② 신트림이 많이 난다.

③ 입에서 냄새가 난다.

④ 공복시 식후에 명치가 많이 아프다.

⑤ 갑자기 고기가 싫어진다.

⑥ 위가 쓰리다.

3) 경락상의 반응 포인트

다음과 같은 경혈에 압통이 있다.

- 족 삼리(하지의 바깥쪽, 무릎 아래).
- 중완(명치와 배꼽을 연결하는 선).
- 내관(손목 안쪽).
- 공손(발의 안쪽).

(4) 족 태음 비(脾) 경락의 징후

엄지 발가락이 굳어지는 것, 복사뼈 안쪽의 통증, 쥐나고 뒤틀리면서 아픈 것, 무릎 안쪽의 통증, 대퇴부 내측에서 대퇴 윗부분까지 당기면서 아픈 것, 배꼽과 양 옆구리가 당기면서 아픈 증상, 가슴이 당기는 것과 척추 내측의 통증이 있다.

특히 비장 경락의 경우는 엄지 발가락과 많은 관련이 있다.

1) 얼굴에 나타나는 징후

① 얼굴빛이 노랗다(※ 밀감류의 과식으로 인한 현상은 예외).

② 코 끝에 생긴 뾰루지(※ 여드름은 제외).

③ 코 끝이 빨갛다.

④ 코 끝이 뜨겁다.

⑤ 입을 둘러싼 모든 이상, 병변, 질환(입을 담당하는 것은 비(脾)).

⑥ 눈과 눈썹 사이가 노랗다.

⑦ 혀의 혈색이 나쁘다.

⑧ 입술의 촉감이 둔하다.

⑨ 입술이 까실까실하다.

⑩ 단 음식을 많이 섭취하는 경향이 있다(병변이 있는 비장 기능은 단음식을 탐낸다).

2) 신체상의 이상 징후

① 온몸이 나른하다.

② 안색이 좋지 않다.

③ 현기증, 빈혈기가 있다.

④ 배가 붓는다.

⑤ 등이 둥글어진다.

⑥ 여성 질환이 있다.

3) 경락의 반응 포인트

다음과 같은 혈에 통증이 있다.

- 태백(엄지 발가락 바깥쪽).
- 삼음교(복사뼈 윗쪽).
- 공손(기경팔맥).
- 장문(복부에 있음. 비경의 모혈).

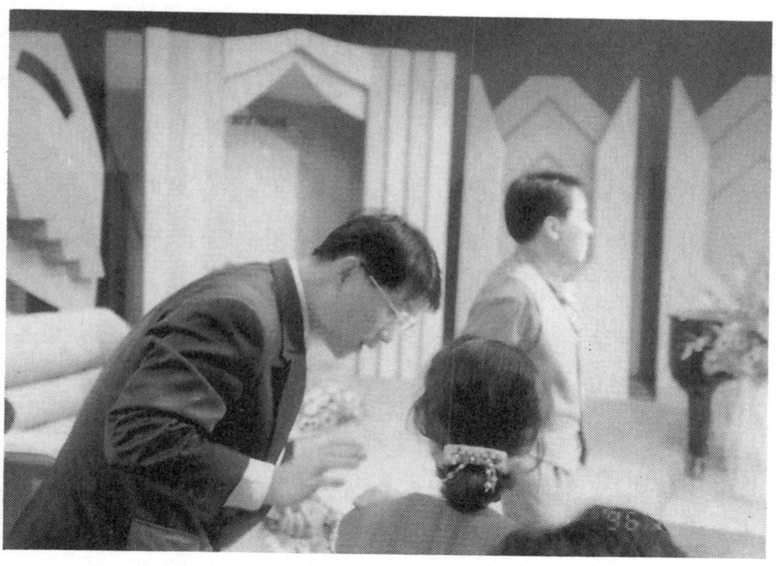

▲ KBS TV 출연 중 시청자들로부터 오행 벌침 요법에 관한 질문을 받고 설명해 주는 저자의 모습.

(5) 수 궐음(手厥陰) 심포(心包) 경락의 징후

심포 경락이 통과하는 부분에 경직 및 당기는 증상이 있으며 숨이 거칠고 가슴에 통증이 있다. 가운데 손가락 연결선에 통증이 있다.

주의

'얼굴에 나타는 징후', '체크 포인트'에 있어서는 아래의 '수 소음 심 경락의 징후'의 내용과 같으니 착오없기를 바랍니다.

(6) 수 소음(手少陰) 심(心) 경락의 징후

몸의 안쪽이 당기면서 가슴 아래에 옹, 적이 생긴다. 심 경락이 통과하는 부분에 경직과 당기는 증상과 통증이 있다.

1) 심장 기능으로 인해 얼굴에 나타나는 징후

① 얼굴빛이 빨갛다(※ 정신적인 흥분 상태에 의하는 경우도 있다).

② 콧날 중앙 부위에 생긴 뾰루지(※ 여드름은 예외).

③ 위 눈뚜껑에 생긴 뾰루지(가슴=심장 기능을 포함. ※ 여드름은 예외).

④ 눈의 흰부분 양 끝(눈시울쪽과 눈꼬리쪽)의 이상(모두 마음이 담당하는 부위).

⑤ 눈가, 혹은 눈 주위의 피부가 빨갛다.

⑥ 입술이 보라빛이다.

⑦ 혀의 혈색이 나쁘며, 혹은 빨갛다(혀의 혈색이 나쁜 것은 허(虛)=감퇴, 혀가 빨간 것은 실(實)=항진).

⑧ 혀를 둘러싼 모든 이상, 병변, 질환(혀를 담당하는 것은 마음).

⑨ 미각이 둔하다(미각을 담당하는 것은 마음).

⑩ 쓴 음식을 많이 섭취하는 경향이 있다(병변이 있는 심장 기능은 쓴 음식을 탐한다).

2) 심장의 이상, 몸 전체의 징후

① 약간만 활동해도 숨이 가쁘다.

② 명치에서 가슴까지 답답하다.

③ 맥박이 일정치 않다.

④ 심장이 뻐근하다.

⑤ 심장이 두근두근하다(심실).

3) 경락상의 반응 포인트

- 곡택(팔꿈치 안쪽)의 통증.
- 소해(팔꿈치 안쪽)의 통증.
- 거궐(가슴)의 통증.

(7) 수 태양 소장 경락의 징후

새끼 손가락이 굳고 아프며 팔꿈치 안쪽의 뾰족한 뼈의 통증과 팔의 안쪽을 따라서 겨드랑이 아래까지 당기는 것, 그리고 겨드랑이 아래와 뒤쪽의 통증, 어깨에서 목 근육까지 뻣뻣하고 아픈 증상, 귀울림, 귀의 통증, 턱 부분이 당기고 아픈 것, 시력 저하 같은 징후가 있다.

(8) 수 소양 삼초 경락의 징후

수 소양 삼초 경락이 통과하는 네 번째 손가락 등을 쭉 따라서 아픈 증상, 팔목 근육 윗부분이 아픈 증상, 어깨와 목 부분이 뻣뻣한 증상.

1) 얼굴에 나타나는 징후

① 아래 눈꺼풀의 눈초리쪽에 생긴 뾰루지.

② 혀를 둘러싼 모든 이상, 병변, 질환(※ 소장과 혀는 함께 오행에 있어서의 화(火)이므로 밀접하다).

③ 혀에 노란 태가 낀다(위 기능의 감퇴, 항진, 병변을 암시하는 경우가 있다).

2) 이상 징후

어깨 근육의 경직, 목 근육의 경직, 팔목 부분이 아픔, 배의 삼초의 경직 및 통증이 있다.

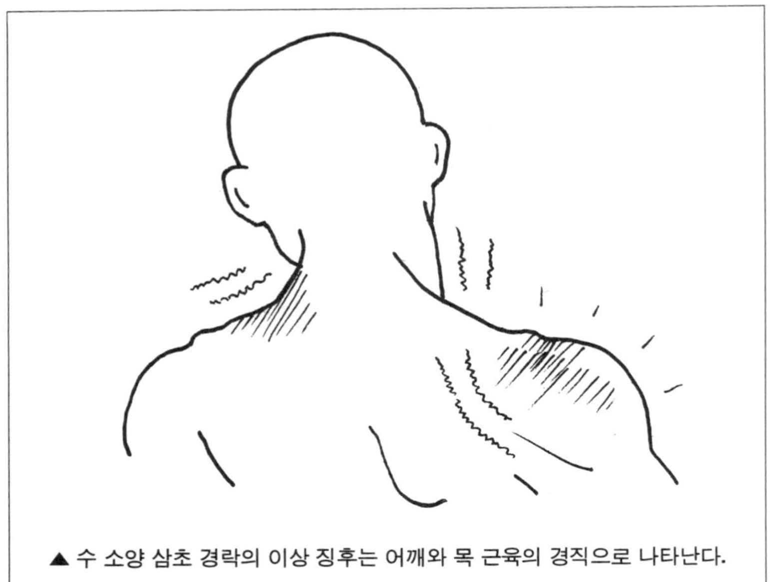

▲ 수 소양 삼초 경락의 이상 징후는 어깨와 목 근육의 경직으로 나타난다.

3) 경락상의 반응 포인트

→ 소해(팔꿈치 바깥쪽)의 통증.

→ 중저와 후계 사이(손등의 새끼 손가락 근처)의 통증.

→ 외관(팔목 위 부분).

→ 견료(어깨선).

(9) 족 태양 방광(膀胱) 경락의 징후

방광 경락은 방광 기능, 여성의 자궁 기능과 밀접한 관련을 가지고 있다.

경락 징후를 보면 새끼 손가락이 굳어지는 것, 발꿈치가 붓고 아픈 것, 관절의 경련과 당기는 것, 척추가 뻣뻣하게 굳어지며, 앞 뒤 좌우로 구부릴 수 없는 것, 목이 당기면서 굳어지는 것, 어깨가 아프고 들 수 없는 것, 다리 오금 부분이 당기는 것, 장딴지 이하 부분이 아픈 것 등이다.

※ 소양 체질에 이같은 징후가 많다.

1) 얼굴에 나타나는 징후

① 코 밑에 생긴 뾰루지(※ 여드름은 예외. 또 여성일 경우에는 자궁 기능의 감퇴, 항진, 병변을 암시하는 수도 있다).

② 볼 아래에 생긴 뾰루지(넓적다리=방광 기능을 포함. ※ 여드름은 제외).

③ 귀를 둘러싼 모든 이상, 병변, 질환(방광과 귀는 오행에 있어서의 '수(水)'이다).

④ 광대뼈 좌우에 달아오름을 느낀다.

⑤ 코 밑(입과 코 사이)에 생긴 뾰루지(※ 여드름은 예외. 방광 기능의 감퇴, 항진, 병변을 암시하는 경우도 있다).

⑥ 볼 아래에 생긴 뾰루지(넓적다리=여성일 경우 자궁).

2) 방광 · 자궁 등 신체상의 이상 징후

① 소변량이 극단적으로 많아지거나 적어진다.

② 배뇨시 통증이 있다. 오줌이 자주 마렵다.

③ 소변이 탁하다.

④ 소변을 본 후 아랫배가 아프다.

⑤ 자궁에 이상이 생기면 새끼 발가락 뿌리 부위에 이상이 생긴다.

3) 경락상의 반응 포인트

※ 다음 경혈에 통증이 있다.

- 통곡(새끼 발가락 근처).
- 복류(안쪽 복사뼈 6cm 위).
- 조해(발 안 쪽 복사뼈 3cm 아래) → 자궁의 병변.
- 승산(장딴지 가운데 부분).

(10) 족 소음 신(腎) 경락의 징후

발바닥이 아프고 쥐가 난다. 신장 경락이 통과하는 거점 근육이 당기고 아픈 것, 간질, 경련, 경기가 일어나는 것, 등쪽에 이상이 있으면 등을 굽히지 못하고, 복부에 이상이 있으면 고개를 못들어 올림.

※ 소양인 경우가 많다.

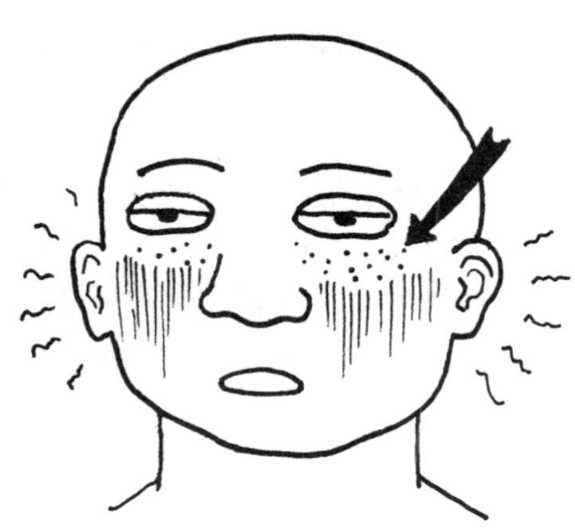

▲ 얼굴빛이 검어지고 눈 아래에 기미가 생기면 족 소음 신 경락의 징후로 보아야 한다.

1) 얼굴에 나타나는 징후

① 얼굴빛이 검어진다.

② 아래 눈썹의 꼬리쪽에 생긴 뾰루지(※ 여드름은 예외).

③ 귀가 따뜻하다(건강 상태에 있는 귀는 차갑다. 귀는 오행상 신(腎)과 연관됨).

④ 귀를 둘러싼 모든 이상, 병변, 질환(귀를 담당하는 것은 신(腎)).

⑤ 청각이 둔하다(청각을 담당하는 것은 신(腎)).

⑥ 동공부(瞳孔部)의 이상(신(腎)이 담당하는 부위).

⑦ 눈 아래에 기미가 생긴다(※ 잠 부족, 과로에 의하는 경우가 있다).

⑧ 혀에 빨간 반점이 떠오른다.

⑨ 짠 음식을 많이 섭취하는 경향이 있다(병변이 있는 신장 기능은 짠 음식을 탐한다).

⑩ 타액(침)이 많이 생긴다.

⑪ 군침의 양이 많다.

⑫ 좌우 양쪽의 광대뼈 부위의 피부가 달아오른다.

⑬ 하품이 자주 나온다(※ 수면 부족으로 나타나는 것은 예외).

2) 신체 이상의 징후

① 신체 각 부위가 부석부석하다.

② 손 발이 붓고, 얼굴도 부으며 화장이 잘 안 받는다.

③ 허리가 아프다(요추).

④ 혈뇨가 있다.

⑤ 쉽게 피로하다. 쇠약하다.

⑥ 다리가 당기는 증상이 있다.

⑦ 머리카락이 잘 빠진다.

⑧ 무릎 관절이 아프기 시작한다.

3) 경락상의 반응 포인트

- 용천(발바닥의 움푹 패인 곳).
- 태개(발목 안쪽).
- 척택(팔꿈치 안쪽).
- 음곡(무릎 뒷쪽).

(11) 족 소양 담(膽) 경락의 징후

넷째 발가락이 경직되는 증상. 무릎 바깥쪽 근육이 당기는 것, 무릎을 구부리기 어려우며 무릎 속의 근육이 당기는 것, 대퇴골 전면이 당기는 것, 엉덩이가 당기는 것, 옆구리의 동통이 있는 증상, 눈 근육의 경련.

1) 얼굴에 나타나는 징후

① 얼굴빛이 노랗다(※ 밀감류의 과도한 섭취로 나타나는 현상은 예외다).

② 눈두덩이에 생긴 뾰루지(※ 여드름은 예외).

③ 눈을 둘러싼 모든 이상, 병변, 질환(담(쓸개)도 눈의 오행에 있어서의 '목(木)'이므로 밀접하다).

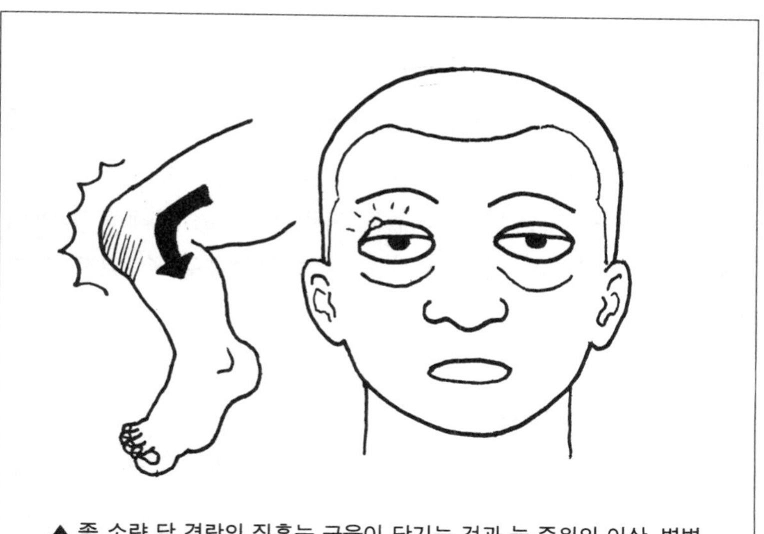

▲ 족 소량 담 경락의 징후는 근육이 당기는 것과 눈 주위의 이상, 병변을 들 수 있다.

④ 혀에 백태가 낀다.

⑤ 왼쪽 볼에 달아오르는 느낌을 받는다(※ 간장기능의 병변을 암시하는 경우도 있다).

2) 신체 이상의 징후

① 오른쪽 어깨나 오른쪽 등에 발작적인 통증이 있다.

② 황달이 난다.

3) 경락상의 반응 포인트

- 임읍(네 번째 발가락 등 위).
- 상곡(배꼽 위 6cm 근처, 몸 중심선 바깥쪽).
- 양릉천(무릎 바깥쪽).

(12) 족 궐음 간(肝) 경락의 징후

엄지 발가락이 굳어지는 것, 복사뼈 안쪽 앞의 통증, 무릎 내측 부위의 통증, 고관절 내측의 통증, 정력 약화.

태양 체질의 경우 많은 징후를 나타낸다. 태양 체질이 아니라도 소양인 경우와 다른 체질도 간이 허약해질 수 있으며 간과는 연관이 깊다.

1) 얼굴에 나타나는 징후

① 얼굴빛이 파랗다(※ 정신적인 긴박상태에 의하는 경우도 있다).

② 콧날 중앙으로부터 아래쪽에 생긴 뾰루지(※ 여드름은 예외).

③ 눈을 둘러싼 모든 이상, 병변, 질환(※ 눈을 담당하는 것은 신(腎)).

④ 눈과 눈썹 사이가 푸르다.

⑤ 눈과 눈썹 사이에 푸른 줄이 있다.

⑥ 눈의 검은 부분(동공은 제외)의 이상(마음이 담당하는 부위).

⑦ 시력이 떨어진다(※ 근시는 제외).

⑧ 최근 신 음식을 많이 섭취하는 경향이 있다.

⑨ 요즈음 눈물이 많아졌다.

⑩ 왼쪽 볼이 달아오른다.

2) 간장의 이상 징후

① 온몸이 나른하다. 피로를 느낀다.

② 두통이 있다. 식욕이 없어진다.

③ 눈의 흰자위에 황달이 온다.

④ 손톱, 발톱에 이상이 생긴다.

⑤ 식욕이 없다.

⑥ 명치 부위가 아프다.

⑦ 갑자기 몸이 야윈다.

3) 경락상의 반응 포인트

- 태돈(엄지 발가락 발톱 부위).
- 행간(엄지 발가락과 둘째 발가락 사이).
- 기문(갈비뼈 아래).

◪ 오행지법에 의한 진단법

'오행지법'에 의한 진단법은 오행 벌침에서만 시행하는 독특한 진단법으로 본인이 개발하여 보급시키고 있다. 이는 12경락과 기경팔맥을 기준으로 하여 오행혈을 결부시켜 신체 장부의 허와 실을 파악하고 몸의 어느 부분에 이상이 있으며 그 기능면에서 약화되었는가를 알아내는 특이한 방법이나 오행 벌침에서는 몸의 장부의·허실은 체질과 함께 파악하고 이를 근거하여 '오행지법'의 진단법을 적용하여 정확한 몸의 상태를 파악하여 정확한 치료를 하게 되는 것이다.

사람마다 혈 자리의 느낌이 다르므로 수많은 경험을 통해서 스스로의 느낌을 몸에 익혀야 할 것이다.

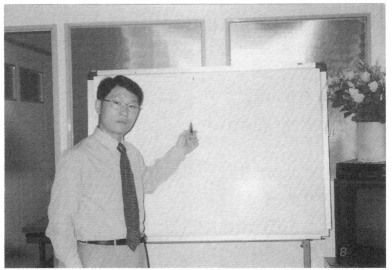

▲ 오행 벌침·요법의 오행지법에 의한 진단법에 관해 강의하고 있는 저자.

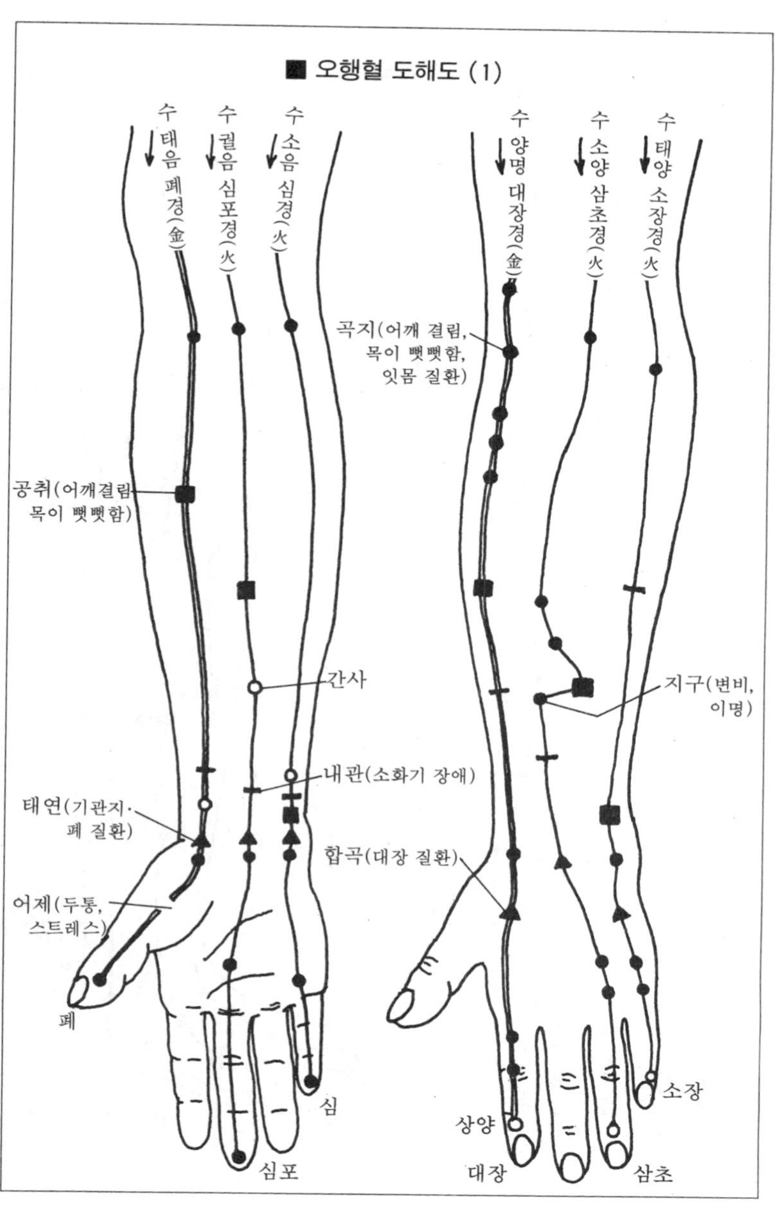
■ 오행혈 도해도 (1)
수 태음 폐경(金)
수 궐음 심포경(火)
수 소음 심경(火)
수 양명 대장경(金)
수 소양 삼초경(火)
수 태양 소장경(火)
곡지(어깨 결림, 목이 뻣뻣함, 잇몸 질환)
공취(어깨결림 목이 뻣뻣함)
간사
지구(변비, 이명)
내관(소화기 장애)
태연(기관지· 폐 질환)
합곡(대장 질환)
어제(두통, 스트레스)
폐
심
심포
상양
대장
소장
삼초

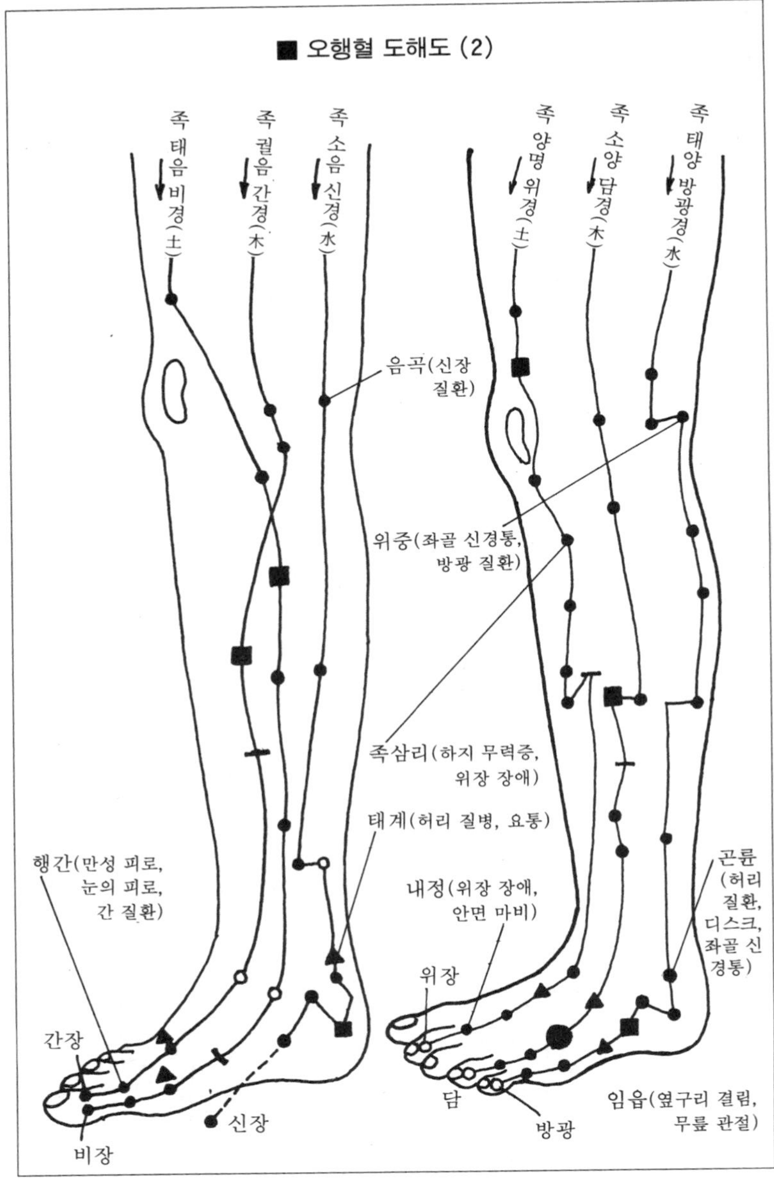
■ 오행혈 도해도 (2)
족태음비경(土)
족궐음간경(木)
족소음신경(水)
족양명위경(土)
족소양담경(木)
족태양방광경(水)
음곡(신장 질환)
위중(좌골 신경통, 방광 질환)
족삼리(하지 무력증, 위장 장애)
태계(허리 질병, 요통)
행간(만성 피로, 눈의 피로, 간 질환)
내정(위장 장애, 안면 마비)
곤륜(허리 질환, 디스크, 좌골 신경통)
위장
간장
비장
신장
담
방광
임읍(옆구리 결림, 무릎 관절)

(1) 오행 진단법(오행지법)에 따른 팔의 급소 〔바깥쪽〕

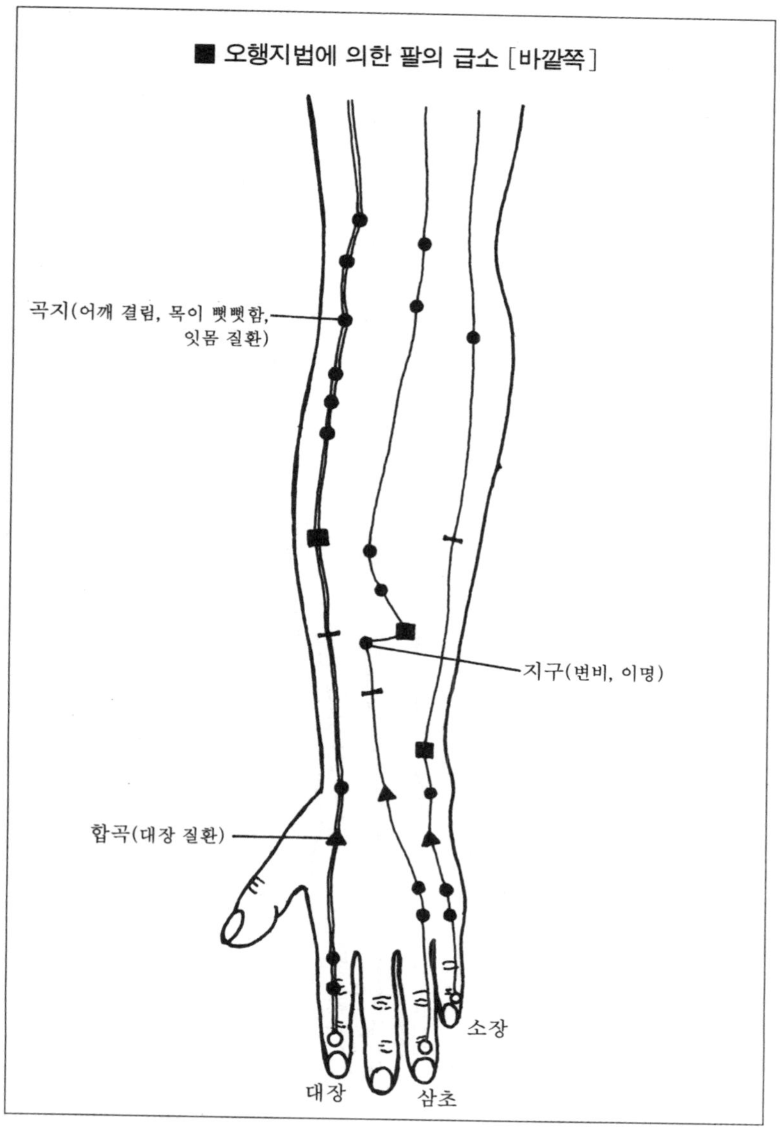

(2) 오행진단법(오행지법)에 따른 팔의 급소 [안쪽]

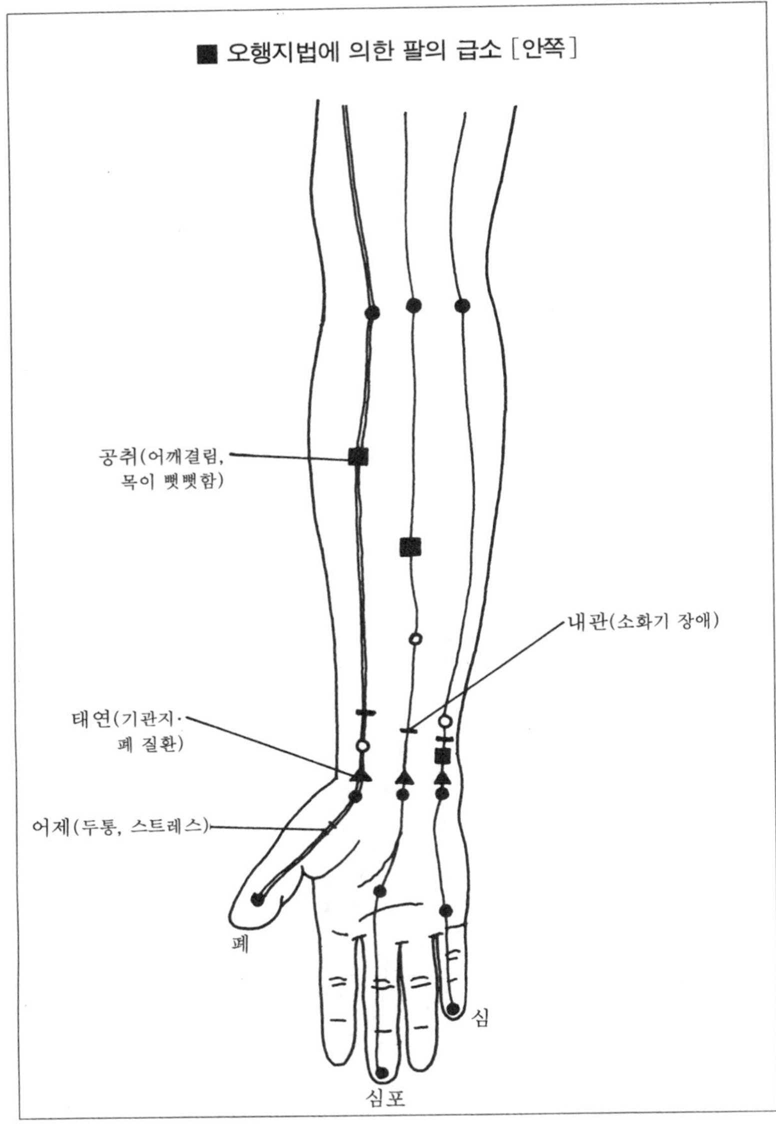

(3) 오행진단법(오행지법)에 따른 다리의 급소 [바깥쪽]

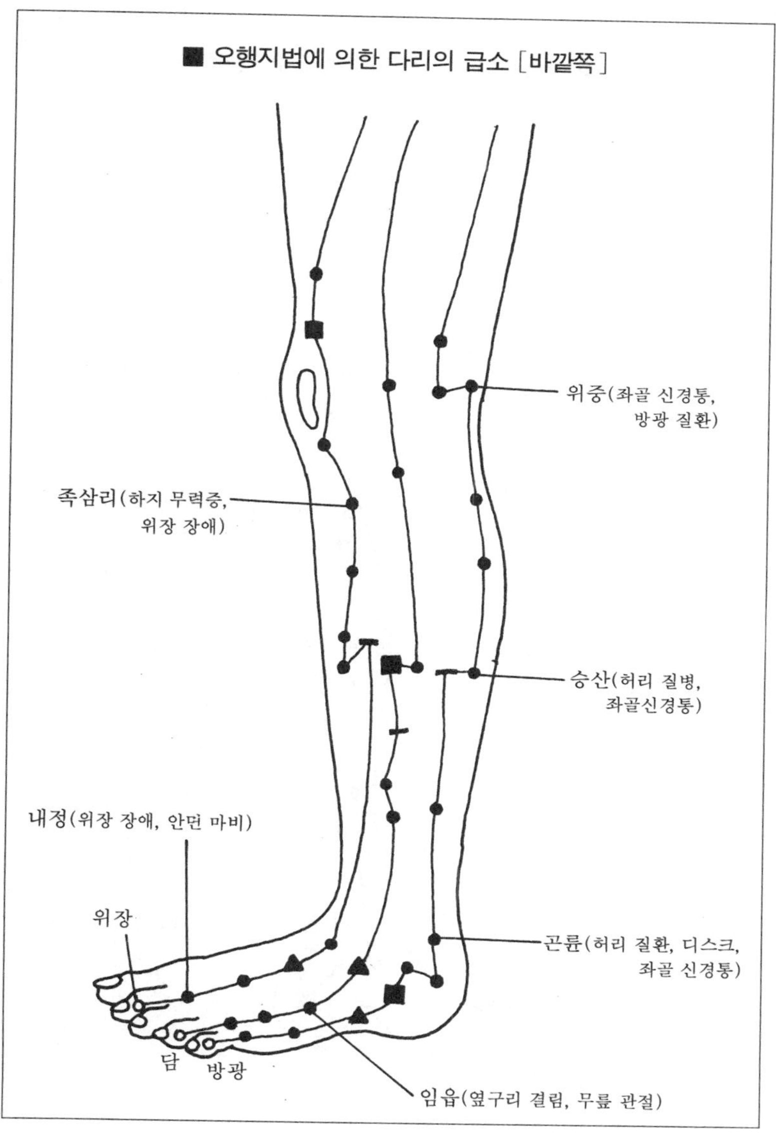

(4) 오행진단법(오행지법)에 따른 다리의 급소 [안쪽]

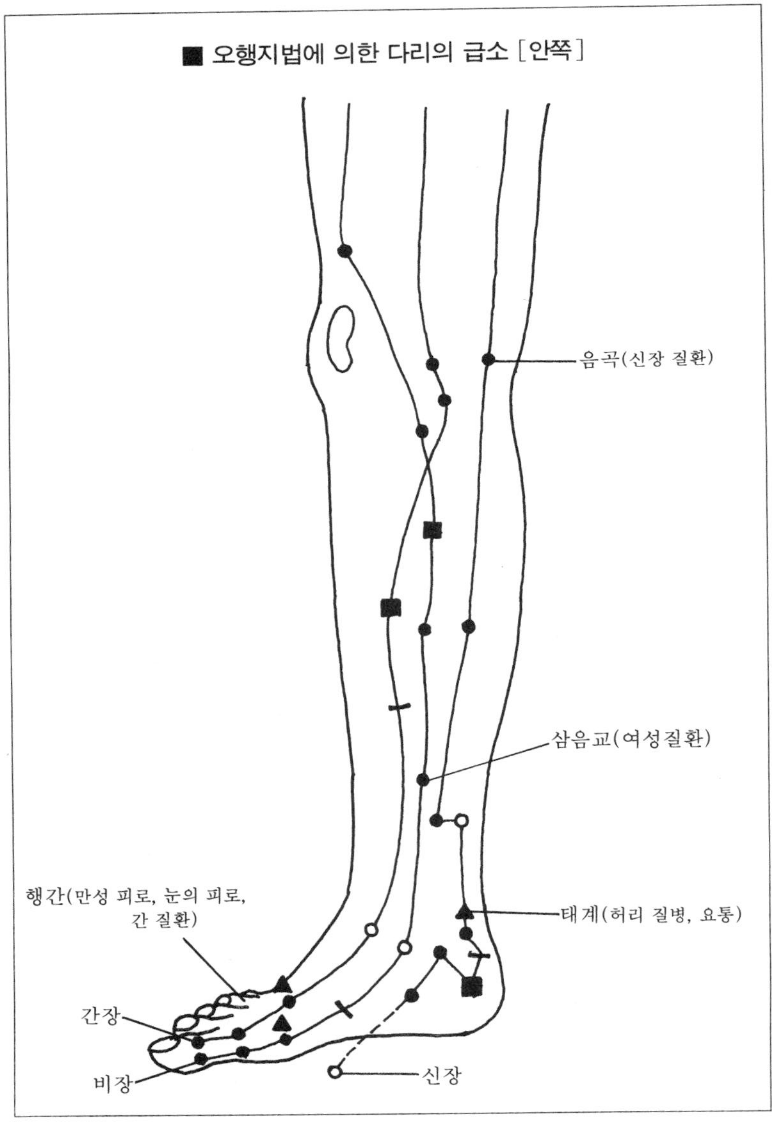

(5) 오행혈(五行穴)

오행혈이란 각 장부의 경락과 요혈에 오행을 배속한 것을 의미하는데 모든 음경과 양경이 교차되는 손가락과 발가락의 끝 부분을 시작으로 하였다.

이는 음을 대표하는 물과 양을 대표하는 불로서 음은 양으로 흐르고 양은 음으로 흐른다는 원리를 적용한 것이다.

즉 오행의 근원을 목과 금으로 삼아서 음경(陰經)인 경우는 손끝, 발끝의 첫혈을 목(木)으로 정하여 팔꿈치나 무릎을 향해 상생의 순으로 배속시켰고, 양경(陽經)인 경우는 손끝, 발끝의 첫번째 혈을 금(金)으로 정하고, 팔꿈치나 무릎을 향해 상생의 순으로 배속시킨 것이다.

음경 → 목 화 토 금 수
양경 → 금 수 목 화 토] 로 구분한다.

즉, 오행혈은 정, 형, 유, 경, 합 혈로서 음의 장기와 양의 장기가 목과 금으로서 순서적으로 배속되어 있다.

■ 오행혈 구분

구 분	음 경	양 경
정 혈	목	금
형 혈	화	수
유 혈	토	목
경 혈	금	화
합 혈	수	토

(6) 오행혈의 종류

12경맥의 손끝, 발끝에서 팔꿈치와 무릎 아래까지 오행의 순서(음경 : 목화토금수, 양경 : 금수목화토)에 의해서 오행혈이 배속되었고 이는 정, 형, 유, 경, 합의 5개 혈로 이루어져 있다. 이는 오행혈, 오수혈이라고 한다.

① 정혈(井穴)은 기혈이 시작되는 곳이며,

② 형혈(滎穴)은 기혈이 머물며 번창하는 곳이며,

③ 유혈(兪穴)은 기혈을 한 곳으로 모아서 붓는 곳이다. 이는 몸이 무겁고 뼈 마디가 아플 때 쓰는 혈이다.

④ 경혈(經穴)은 기혈이 어느 한 방향으로 향하는 곳이다. 이는 천해, 한열증에 쓰는 혈이다.

⑤ 합혈(合穴)은 기혈이 장부로 들어가는 곳이다. 이는 6부의 병증과 기운이 치밀 때 쓰는 혈이다.

오행혈의 배속표를 보면 다음과 같다.

■ 오행혈(五行穴) 배속표 : 음경(陰經) — 장(臟)

구 분	정 혈	형 혈	유 혈	경 혈	합 혈
경 락 명	목	화	토	금	수
폐 경	소 상	어 제	태 연	경 거	척 택
비 경	은 백	대 도	태 백	상 구	음 릉 천
심 경	소 충	소 부	신 문	영 도	소 해
신 경	용 천	연 곡	태 계	복 류	음 곡
심 포 경	중 충	노 궁	태 릉	간 사	곡 택
간 경	대 돈	행 간	태 충	중 봉	곡 천

■ 오행혈(五行穴) 배속표 : 양경(陽經) — 부(腑)

구분	정혈	형혈	유혈	경혈	합혈
경락명	금	수	목	화	토
대장경	상양	이간	삼간	양계	곡지
위경	여태	내정	함곡	해계	족삼리
소장경	소택	전곡	후계	양곡	소해
방광경	지음	통곡	속골	곤륜	위중
삼초경	관충	액문	중저	지구	천정
담경	규음	협계	임읍	양보	양릉천

※ 모혈(母穴)

오행침에서 해당 경맥의 오행 속성에 따라 어미(母)격인 혈. 상생의 보에 해당되는 혈로 오행 벌침에서는 오행 보법으로 사용한다.

[예] 간경은 목이므로 수에 해당하는 혈이 모혈이다.

① 폐－태연. ② 대장경－곡시.
③ 심포－중충. ④ 삼초경－중저.
⑤ 심경－소충. ⑥ 소장경－후계.
⑦ 비경－태도. ⑧ 위경－해계.
⑨ 간경－곡천. ⑩ 담경－협계.
⑪ 신장경－부류. ⑫ 방광경－지음.

(7) 장부(臟腑)의 허실(虛實)·보사(補瀉)의 실제

진단을 통하여 어느 장과 어느 부에 이상이 있는가가 드러나면 그에 대한 적당한 보사를 실시하여 정상 상태를 회복시키고 질병을 제거하여야 한다.

오행 벌침에 있어서는 장부의 허실에 의해 치료 요법을 적용하는 것은 오행침의 이론과 같다. 하지만 오행 벌침은 보법성이 강하므로 주로 보법을 위주로 처리하며, 보법을 가미하여 사법으로 처리한다.

아무튼 시술에 있어서 오행 벌침의 적용은, 오행지법을 통하여 체질에 따른 몸의 균형을 이루는 역할을 하게 된다.

■ 오행혈 관계(相火)

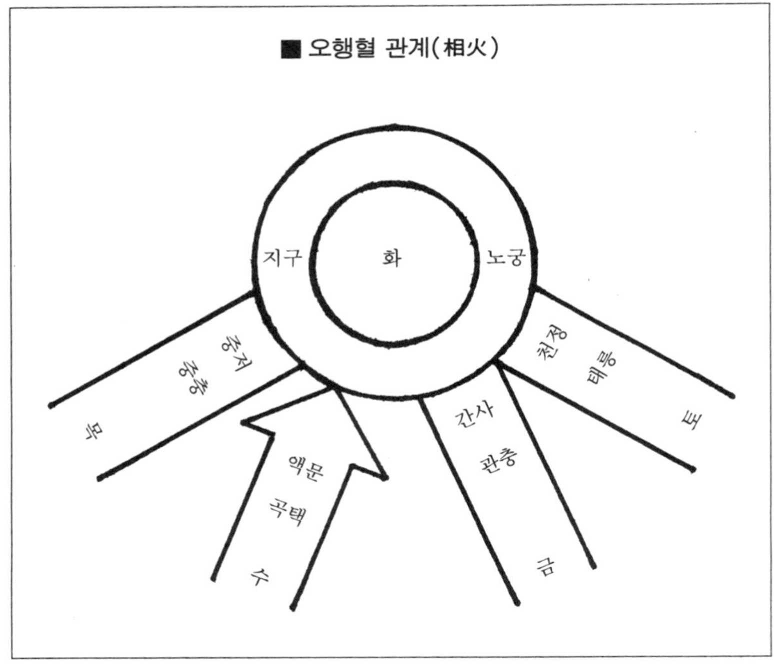

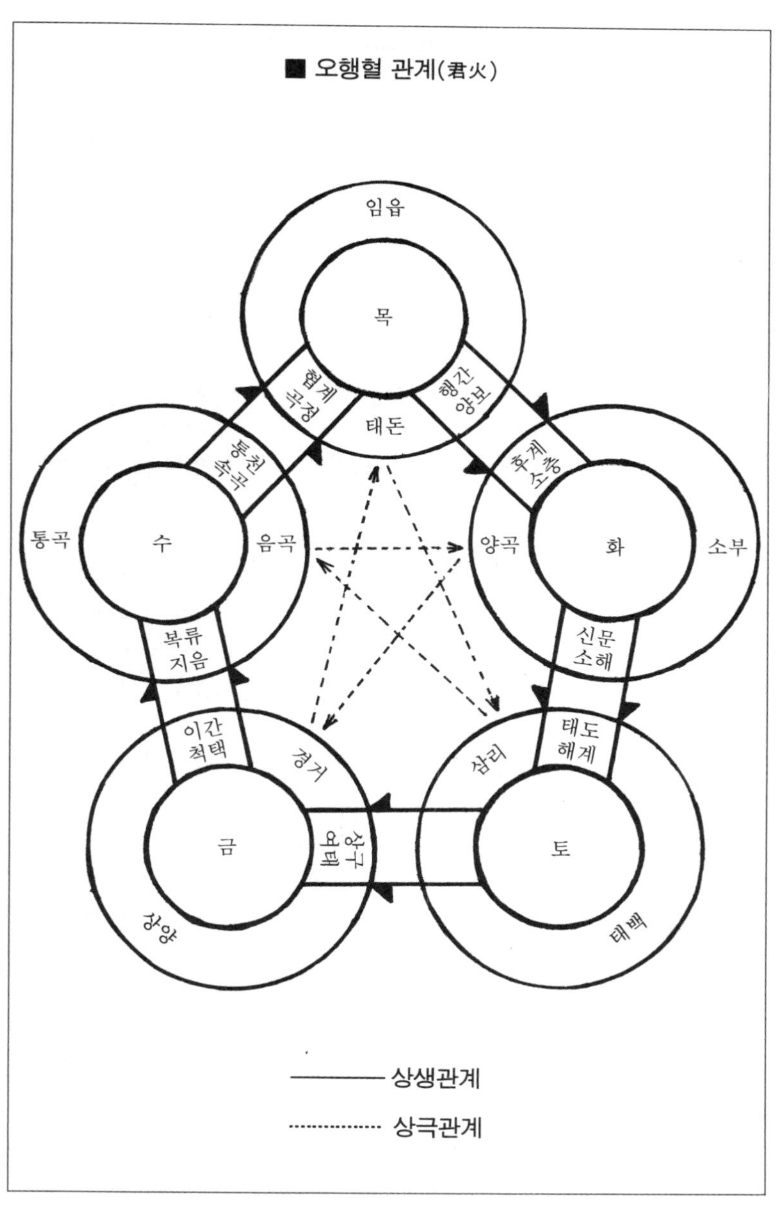
■ 오행혈 관계(君火)
임읍
목
협계
구경
행간
양보
태돈
통천
속곡
후계
소충
통곡
수
음곡
양곡
화
소부
복류
지음
신문
소해
이간
척택
경거
삼리
태도
해계
금
상구
여태
토
상양
태백
상생관계
상극관계

◪ 오행침의 십이경락 보사법(補瀉法)

허증치법(虛證治法)

보사별(補瀉別) 장부별(臟腑別)	보(補)		사(瀉)	
간보침(肝補針)	음곡(陰谷)	곡천(曲泉)	경거(經渠)	중봉(中봉)
담보침(膽補針)	통곡(通谷)	협계(俠谿)	상양(商陽)	규음(규음)
심보침(心補針)	대돈(大敦)	소충(少衝)	음곡(陰谷)	소해(소해)
소장보침(小腸補針)	임읍(臨泣)	후계(後谿)	통곡(通谷)	전곡(전곡)
비보침(脾補針)	소부(少府)	대도(大都)	대돈(大敦)	은백(은백)
위보침(胃補針)	양곡(陽谷)	해계(解谿)	임읍(臨泣)	함곡(함곡)
폐보침(肺補針)	태백(太白)	태연(太淵)	소부(少府)	어제(어제)
대장보침(大腸補針)	삼리(三里)	곡지(曲池)	양곡(陽谷)	양계(陽谿)
신보침(腎補針)	경거(經渠)	복류(復溜)	태백(太白)	태계(太谿)
방광보침(膀胱補針)	상양(商陽)	지음(至陰)	삼리(三里)	위중(위중)
심포보침(心包補針)	대돈(大敦)	중충(中衝)	음곡(陰谷)	곡택(曲택)
삼초보침(三焦補針)	임읍(臨泣)	중저(中渚)	통곡(通谷)	액문(液문)

◪ 오행 벌침 요법 보사(補瀉)의 실제(實際)

(1) 오행 치료(五行治療)

오행 치료란 인체의 각 장부에 오행을 배속하고, 다시 각 경락에도 오행혈을 정하여 놓고 오행의 원리, 즉 상생, 상극, 복승(復勝)의 원리를 적용시켜 치료하는 방법을 말한다.

여기서는 사암 확정학 선생이 체계화한 오행 치료법을 근거로 하여 오행 벌침 보사법이 새로운 시술 공식으로 체계화되었다.

보사(補瀉)란 질병이 발생한 장부(臟腑)와 경락(經絡)이 허(虛)하면 보(補)하고 실(實)하면 사(瀉)한다는 것인데 오행 벌침에는 주로 보법만이 적용된다.

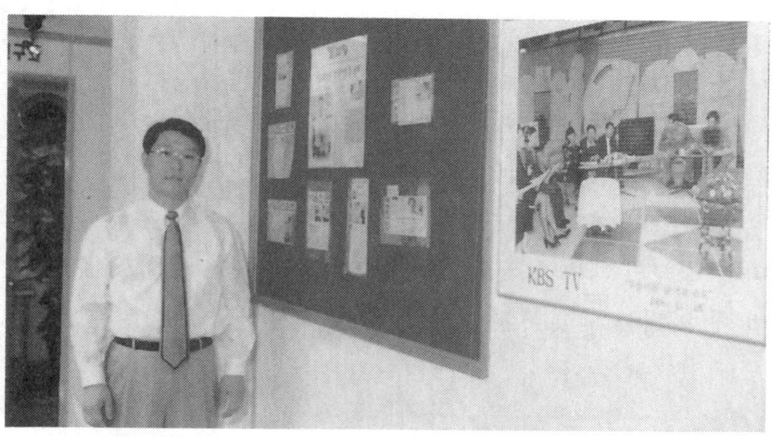

▲ 오행 벌침 요법의 신비한 치료 효능에 대해 연구해온 저자가 자신의 매스컴 보도 사진 앞에서 포즈를 취하고 있다.

즉, 보법을 통해서 허를 실하고, 오행침에서 사법은 보법과 보법을 중첩시켜 적용하게 된다.

이는 오행 벌침만의 특이한 시술 방법으로 '오행지법'의 원리인 것이다. 이를 통해 한 차원 높은 벌침 시술이 이루어지는 것이다.

◩ 오행지법이란

오행지법이란 본인의 독특한 오행 벌침 요법으로서 기존 벌침을 새로운 방식에 의해 체계화시킨 이론이다.

일반적으로 하는 아시혈 위주의 벌침에다 체질을 분석하고 오행침법을 적용시켜 오행 마사지 및 지압을 병행하여 주로 손과 발의 경락을 사용하는 벌침 이론인 것이다.

기존의 사암 오행 침법을 벌침 특유의 특성에 따른 새로운 보사의 원리(이등변 삼각형의 원리)를 공식화시켜 이를 팔체질에 적용시킨 독특한 이론이다. 이는 벌침 특유의 벌독 성분과 관계가 깊으며 일반적인 침술 이론과는 다른 것이다.

'오행지법'에 의한 마지막 정리가 이루어져야 장부의 허실에 따른 질병의 재발을 막을 수 있는 것이다. 이제 벌침도 '오행지법'에 의해서 체계화된 이론에 의해 그 영역을 정립시킬 수 있게 되었다고 본다.

◩ 오행지법의 원리……(체질 오행+일반 오행)

(1) 허(虛)일 경우

[예] 허일 경우, 오행침의 원리와 같은 개념으로 본다.

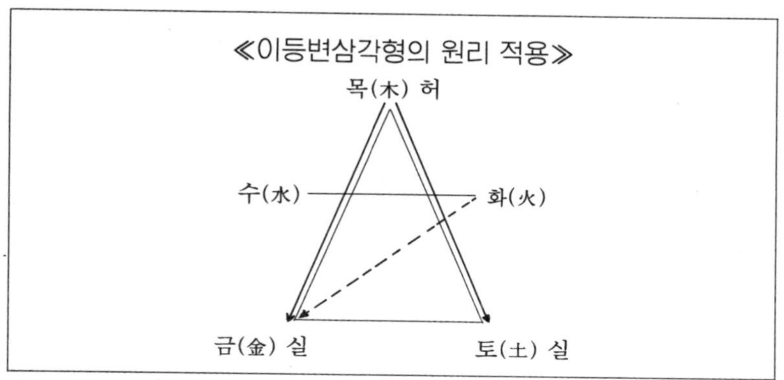

◇ 예를 들어, '목(간 · 담)'이 허할 경우……〈보법(補法) 적용〉

① 일반 오행 원리 : '목'이 허하면 '수생목'이므로 '수의 수', '목의 수'가 보법이 된다. 그 외에 '목의 목'을 강화해야 한다.

또한 목이 허하면 상극의 원리에 의해 토가 실하게 된다.

결국 목이 허하면 금과 토가 실하게 되는 것이다.

★ 목의 목, 수의 수, 목의 수가 보법이 된다.

(2) 실(實)일 경우

〈예〉 실 일 경우 오행침에서처럼 사법 적용은 불가능하다.

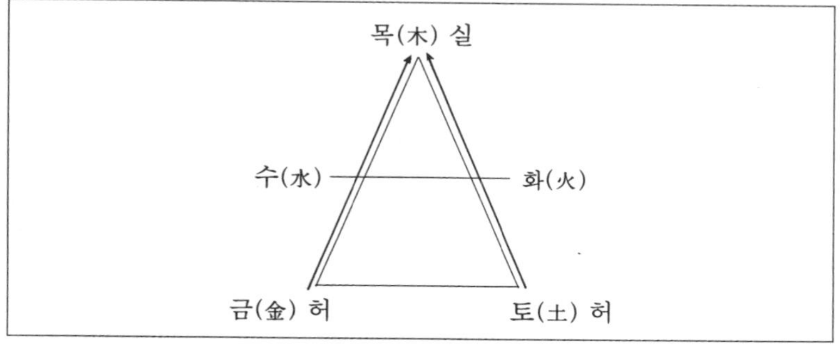

◇ 예를 들어, '목(간 · 담)'이 실할 경우……〈보법에 보법 적용〉

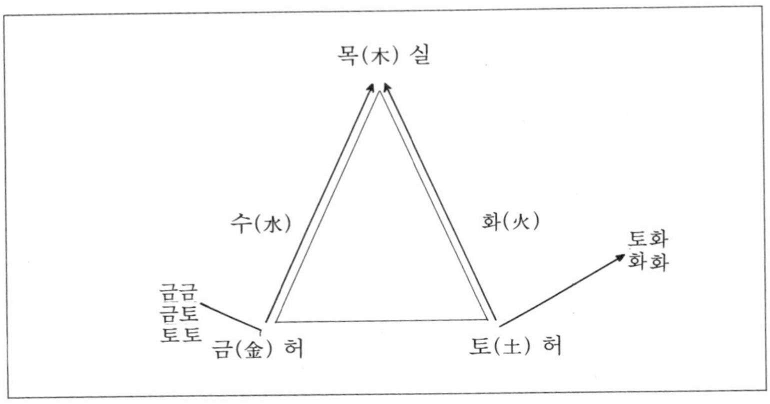

• 목이 실할 경우 금과 토가 허하다.

① 일반 오행의 원리 : 목이 실하여 토가 허하게 된다.

② 체질 오행의 경우 : 목이 실하여 금이 허하게 된다.

• 오행 벌침에서는 보법성이 강하므로 보법에 보법을 중첩시켜 사법을 적용해야 한다.

① 일반 오행에서 토화, 화화.

② 체질 오행에서 금토, 토토.

이 네 개의 혈 자리가 주요 사법 혈 자리이다.

오행 벌침의 보사법(오행지법)

〔※는 체질과 별도로 봄〕

오 행	보 방			사 방			
① 간	간 경 태 돈	신장경 음 곡	간 경 곡 천	폐 경 태 연	비 경 태 백	비 경 태 도	심 경 소 부
② 담	담 경 임 읍	방광경 통 곡	담 경 협 계	대장경 곡 지	위 경 족삼리	위 경 해 계	소장경 양 곡
③ 심장	심 경 소 부	간 경 태 돈	심 경 소 충	비 경 태 백	폐 경 태 연	폐 경 경 거	신장경 복 류
④ 소장	소장경 양 곡	담 경 임 읍	소장경 후 계	위 경 족삼리	대장경 곡 지	대장경 상 양	방광경 지 음
⑤ 비장	비 경 태 백	심장경 소 부	비장경 태 도	폐 경 경 거	신장경 복 류	신장경 음 곡	간 경 곡 천
⑥ 위장	위 경 족 삼	소장경 양 곡	위장경 해 계	대장경 상 양	방광경 통 곡	방광경 지 음	담 경 협 계
⑦ 폐	폐 경 경 거	비 경 태 백	폐 경 태 연	신장경 음 곡	간 경 곡 천	간 경 태 돈	심 경 소 충
⑧ 대장	대장경 상 양	위 경 삼 리	대장경 곡 지	방광경 통 곡	담 경 협 계	담 경 임 읍	소장경 후 계
⑨ 신장	신장경 음 곡	폐 경 경 거	신장경 복 류	간 경 태 돈	심장경 소 충	심장경 소 부	비 경 태 도
⑩ 방광	방광경 통 곡	대장경 상 양	방광경 지 음	위 경 해 계	소장경 후 계	소장경 양 곡	담 경 임 읍
※ ⑪ 심포	심포경 노 궁	간 경 태 돈	심포경 중 충		신 경 음 곡	심포경 곡 택	
※ ⑫ 삼초	삼초경 지 구	담 경 임 읍	삼초경 중 저		방광경 통 곡	삼초경 액 문	

팔체질에 대한 오행지법

체질 \ 병명	외상, 손발, 허리 염자, 고혈압, 중풍 마비, 안면 마비, 동맥경화, 디스크, 좌골신경통	뇌쇠, 원기 부족, 저혈압, 내장하수, 만성 피로, 좌골신경통, 디스크, 요통	세균 감염성 병, 비염, 폐렴, 뇌막염, 안질, 만성 간염, 간경화, 폐결핵, 기관지천식 외
처 방 침 법	기 본(마 비) 방	활 력 방	살 균 방
태양인 1 금음인 (대장실 담 허	대장사방 방광경, 담경, 담경, 소장경 통곡, 형계, 임읍, 후계	담보방 방광경, 담경, 담경 통곡, 협계, 임읍	소장보방 소장경, 간경, 소장경 후계, 태돈, 양곡
태양인 2 금양인 (간 허 폐 실	간보방 신장경, 간경, 간경 음곡, 곡천, 태돈	대장사방 소장경, 담경, 담경, 소장경 통곡, 협계, 임읍, 후계	위사방 대장경, 방광경, 방광경, 담경 삼양, 통곡, 지음, 협계
소양인 1 토음인 (위 실 방광허	위사방 대장경, 방광경, 방광경, 담경 상양, 통곡, 지음, 협계	방광보방 대장경, 방광경, 방광경 상양, 지음, 통곡	담보방 방광경, 담경, 담경 통곡, 협계, 임읍
소양인 2 토양인 (신 허 비 실	신보방 폐경, 신장경, 신장경 경거, 복류, 음곡	위사방 대장경, 방광경, 방광경, 담경 상양, 통곡, 지음, 협계	소장사방 위경, 대장경, 대장경, 방광경 족삼리, 곡지, 상양, 지음
태음인 1 목음인 (담 실 대장허	대장보방 위경, 대장경, 대장경 삼리, 곡지, 상양	담사방 대장경, 위경, 위경, 소장경 곡지, 족삼리, 해계, 양곡	소장사방 위경, 대장경, 대장경, 방광경 족삼리, 곡지, 상양, 지음
태음인 2 목양인 (폐 허 간 실	간, 사방 폐경, 비경, 비경, 심경 태연, 태백, 태도, 소부	대장보방 위경, 대장경, 대장경 삼리, 곡지, 상양	위보방 소장경, 위경, 위장경 양곡, 족삼, 해계
소음인 1 수음인 (방광실 위 허	위보방 소장경, 위경, 위장경 양곡, 족삼, 해계	방광사방 위경, 소장경, 소장경, 담경 해계, 후계, 양곡, 양읍	담사방 대장경, 위경, 위경, 소장경 곡지, 족삼리, 해계, 양곡
소음인 2 수양인 (비 허 신 실	신사방 간경, 심장경, 심장경, 비경 태돈, 소충, 소부, 태도	위보방 소장경, 위경, 위장경 양곡, 족삼, 해계	소장보방 담경, 소장경, 소장경 임읍, 후계, 양곡

정신병, 히스테리, 목결림, 두통, 불면증, 신경쇠약, 신경성 소화불량, 자율신경계 이상	장계염증, 만성 신장염, 관절염, 척수염, 세균성 감염시, 살균방과 교대로 시술	부계염증, 피부병, 순화기계병, 여성 질병, 이비인후과병, 간질, 요도염, 전립선염	
정 신 방	장 계 염 증 방	부 계 염 증 방	부 방
심보방 간경, 심경, 심경 태돈, 소충, 소부	간보방 간경, 신장경, 간경 음곡, 곡천, 태돈	심보방 간경, 심경, 심경 태돈, 소충, 소부	소해, 중완 통천, 백회
심포사방 신경, 심포경 음곡, 곡택	폐사방 신장경, 간경, 간경, 심경 음곡, 곡천, 태돈, 소충	비사방 폐경, 신장경, 신장경, 간경 견지, 복류, 음곡, 곡천	
심포 보방 간경, 심포경, 심포경 태돈, 중충, 노궁	신보방 폐경, 신장경, 신장경 경거, 복류, 음곡	간보방 신장경, 간경, 간경 음곡, 곡천, 태돈	영도, 백회 통천, 중완
심사방 비경, 폐경, 폐경, 신장경 태백, 태연, 경거, 복류	비사방 폐경, 신장경, 신장경, 간경 경거, 복류, 음곡, 곡천	심사방 비경, 폐경, 폐경, 신장경 태연, 태연, 경거, 복류	
심사방 비경, 폐경, 폐경, 신장경 태백, 태연, 경거, 복류	간사방 폐경, 비경, 비경, 심경 태연, 태백, 태도, 소부	심사방 비경, 폐경, 폐경, 신장경 태백, 태연, 경거, 복류	신문, 백회 천추, 통천 중완
심포보방 간경, 심포경, 심포경 태돈, 중충, 노궁	폐보방 비경, 폐경, 폐경 태백, 태연, 경거	비보방 심경, 비경, 비경 소부, 태도, 태백	
삼포사방 신경, 심포경 음곡, 곡택	신사방 간경, 심장경, 심장경, 비경 태론, 소충, 소부, 태도	간사방 폐경, 비경, 비경, 심경 태연, 태백, 태도, 소부	소부, 백회 통천, 중완
심보방 간경, 심경, 심경 태돈, 소충, 소부	비보방 심경, 비경, 비경 소부, 태도, 태백	심보방 간경, 심경, 심경 태돈, 소충, 소부	

◩ 신비한 자연 요법인 오행 벌침의 효과

• 체질에 맞는 음식 (1)

	해로운 음식	유익한 음식
태양인1 (금음인)	모든 육류, 모든 기름, 밀가루 제품, 수수콩, 우유, 설탕, 커피, 멜론, 밤, 잣, 은행, 도라지, 연근, 무, 당근, 마늘, 녹용, 비타민A, D, E, 모든 약	모밀, 쌀, 모든 조개류, 모든 생선, 모든 채소, 김, 미역, 포도, 앵두, 귤, 사과, 오렌지, 복숭아, 겨자, 후추, 코코아, 포도당(노랑색깔, 푸른 색깔)
대장실 담 허	대장이 실하고 담이 허한 것이 병근이 되고 대장을 사하고 담을 보하는 처방을 쓰면 모든 병이 치료된다(담보방). ※ 채식위주. 약은 삼가할 것.	
태양인2 (금양인)	모든 육류, 모든 기름, 모든 기호품, 술, 밀가루 제품, 고추, 마늘, 설탕, 무, 당근, 도라지, 밤, 사과, 계란 노른자, 비타민A, B, D, 녹용, 인삼, 모든 약	모든 조개 종류, 쌀, 모밀, 보리, 팥, 계란 흰자, 오이, 배추, 카베츠, 기타 푸른 채소, 고등어, 갈치, 게, 새우, 생선, 젓갈, 기타 대부분의 생선, 코코아, 쵸코렛, 포도, 딸기, 바나나, 파인애플, 포도당(푸른 색깔, 검은 색깔)
폐 실 간 허	간이 허하고 폐가 실한 것이 병근이 되고 간을 보하고 폐를 사하는 처방을 쓰면 치료됨(간보방). ※채식 위주의 식사를 해야 함.	
소양인1 (토음인)	찹쌀, 감자, 고구마, 미역, 닭고기, 염소고기, 개고기, 노루고기, 후추, 겨자, 계피, 카레, 파, 생강, 사과, 귤, 오렌지, 인삼, 벌꿀, 비타민B군, 페니실린	쌀, 보리, 팥, 배추, 카베츠, 오이, 돼지고기, 계란, 모든 조개류, 생굴, 게, 새우, 감, 배, 참외, 파인애플, 바나나, 포도, 딸기, 어름, 쵸콜렛, 비타민K(푸른 색깔, 검은 색깔)
위 실 방광허	위가 실하고 방광이 허한 것이 병근이 되고 위를 사하고 방광을 보하는 처방을 쓰면 모든 병 치료(방광보광). ※ 기름진 음식은 피할 것	
소양인2 (토양인)	찹쌀, 차조, 감자, 파, 미역, 김, 닭고기, 개고기, 노루고기, 후추, 겨자, 계피, 카레, 생강, 참기름, 사과, 귤, 오렌지, 인삼, 벌꿀, 비타민B군, 설탕	쌀, 보리, 밀가루 제품, 콩, 팥, 배추, 무, 오이, 당근, 장어, 쇠고기, 돼지고기, 계란, 생굴, 새우, 게, 마늘, 배, 감, 파인애플, 참외, 수박, 딸기, 바나나, 비타민E(검은 색깔, 흰 색깔), 구기자차
비 실 허 실	신이 허하고 비장이 실한 것이 병근이 되고 신을 보하고 비장을 사하는 처방을 쓰면 모든 병 치료(시보방).	

• 체질에 맞는 음식 (2)

	해로운 음식	유익한 음식
태양인1 (목음인)	술, 모든 조개류, 모밀, 고등어, 갈치, 게, 새우, 오징어, 배추, 초코렛, 포도당 주사	쌀, 콩, 밀가루제품, 수수, 두부, 쇠고기, 닭고기, 우유, 무, 도라지, 연근, 밤, 배, 사과, 잣, 호두, 은행, 수박, 마늘, 녹용, 비타민에이, 디, 비(붉은색깔, 흰색깔)
담 실 대장허	대장이 허하고 담이 실한 것이 병근이 되고 신을 보하는 처방을 쓰면 치료됨.(대장보방)	
태양인2 (목양인)	술, 모든 조개류, 고등어, 갈치, 게, 새우, 배추, 코코아, 초코렛, 포도당주사	쌀, 콩, 밀가루제품, 수수, 두부, 설탕, 무, 당근, 도라지, 연근, 쇠고기, 우유, 계란, 마늘, 배, 사과, 수박, 호두, 잣, 밤, 비타민에이, 디(흰색깔, 붉은 색깔)
간 실 폐 허	간이 실하고 폐가 허한 것이 병근이 되고 간을 사하고 폐를 보하는 처방을 쓰면 치료됨.(폐보방)	
소양인1 (수음인)	보리, 팥, 오이, 돼지고기, 계란흰자, 생굴, 게, 새우, 바나나, 맥주, 어름, 비타민이, 모든냉한음식	쌀, 콩, 감자, 옥수수, 누른밥, 시금치, 상추, 닭고기, 염소고기, 개고기, 노루고기, 참기름, 파, 생강
방광실 위 허	위가 허하고 방광이 실한 것이 병근이 되고 위를 보하고 방광을 사하는 처방을 쓰면 모든병 치료.(위보방)	
소양인2 (수양인)	보리, 팥, 오이, 돼지고기, 계란흰자, 생굴, 게, 새우 참외, 바나나, 맥주, 어름, 비타민이	찹쌀, 감자, 옥수수, 미역, 김, 닭고기, 염소고기, 개고기, 노루고기, 쇠고기, 참기름, 상추, 파, 생강, 마늘, 겨자, 후주, 계피, 카레, 도마도, 귤, 오렌지, 사과, 복숭아, 벌꿀, 인삼, 비타민군(붉은색깔, 노랑색깔)
신 실 비 허	신이 실하고 비장이 허한 것이 병근이되고 신을 사하고 비장을 보하는 처방을 쓰면 모든병치료.(비보방)	

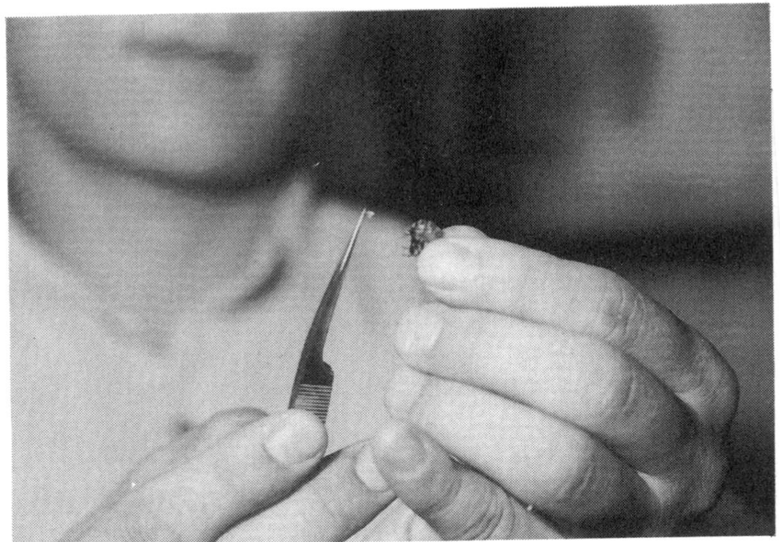

▲ 오행 벌침 요법 시술에 앞서 벌침을 채취하는 장면.

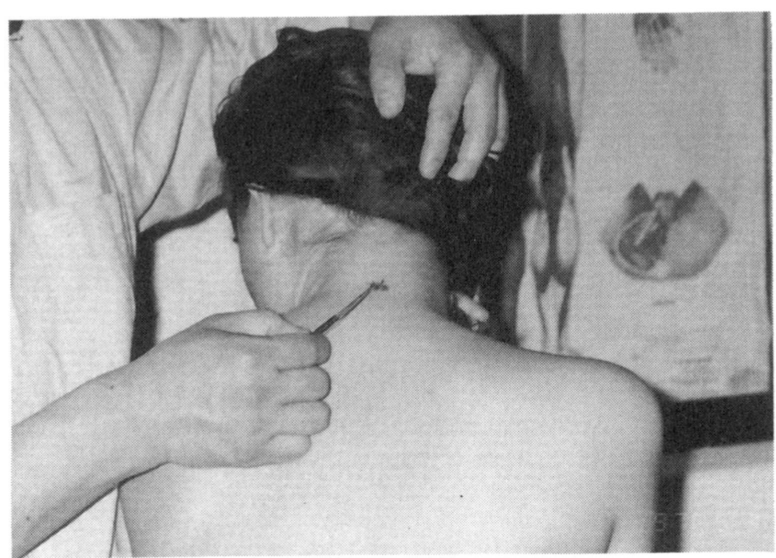

▲ 목 디스크 환자에게 오행 벌침 요법을 시술하고 있는 김동현 회장.

제 3 부

각종 질병에 따른 오행 벌침 요법의 치료 증례

제 1 장

뇌 질환의 치료 증례

(뇌졸증, 간질, 구완와사 등)

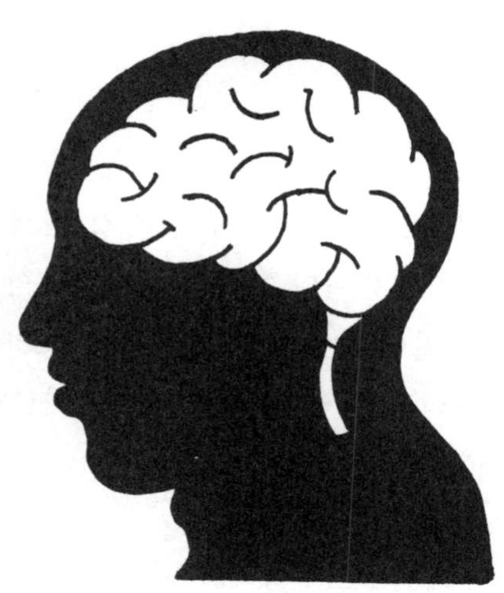

◩ 뇌 질환이란

뇌 질환은 말 그대로 뇌에 이상이 생겨 일어나는 각종 질환을 말한다. 뇌 질환의 대표적인 것은 뇌졸중이다. 뇌종양, 뇌염증, 간질, 전정기관(속귀)의 질환, 파킨슨씨병, 편두통 등도 뇌질환에 속한다.

이상의 질환들은 모두 우리의 생명을 가히 위협할 만한 무서운 병이라고 할 수 있다. 신체의 사령탑인 뇌에 이상이 생기면 몸 전체에 비상이 걸린다. 따라서 뇌 질환은 뇌 그 자체의 이상 뿐만 아니라 우리 몸 전체의 기능에 장애를 가져오는 무서운 질병이라고 할 수 있다.

◩ 뇌졸중(중풍)

(1) 뇌졸중이란

뇌졸중이란 뇌 혈관 이상에 의해 갑자기 신경 계통 장애가 일어나는 뇌 질환의 일종이다. 뇌졸중의 발병 형태는 뇌 혈관이 막혀 뇌 경색이 일어나는 세미 코마(Semi Coma)와 뇌출혈에 의해 완전히 의식을 잃어버리는 디프 코마(Deep Coma)의 두 가지가 있다.

세미 코마는 뇌반구의 절반에 혈액을 공급해 주는 동맥 내부에 피가 뭉쳐서 발생하는 중대뇌동맥 경색이라고 할 수 있다.

디프 코마는 세미 코마보다 더 무서운 질환이다. 세미 코마는 팔·다리 등에 통증을 가하면 신경이 움찔하는 정도의 감각이 남아 있지만, 디프 코마는 의식을 완전히 잃어버린 상태이기 때문에 아무리 통증을 가해도 신경의 감각을 느낄 수가 없다. 세미 코마는 손을 써서 즉효적인 치료를 하지 않으면 생명의 위독을 초래하지만, 즉각 직접적인 사망 원인으로까지는 확대되지 않는다고 한다.

뇌졸중은 국내 사망 원인 중 가장 많으며 주로 신경 장애로 나타나는데, 벌침으로 혈액 순환을 시키면 미리 예방을 할 수도 있다.

뇌졸중은 주로 겨울에서 봄으로 바뀌는 환절기 등에 자주 발생하는 뇌 질환이므로 이 시기에는 특히 주의하는 것이 좋을 것이다. 평소에 고혈압 등으로 고생한 적이 있는 환자나 고령자 등은 갑작스런 체온의 변화나 무리한 운동 등을 피하는 것이 뇌졸중 예방의 지름길이라고 전문가들은 말한다.

한방에서는 풍 · 한 · 습의 사기가 침입하여 경락의 흐름을 막아서 발생하는 뇌질환으로 보고 있다.

(2) 뇌졸중의 증상

뇌졸중의 후유증은 심각하여 반신불수(상지 · 하지)가 되거나 안면 마비, 언어 건삽 등의 후유 질환을 유발한다.

주요 증상으로서는 다음과 같은 징후를 들 수 있다.

① 상지(上肢) 마비가 온다. 상지 마비는 40~50C 이상의 고혈압 환자에게 흔히 발생한다. 상지를 전혀 쓸 수 없는 중증에서부터 가벼운 마비 등이 있다. 이는 대뇌피질의 운동령 상지구가 침해를 받은 것으로, 주로 대뇌의 반대쪽에 마비가 온다.

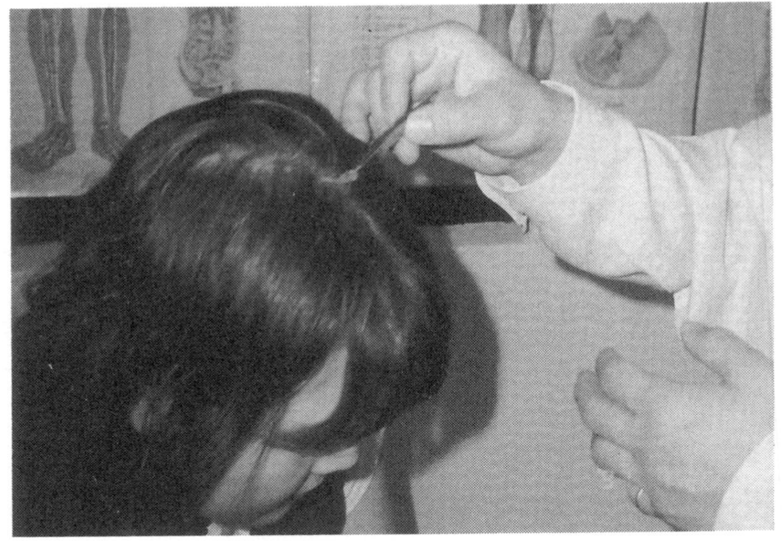

▲ 백회(百會)에 대한 오행 벌침 시술 장면.

② 하지(下肢) 마비가 온다.

③ 안면 마비가 온다. 안면 마비는 중추성과 말초성으로 구분되는데 남녀의 발생 비율이 비슷하게 나타난다. 이 경우에는 주로 안면 근육이 마비되면서 입 주위의 근육이 한쪽으로 당겨지는데, 입이 건강한 사람의 경우에는 전혀 통증을 느끼지 않는다. 오행 벌침 요법에서는 건강한 쪽과 마비된 쪽을 각각 별개로 치료함으로써 치료 효과를 탁월하게 높이고 있다.

④ 언어 건삽(말을 못함)이 나타난다. 이 경우를 두고 우리는 흔히 중풍이라고 말한다. 뇌졸중의 후유증으로 혀가 마비된 증상이다. 이는 대뇌피질의 운동령구 중에서 언어구가 손상된 것이다.

이상과 같은 뇌졸중의 증상이 나타날 때는 전문가를 찾아가 상의하여 빠른 조치를 취하는 것이 좋다. 뇌졸중의 후유증을 막고 건강해지기 위해서는 오행 벌침 요법에 의한 치료가 탁월한 효과를 나타내는 것으로 증명되고 있다.

(3) 뇌졸중의 주요 원인

생명을 위협하는 가장 무서운 질병의 하나로 꼽히고 있는 뇌졸중의 발병 원인은 무엇일까?

뇌졸중은 고혈압, 당뇨, 고지혈증, 비만, 심장 질환 등 혈관벽에 염증을 일으키는 질환의 연속성이거나 혈압을 상승시키는 혈관계의 질환 때문에 일어나는 대표적인 뇌질환이라고 할 수 있다.

따라서 정상인에 비해 고혈압 환자는 뇌졸중에 걸릴 위험이 3배 정도나 높다. 고혈압의 또다른 복병이라고 할 수 있는 당뇨병 환자의 20% 정도가 뇌졸중에 걸린다.

이 밖에 과음, 과식, 음주, 흡연, 과로, 스트레스 등도 뇌졸중을 유발하는 주 원인으로 지목되고 있다.

최근에는 고혈압을 촉진시키고, 당뇨병 환자를 양산할 수 있는 고칼로리 식사도 뇌졸중의 주범으로 눈총받고 있다. 고칼로리 식사에서 오는 뇌경색이나 뇌출혈이 환자의 부주의에 의해 뇌졸중으로 악화되고, 돌이킬 수 없는 생명의 위험으로 연결된다. 근원적인 예방과 치료 대책만이 건강한 인생을 보장할 수 있는 것이다.

(4) 뇌경색과 뇌출혈

1) 뇌경색

뇌경색은 뇌혈관의 혈압을 상승시키는 혈관계 질환의 일종으로 뇌혈관이 막혀서 일어나는 증상이다. 심장에서 뇌로 향하는 혈액 수송로의 중간 지점인 경동맥(經動脈)의 일부가 주로 막히는데, 이는 과도한 운동이나 스트레스, 그리고 고칼로리 식사 등에서 기인한다. 경동맥은 산소를 실은 혈액을 심장의 혈액 생산 창고로부터 우리 몸의 사령탑인 뇌로 옮기는 고속도로이다. 이 중요한 공급로가 막히면 우리 몸의 주요 기관에는 일대 혼란이 일어난다. 통신이 두절되므로 온몸의 신경이 자율성을 잃고 마비된다.

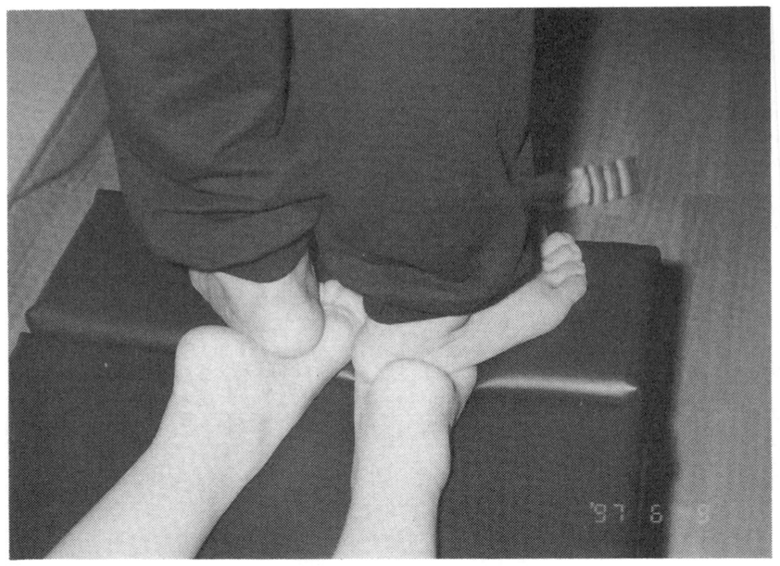

▲ 용천혈에 대한 오행 지압 시술 장면.

뇌출혈 보다는 사망율이 낮지만, 반신불수가 되거나 폐인이 되는 무서운 질환이므로 사전 예방과 주의를 요한다.

2) 뇌출혈

뇌경색이 악화되거나 급격한 쇼크 등에 의해 뇌혈관이 터져서 신경 마비 및 의식 장애 현상을 일으키는 것을 뇌출혈이라고 한다.

담배와 술 등에 의해 고혈압 증세가 심화되며, 불규칙한 식사와 고칼로리식 식이요법에 의해 뇌출혈 환자가 늘고 있다.

뇌출혈의 가장 큰 적은 고혈압이다. 고혈압은 심장의 맥박이 아주 불규칙적으로 뛰는 증상을 보이는 '심방세동'의 원인이 되고, 여기에서 자칫하면 뇌졸중의 대표적인 뇌출혈로 이어진다. 심방세동의 환자가 뇌졸중에 걸릴 확율은 정상인에 비해 6배나 높다.

그러나 그 징후를 일찍 발견하기만 하면 완치할 수도 있고, 평소의 예방에 의해 사전 퇴치할 수도 있다. 따라서 평소의 건강 관리가 무엇보다도 중요하다고 하겠다.

(5) 뇌졸중을 예방하려면

뇌졸중을 예방하려면 평소의 식습관을 저칼로리식으로 바꾸고, 무리한 운동이나 과도한 스트레스가 쌓이지 않도록 유의해야 한다. 아울러 옅은 징후에도 민감하게 대처하여 예방과 치료에 만전을 기해야 한다.

특히 다음과 같은 징후가 발견될 때에는 곧 전문가를 찾아

가서 예방 조치나 치료 및 시술 조치를 취해야 한다.

① 한쪽 또는 양쪽 눈의 시력이 갑자기 떨어지거나 침침해지고, 눈 앞에 그림자 같은 것이 어른거리거나 상이 이중으로 보일 때는 일단 뇌졸중의 초기 증상으로 의심해야 한다.

② 반신의 감각이 마비되거나 운동 신경이 마비되고, 얼굴이나 팔 다리에 갑자기 힘이 없어지고 저리거나 감각이 마비되면 일단 뇌졸중의 징후로 의심해야 한다.

③ 갑자기 치매 증상이 나타나거나 언어 장애가 오고, 상대방과의 대화 내용이 이해되지 않거나 간단한 말 조차도 말하기가 어려울 때는 일단 뇌졸중의 시초로 의심해야 한다.

④ 갑자기 심한 두통을 느끼거나 구토 등을 하고, 눈 앞이 어지러울 때는 뇌졸중의 징후로 의심해 보는 것이 좋다.

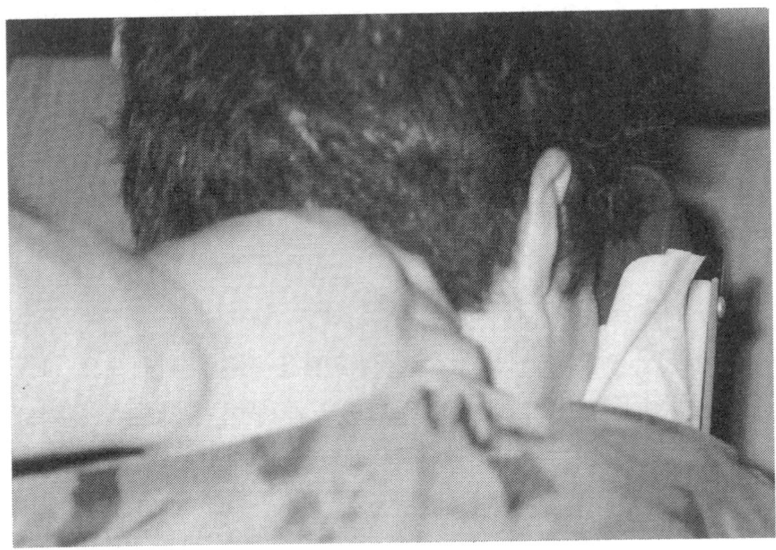

▲ 경추에 대한 오행 지압 · 마사지 장면

⑤ 갑자기 몸의 균형 감각을 잃거나 심한 현기증을 느낄 때는 뇌졸중의 초기 증상으로 의심해 보아야 한다.

(6) 뇌졸중을 예방하는 14가지 수칙

뇌졸중을 예방하기 위해서는 적어도 다음과 같은 14가지 수칙을 염두에 두고 지켜 나가는 것이 바람직하다.

① 정기적으로 건강 진단을 받도록 한다. 이때 특히 혈압 측정과 혈액 검사, 안저 검사 등을 통해 뇌졸중의 징후 여부를 판단하도록 한다.

② 과음을 삼가하도록 한다. 만약 술을 피할 수 없는 경우에는 하루 1~2잔 정도로 줄인다. 과음은 고혈압의 주원인이 되고 고혈압은 뇌졸중의 가장 가까운 이웃이므로 철저히 경계하도록 한다.

③ 담배를 끊도록 한다. 흡연은 뇌졸중의 가장 큰 적이다. 절대로 금연하도록 한다.

④ 긴장감에서 벗어나도록 한다. 아무리 바빠도 바늘 허리에 실을 매어 바느질할 수는 없는 법이다. 어차피 일에는 순서가 있는 법이므로 급하다고 해서 조급하게 뛰지 말 것. 조금 더 여유있는 마음 가짐으로 느긋하게 세상을 살도록 노력한다. 물론 느긋한 것과 게으름 피우는 것과는 현격한 차이가 있다. 몸은 열심히 노력하고, 마음은 여유롭게 가지는 것이 건강의 비결이다.

⑤ 스트레스로부터 해방된다. 마음의 여유를 가지면 간단하게 스트레스로부터 탈출할 수가 있다.

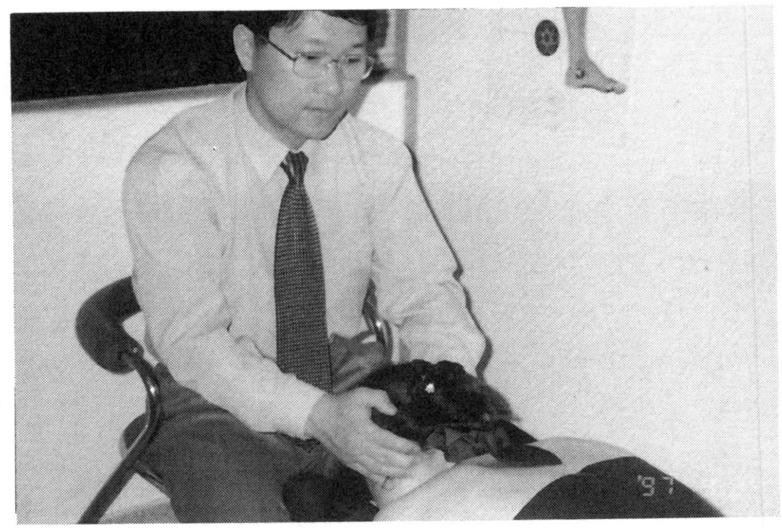

▲ 오행 지압 시술 전에 환자의 마음을 안정 시키기 위한 간단한 마사지 장면.

⑥ 음식을 싱겁게 먹도록 한다. 맵고 짠 음식은 건강에 도움이 안 된다. 전체적으로 소금 섭취량을 줄일 수 있도록 식사 요법에 신경을 쓰도록 한다.

⑦ 변비에 걸리지 않도록 한다. 변비에 걸리면 화장실에서 무리하게 힘을 쓰게 되고, 그 결과는 뇌졸중으로 이어질 수도 있는 예측불허의 상태가 된다.

⑧ 너무 찬 물이나 더운 물로 목욕하지 않도록 한다. 급격한 체온의 변화는 뇌졸중으로 이어질 수도 있다. 미지근한 물(39℃ 정도)이 좋다.

⑨ 갑자기 몸을 춥게 하지 않도록 한다. 적당한 기온에서의 생활이야 말로 건강 장수의 비결이다.

⑩ 잠자리를 편하게 한다. 이불은 너무 무겁지 않게 하고, 베개도 너무 높지 않게 한다. 혈액 순환에 지장이 없도록 편안한 자세로 숙면을 취하도록 한다.

⑪ 갑자기 살이 찌거나 빠지는 등 갑작스러운 체중 변화는 좋지 않다. 또한 너무 비만하지 않도록 적당한 체중을 유지하도록 한다. 마른 사람 보다는 비만인 경우에 뇌졸중 환자가 두드러진다.

⑫ 육식보다는 채식에 비중을 둔 식사 요법으로 전환한다. 야채와 과일 등을 충분히 섭취하여 혈액 순환에 무리가 없도록 한다.

⑬ 충분한 수면을 취하도록 한다. 숙면은 건강에 가장 좋은 보약이다. 또한 숙면은 일상의 긴장감을 덜어 주고 스트레스를 해소시켜 주는 묘약이다. 느긋한 마음으로 숙면할 수 있다면 건강 장수는 가히 보장 받을 수 있을 것이다.

⑭ 평소 몸이 좀 이상하다고 느끼면 즉시 벌침 시술을 하여 체크한다. 몸 전체의 경혈의 흐름을 원활히 하기 위해 벌침을 자주 맞는 것이 좋다.

이상과 같은 14가지 수칙을 잘 지켜서 뇌졸중의 공포로부터 해방되도록 하자.

(7) 뇌졸중의 시술 방법

뇌졸중의 여러가지 후유증을 오행 벌침 요법에 의해 완치할 수가 있다. 오행 벌침은 벌침 특유의 침술 요법과 벌독의 신비한 성분에 의해서 혈액 순환을 개선하고 굳어진 신경을 살리며 근육의 경직을 완화시키는 작용을 발휘한다.

이러한 특효의 오행 벌침에 오행 지압·마사지 요법을 적용하여 벌침과 마사지를 병행한다.

① 일단 마비된 부분 중 특히 심하게 느끼는 부분을 아시혈로 보고 먼저 시술한다.

② 기경 팔혈의 전체와 사지의 혈을 시술한다.

③ 중풍은 특유의 칠처혈이 있다(백회, 곡빈, 견정, 곡지, 풍시, 족삼, 현종). 삼선혈, 팔사혈, 십지혈, 팔풍혈에 시술을 한다.

④ 방광 경락에 유의하고 신장과 간을 보호하는 경락 시술을 한다.

⑤ 오행 침법과 오행지법에 의해 수와 목을 강화하는 시술을 한다.

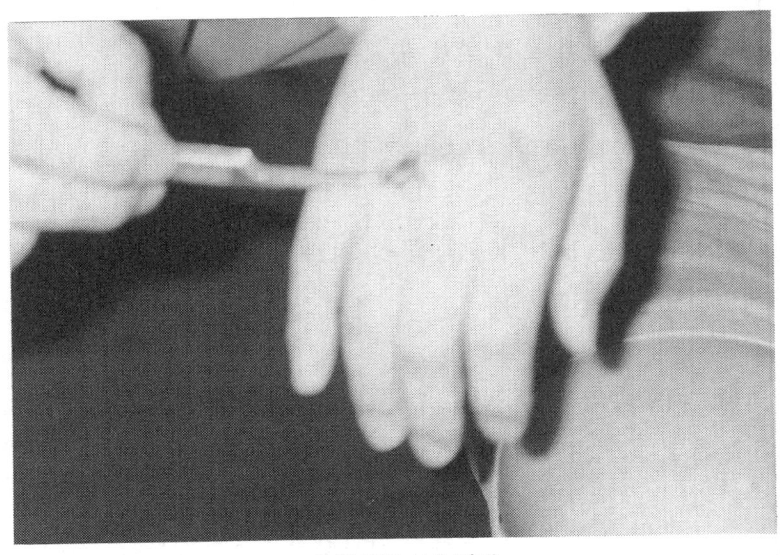

▲ 오행 벌침 시술 장면.

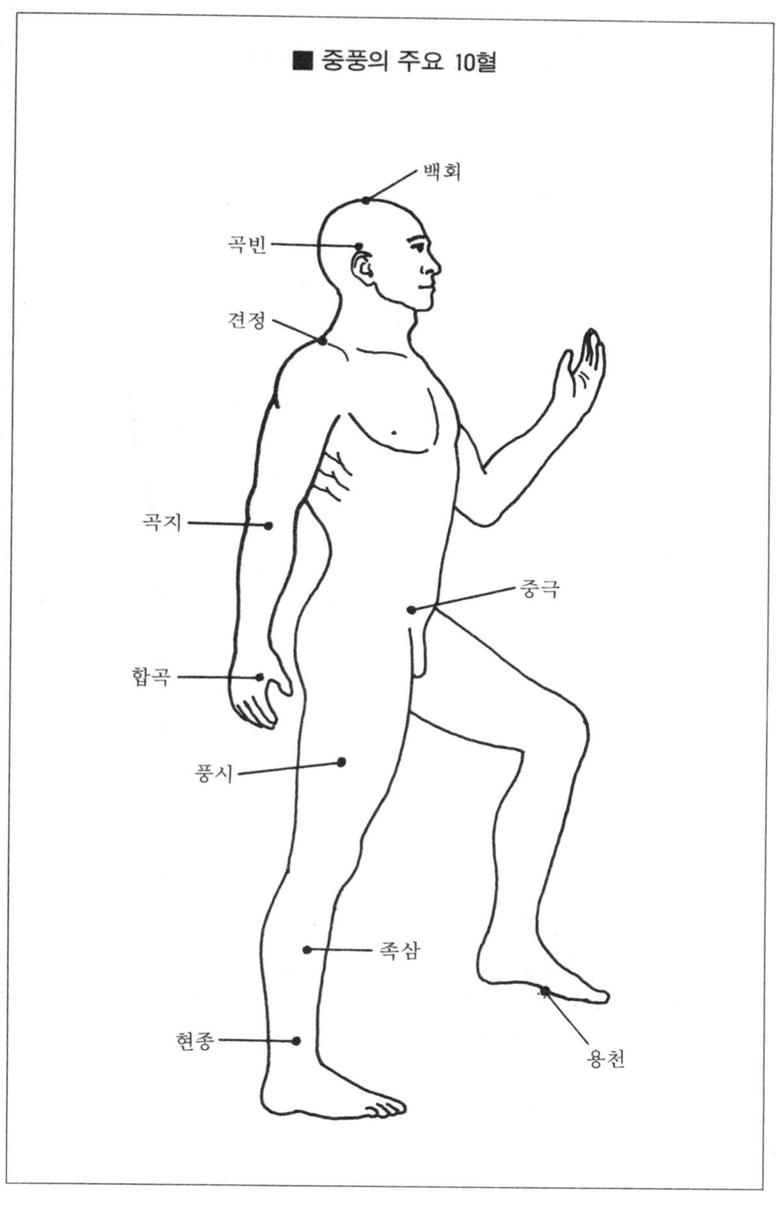
■ 중풍의 주요 10혈
백회
곡빈
견정
곡지
중극
합곡
풍시
족삼
현종
용천

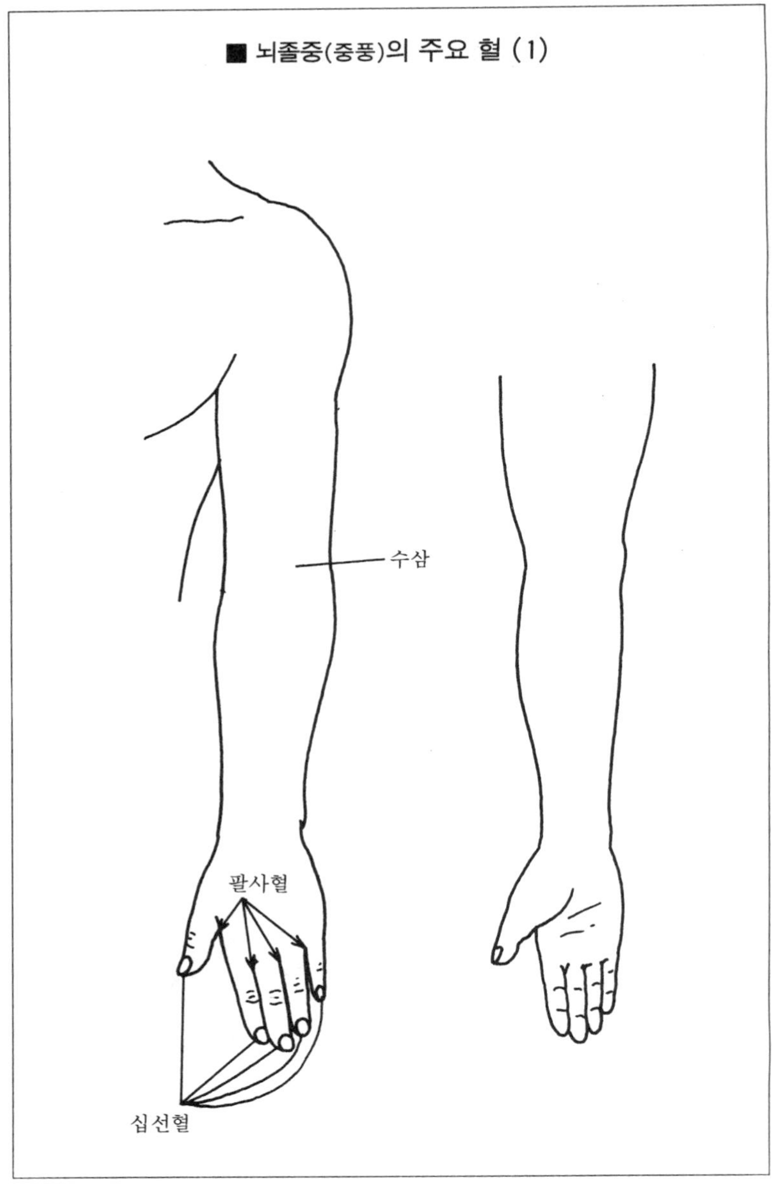
■ 뇌졸중(중풍)의 주요 혈 (1)
수삼
팔사혈
십선혈

특히 오행 벌침 요법에서는 환자의 체질을 분류하여 체질과 오행 경락을 치료의 근간으로 하고 있기 때문에 뇌졸중의 예방과 치료에 있어서는 탁월한 효과를 발휘한다.

시술 방법은 다음과 같다.

① 뇌졸중으로 일단 마비된 부분 중 특히 심하게 느끼는 부분을 아시혈로 보고 먼저 시술한다. 이와 함께 십선혈, 팔사혈, 십지혈, 팔풍혈을 무통침으로 사혈한다.

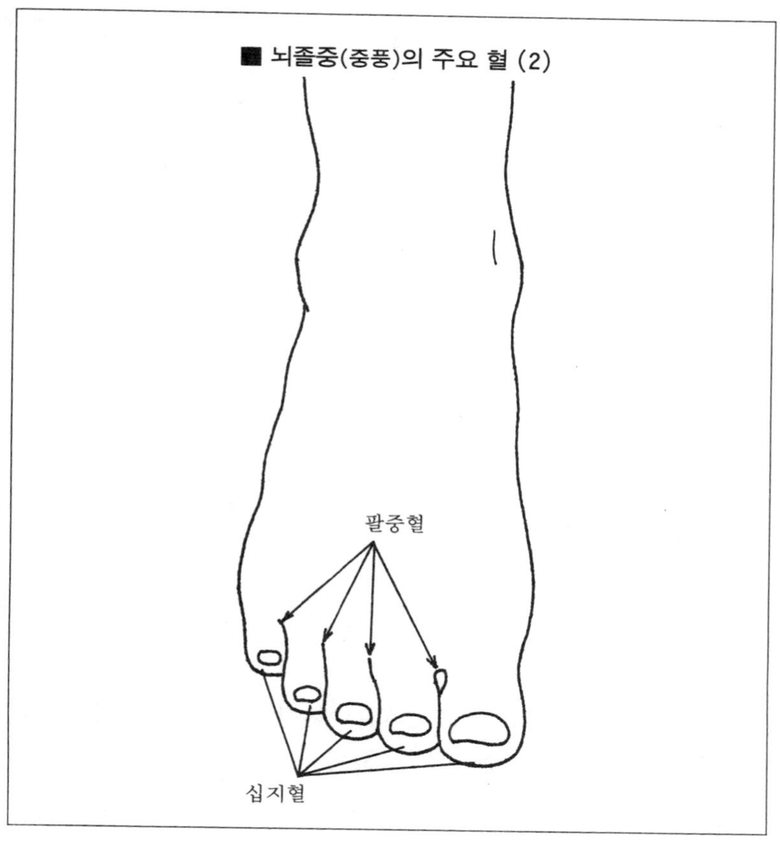

■ 뇌졸중(중풍)의 주요 혈 (2)

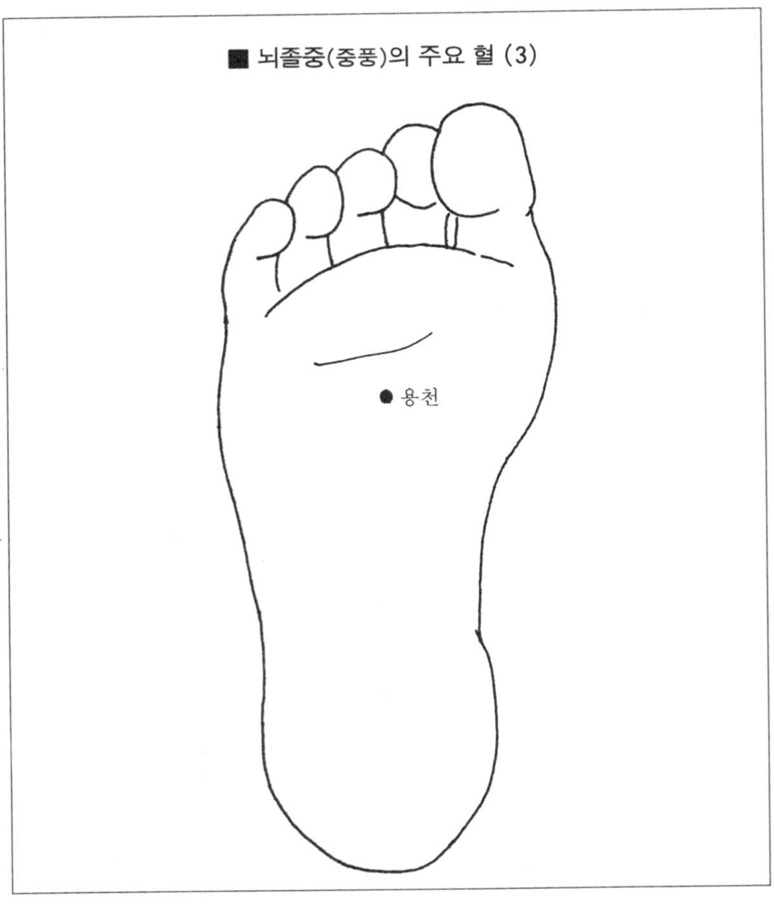

② 기경 팔혈의 전체와 사지의 혈(穴)을 시술한다.

③ 뇌졸중(중풍)은 특유의 10혈이 있다. 백회, 곡빈, 견정, 합곡, 용천, 풍시, 족 삼리, 현종, 곡지가 그것이다. 십선혈, 팔사혈, 십지혈, 팔풍혈에 시술을 한다.

④ 방광 경락에 유의하고, 신장과 간을 보호하는 경락 시술

을 한다.

⑤ 오행 침법과 오행지법에 의해 수와 목을 강화하는 시술을 한다.

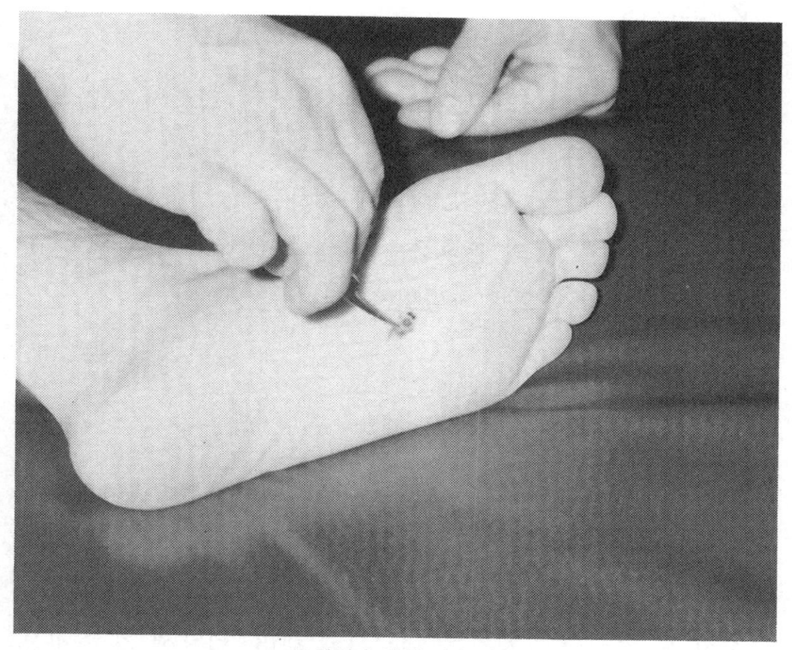

▲ 용천혈에 대한 시술 장면.

뇌종양

뇌 속에 종양이 생기는 질환을 말한다. 종양은 그 크기가 서서히 자라므로 종양의 발생 위치에 따라 실어증, 반신 마비, 성격 장애, 두통 등의 증상이 종양의 자라는 속도와 함께 서서히 진행한다.

증세가 갑작스러운 뇌졸중과는 구별되며, 회복도 마찬가지로 서서히 좋아진다. 뇌 촬영을 통해 확인할 수 있다.

◪ 뇌염증

뇌염증은 뇌농양이라고도 하는데 뇌 속에 염증이 국소적으로 뭉쳐 있는 상태를 말한다.

결핵 등에 의한 뇌막염도 여기에 속하는데, 발음 장애, 청력 장애, 복시, 마비 등의 징후를 나타낸다. 뇌졸중의 징후와 비슷하므로 뇌촬영 등으로 구별할 수 있다.

◪ 간질

환자가 갑자기 정신을 잃고 쓰러지는 뇌질환이다. 사지가 뻣뻣해지고 손발이 떨리며 발악을 하므로 보는 사람으로 하여금 끔찍한 생각을 갖게 한다.

잠이 든 후에야 정상으로 깨어나게 되며, 다음에 다시 반복되는 무서운 질환이다.

◪ 전정기관(속귀)의 질환

갑작스러운 어지럼증을 동반하는 뇌질환의 일종으로 현훈증이라고도 한다. 환자는 세상이 빙글빙글 도는 것처럼 어지러워 꼼짝도 못하고 엎드려 있거나 누워 있어야 한다. 이러한 증세는 대체로 수시간 내지 수일씩 계속되며 나중에 재발된다. 뇌졸중과는 구별되며, 구토증을 동반하는 경우가 많다.

◩ 파킨슨씨병

손발이 떨리고 동작이 느려지며 온몸이 뻣뻣해져서 걷고 움직이는 모든 동작이 어색해지는 증상을 나타내는 뇌질환의 일종이다.

이 병은 뇌에서 도파민이라는 물질이 저하됨으로써 생기는데, 수 년 동안에 걸쳐서 서서히 증세가 나빠진다. 뇌졸중과는 증세가 비슷하지만 전문가의 입장에서 구분되므로 정확한 진단하에 제대로 치료해야 한다.

◩ 편두통

두통이 극심해지는 증상이다. 비록 간헐적이긴 하지만 심할 때는 수일 간씩 두통이 지속되므로 견디기 힘들게 된다. 또한 구토증을 수반하게 되므로 자칫하며 뇌졸중이나 다른 뇌질환으로 오인받기 쉽다. 뇌질환 중에서는 가장 가벼운 질환으로 생각되고 있으나, 주기적으로 계속되면 참기 힘든 고통이 따르므로 초기에 진료를 받아 치료하는 것이 좋다.

각종 뇌질환에도 역시 오행 벌침 요법이 탁월한 효능을 발휘한다.

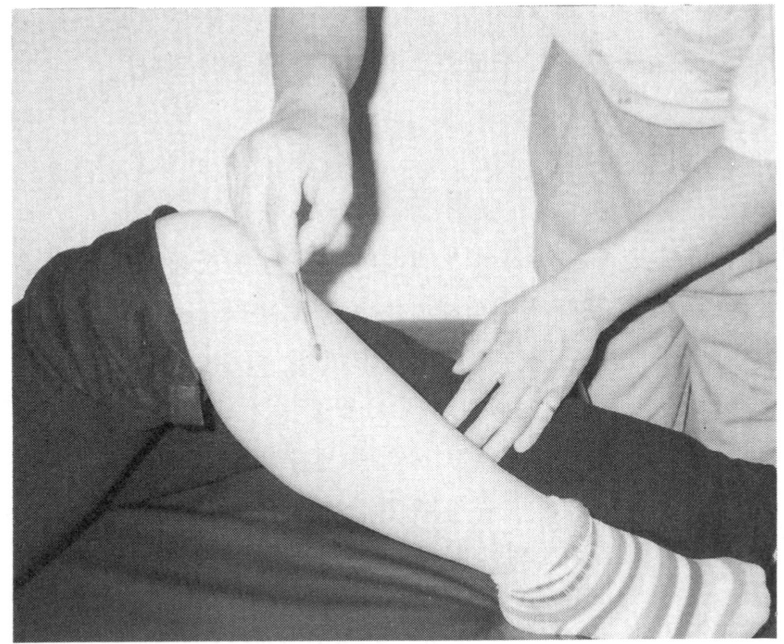

▲ 족삼리에 대한 오행 벌침 시술 장면.

◪ 구완와사(안면 신경 마비)란

구완와사(안면 신경 마비)는 얼굴의 표정근을 움직이는 안면 신경의 마비로 인해 발병한다. 이는 흔하지는 않으나 많은 사람들이 고통스러워 하는 질환으로 불편할 뿐 아니라, 흉한 모습으로 정신적인 고통이 따르게 된다.

안면 신경 마비는 잠을 자고나서 마비되거나 이유없이 귀뒤에 심한 통증을 느낀 후 발생되며, 여러 가지 이유에 의해서 발생된다. 발생 비율을 보면 일반적으로 남녀의 발생이 비슷하며, 소아는 드물고 당뇨병 환자와 고혈압 환자는 발생 비율이 높게 나타난다.

안면 마비는 목이 뻣뻣하게 굳는 경우가 많고, 목과 머리가 연결된 부분이 딱딱히 굳는다.

최근에는 젊은 사람에게도 많이 발생하고 있다.

■ 구완와사에 잘 듣는 혈 [앞면]

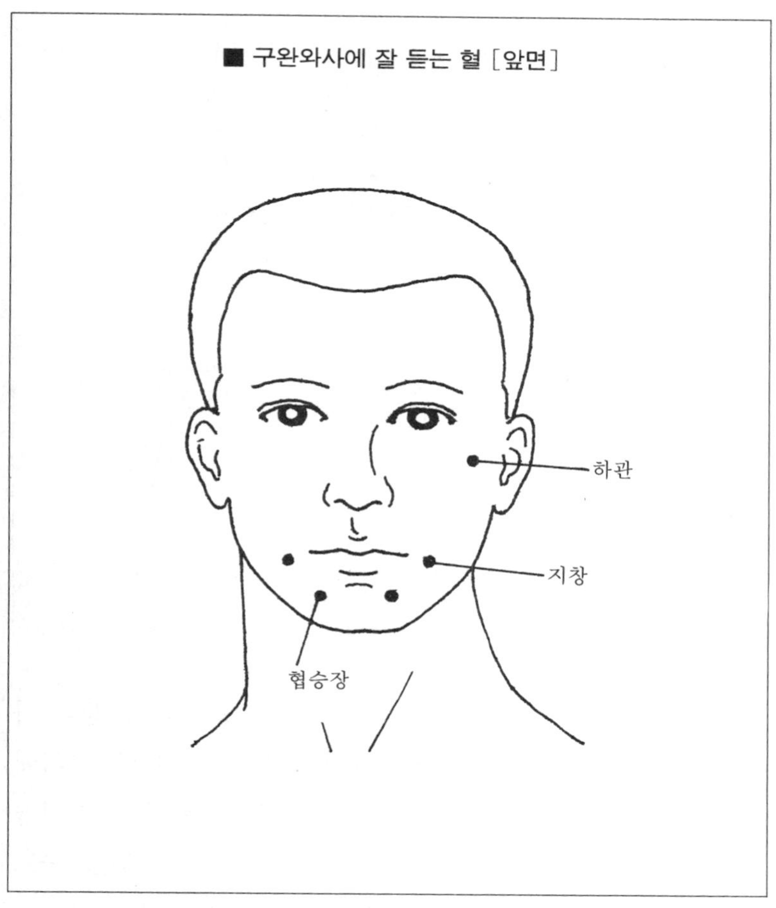

■ 구완와사에 잘 듣는 혈 [옆면]

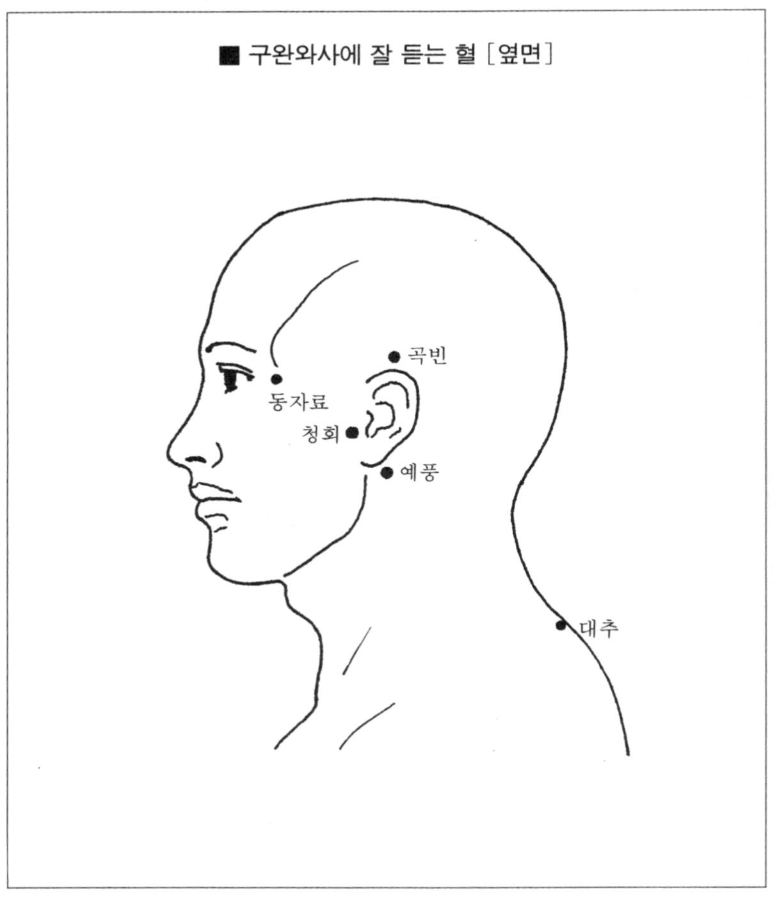

안면 신경 마비의 원인은 한방에서 보면 풍, 한, 습 등의 사기가 침입하여 경락의 흐름을 막아서 발생한다고 보며, 그외에 종양이나 급만성 중이염, 내이염 등이 원인이 된다. 안면 신경 마비는 입이 건강한 쪽으로 끌려가며 눈을 완전히 감을 수도 없다. 그러나 전혀 아프지는 않는 특징이 있고, 중추성과 말초성으로 구분된다.

중추성은 ①이마의 주름살이 좌우가 동일하며, ②눈을 감을 때 눈동자가 뒤로 넘어가지 않으며, ③고혈압이나 뇌 손상 등에서 온다.

말초성은 ① 마비된 쪽의 이마에 주름살이 없어지며, ② 눈동자가 뒤로 넘어가며, ③ 귀 뒤의 유양돌기염증으로 발생된다.

안면 신경 마비는 벌침으로 치료가 잘 된다.

마비된 부분과 정상적인 부분을 서로 다른 비중으로 벌침 치료를 하면 정상적인 모습으로 돌아온다.

특히, 벌침과 마사지 요법을 병행하여 믿음을 가지고 임하면 치료 효과가 탁월하다.

(1) 시술 방법

① 본인 스스로 감각이 둔한 부분과 압통을 느끼는 부분을 먼저 시술한다.

② 기경 팔혈 중 조해, 열결, 임읍, 외관을 시술한다.

③ 중풍의 칠처혈에 유의한다(백회, 곡빈, 견정, 곡지, 풍시, 족삼, 현종).

④ 경락에 의한 신장과 간을 보방하며 시술한다.

경추에 유의한다(목 뒤, 옆쪽에 주의하며 아픈 부분을 시술한다).

⑤ 오행지법을 이용하여 수와 목을 보방한다.

■ 안면 신경 마비(구완와사)의 주요 혈 (1)

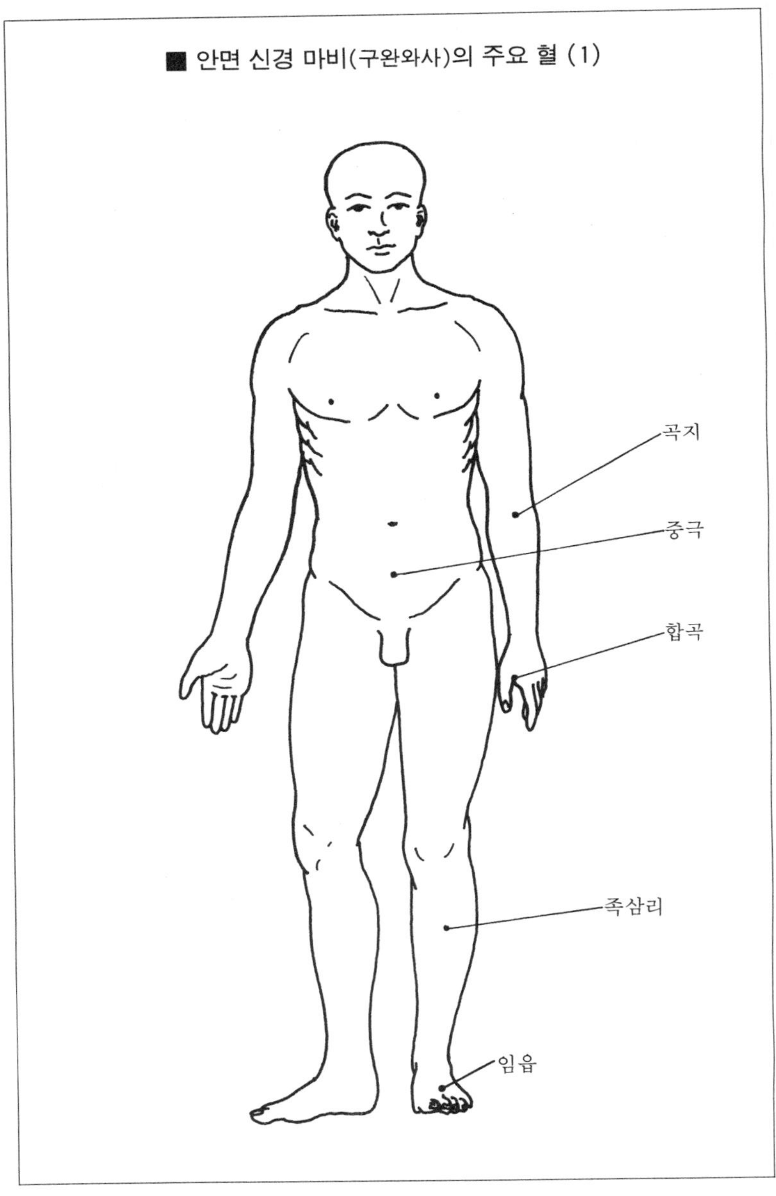

■ 안면 신경 마비(구완와사)의 주요 혈 (2)

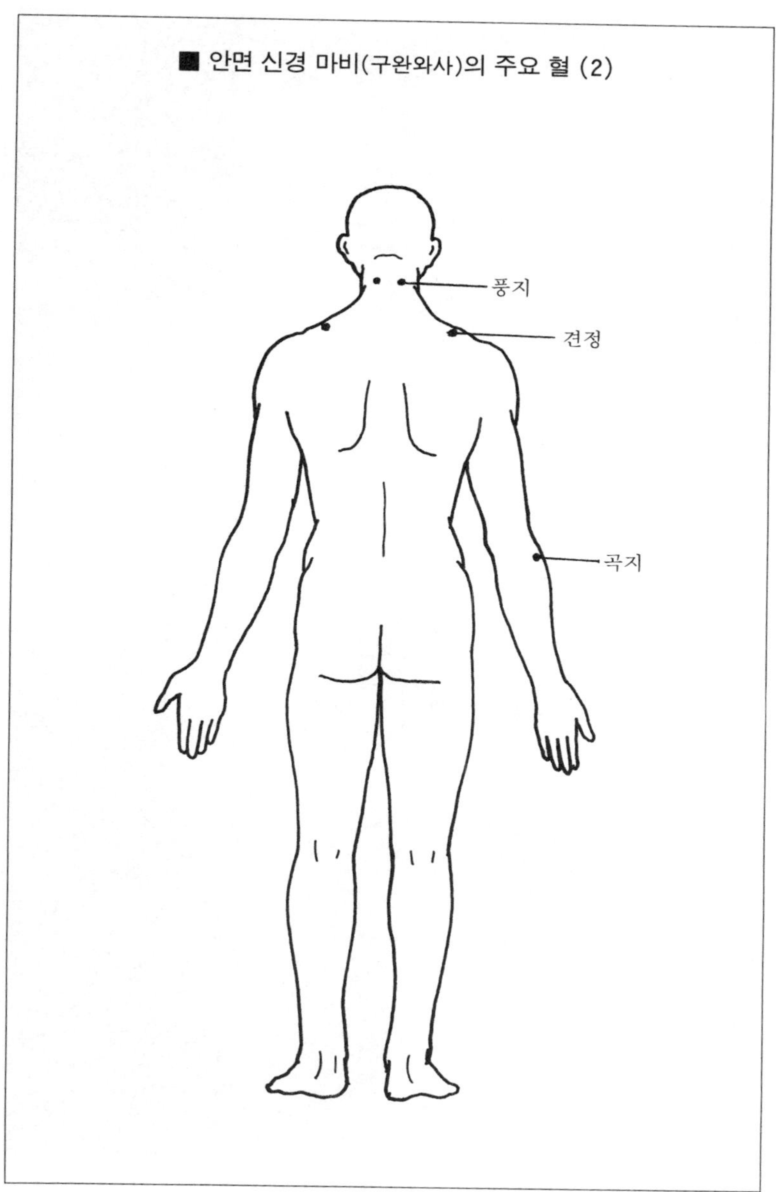

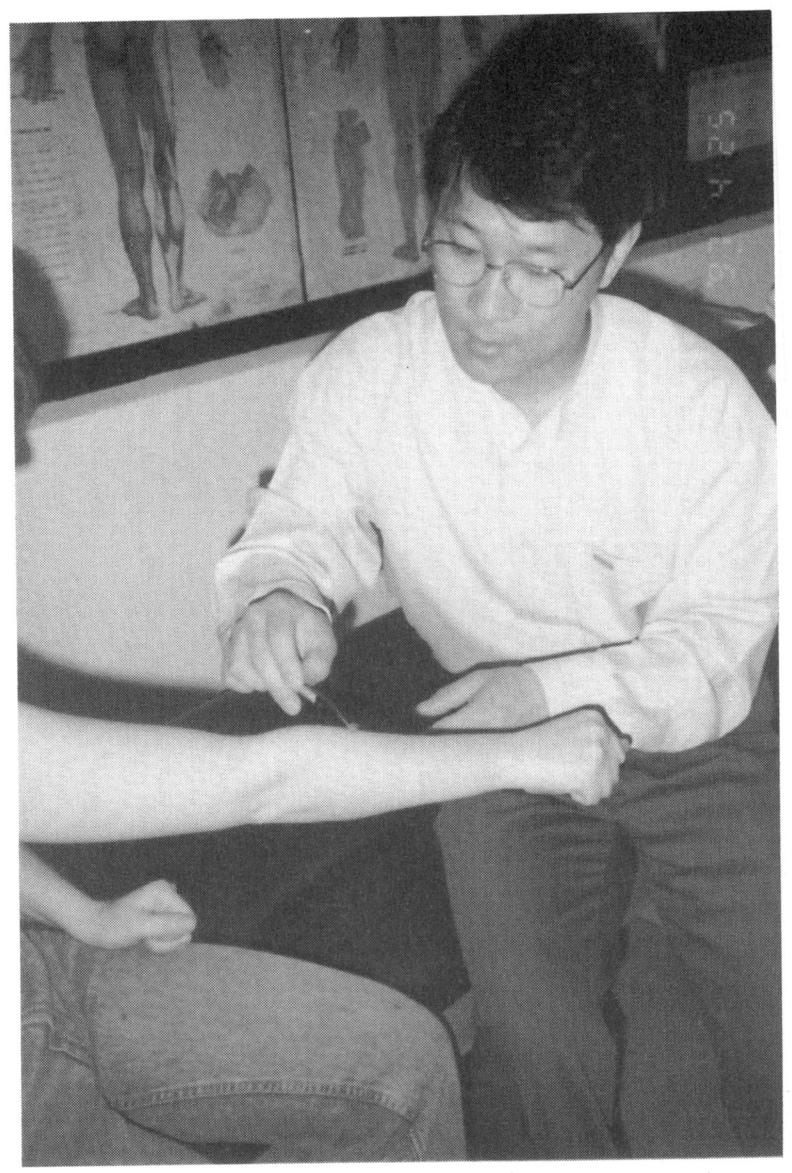

▲ 곡지에 대한 오행 벌침 시술 장면(저자).

치료 증례 ①

▶ 안면 신경 마비(구완와사)

송 지 현(여, 23세)
(서울 · 관악구 봉천7동 300번지 5층)

송지현 씨는 회원번호 281번인 23세의 여자 환자로, 본 협회를 찾은 것은 '96년 11월 11일 '안면 마비' 때문이었다.

이 환자는 그렇잖아도 선천성 농아인으로서 벌써 2개월째 다른 한의원을 찾아 침을 맞았는데도 얼굴 감각이 살아나지 않

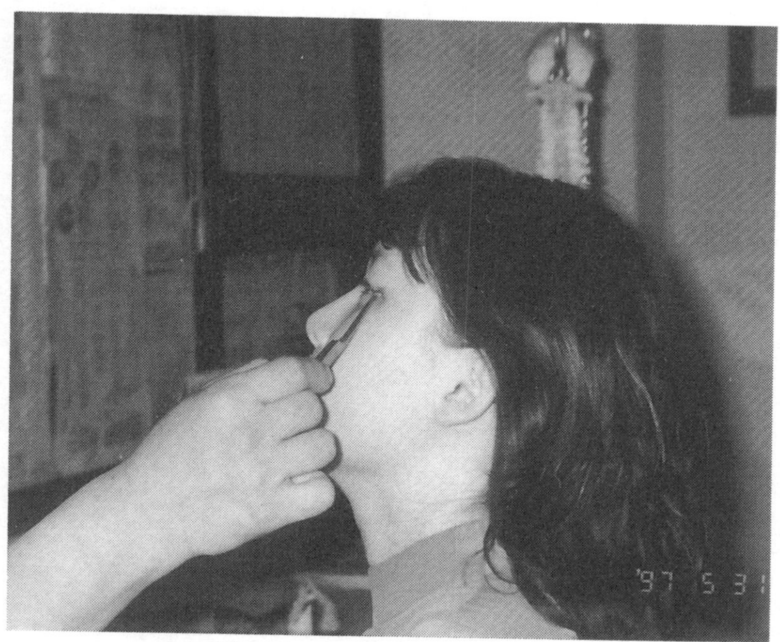

▲ 안면 신경 마비(구완와사)에 대한 오행 벌침 시술 장면.

는다며 저자를 붙들고 하소연을 했다. 무엇보다도 눈 주위와 입 주위의 감각이 둔하고 눈도 제대로 감겨지지 않으며 늘 무언지 모르게 기분이 나쁘다는 것이었다.

진단 결과, 목 주위가 딱딱하게 굳어 있는 부분이 있음을 확인했다. 그래서 난 이 회원의 목 주위의 굳어 있는 부분의 경락을 우선 벌침으로 풀어준 다음, 감각이 둔하다는 안면 부분 역시 벌침 시술을 했다.

그렇게 시술하기를 한 달여. 그러자 환자의 뻣뻣했던 목 부분도 많이 좋아지고 얼굴 감각 역시 많이 좋아졌다.

그 이후 본인은 오행지법에 의거 발의 경락혈과 함께 손을 시술했는데 그 결과는 너무 좋았다.

그리고서 약 2개월 후, 마침내 환자의 얼굴은 완전히 정상으로 되돌아 왔다. 그때 그 환자의 표정은 그야말로 한 마디로 '기쁨' 그것으로 가득차 있었다.

그녀가 나은 후 돌아가면서 저자에게 글로써 써 준 쪽지에는 '고맙습니다'라고 적혀 있었다.

감사편지

◆ 쾌유 체험 사례 ①……≪안면 신경 마비≫

선생님께

진작 소식을 드린다는 게 늦어졌습니다.

그간 안녕하세요?

저는 6개월 전 '안면 신경 마비'로 선생님을 찾아뵈었던 박선숙이라는 사람입니다. 전화로는 물론 그 후 딱 한 번 선생님께 '고맙다'는 인사를 드리기는 했습니다만, 어쨌든 이렇게 편지로나마 다시 감사의 인사를 드리게 되어 정말 기쁩니다.

저는 선생님의 덕택으로 지금은 정말 새로운 희망과 기분으로 세상을 살아가고 있습니다. 만약 그 당시 선생님을 못만났더라면 지금쯤 난 어찌 되었을까 하고, 거울을 볼 때마다 그런 생각을 하곤 합니다.

고맙습니다, 선생님.

그리고 선생님께서 저에게 베풀어 주신 은혜에는 크게 부족하지만, 전에 치료받을 때 약속드린 대로 점심이라도 한 끼 선생님께 대접해 드리고 싶은데 그게 어떨는지요?

하여간 그에 대해서는 제가 다시 전화로 연락 드리겠습니다. 끝으로 건강하시길 비오며, 아무쪼록 하시는 일 더욱 번창하시길 바라면서 오늘은 이만 난필을 줄입니다.

1997년 5월 9일

박선숙 드림

(서울 · 영등포구 당산동 3가)

담당 시술인으로서의 변(辯)

박선숙 씨는 53세의 여성으로 소규모 기업을 운영하고 있는 당찬 사업가였다.

그녀가 본 연구회를 찾은 것은 1996년 9월 6일, 얼굴을 손수건으로 감싸고 찾아와 다짜고짜로 빨리 치료해 달라고 다구치던 그런 환자였다. 병명은 '구완와사' 즉 '안면 신경 마비'라는 신경성 질환 때문이었다. 질병 발생 시기는 이미 2개월 전인 7월 하순. 그런데도 이제 찾아온 것은 그동안 다른 한의원을 찾아 다니며 침을 맞느라 그렇게 됐노라 했다.

하여튼 침을 맞으면 곧 낫겠지 했는데, 도리어 증세가 더 나빠졌다는 것이었다. 그런데 마침 같은 동네에 사는 한 교우의 소개로 이 곳(한국오행벌침연구회)을 알게 되었고 찾아온 것이라 했다.

환자의 증상은 그렇게 중하진 않았다. 그래서 치료는 우선 양백, 사백, 관료, 하관 등 기본 혈에 벌침을 놓고, 마비된 부위에 다시 2cm 간격으로 3회, 마비 안 된 부위에 1회 등, 그리고 오행지법에 의거하여 주 5회 정도로 1개월 가까이 계속 시술했다. 그러자 첫 벌침 시술일로부터 약 한 달이 조금 지나서 그녀의 비뚤어져 있던 얼굴 모습이 정상으로 되돌아 왔고, 따라서 당기거나 눈이 안 감기던 증상 역시 감쪽같이 사라졌다. 정말 본인 역시도 기뻐했다.

박선숙 씨는 지금 기쁜 마음으로 하루 하루를 열심히 살고 있다면서, 가끔 전화로 안부를 전해오고 있다.

제 2 장

허리 질병의 치료 증례

(목 디스크, 허리 디스크, 강직성 척추염, 좌골 신경통, 요통 등)

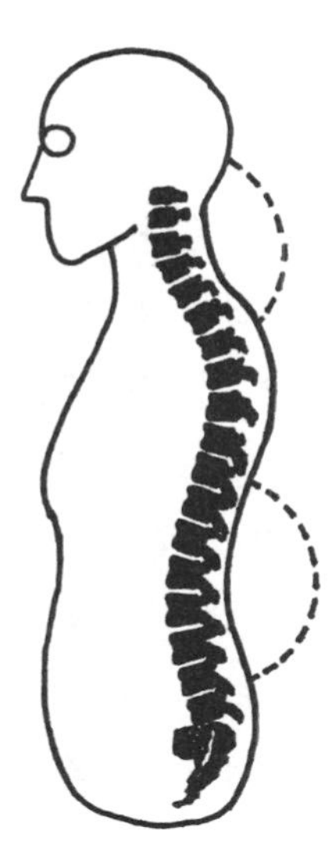

◪ 허리 질병의 종류

허리의 질병이라고 하면 일반적으로 요통, 허리 근육통, 좌골신경통, 디스크, 강직성 척추염, 허리의 뒤틀림 등으로 구분해 볼 수 있다.

그런데 문제는, 이같은 허리 질환을 가지고 있는 환자들이 무작정 전문성도 없는 병원을 찾거나 뜨내기 침술인으로부터 침을 맞는 경우가 많은데, 이는 매우 우려할만한 일이다.

그러나 다행히 근래에 들어서는 질병 치료의 인식도도 높아지고, 또한 허리 질병엔 벌침 요법이 좋다는 소문이 퍼지면서, 그래서인지 요즘 들어 부쩍 허리 질환자들이 본 연구회를 많이 찾고 있다.

사실 완쾌된 환자들의 증례도 증례려니와 벌침 시술가로서의 본인의 소견 역시, 허리 질병엔 어느 무엇보다도 오행 벌침 요법이 가장 효과가 높다고 본다.

물론 환자 개개인의 체질이나 치료 방법에 따라 일반 병원이든 침술원이든 그 치유도가 다르겠지만, 아무튼 벌침 효과가 좋다는 것은 그 나름대로 벌침 특유의 독성분과 시술상의 오행 원리가 총체적으로 적용되기 때문일 것이다.

이는 곧 염증이 제거되고, 신경 또한 재빨리 되살려 주는 관계로 그렇듯 빠른 효과를 보는 것이라고 생각된다.

결국 현대는 나이의 많고 적음에 관계없이 환경적 원인에 의해 허리 질병은 다양해지고 더 많은 분들이 고통을 당하고 있다. 이에 오행 벌침의 효과가 허리의 질병에는 그 어느 방법보다도 탁월한 효과를 발휘한다고 자신있게 말할 수 있다.

◪ 디스크(disk)

디스크란 추간(椎間) 연골을 말한다.

디스크는 아픈 부위에 따라 크게 경추 디스크(목 디스크)와 요추 디스크(허리 디스크)로 나눈다.

그런데 문제는 허리에 관계된 디스크 장애는 심할 경우 수술을 해야만 될 정도로 어렵고, 또 수술을 하고 난 후에도 완치된다는 보장이 없기에 미리 철저한 주의가 필요하다.

(1) 목 디스크(경추 디스크)

목 디스크는, 평소 습관이나 불의의 사고로 갑자기 자세가 안 좋아져서 목이 뒤틀리거나 변행이 되는 바람에 신경이 눌려서 생기는 디스크이다.

목 디스크가 생기면 목이 뻣뻣하고 어깨가 심하게 아픈 것이 특징이다. 더 악화되면 그땐 손이 저리고 손가락 감각마저 없어지며, 심지어는 손가락 마비까지도 온다.

(2) 허리 디스크(요추 디스크)

허리 디스크는 골반이 변이와 함께 요추의 이상에 의해서 생긴다.

허리 디스크의 증상이 심화되면 양쪽 다리가 저리면서 힘이 빠져 끌리기도 하고, 또 부분적으로 당겨서 걸을 수도 없게 된

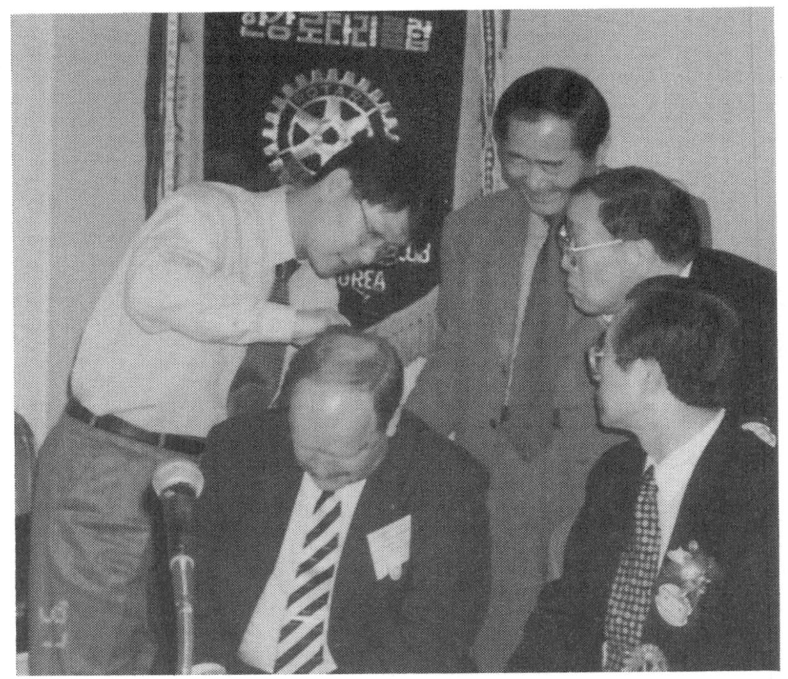

▲ 목 디스크에 대한 오행 벌침 시술 장면.

다. 심하게 되면 장딴지 부분이 터질 것 같이 아프며 발바닥, 뒤꿈치가 아파서 걸을 수가 없게 된다.

또한 그 허리 디스크로 인해 엉덩이는 물론 그 엉덩이 옆 또는 뒤, 오금과 장딴지까지 당기고 아프며 심지어 발뒤꿈치는 물론 발바닥까지 화끈거리거나 저리는 증상이 있다.

그러나 이런 당기거나 저리는 증상은 벌침 요법을 통해 쉽게 치유되며, 그에 더하여 골반 및 요추의 변이를 잡아주면 완치가 가능하다.

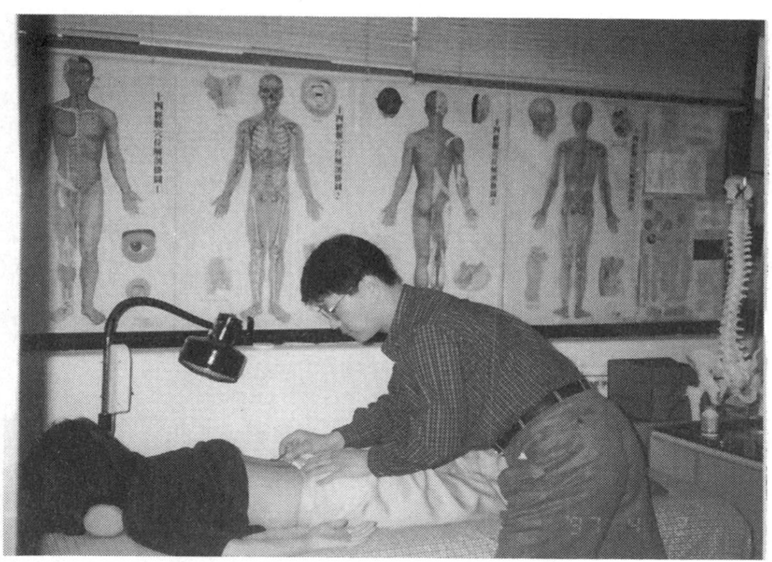

▲ 허리 디스크에 대한 오행 벌침 시술 장면.

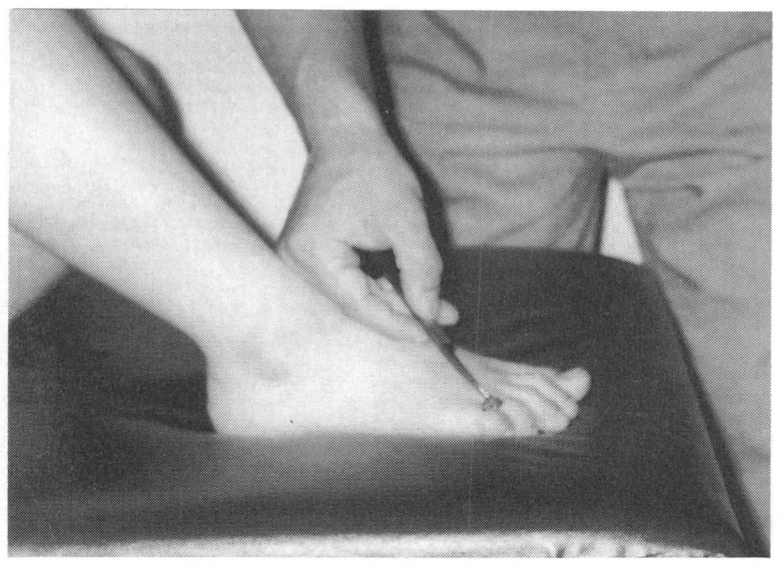

▲ 허리 디스크에 도움이 되는 오행 벌침 시술 장면.

◩ 강직성 척추염

강직성 척추염은 주로 고관절 부분의 통증으로부터 시작되며, 나중에는 허리가 심하게 아파 잠을 이루지 못하는 경우가 많다. 이때는 벌써 고관절부터 서서히 굳어져가는 증상으로, 허리를 앞으로 숙일 수도, 뒤로 젖힐 수도 없다. 그리고 결국에는 통증은 없어지나 목까지 굳어져 목을 좌우, 앞 뒤로 움직일 수도 없게 된다.

아무튼 이렇게 되면 거의 전신이 굳어져 제대로 앉거나 서기도 힘들고, 보행은 물론 몸을 움직이기조차 부자연스러워 만사가 불편하기 이를데 없다.

이렇듯 증상이 나빠질 때는 이내 벌침 처방을 받으면 좋다. 그러면 이내 근육의 경직이 풀리고 통증도 사라지리라 본다.

현재 강직성 척추염은 불치의 병으로 인식되어 있으나 벌침요법으로 치유가 잘 된다.

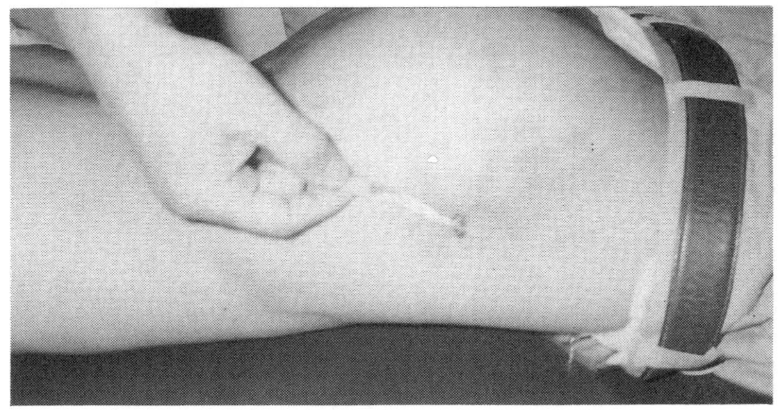

▲ 강직성 척추염에 대한 오행 벌침 시술 장면.

◩ 좌골 신경통

좌골 신경통이란 좌골 신경(허리로부터 대퇴부의 뒤쪽을 지나 무릎의 위에까지 이른 하지(下肢)까지의 신경)을 따라 생기는 심한 신경통 즉, 통증이 허리에만 머무르지 않고 넓적 다리와 장딴지 및 발에까지 미치는 통증을 말한다.

좌골 신경통은 대부분 외상으로 인한 요천추(腰薦椎) 추간판 헤르니아에서 좌골신경근이 압박을 받거나 염증 등으로 생긴다. 또한 요추의 변형성 척추증을 동반하는 경우도 적지 않으나, 드물게는 암(癌)의 전이나 카리에스(Karies), 당뇨병 등으로 인한 좌골 신경 장애가 원인이 되기도 한다.

아무튼 좌골 신경통은 오직 오행 벌침으로 치료가 잘 되는 것으로 알려져 있으며, 이를 원인별로 살펴보면 다음과 같다.

※ 좌골 신경통은 원발성, 속발성, 반사성으로 나누어진다.

① 원발성은 좌골 신경 자체의 병변으로 신경근의 감염과 관계가 있으며 한냉에 의해서 유발된다.

② 속발성은 좌골 신경의 통로와 인접한 조직의 병변에 의해 일어난다.

③ 반사성은 허리의 어느 조직이 외상을 입거나 염증의 자극이 구심성으로 중추에 모여 반사적 통증을 유발한다.

좌골 신경통의 통증은 좌골, 둔부, 대퇴 후면, 대퇴 우측면, 족 관절, 발가락까지 느껴지는 경우가 있다. 즉, 다리 측면 및 다리 뒷면에 계속적으로 통증이 일어나며, 부분적으로 근육 긴장 및 통증이 발생한다.

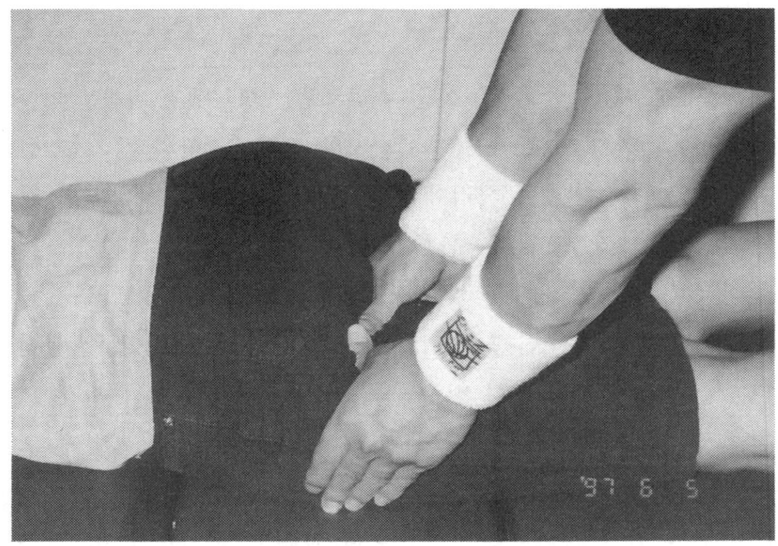

▲ 좌골 신경통에 대한 오행 지압 요법 시술 장면.

좌골 신경을 보면 두 개의 신경으로 되어 있다.

제5요수의 신경근과 제1천수의 신경근이다. 제5요수의 신경근은 제5요추와 천골 사이를 지나서 척수로 나오고, 제1천수의 신경근은 천골의 추간공을 지나 척추로부터 나온다.

제5요수의 신경근은 하퇴 전면의 근육을 지배하며, 족 관절을 들어올리게 한다.

제1천수의 신경근은 하퇴의 근육을 지배하며, 발돋음으로 서 있는 것을 가능케 한다.

좌골 신경통이 발생하면 조직의 염증이나 통증에 의해 하지의 근육에 스파증이 생겨 무릎을 편 상태로 다리를 들어올릴 수 없게 된다. 신경근의 자극, 압박, 염증에 의해 신경의 다른 부위에 영향을 미치게 되는 것이다.

시작부인 척수와 척추관이 나오는 추간공, 둔부에서 족 관절 발가락에 이르기까지 모든 신경에 영향을 미치게 된다. 특히 좌골 신경통은 요통보다는 하지의 통증이 주가 된다.

좌골 신경은 장년 남성은 물론 특히 여성에게 많으며, 허리를 삐끗하거나 물건을 들 때 심한 통증이 허리부터 발 끝까지 일어나는 경우가 많다.

통증은 누워서 몸을 뒤척이거나 또는 허리를 굽힐 때, 몸을 일으킬 때 등, 몸 위치를 바꾸는 경우에 심하게 일어나기 쉽다.

특히 우리네 생활 습관으로 보아 보통 자세를 한쪽으로 틀어서 앉는 경우가 많기 때문에 결국 골반 변이는 물론 속발성, 반사성의 통증이 더 많은 것이다.

그리고 좌골 신경통이 있게 되면 그 통증으로 인해 자세를 똑바로 할 수 없어 더욱더 엉거주춤한 나쁜 자세를 갖게 되고, 그렇게 계속되다 보면 결국 몸의 변형을 가져와 다른 근육까지 아프게 하기 때문에, 되도록 빨리 벌침 요법의 처방을 받는 것이 좋다.

(1) 좌골 신경통에 대한 자기 진단과 취혈 방법

1) 자가 진단

허리의 신경은 아래의 그림과 같이 각각 그 지배하는 영역이 정해져 있으므로, 증상이 나타나고 있는 부위의 어느 신경이 지금 장해를 받고 있는지를 쉽게 알 수 있다.

그리고 다음과 같은 테스트에 의해서, 그게 좌골 신경통인가의 여부를 확인할 수 있다. 즉, 누워서 무릎을 뻗은 채 윗몸을 위로 들어올릴 때 통증이 심하다든가 또는 70도 정도까지 들 수 없으면 그건 영낙없는 좌골 신경통이다.

2) 시술 방법

① 허리 부분과 다리 중 당기는 부분이 아시혈이다. 통증을 느끼는 부분을 먼저 시술한다.

② 기경 팔혈 중 신맥과 후계, 임읍, 외관을 시술하고 사지혈을 시술한다.

③ 좌골의 해당혈과 방광 경락에 유의하여 시술한다.

방광 경락을 쭉 따라 시술하며, 특히 고관절 부분에 시술을 더한다.

④ 오행 침법에 의거하여 수를 강화하는 방법으로 시술한다.

⑤ 오행지법에 근거하여 족지와 수지혈과 함께 체질 오행 벌침을 병행한다.

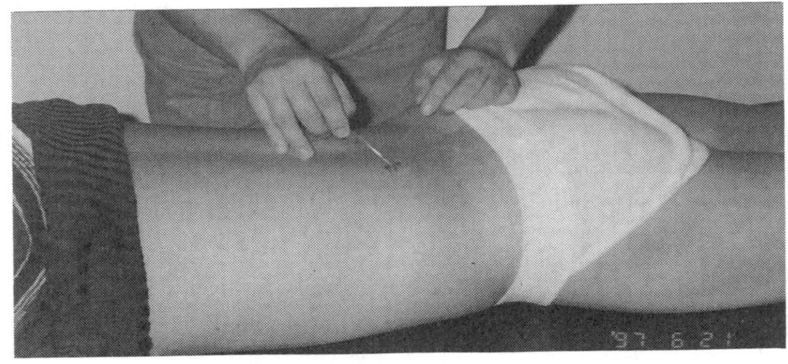

▲ 좌골 신경통에 대한 오행 벌침 시술 장면.

■ 좌골 신경통의 주요 혈 [앞면]

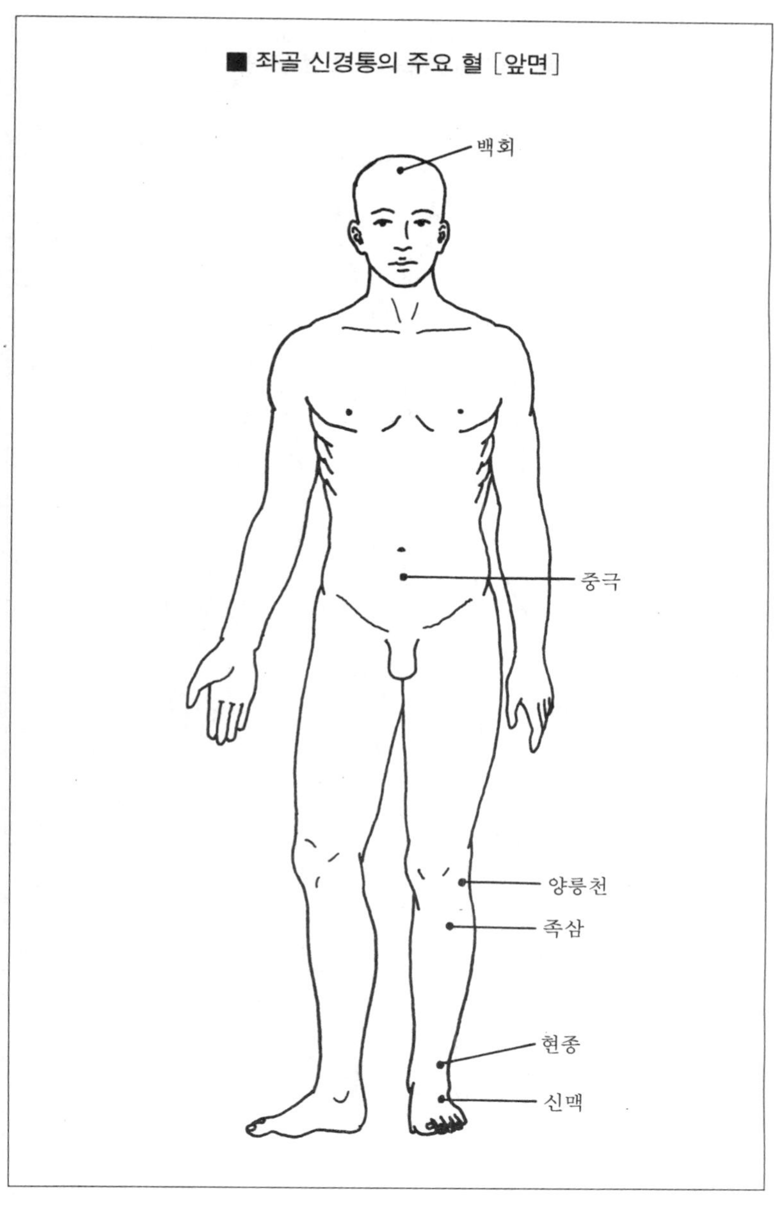

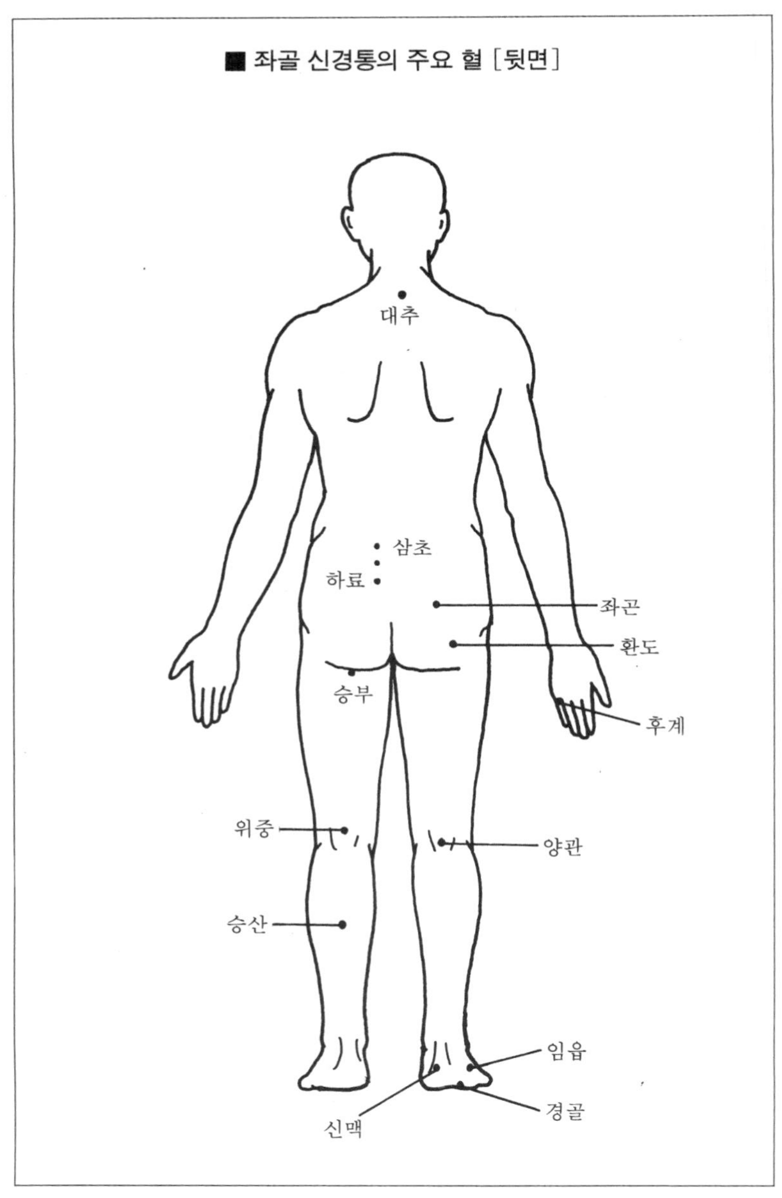
■ 좌골 신경통의 주요 혈 [뒷면]
대추
삼초
하료
좌곤
환도
승부
후계
위중
양관
승산
임읍
경골
신맥

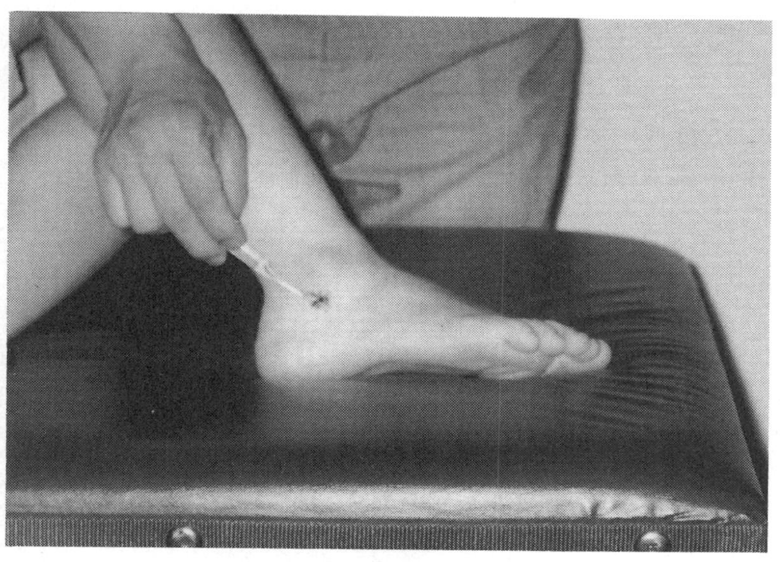

▲ 좌골 신경통에 대한 오행 벌침 시술 장면.

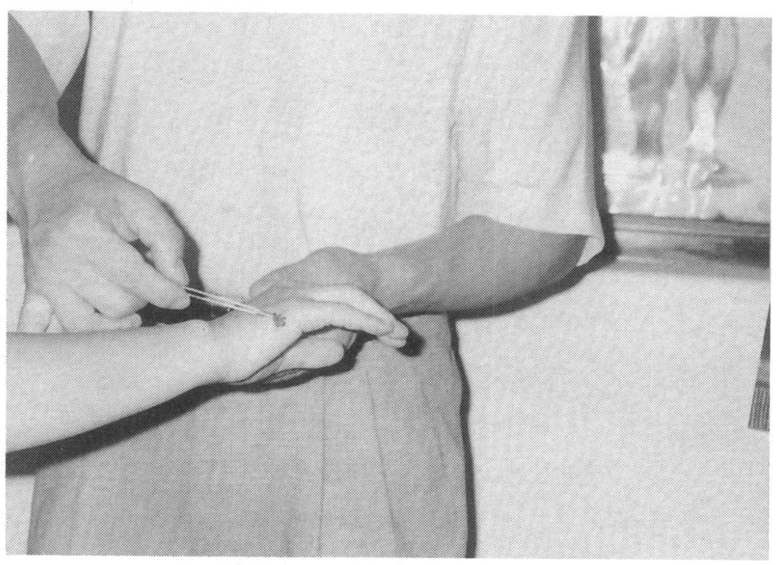

▲ 좌골 신경통, 허리 질병에 대한 오행 벌침 시술 장면.

◩ 요통(腰痛)

요통이란 한 마디로 허리가 아픈 병을 말한다. 특히 운동할 때, 또는 안정하고 있을 때 허리 부위에 통증을 느끼는 질환을 일컫는다.

서서 활동하는 인간의 허리에 가해지는 부담은 매우 크며, 특히 요추(腰椎) 하부에 역학적 부담이 집중적으로 가해진다. 따라서 요추의 추간반(椎間盤) 헤르니아나 척추 탈위증 등이 일어나기 쉽고, 노령화에 따른 퇴행성 변화의 일종인 변형성 척추증도 요추 하부에 흔히 발생한다. 이들 질환은 모두 요통의 원인이 되는 대표적인 것이다.

그밖에 요추를 둘러싼 근육에 장애가 가해짐으로써 생기는 요근통, 자세 이상인 척추 변형에 의한 것 등 정형외과 영역의 질환을 비롯하여 신우신염·요로 결석·담석 등의 담관·담낭질환, 자궁근종 등의 여성 성기 질환, 골반 내장기의 악성 종양 등 요통을 수반하는 질환은 여러 방면에 걸쳐 많이 있다.

그러나 이것들은 진찰이나 검사에 의해 발견되며 요통을 하나의 증상으로 하고 있으므로 각 질병을 진단명으로 하고, 일반적으로 '요통'이라는 진단명은 원인 불명의 것에 대해 사용한다.

요통은 앞에서 말한 질환 뿐 아니라 여러 가지 원인으로 생기며 그것을 명확하게 진단하기 어려운 경우도 많고, 또한 서로 중복되거나 환자의 심리·사회·경제적 인자를 포함하여 여러 원인이 복잡하게 얽혀져 일어나기도 한다.

중앙일보
건강생활 1997년9월4일 목요일

정확한 침자리 찾기가 중요

벌침, 지압마사지 병행하면 효과

제3 의학

현재까지는 벌침 역시 침술과 마찬가지로 시술법이나 효과가 일정하지 않다.

침술의 치료효과는 정확한 체질의 진단과 함께 침자리를 정확히 찾아내어 정확한 위치에 알맞은 깊이로 찌르는 시술능력에 달려있다.

벌침도 같은 수준의 진단과 시술능력을 전제로 한다해도 취혈법(침자리를 찾는 법)에 따라 치료효과에 차이가 날 수 밖에 없다.

국내에서 벌침요법을 주도적으로 보급하고 있는 단체는 대략 5～6개. 이중 한국기독교봉침협회(회장

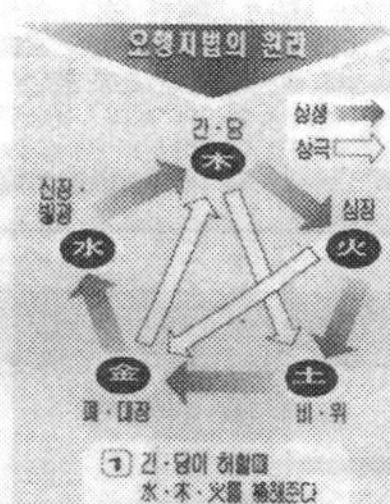

자체를 사법(瀉法)으로 여기는 것과 달리 한국오행벌침연구회의 오행지법(五行之法)은 오직 보법(補法)만으로 규정하고 있어 관심을 끈다(본지 8월28일자 참조).

벌의 독이 인체에 들어가면 백혈구는 물론 혈류량이 급격하게 증가하는 현상이 침술적인 관점에서 보면 당연히 보법이라는 주장.

그러나 침술에서는 '기운(氣運)이 부족'한 허증(虛症)치료에는 보법만으로 되지만 '기운의 과다'로 나타나는 실증(實症)치료를 위해서는 반드시 사법이 필요하다.

그래서 음양오행(陰陽五行)중 상극(相剋)의 원리에 따라 사법의 침자리가 결정된다는데 착안, 극(克)을 다시 보하는 논리의 취혈법을 체계화했다. <그림참조>

오행지법의 또다른 특징은 침자리를 손과 발에서만 찾는 사암침법

일간스

벌침요법을 무료로 전수해주는 이색 젊은이가 있다.

명문대학을 졸업, 보험·증권회사에서 평범한 샐러리맨으로 지내다 우연히 벌침에 매료돼 직장을 그만두고 '국제건강교육연구회'(전화 02-3471-3235)를 설립해 민간요법을 보급하고 있는 김동현씨(36·사진)가 주인공.

서울대 지리학과 출신인 김씨는 '벌침계'에 뛰어든 후 그동안 수차례 중국을 방문, 오행지법을 익혀

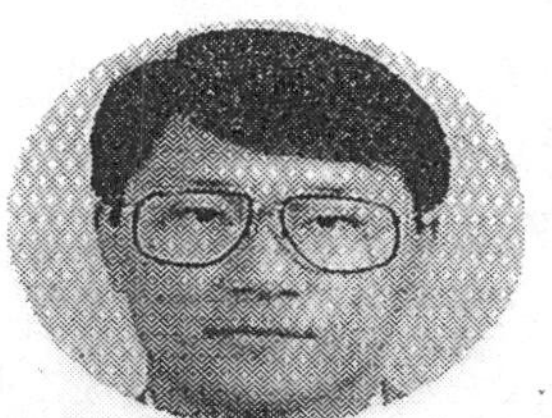

안타깝게도 아직도 많은 사람들이 우리의 전통민간요법인 벌침을 무서워하거나 위험하다고 생각, 가깝게 하지 않고 있다"고 지적했다.

김씨는 벌침을 안전하게 놓는 방법을 더욱

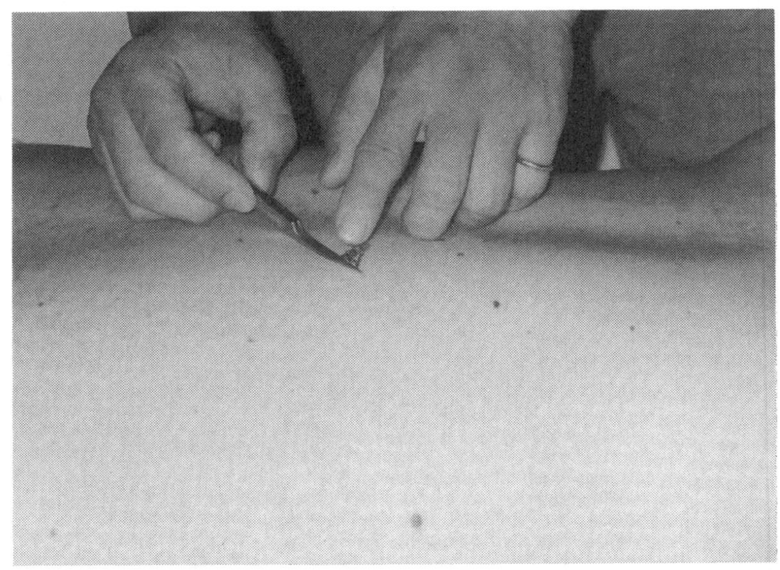

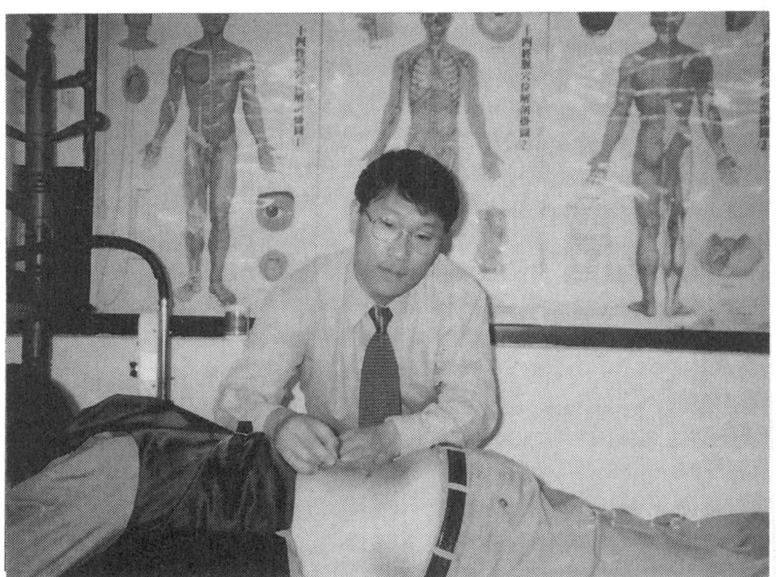

▲ 요통에 대한 오행 벌침 시술 장면(위, 아래).

갑자기 허리를 비틀거나, 무거운 물건을 들어올리는 경우 등에 심한 요통이 생기는 것은 대부분 일상 생활에서 뜻밖에 생기며, 아픈 부위나 범위도 분명하지 않고 날씨에 따라 통증이 심해지기도 하고 가벼워지기도 한다.

아무튼 인간에 있어서 허리는 몸의 가장 큰 기둥으로 척추는 7개의 경추, 12개의 중추, 5~6개의 요추로 나뉘어진다. 통증에 대해서는 앞에서도 이야기했지만 거의가 외부의 자극과 몸 내부 장기의 허 · 실 요인에 의해서 발생되는데, 통증이나 그 통증 부위는 요통의 원인에 따라 각각 다르게 나타난다.

대개 허리를 삐끗해서 발병되는 요통은 하루나 이틀 후에 나타나는 경우가 있다. 그리고 신장 기능 등의 내부 장기의 쇠약에 의한 요통은 만성적인 경우가 많다. 특히 좌골 신경통, 디스크에 의한 요통은 통증이 오래 가고 다리에서 발까지 당기며 통증이 있다.

그리고 요통은 방광 경락과 관계가 밀접하며 방광 경락의 아시혈에 따라서 생기는 요통은 몸 전체 근육의 무력과 마비를 동반시킨다. 특히 강직성 척추염의 경우는 척추 근육의 경직으로 허리를 쓸 수 없게 된다.

요통의 원인을 정확히 분석하여 원인 치료를 정확히 해주고, 그 외에 추가적인 경락 치료가 가해 진다면, 요통은 벌침으로 더욱 치료가 잘 된다.

(1) 요통에 있어 그 원인과 취혈 방법

1) 요통의 원인

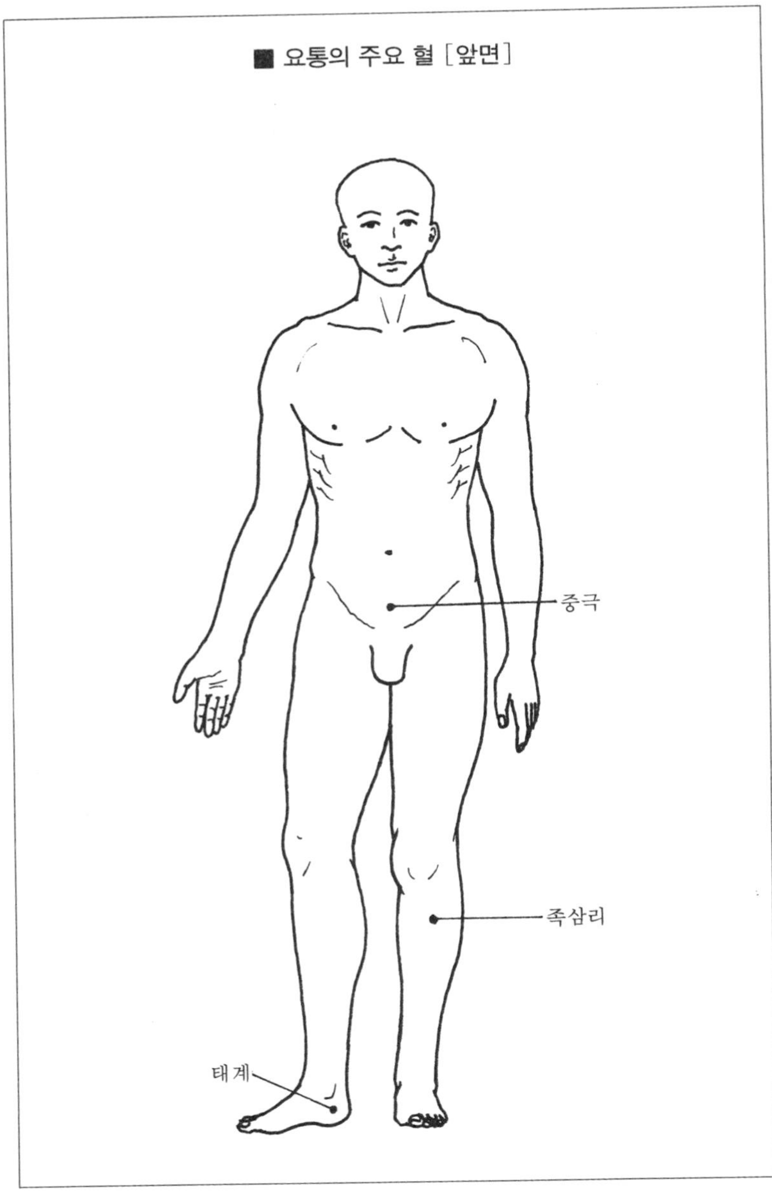

■ 요통의 주요 혈 [앞면]

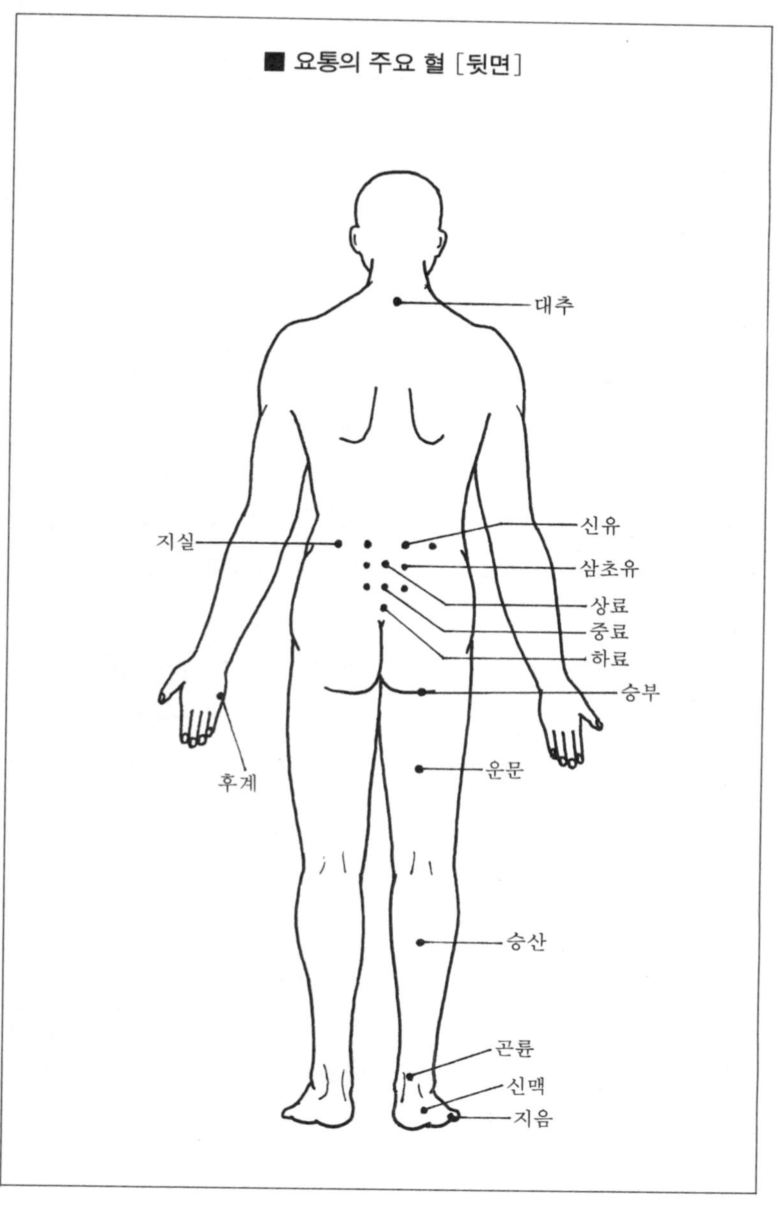
■ 요통의 주요 혈 [뒷면]
대추
신유
지실
삼초유
상료
중료
하료
승부
후계
운문
승산
곤륜
신맥
지음

① 신장 기능이 떨어진 신허 요통.

② 음주나 흡연 등으로 인한 탁한 기운이 허리에 미친 담음 요통.

③ 허리를 삐긋해서 생긴 좌섬 요통.

④ 식생활 부주의나 소화 기능의 이상으로 생긴 식적(食積) 요통.

⑤ 몸 속의 열이 풍으로 변해 생긴 풍(風) 요통.

⑥ 타박상이나 출산 등의 어혈에 의한 어혈 요통.

⑦ 차가운 기운이 몸에 들어와 생긴 한(寒) 요통.

⑧ 습기가 많은 곳에서 생활하며 생긴 습(濕) 요통.

⑨ 평소에 기름진 음식을 많이 먹어서 생긴 습열(濕熱) 요통.

⑩ 화를 내거나 생각이 많아서 기의 흐름이 막혀 생긴 기(氣) 요통.

위와 같은 한의학에서 보는 10가지 정도의 원인 외에도 노화나 과로로 인한 진액 부족에서 오는 경우와, 비만이나 다른 내부 장기의 이상으로 오는 경우, 척추에 부담을 주는 활동이나 육체 피로에 의한 근육 요통이 많이 일어난다.

2) 시술 방법

① 먼저 체질을 분석한 후 요통의 원인이 외부 자극에 의한 것인지 내부 장기의 손상 및 허증에 의한 것인지를 정확히 파악하는 것이 최우선이며 아픈 부분을 먼저 시술한다. 이와함께 오행 지압·마사지를 병행한다.

② 압통점 및 병의 원인을 찾아서 치료하고, 병의 원인에 해

당되는 경락을 보한다.

③ 기경 팔혈 중 신맥과 후계, 사지혈과 다리의 주요 10혈을 시술한다.

④ 12경락과 방광 경락에 유의한다.

⑤ 오행 침법에 의해 수를 강화하며, 오행지법을 적용시킨다.

(2) 요통을 일으키는 전신의 병

척추나 추간판 등뼈, 근육, 힘줄, 인대 등이 원인이 되어 일어나는 요통은 정형외과에서 치료한다. 그러나 그 이외에 어떠한 병이 있고, 그 병의 하나의 증상으로서 요통이 나타나는 경우도 있다.

심인성 요통도 그 하나라고 말할 수 있으며, 임신 · 출산에 의한 요통도 병이 아닌데도 정형외과 이외의 원인으로 생기는 요통이다.

그 외에도 다음과 같은 병을 들 수 있다.

1) 소화기계의 병

위, 장, 췌장 등이 나빠져서 요통이 생기는 경우도 있다. 또 변비가 원인이 되는 경우도 있다.

2) 요도계의 병

신장, 방광, 요관 등의 병은 요통을 일으키기 쉽고, 특히 결석은 격심한 통증을 일으키는 경우가 많은 것 같다. 요도 감염증일 경우에는 발열, 배뇨시의 통증, 혈뇨, 단백뇨 등도 나타난다.

3) 부인과의 병

난소와 자궁 등의 종양, 자궁내막증, 부속기염증 등 부인과의 병은 요통을 수반하는 경우가 많은 것 같다. 그 외에도 발열과 부정출혈도 나타난다. 또한 병은 아니지만 생리가 시작되기 전이나 생리 중에 요통이 생기는 사람도 있다.

이와 같은 사람은 생리불순이 될 경우가 많고, 하반신을 차게 하면 요통이 심해지기 쉬워진다.

4) 감기, 인플루엔자

감기와 인플루엔자 등의 감염 중에서는 근육과 관절이 아픈 때가 자주 있고, 요통을 일으키는 경우도 많은 것 같다.

전신의 무력감, 발열, 기침, 콧물 등의 증상 외에 유행하고 있는지 어떤지도 판단의 안목이 될 것이다.

5) 암

척추는 암이 전이되기 쉬운 곳으로, 척추에 암이 전이되면 요통이 생긴다.

(3) 요통인 사람에게 좋은 의자와 자세

책상에 앉아 일하는 시간이 많은 사람에게 요통이 많은 것은 운동 부족과 앉는 자세가 나쁜 데에서 오는 경우가 있고, 의자와 책상이 적절하지 않는 점도 이유로 들 수 있다.

요통이 있는 사람에게 좋은 의자 높이는 뒤꿈치에서 무릎까지가 같든지 조금 낮고, 좌석의 길이는 엉덩이를 의자의 등받이에 붙이고 앉았을 때 허벅지와 같든지, 주먹 하나 정도 짧은 길이가 좋을 것이다. 등받이는 있는 것이 좋은가 없는 것이 좋은가 하면, 좌석과 직각으로 등의 만곡에 맞는 커브가 있으며 견갑골 정도의 높이까지 등받이가 있는 것이 이상적이다.

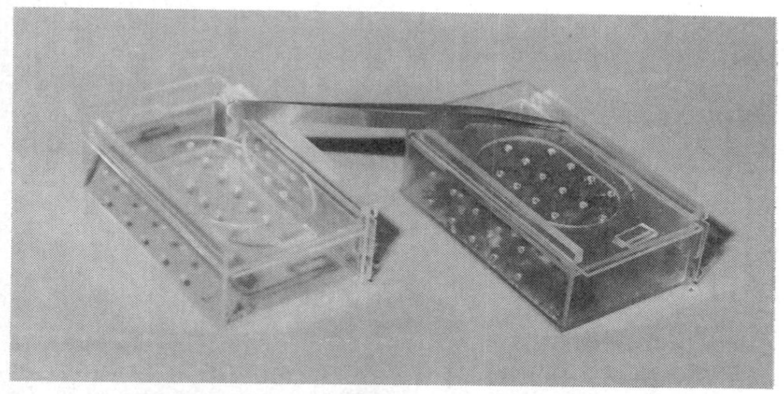

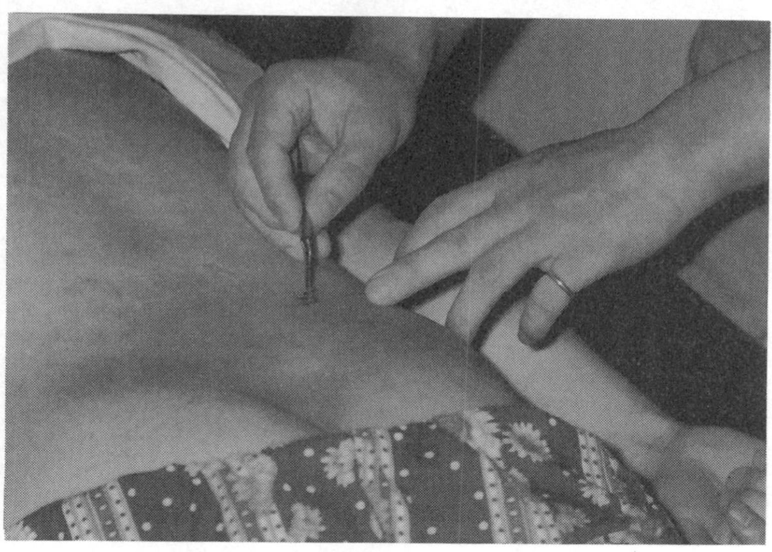

▲ 요통에 대한 오행 벌침 시술 장면(위는 벌통과 핀셋).

좌석의 쿠션은 딱딱한 것이 좋고, 풍성한 중역용 같은 것은 보기에는 편해 보여도 장시간 앉아 있으면 피곤하다.

엉덩이가 가라앉기 때문에, 등이 둥글려져서 중심이 뒤로 기울어진다. 그렇기 때문에 중심의 안정을 찾으려면 요추의 전반이 강해지기 때문에 요통이 있는 사람은 피하는 것이 무난하다.

책상은 목을 앞으로 가볍게 구부렸을 때, 눈에서 책상까지 30cm 정도 떨어진 것이 이상적이다.

제도용 책과 같이 책상 면이 조금 앞으로 경사져 있는 책상이, 책상 위의 것이 보기 쉽기 때문에 더 좋다는 것은 말할 나위가 없는 것이다.

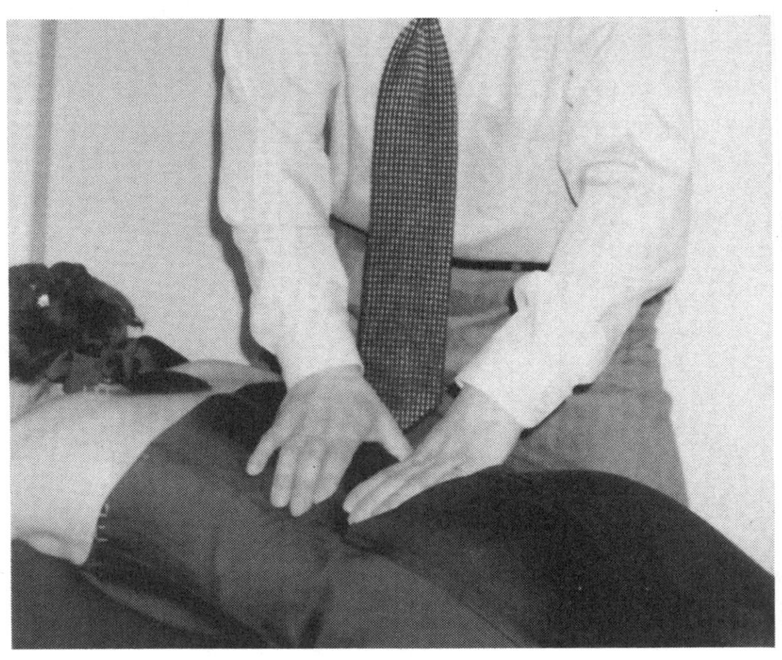

▲ 요통에 대한 오행 지압 시술 장면.

치료 증례 ②

▶ 오른쪽 좌골 신경통 및 허리 측만증 장딴지 통증

강 명 선
(서울·서초구 잠원동 한신8차 APT 304호)

강명선 씨는 30대 주부로, 오른쪽 좌골 신경통 및 허리가 틀어지고 장딴지가 몹시 아픈 상태에서 찾아왔다. 최초 방문 일자가 금년 4월 20일인데, 그때 문상진 씨는 다리를 매우 절룩거리고 있었으며 허리가 아파 무척 고통스러워했다. 그러면서 제발 빨리 통증을 없애 달라며, 다음과 같이 하소연했다.

"제발 부탁합니다. 이러다간 가정에서 쫓겨날 것 같습니다. 그동안 치료 하러 다느니라 여러 군데…… 제발 선생님, 꼭 낫게 해 주세요. 그 은혜는 정말 잊지 않겠습니다."

그러면서 눈에 눈물까지 글썽이며 간곡히 애원했다.

나는 진단 결과, 그의 오른쪽 골반이 틀어지고 흉추가 삐뚤어져 있었으며, 바로 그로 인해 장딴지가 당겨서 제대로 걸을 수가 없음을 알았다.

그래서 난 첫 한 달 동안을 좌골 신경통 및 허리 측만증에 근거해서 요추와 흉추, 방광 경락의 해당 부위를 집중적으로 시술했다. 그러자 장딴지가 당기는 증상은 약 5회 정도 시술 후부터 차츰 사라졌고, 골반 변이 역시 점차 제자리로 잡혀 갔다.

그러나 흉추가 뒤틀린 부분은 왠일인지 잘 치유가 되질 않았다. 하지만 그 정도의 증상에서도 본인은 전과는 달리 이제 앉았다 일어서도 허리가 별로 아프지 않다고 하면서 무척 좋아 했다.

그렇게 시술하기를 한 달여. 그러자 그때부터 그는 자고 일어날 때마다 분명히 느낀다면서, 골반의 변이가 틀림없이 좋아지는 것 같다며 기쁨을 감추지 못했다.

그러나 나는 그에 개의치 않고 더욱 증상을 면밀히 체크해 가면서 옆구리 부분과 흉추 위주로 오행 벌침 시술과 오행 지압 및 마사지를 병행해 나갔다.

그리고서 마침내 두 달이 지날 무렵, 강명선 씨의 병세는 정말 눈에 띄게 달라져 있었다. 아니, 이젠 완전히 골반도 정상적으로 돌아왔고, 본인 스스로의 이야기도, 자고 일어나도 그렇지만 오래 앉았다 일어나도 전처럼 허리에 통증을 느끼거나 뒤틀리는 증상은 못 느낀다고 했다.

하지만 나는 완벽한 쾌유를 기하는 배려에서 계속적으로 전체 독맥과 방광 경락 위주의 시술 및 오행 벌침 요법을 적용해 나갔는데, 결국 뜻한 대로 3개월을 채우고서야 그의 병세는 완전 정상으로 돌아온 것이다.

그후 강명선 씨가 보내 온 소식으로는, 이젠 완전히 건강을 되찾아 전과 같이 가정 생활에 충실히 하고 있다는 것이었다.

치료 증례 ③

▶ 강직성 척추염(고관절 통증과 한쪽 다리가 짧은 것)

유 인 영
(서울·강남구 개포동 주공 APT 211동)

유인영이란 학생을 처음 치료하기 시작한 것은 작년 7월 2일 부터였다. 그가 처음 날 찾아왔을 때 그는 한쪽 다리를 절고 있었으며, 말 발음조차 어눌하기 이를 데 없는 10대 소년이었다. 나중에야 그의 이야기를 듣고 알았지만, 그는 나이 18세로 미국에 유학 중인 고등학생이었다.

그가 날 찾아온 동기는 이미 미국에서 진단을 받은 '강직성 척추염' 때문이었다. 물론 그가 약 1년 전부터 미국에서 치료를 받지 않은 것은 아니지만, 아무튼 병이 쉽게 낫질 않아 무척 고생을 했다는 것이었다.

그런데 마침 방학도 되고 해서 서울 집에 왔는데, 부모님의 권유로 이곳까지 날 찾아온 것이라고 했다. 그러면서 덧붙여 하는 말이,

"실은 부모님께서 하시는 말씀이, 선생님은 '벌침'으로 유명하신 분이니 꼭 나을 것이라면서 선생님께 꼭 가보라 해서 왔어요. 하지만 처음엔 벌침 치료라고 해서 싫다고 했어요. 왜냐하면 미국에서도 못 낫고, 또 한국에 와서도 여러 병원을 다녔는데, 또 벌침 치료라니 그게 말이나 되어요?"
하면서 무척이나 떨떠름한 태도였다.

사실 그 학생은 그동안 통증도 통증이지만 한쪽 다리가 짧아 그 때문에도 무척 고통을 받은 듯 했다.

그의 이야기를 빌리면……

미국에 있으면서 짧아진 다리와의 균형을 맞추느라 신발까지도 고쳐 신고 다니느라 여간 애를 태운 것이 아닌 듯 싶었다. 말하자면 인위적으로 한쪽 신발을 손수 높여서 신고 다느니라 무척 고생스러웠다고 했다.

아무튼 그의 병세를 살펴보니 그는 그의 말대로 한쪽 다리가 분명히 짧았고, 골반 변이와 함께 허리가 틀어져 있었으며 어깨의 수평 또한 맞지 않았다. 그리고 그는 또 내 예상대로 고관절 부근의 통증이 있었고, 바로 그 때문에 고통이 더 심한 듯 했다.

그래서 난 우선 고관절 위주로 벌침을 시술한 다음, 그 통증의 원인에 해당되는 부위의 근육에다 다시 벌침을 시술했다. 그리고 무엇보다도 허리뼈 전체에 해당되는 유혈과 독맥을 위주로 시술하면서 특히 골반 변이를 우선 잡는데 최선을 다했다.

아무튼 벌침 시술을 시작한지 약 보름쯤 지났을까? 그때부터 그는 완연히 차도가 나타나기 시작했다. 즉, 정상적인 자세로 몸의 균형이 잡히기 시작한 것이다.

그래서 난 이때부터 방광 경락과 임맥·독맥을 주로 시술하면서, 또 오행 벌침 요법을 병행했다. 그러자 약 한 달이 지나면서부터 그 학생은 몰라보게 달라졌다. 즉, 몸의 균형이 제대로 잡히기 시작했고, 앉거나 서는 데도 별 무리가 없었으며 통증 역시 완전히 사라진 것이다. 그러니까 벌침 시술을 받은지 약

두 달만에 완전히 정상적인 자세로 걸을 수 있게 된 것이다.

그 학생은 9월달에 미국에 돌아간 후, 다음과 같이 고맙다는 편지까지 보내왔다.

여기에 그 편지 전문을 소개한다.

존경하는 회장님께

안녕하세요?

곧바로 소식을 전해 드린다는게 이렇게 늦어졌습니다.

요즈음도 선생님을 찾는 환자들이 많으시겠죠?

그런 바쁘신 중에서도 절 각별히 치료해 주신데 대하여 지금도 무척 고맙게 생각하고 있습니다.

미국에 있으면서도 고치지 못한 병을, 선생님께서 고치시다니 정말 꿈만 같습니다.

사실 저는 처음에 주사도 아닌 벌침으로 제 병을 고친다고 했을 때 전 사실 속으로 웃었었습니다. 그런데 이렇게 멀쩡히 고치시다니, 선생님이야 말로 정말 훌륭한 분이십니다.

저는 지금 선생님 덕택으로 건강하게 학업에 열중하고 있습니다. 고맙습니다, 선생님.

다음에 또 한국에 갈 때에는 꼭 선생님을 찾아뵙겠습니다.

아무쪼록 건강하시고, 하시는 일이 보다 번창하시길 빕니다. 안녕히 계십시오.

1997년 2월 3일

LA에서 유인영 올림.

치료 증례 ④

▶ 오른쪽 좌골 신경통

김 동 복
(경기도 부천시 심곡동)

회원 번호 557번인 김동복 씨는 올해 나이 42세의 중년 남성이다. 그가 금년 3월 11일 본 연구회를 찾았을 때, 그의 증세는 여간 중증이 아니었다.

오른쪽 다리를 거의 끌다시피 하면서 본 의원을 찾아와 제발 이 통증을 낫게 해달라며 하소연을 했다.

그의 말에 의하면 주로 허리 부분이 끊어질 듯 아프고, 또 오른쪽 엉덩이 속이 몹시 아파 걸음도 제대로 걸을 수 없을 뿐더러, 그에 더하여 설상가상으로 장딴지와 새끼 발가락까지 마비되어 더 고통이 심하다는 것이었다.

나는 여러 세심한 진단 끝에 그의 그같은 증상이 곧 좌골 신경통이 그 원인임을 알고, 우선 벌침을 아픈 부위부터 시술 했다. 벌침 시술과 함께 오행지압 마사지 요법을 병행했다.

그리고 다음에는 기경 팔혈에 의거하여 신맥 후계를 시술했고, 또 방광 경락에 근거한 시술을 했다.

그렇듯 그런 시술을 7번 정도 계속하고 나니, 10여일 후부터 그의 증세는 사뭇 좋아졌다.

물론 환자 본인 역시, 다리도 덜 당기고 발가락의 감각도 좋아졌다면서 무척 기뻐하였다. 단, 아직도 엉덩이가 좀 아프다는 것 뿐이었다.

아무튼 벌침 시술을 받기 시작한지 약 1개월이 지나면서부터는, 골반의 변이도 차츰 좋아졌고 엉덩이의 통증도 많이 줄어들어, 그는 그때부터 정상적으로 — 물론 좀 부드럽지는 못했지만 — 걸음을 걸을 수 있었다.

그래서 난 그후 두 달 동안을 계속해서 그의 엉치와 다리 부분을 오행지법에 의해 집중적으로 시술했다. 그렇게 시술하기를 2개월여, 마침내 첫 벌침 시술을 한지 3개월째에 이르러서야 그는 완전히 정상을 되찾은 것이다.

그는 이제 완전히 정상인으로 돌아가 열심히 자기 사업을 해나가고 있다며 요즘도 가끔씩 전화로 안부를 전해 오고 있다.

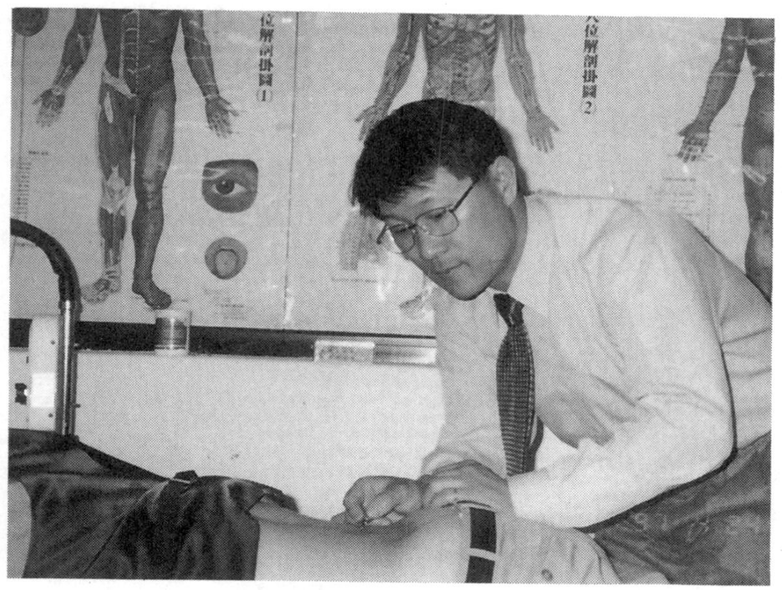

▲ 좌골 신경통에 대한 오행 지압 시술 장면.

감사 편지

◆ 쾌유 체험 사례 ②……≪허리 디스크, 목 디스크≫

선생님 보십시오.

6월달인데도 날씨가 벌써 한여름같이 덥군요.

그간 안녕하세요?

오늘 아침 무심코 TV를 보다가 선생님의 얼굴을 접하고, 이렇듯 서신을 드리게 되었습니다. 진작 소식을 드리는 건데, 정말 죄송합니다.

사실 마음 속으로는 늘 선생님께 전화라도 한 통화 걸어서, 정말 고맙다는 말씀을 꼭 드리려 했던 것인데, 이렇듯 차일피일 하다가 늦어졌습니다. 아무쪼록 널리 이해해 주셨으면 합니다.

지금 저는 건강하게 잘 지내고 있습니다. 선생님께서 지시하신 대로 언제나 바른 자세로, 또 힘든 일을 피하면서 그렇게 하루 하루를 충실히 보내고 있습니다.

사실 온몸을 제대로 움직일 수 없었던 때를 생각하면 지금 이 순간이 얼마나 행복한지 모릅니다. 그 모든 것이 선생님의 은덕이라고 생각합니다.

아마 오늘 아침에도 TV 건강 시리즈 프로에서 선생님을 뵙지 않았더라면 이렇게 편지 쓸 생각은 하지 못했을 것입니다.

물론 가끔씩 선생님 생각을 하지 않은 것은 아닙니다만, 어쨌든 옛날 속담에도 있듯이 '화장실에 갈 때와 올 때'의 마음이

다른 것 같습니다.

아, 그리고 한 가지 선생님께 드릴 말씀이 있습니다. 10여일 전 제 친구가 차 사고 후유증으로 몸이 무척 안 좋다해서 선생님을 찾아가 벌침을 맞아 보라고 했는데, 혹시 선생님을 찾아가지 않았는지 궁금합니다.

이름은 차행순이고, 사는 곳은 구리시입니다. 아무쪼록 잘 부탁합니다.

끝으로 선생님의 건투를 빌며, 이만 난필을 줄입니다.

1997년 5월 29일

신길동에서 경호 엄마(조정숙) 드림

(서울 · 영등포구 신길1동)

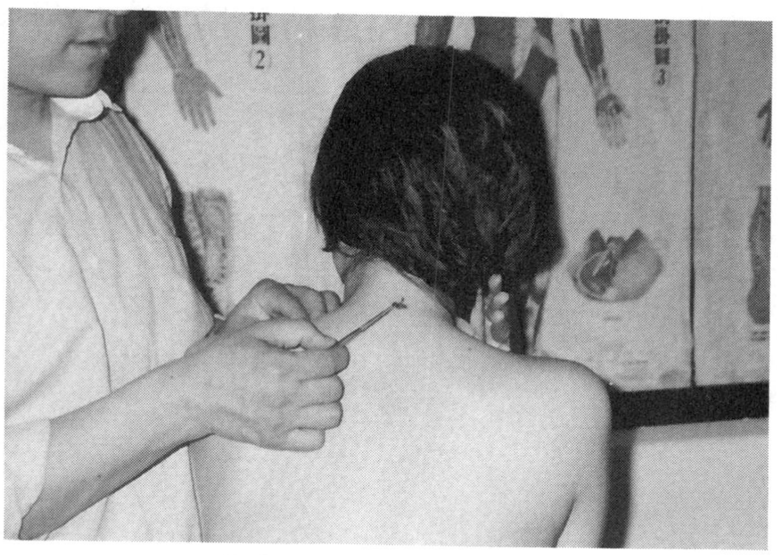

▲ 목 디스크에 대한 오행 벌침 시술 장면.

담당 시술인으로서의 변(辯)

조정숙 씨는 46세 된 가정 주부로 작년(1996년) 10월 5일에 본 연구회를 찾아온 환자다.

내원 당시 그녀는 허리 디스크와 목 디스크를 앓고 있었는데, 증세는 한 마디로 퍽 안 좋은 상태였다.

물론 그녀의 말로는 재작년 4월달에 집을 이사하다가 다친 후 여러 병원을 다니며 치료를 받은 관계로 많이 좋아졌다고는 하지만, 그러나 내가 보기엔 아직도 증상이 전혀 좋아진 것은 아니었다.

물론 목 디스크는 그런 대로 상태가 양호한 편이었으나 허리 디스크에 있어서만은 좌골, 둔부, 대퇴부 후면 및 발가락이 아직도 무척 아프다는 걸로 보아 완치가 아직도 안 된 상태였다.

그래서 난 그녀의 통증 부위와 기경 팔혈에 의거 신맥 후계를 시술한 다음, 방광 경락에 근거한 시술을 1주일 정도 집중적으로 계속한 후, 이내 오행지법 시술을 병행해 나갔다.

그러자 두 달이 지나 세 달째에 접어들면서 그녀의 병세는 완연히 좋아졌다.

이 환자는 그 후에 쾌유 체크 차원에서 두 번 더 치료를 받았을 뿐, 지금은 완전한 정상인으로 생활해 가고 있다.

제 3 장

어깨 질병의 치료 증례

(어깨 결림, 오십견 등)

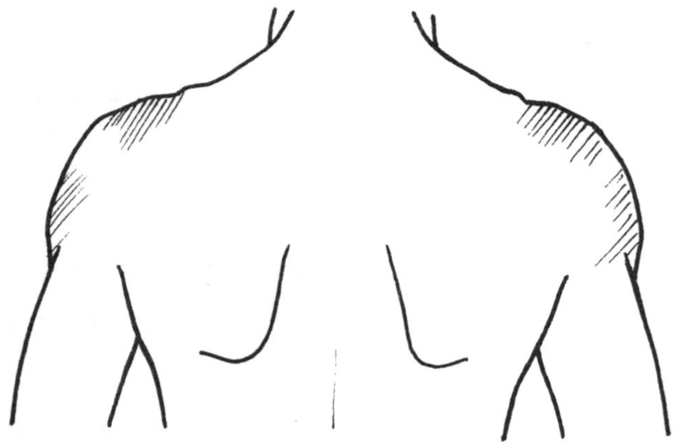

◩ 어깨 결림(견비통)

팔에서 어깨에 걸쳐서 아픈 질병으로, 간간이 저리고 아픈 것에서부터 팔을 들어올릴 수 없을 정도로 동통이 심한 것 등 다양하며, 병의 원인에 따라서 아픈 부위 역시 다르게 나타난다.

직업상 심한 운동을 하거나 만성적으로 바른 자세를 하지 않는 경우나 스키, 테니스, 골프, 스케이트 등 운동을 한 후에 어깨 결림의 증상이 잘 일어난다.

어깨 결림은 네 발로 걷는 동물에게는 볼 수 없고 직립 보행하는 인간에게만 있는 질병으로 보통 40세 이상에 잘 발병한다. 인체에 무거운 머리가 어깨 위의 가는 목에 놓여 있으므로 자세가 나쁘면 머리가 한쪽으로 기울게 되며 인간의 조정 능력에 의해 한쪽 근육이 긴장하게 된다.

어깨의 일부 근육을 운동이나 직업상 심하게 사용하는 경우에는 부분적 근육 긴장과 통증이 있게 된다.

특히 컴퓨터 사용자나 테니스, 골프, 스케이트, 스키 등을 심하게 하는 사람의 경우에는 엘보우와 함께 견비통을 동반하며, 혈액 순환이 안 되면 근육이 부자연스럽고 근육 경직과 함께 통증이 생긴다.

심한 운동 후 일부 근육 인대에 생긴 어깨 결림은 일반 침술 치료에는 큰 기대를 할 수 없다. 근육 인대의 질병에는 벌침 특유의 벌독 성분과 침술 치료가 가미되어야 특효가 있다.

(1) 견비통의 치료 방법

① 어깨 결림의 원인이 다양하고, 그에 따라 아픈 부위 역시 전부 다르다.

일단, 아시혈(압통점) 즉, 아픈 부위부터 시술한다.

② 기경 팔혈과 사지혈을 벌침 시술한다. 기경 팔혈은 임읍

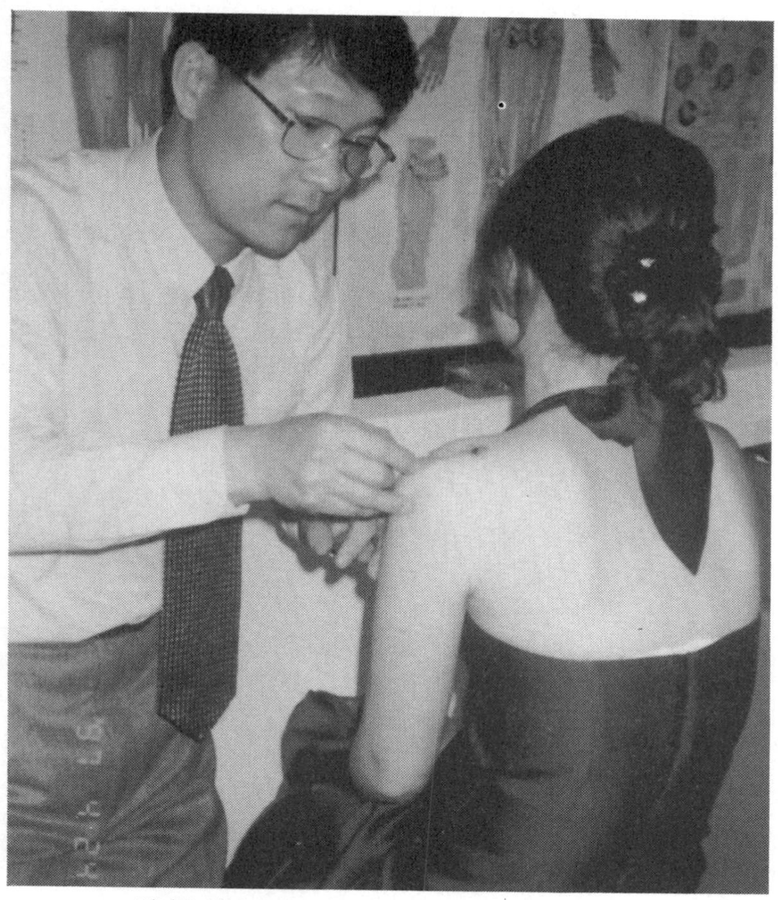

▲ 견비통 환자에게 오행 벌침을 시술하고 있는 저자의 모습.

과 외관을 시술한다.

③ 12경락에 근거한 시술을 한다. 어깨는 폐, 대장, 삼초, 소장 경락과 관계가 깊다.

④ 해당 경추와 흉추에 벌침 시술한다. 오행 지압·마사지 요법을 병행한다.

⑤ 발의 어깨혈에 시술한다.

⑥ 마지막으로 오행지법에 근거한 시술을 한다.

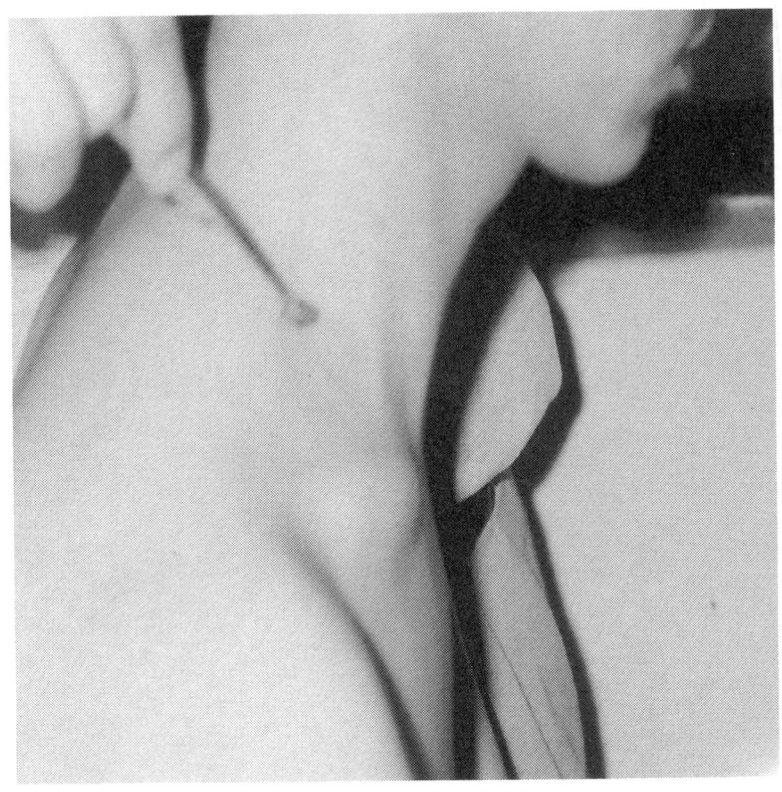

▲ 어깨 결림에 대한 오행 벌침 시술 장면.

■ 어깨 결림(견비통)의 주요 혈 (1)

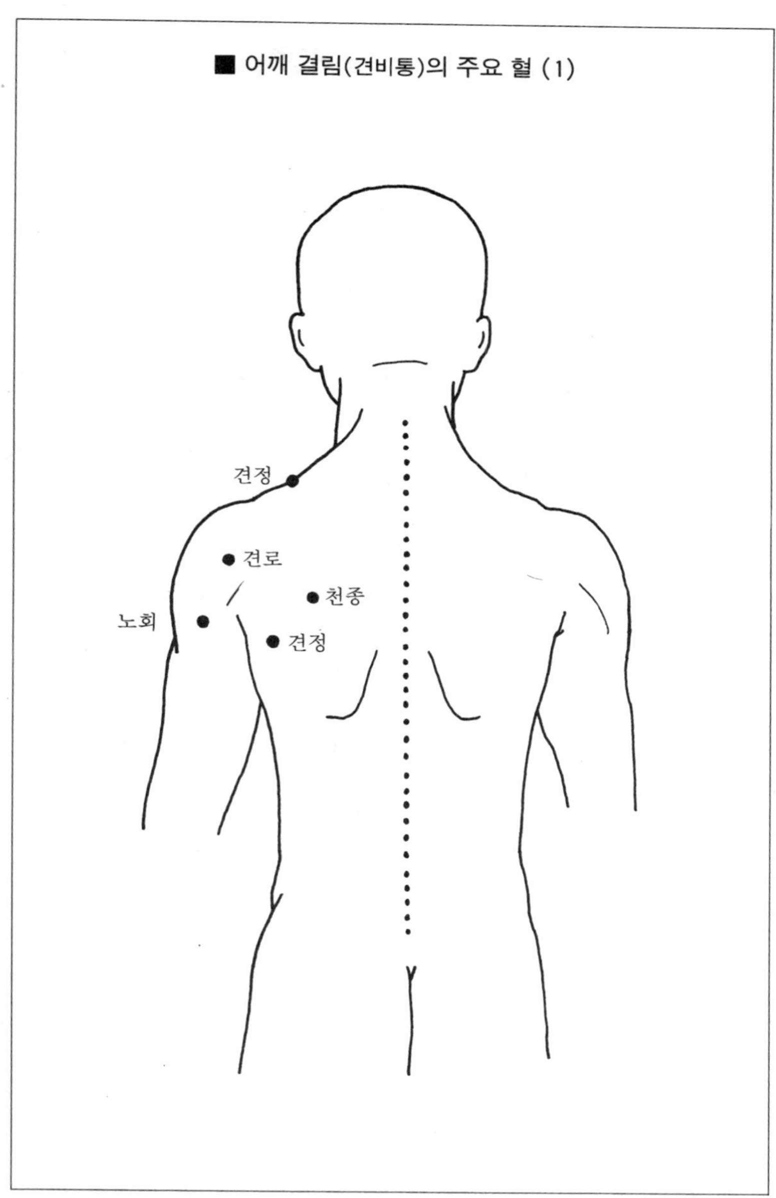

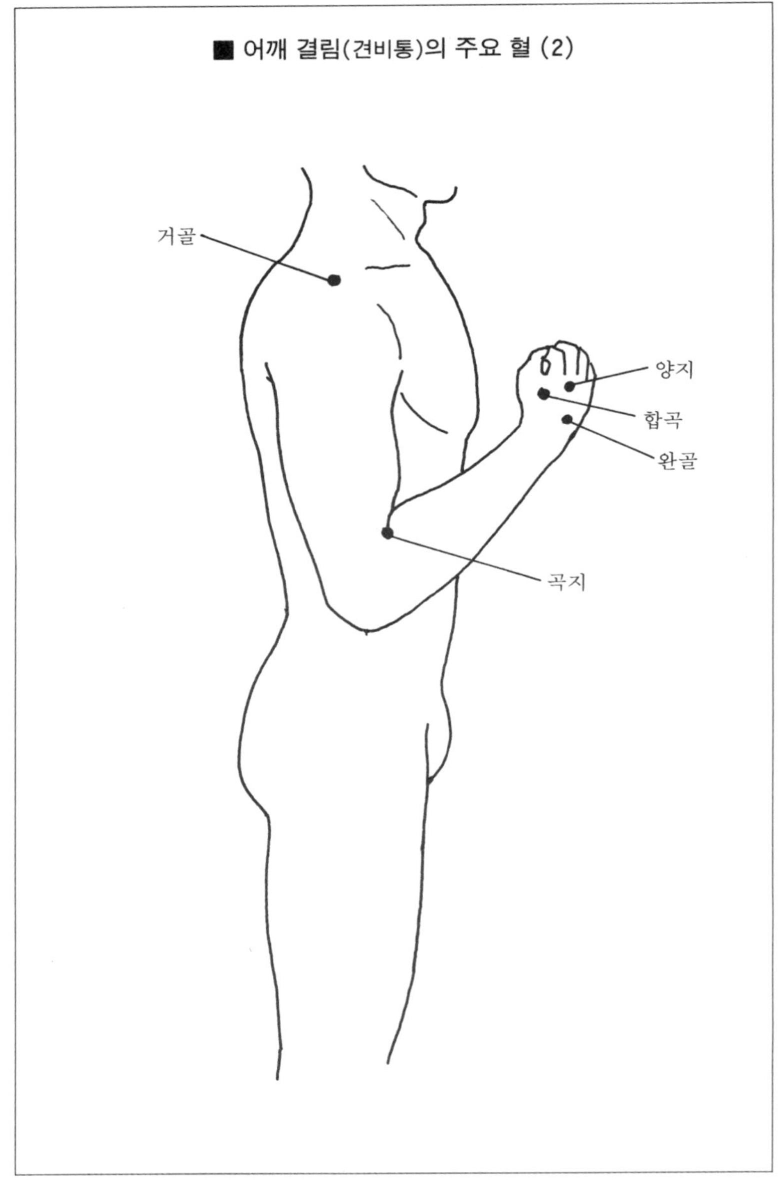
■ 어깨 결림(견비통)의 주요 혈 (2)
거골
양지
합곡
완골
곡지

■ 어깨 결림(견비통)의 주요 혈 (3)

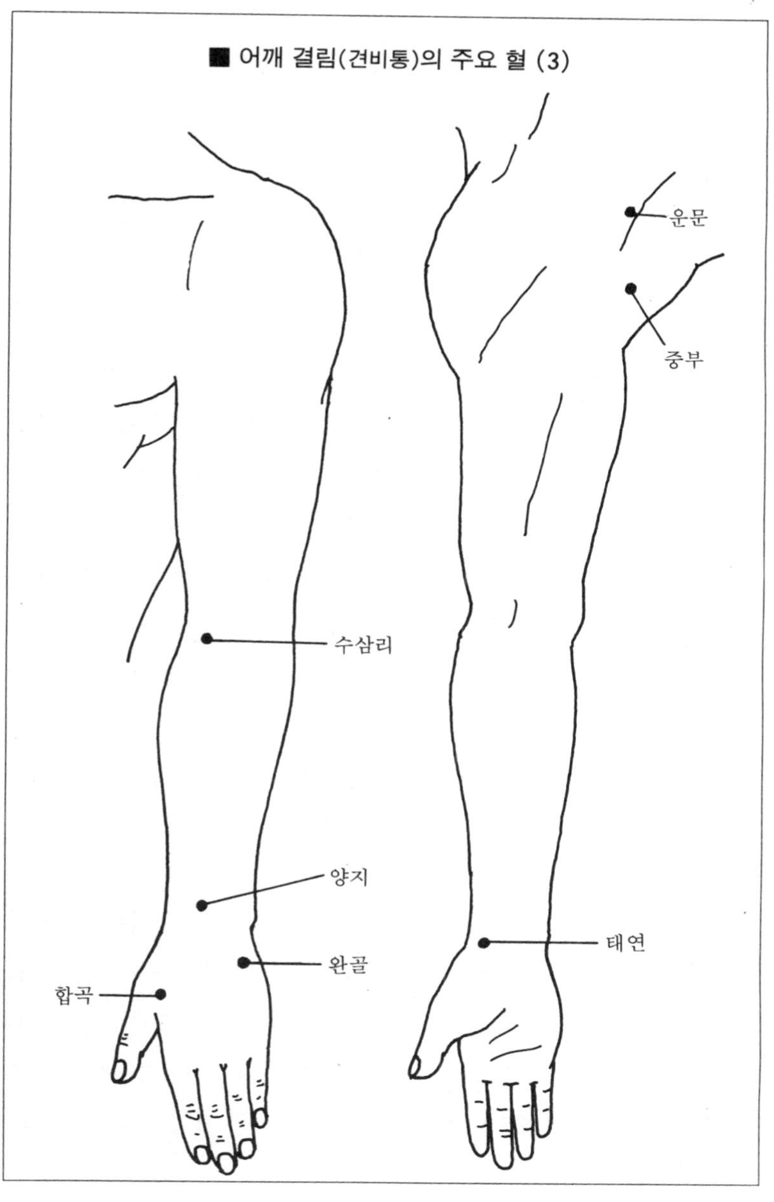

치료 증례 ⑤

▶ 어깨 결림

유 경 창 (여, 42세)
(안양시 동안구 효계동 샘마을 113)

유경창 씨는 42세 된 여자 환자로 금년 2월 12일에 어깨가 아프고 팔이 저린다며 본 협회 회원의 소개로 찾아왔다.

그녀의 말에 의하면 무슨 사고가 있어서 병이 난게 아니고 오직 가정에서 가사일만 해왔는데 왠일인지 5년 전부터 무단히 어깨가 아프기 시작했다고 했다. 처음엔 그대로 두어도 낫겠지 생각하며 파스를 붙이는 것이 고작이었는데, 차츰 파스 같은 건 어림도 없고 더우기 이젠 팔까지 저리고 아파서 만사가 짜증스럽고 괴롭다며, 제발 좀 병을 낫게 해달라고 하소연을 했다.

아마 힘든 일은 안 했어도 선천적으로 몸이 약한 데다가 식구들이 많고 집안 일이 많아서 그 뒷치닥거리를 하느라 그리 됐으리라는 생각이 들었다.

나는 그녀의 목이 뻣뻣한 증상이 있음을 알고 일단 목부터 시술한 다음, 어깨에 다른 질병이나 다친 적이 없었던 점을 고려하여 해당 어깨와 발의 경락을 치료하면서, 그때 병행하여 오행에 근거, 수를 강화하는 방법으로 시술했다. 그리고 허리와 발의 신장과 방광을 강화하면서, 또 오행지법을 통해 손과 발의 경락을 더욱 강화했다.

그렇게 하기를 약 한 달. 그때부터 어깨의 통증은 물론 팔 저림도 완전히 사라졌으며, 평소에 늘 아팠던 무릎 통증 역시 말끔히 없어진 것이다.

그녀는 그렇듯 불과 1개월여 만에 병이 낫자 뛸 듯이 기뻐하며, 새로 인생을 살게 되었다면서 무척이나 좋아했다.

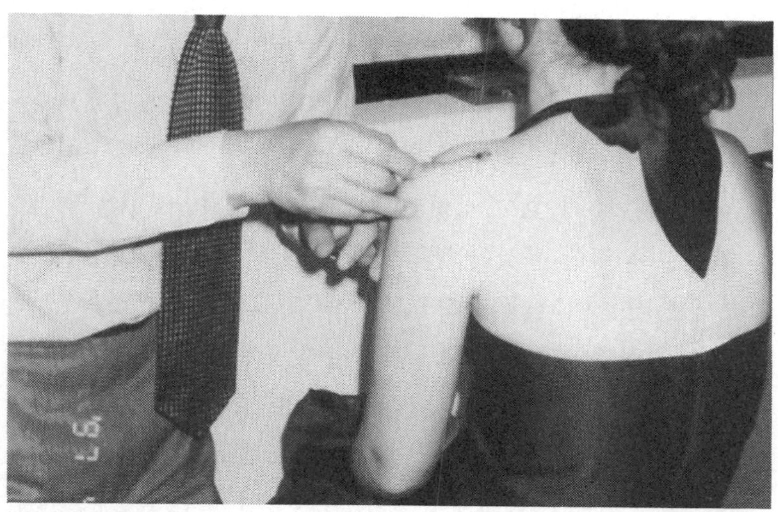

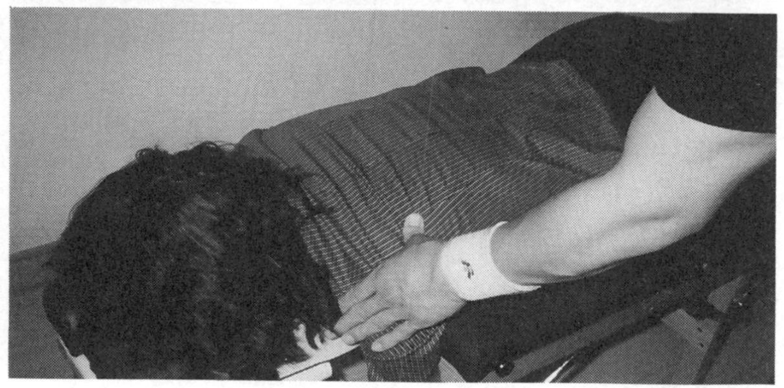

▲ 어깨 결림에 대한 오행 벌침· 지압 · 마사지 시술 장면.

◪ 오십견(견통)

오십견은 50세 전후해서 흔히 있는 질병으로, 체력이 급격히 떨어질 때 일어나며 어깨가 딱딱하게 굳거나 아프다. 오십견은 의학 용어로 '어깨의 유착성 관절낭염'으로, 흔히 알려진 대로 50세 전후해서 생기지만, 최근에는 그보다 젊은 연령층에서도 자주 발생하고 있다.

오십견은 우리 몸의 대사 작용 또는 혈액 순환의 장애로 관절 조직에 염증이나 퇴행성 변화가 생기면서 발생한다. 이 병은 어깨에 통증이 오고 심하면 팔을 들어 올릴 수 없으며, 팔을 좌우로 움직이는 것이 불편하고 돌릴 수도 없게 된다. 한의원에서는 견응, 급견풍 등으로 말하고 있으며, 그 원인을 다양하게 보고 있고 의학적으로도 치료가 불분명하다.

목 근육의 양쪽 겨드랑이 아래 관절 안쪽의 임파소에 임파액이 정체되거나 어깨 주위의 혈액 순환이 나빠졌을 때 생긴다.

최근에는 젊은 사람에게도 자주 발생하며 심한 통증과 부자유스러움으로 고통을 받는다. 대개는 한쪽으로 오며 심하면 양쪽으로 오는 경우가 있고 어깨의 변형을 가져 오기도 한다. 이러한 증상이 나타나면 누구를 막론하고 불안하고 초조할 수 있다. 병원을 다녀도 별 차도가 없으며 운동을 하여도 쉽게 나아지지 않는다.

그러나, 어깨 아픈 것은 대체로 1년에서 1년 반 정도만 지나면 저절로 나아진다. 하지만 생활의 불편과 정신적 스트레스는 이루 말할 수 없을 것이다.

이 병은 가정 주부에게도 많이 발생하며, 심한 노동을 하거나 테니스, 골프를 하고 나서 아픈 경우가 많다. 컴퓨터나 테니스, 골프, 스키 후에 어깨가 아픈 경우 단순 어깨 근육통인지 오십견인지를 잘 파악해야 한다.

오십견은 목의 경추와 흉추와도 밀접한 관계가 있으며 바른 자세는 무엇보다도 중요하다. 오행 벌침은 이러한 오십견 증상에 아주 탁월한 효과가 있다.

(1) 견통(肩痛)의 치료 방법

① 오십견은 팔을 들어올리거나 손을 뒤로 젖힐 때 경직되거나 통증이 있는 부분이 있다. 이는 모두 아시혈에 해당한다. 먼저 아시혈을 시술한다.

② 기경 팔혈 중 공손, 내관, 임읍, 외관을 시술한다.

③ 오십견은 신장과 간이 허해서 생기며 신장과 간의 보방이 중요하다.

④ 각 경락의 원혈과 모혈을 시술한다. 경추와 흉추의 치료와 병행할 것.

⑤ 오행에 의해서 수와 목에 해당되는 부분 경혈을 시술한다(족침의 신장, 간, 어깨혈 보방).

⑥ 오행지법을 통해 손과 발의 오행 경락 치료.

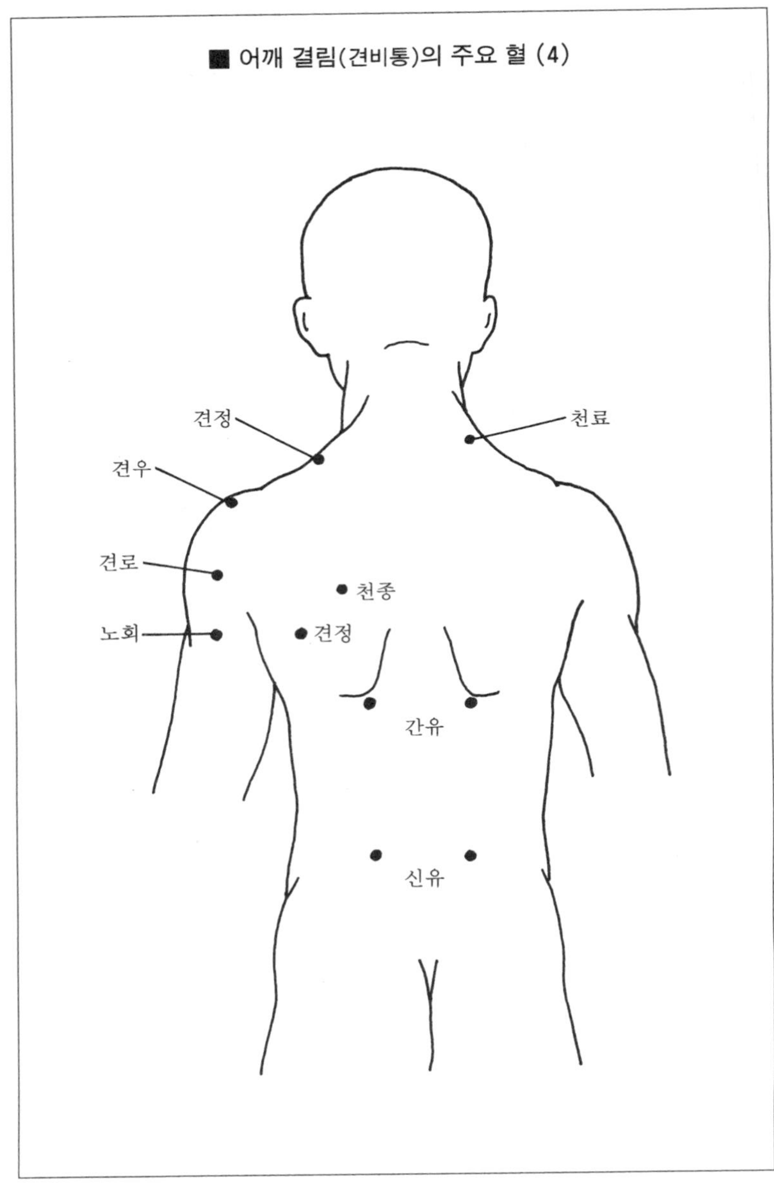
■ 어깨 결림(견비통)의 주요 혈 (4)
견정
천료
견우
견로
천종
노회
견정
간유
신유

■ 어깨 결림(견비통)의 주요 혈 (5)

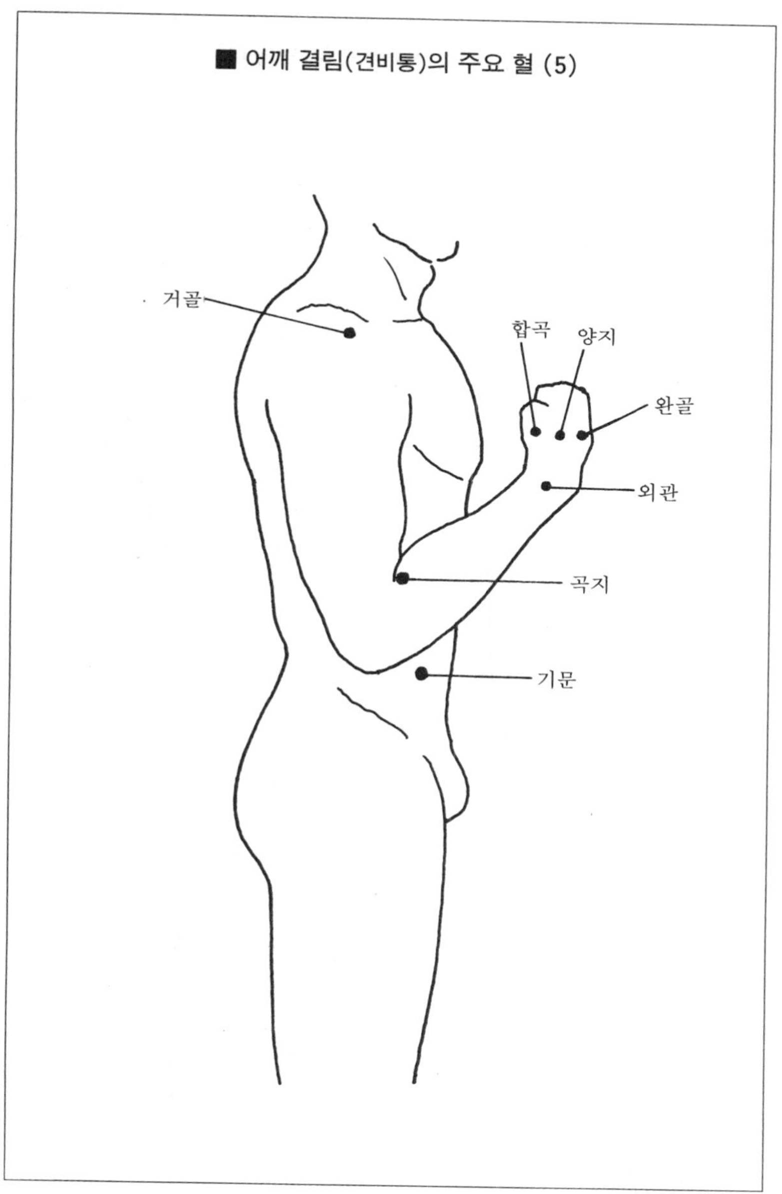

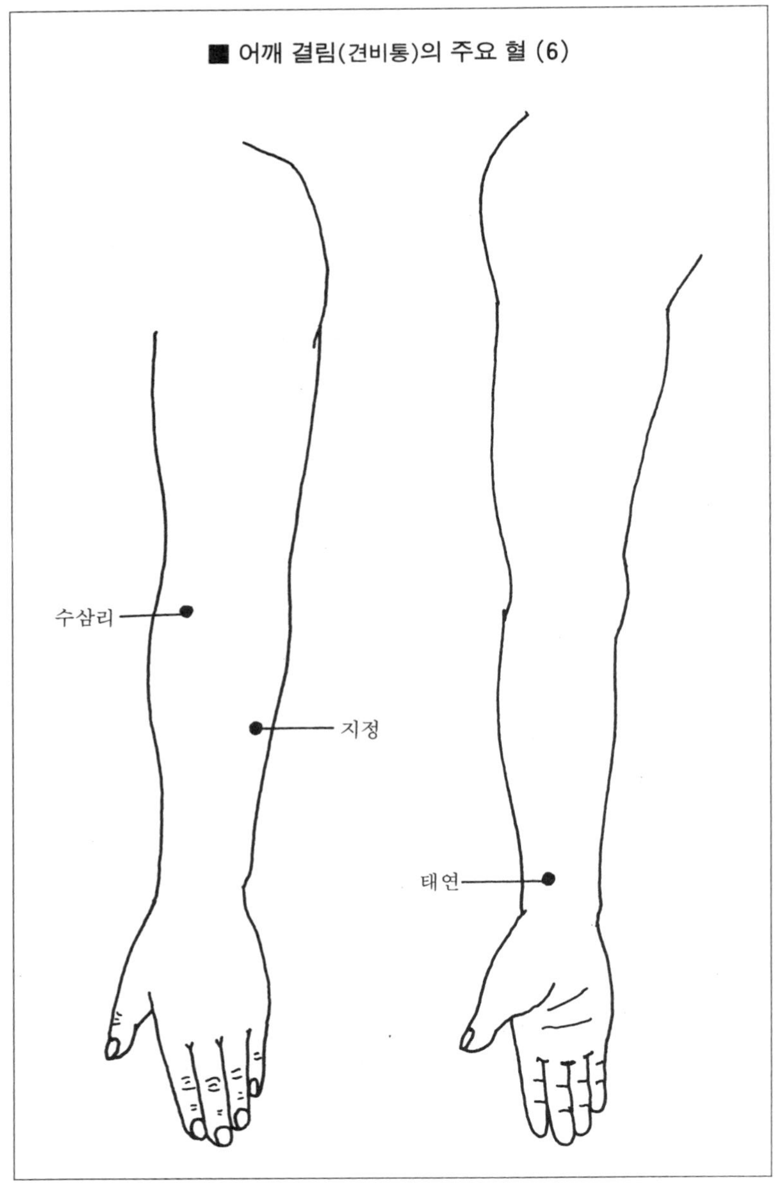
■ 어깨 결림(견비통)의 주요 혈 (6)
수삼리
지정
태연

치료 증례 ⑥

▶ 오십견(견통)

우 민 혜 (여, 43세)
(인천광역시 서구 신현동 254번지)

우민혜 씨는 가정 주부로, 아직도 젊은 층에 낄 수 있는 43세의 중년 여인이다. 사실 그녀가 처음 본 협회 회원에 가입할 때만 해도 그녀는 진짜 외모상 퍽 젊어 보였었다.

물론 본 협회에 가입한 동기가 아무튼 경증이나마 목 디스크와 수족 냉증 때문이었기에 그다지 건강이 나쁜 편은 아니었지만, 그러나 어느 날 갑자기 '오십견'을 앓기 시작한 이후부터는, 그 걱정 때문인지 그녀는 금세 눈에 띄게 건강이 나빠져 갔다.

'병'이란 곧 마음 즉 정신인데, 갑자기 '오십견'까지 앓고 보니 그렇듯 한없이 마음이 유약해져 버린 듯 싶었다.

아무튼 '오십견'이란 질환은, 다른 질환도 마찬가지겠지만 영 마음이 개운치 않은 그런 찜찜한 질병이다. 멀쩡하던 어깨가 어느 날 갑자기 딱딱하게 굳어지면서 통증은 말할 것 없고 제대로 팔이나 손을 움직일 수도 없으니 얼마나 답답하고 괴롭겠는가?

그녀는 울먹이면서,

"머리를 마음대로 빗을 수 있나, 옷을 제대로 입을 수가 있나, 정말 괴로워 죽겠어요. 그리고 낮에는 그래도 통증을 참을 만 한데, 밤만 되면 어깨가 더 말할 수 없이 아파 잠을 잘 수가 없어요."

하고 말한다.

그러면서 그녀는, 온몸이 온통 병투성이라 선생님께 또 '오십견'에 걸렸다고 말하기가 뭐해서, 실은 여길 나오면서도 다른 병원을 다녔노라며 실토까지 하는 것이었다.

그렇잖아도 그녀의 증상이 요 얼마 전부터 이상하다고 느껴온 터이기에 난 주저없이 오행지법에 의거해 그녀의 아픈 부위부터 집중적으로 벌침 시술을 했다.

그렇게 계속하기를 두 달여. 그러자 시술을 시작한지 두 달이 지나면서부터 그녀의 어깨 통증은 씻은 듯이 사라져 버렸다. 그러자 그녀는 나이답지 않게 펄쩍펄쩍 뛰면서 너무나 좋아했다. 사실 시술자인 나로서도 이때 만큼 기쁜 날은 없었다.

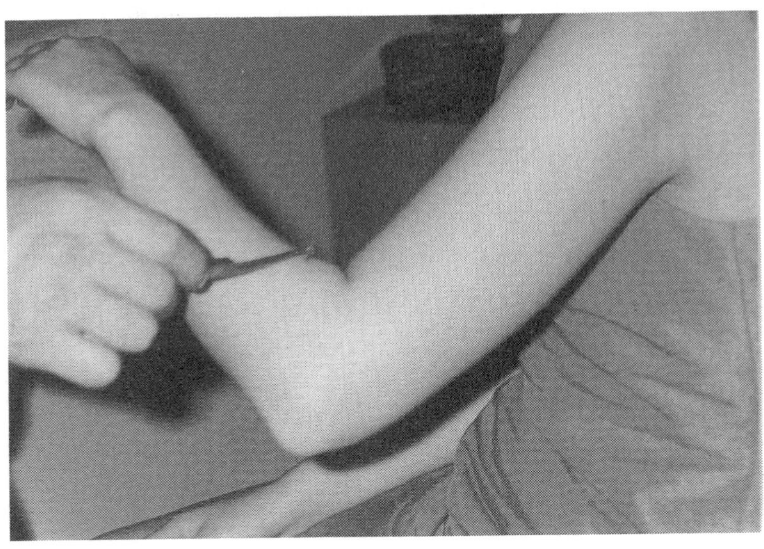

▲ 곡지혈에 대한 오행 벌침 시술 장면.

제 4 장

관절염과 인대병의 치료 증례

(류머티스, 인대병, 통풍성 질환 등)

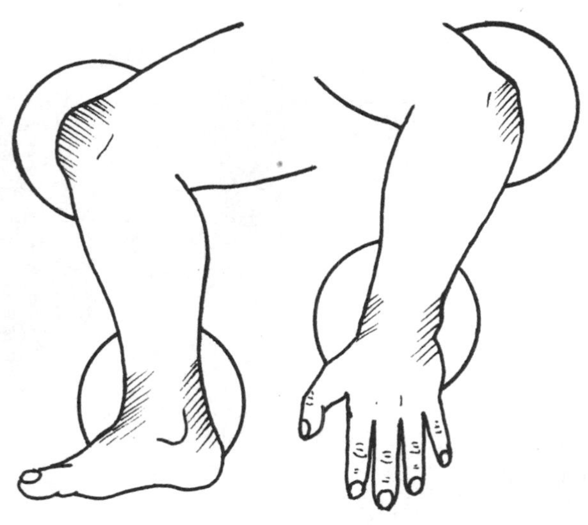

◪ 관절염(關節炎)이란

관절염이란 총체적으로 우리 인체의 관절에 생기는 염증을 말한다.

관절염은 그 원인에 따라 화농성 관절염, 결핵성 관절염, 매독성 관절염 등 감염에 의한 것과, 류머티즘 및 유사 질환에 의한 것, 그리고 외상에 의한 것 등으로 크게 나눌 수 있다.

그러나 이를 더 세부적으로 나누면 100여 가지나 된다. 하지만 이 중에서도 흔히 잘 걸리는 질환은 타박성 관절염, 류머티스성 관절염, 퇴행성 관절염, 통풍성 관절염 등을 들 수 있다.

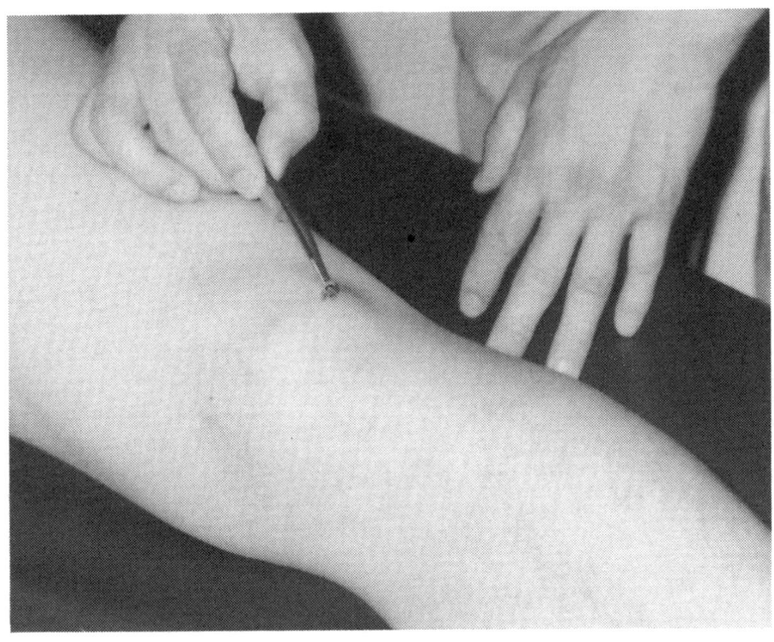

▲ 관절염에 대한 오행 벌침 시술 장면.

무릎 관절 및 인대병

겨울철에 스키를 탄다든지 눈썰매, 스케이트를 즐기는 중에 잘 나타나는 질병이 염좌(손발의 삠)이다.

그런데 이 염좌와 함께 무릎 인대를 손상당하는 일이 흔히 있는데, 이럴 때 무릎 관절염이 있는 사람의 경우는 물론 심한 운동은 하지 못하지만, 아무튼 무릎이 아픈 상태에서 무리한 자세를 취하다가 삐끗하여 허리까지 다치는 경우가 많이 있다.

다시 말하면 스케이트 등을 타다가 넘어지게 되면 발목과 손목을 삐면서 무릎이 엇갈려 인대를 다치는 경우가 흔히 있다.

그럴 땐 손목 · 발목의 염좌로 인해 통증은 물론 심하게 붓는 경우가 있다. 또 이에 더하여 설상가상으로 무릎 인대까지 다치면 보행을 할 수 없게 되어 생활의 불편은 이루 말로는 다 할 수 없다.

이럴 경우 대개 병원에서 기브스를 하고 한의원에서 침을 맞지만 정상적인 인대 회복이란 쉽지 않으며 또 그에 따른 고통이란 이만저만 아니다.

우리가 보통 가장 가볍게 생각할 수 있는 질병이 손 · 발의 삠이다.

하지만 그 후유증으로 어깨와 목이 뻣뻣하게 되며 아프게 되고 무릎과 허리까지 아파서 결국에는 좌골 신경통으로까지 변이 되어 다리가 당기고 저리는 증상 때문에 심한 스트레스를 받는다.

아무튼 손과 발의 삐는 증상 및 무릎 염좌와 인대를 손상당했을 경우에는 벌침 치료가 탁월하다.

그 이유는 벌독의 효능에 의해 그만큼 인대의 원상 회복이 빨라 완치가 쉽기 때문이다.

(1) 퇴행성 관절염

퇴행성 관절염은 대체로 50대 이후에 발병한다. 증상으로는 대개 무릎이 시리거나 시다든지 탁탁 소리가 나고 통증이 있으며, 어떤 때는 다리 전체에 힘이 없어 주저앉는 경우도 흔히 있다.

그리고 체중이 많으면 더 증상이 악화되기 쉬우므로 그럴수록 더 몸을 움직여야 한다.

이렇듯 퇴행성 관절염의 경우는 단순 무릎 치료보다는 허리에서부터 전체 다리를 치료하면 완치가 가능하다. 단, 나이가 더 들수록 발생율이 높으므로 계속적인 벌침 시술이 필요하다.

(2) 류머티스성 관절염

류머티스에서 오는 관절염은 통증이 있는 무릎 부위가 자주 바뀌는 특성이 있다. 그리고 일반적인 퇴행성과 비교해서 더 통증이 심하게 나타난다.

즉, 류머티스성에 의한 관절염은 아픈 곳을 누르면 더욱더 통증이 심해지는 경향이 있다.

이 질환은 일반적으로 여성에게 많으며 특히 산후 조리를 잘못해서 시작되는 경우가 많다.

손가락, 손목, 발가락, 발목, 팔꿈치, 무릎 등에 주로 증상이 나타나며, 허리는 물론 온몸의 관절 및 인대 · 근육 등이 아프기도 하다.

(3) 타박성 관절염

외상에 의해 관절 부위가 심하게 충격을 받거나 높은 산에 무리하게 오르거나 또는 갑자기 심한 운동을 했을 때 관절을 움직일 수 없을 정도로 아프고 퉁퉁 붓는 경우의 염증이다.

그런데 문제는, 이런 타박성 관절염의 경우 대개 그 관절 주변의 인대가 그로 인해 손상을 입는다는 사실이다.

다시 말해서, 등산 및 운동을 하다가 삐끗하는 경우에는 무릎 근처의 인대를 다치게 되어 심한 통증과 함께 붓게 되고 따라서 그 증상으로 걷기조차 힘들게 된다.

그러면 대개 이런 경우 병원에 가서 기브스를 하거나 한의원에 가서 침을 맞는 것이 보통인데, 그건 여간 어리석은 일이 아니다. 즉, 헛되이 시간만 낭비할 뿐이고 효과를 보기는 커녕 도리어 병만 더 키울 뿐이다.

아무튼 이 질병은 아픈 증새가 여기 저기 옮겨 다니면서 관절의 변형이 잘 일어나는 편이다. 물론 시일이 지나면서 저절로 좋아지는 경우가 없지는 않다.

어쨌든 한방에서는 이를 신장과 간이 허해서 생기며, 치료에는 원만한 혈액 순환을 위해 심장 기능을 강화해야 한다고 보고 있다.

또한 류머티스성 관절염은 다른 질병과 달리 혈액 속을 타고 다니는 인자가 있으므로 벌침 치료에 있어서도 상당한 고도의 치료 절차가 요구된다.

몸을 따뜻이 하고 무리하지 않게 꾸준히 운동하면서 벌침 치료를 한다면 상당한 효과가 있을 것이다.

하여간 무릎 관절의 손상과 인대의 질병에는 벌침 치료가 확실히 잘 듣는다. 벌침이 곧 근육 인대에는 탁월한 효과가 있으며 염증 치유 역시 빠르게 그 효과가 나타남을 한눈에 느낄 수 있다.

■ 관절염의 허리부분 주요 혈

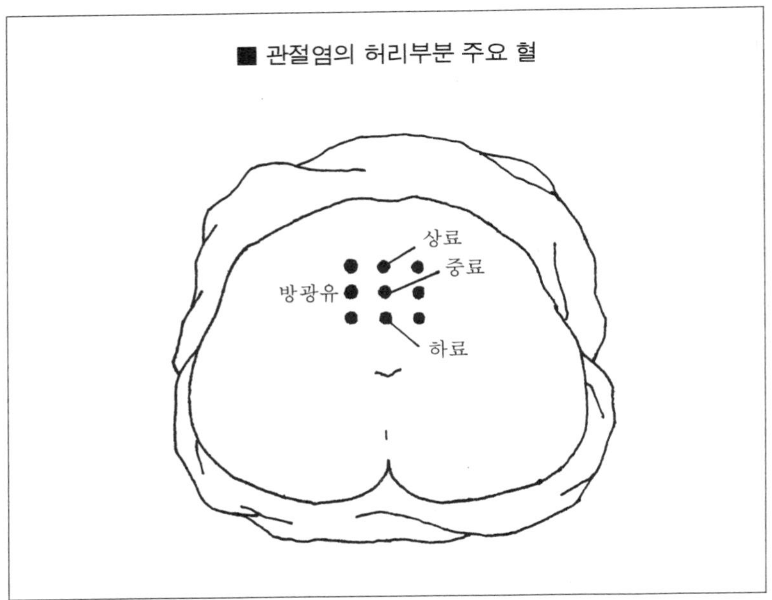

(4) 통풍성 관절염

통풍성 관절염은 단백질 대사 과정에서 생기는 요산이 축적돼 일어난다. 증상으로는 엄지 발가락이 붓고 붉어지며 몹시 아픈 경우가 가장 많고 발등이나 발목까지 아플 수 있다. 이 병은 거의 대부분 50대 이후의 남성에게서 나타나며 술과 고기가 이 병을 악화시키므로 삼가해야 한다.

관절염 치료의 공통점은 꾸준한 운동이다. 다만 급성기(다치고 48시간 이내)에는 붓고 열이 나므로 쉬어야 한다. 운동은 꾸준히 서서이 부드럽게 하는 것이 좋다.

벌침 치료가 매우 효과적이다.

(5) 취혈 및 시술 방법

① 먼저 무릎 관절 및 인대의 손상에 대한 그 원인부터 철저히 파악해야 한다.……〈직업병 또는 운동 등〉

② 손상 당한 관절 및 인대 주변의 아픈 부분의 해당 경락의 원혈을 먼저 시술한다.

③ 12경락의 원혈과 함께 주변의 주요혈을 시술한다.

④ 무릎 위 특히 발에 있는 혈에 유의하여 시술한다.

⑤ 임읍과 외관을 먼저 시술하고, 오행지법에 근거한 시술을 한다.

(6) 여성에 있어서 주의해야 할 '골 관절염'

여성에게 있어서 특히 무리를 하거나 스트레스를 받으면 손가락 마디마디가 붓는 사람들이 있다.

이러한 증상은 일종의 골 관절염으로 연령에 상관없이 나타나며, 특히 젊은 여성들 중에도 이러한 증상을 호소하는 사람들이 많아지고 있다.

■ 골 관절염의 주요 혈 (1)

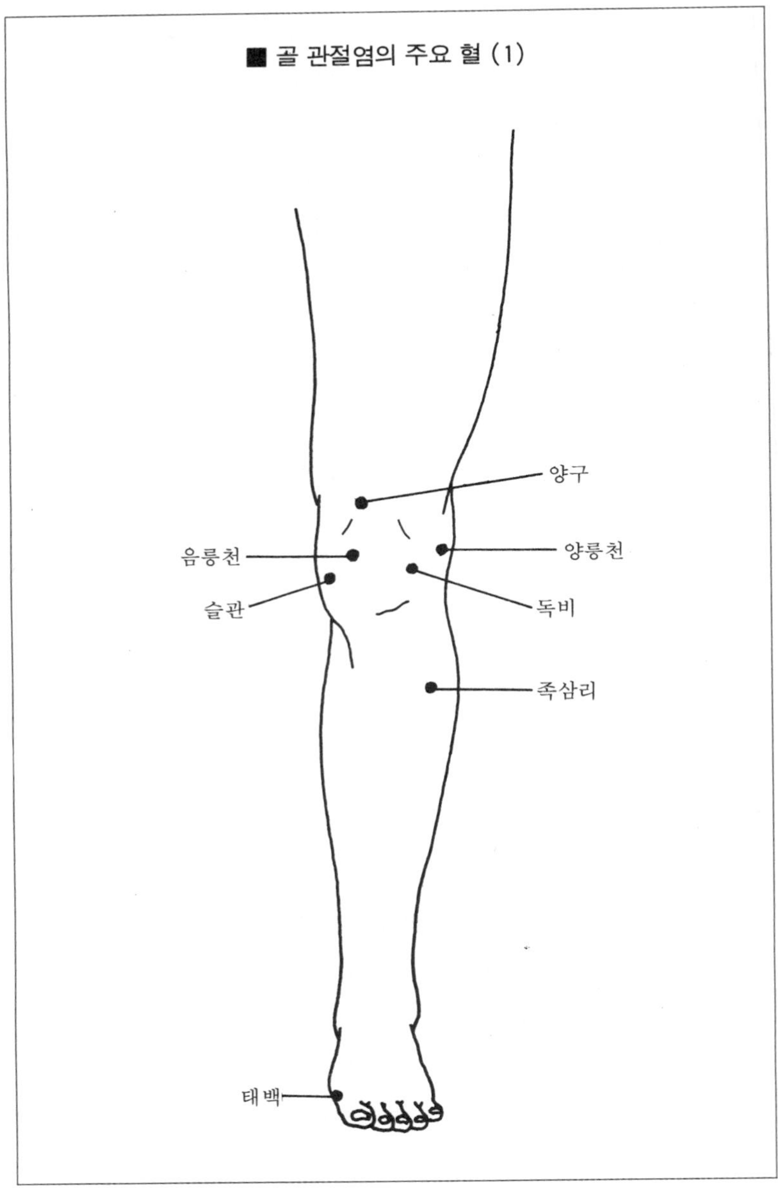

■ 골 관절염의 주요 혈 (2)

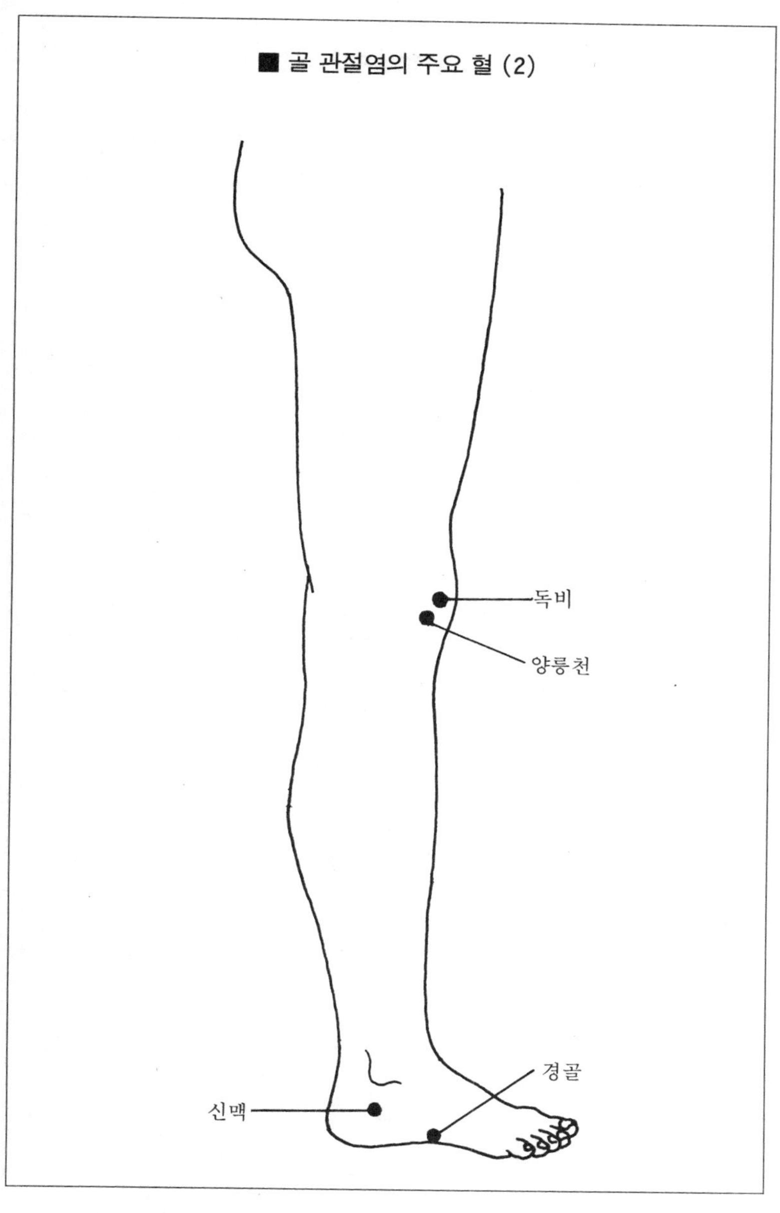

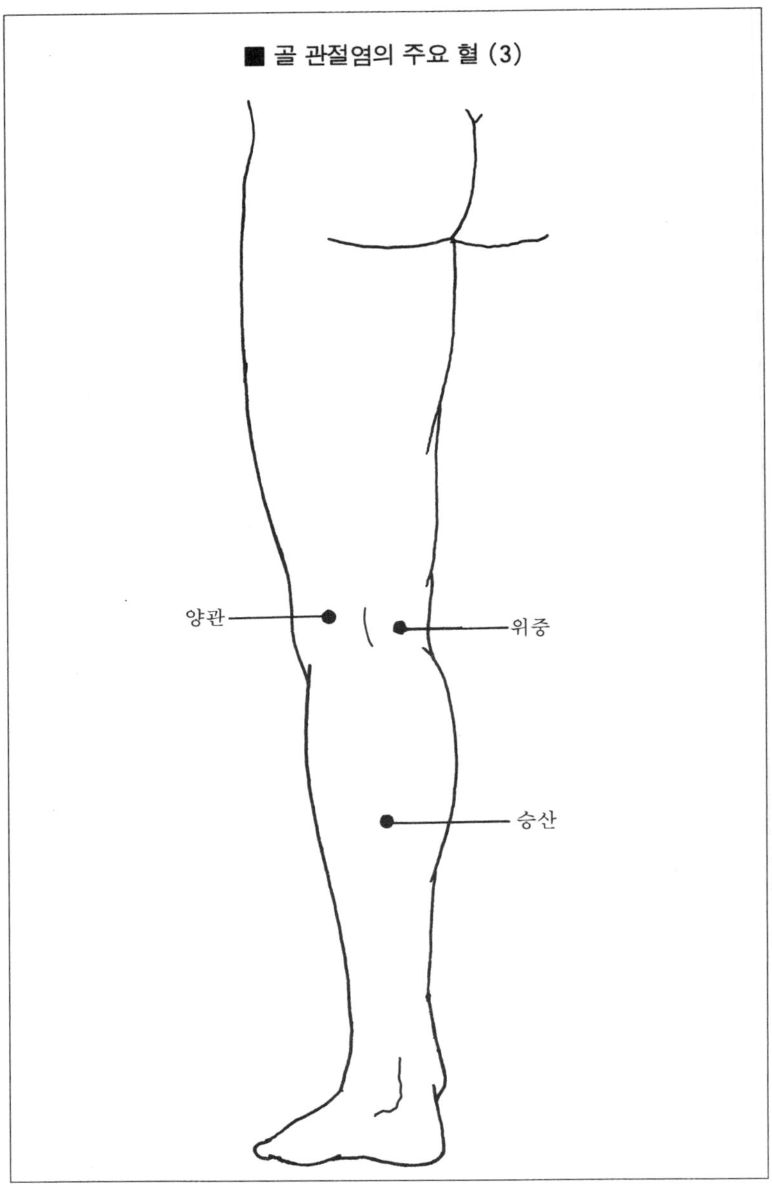
■ 골 관절염의 주요 혈 (3)
양관
위중
승산

골 관절염이란 관절 운동에 필요한 관절 조직이 손상되는 질환이다. 서울대 의대 송영욱 교수에 따르면 정상적인 관절은 2개의 뼈가 만나는 끝 부분이 단단하고 탄력있는 관절 연골로 이루어져 있는데, 이 부분이 관절의 운동시에 충격을 흡수하는 작용을 한다는 것이다.

그에 의하면, '골 관절염이 발생하면 관절 연골이 퇴행성 변화를 일으켜 탄력성이 없어지고 균열이 일어난다'며, '연골이 파괴됨에 따라 관절의 모양이 변하고 뼈의 관절면 부위가 두꺼워져 보기 싫게 된다'고 말한다.

그리고 뼈와 연골의 조각들이 관절강 내로 침투해 움직일 때 통증을 유발하기도 하며 때로는 염증을 일으킬 수도 있다는 것이다.

특히 여성에게 많이 발생하는 것으로는 류마토이드 관절염으로 이 질병은 대개 출산 후에 많이 발생한다. 손가락이나 손목, 팔꿈치, 무릎 등에 주로 증상이 나타나지만 온몸의 관절이 다 아플 수 있고 근육이나 힘줄이 아프기도 한다.

아픈 증세가 여기 저기 옮겨 다니기도 하며 저절로 좋아지기도 한다. 아주 심해지기 전에는 X레이에는 정상으로 나타나며 혈청 검사도 초기에는 정상으로 나타날 수 있다.

몸을 따뜻하게 하고 꾸준히 운동하는 것이 중요하며 그에 병행하여 벌침 치료를 받으면 아주 효과적이다.

그리고 그밖에 남성 뿐만 아니라 여성도 많이 걸리는 것으로는 타박성 관절염, 퇴행성 관절염, 통풍성 관절염 등이 있다.

치료 증례 ⑦

▶ 무릎 관절염과 인대병

박 인 애 (여, 45세)
(경기도 성남시 분당구 한마음APT 3동)

박인애 씨는 금년 나이 45세의 가정주부이다. 방문 일자는 작년(1996년) 4월 5일 오전, 다리를 몹시 절룩거리며 찾아왔다.

아이들과 함께 스키장에 갔다가 넘어지면서 다친 것이라고 하였다.

내가 그녀의 말에 근거하여 자세히 진찰해 보니, 사실 그 환자의 말대로 그녀는 다리를 엇갈려 젓질린 바람에 오른쪽 무릎이 크게 손상된 상태였다. 단순히 무릎 관절이라면 쉽게 고칠 수 있었으나 인대까지 다친 상태이고 보니 조금은 걱정부터 되었다.

그녀는 이미 여기 오기 전에 일반 병원을 찾아 X레이도 찍고 치료를 받았으며, 한의원을 찾아 각종 침도 많이 맞았다고 했다. 그러나 별로 차도가 없어 이렇듯 마지막으로 여길 찾아온 것이라고 했다.

나는 오행지법에 의거 무릎 인대의 아픈 부위부터 벌침 시술을 했다. 그러자 인대가 심하게 손상을 당해서인지 벌침 시술 후 무릎 부위가 굉장히 부어올랐다.

하지만 그후 부기가 빠지면서 그녀는 무릎이 안 아프고 가벼워졌다면서 무척 좋아했다. 더욱이 그녀는 그렇잖아도 평소에 늘 관절염 증상으로 무릎이 아팠었는데, 이번 인대 치료로 그 무릎 관절염 통증마저 사라졌다면서 그렇게 좋아할 수가 없었다.

사실 인대 부분에 있어서 벌침 치료는 신비한 벌독 성분의 영향으로 그 효과를 더욱 높이는게 사실이다.

말하자면 박인애 씨의 경우도 무릎 인대를 치료함으로써 고질적인 관절염까지 낫게 한 것이다. 이 얼마나 신효한 벌독의 효험인가?

지금 박인애 씨는 정상적으로 운동도 하고 또 스키와 등산을 즐기면서, 가끔 소식도 전해 오고 있다.

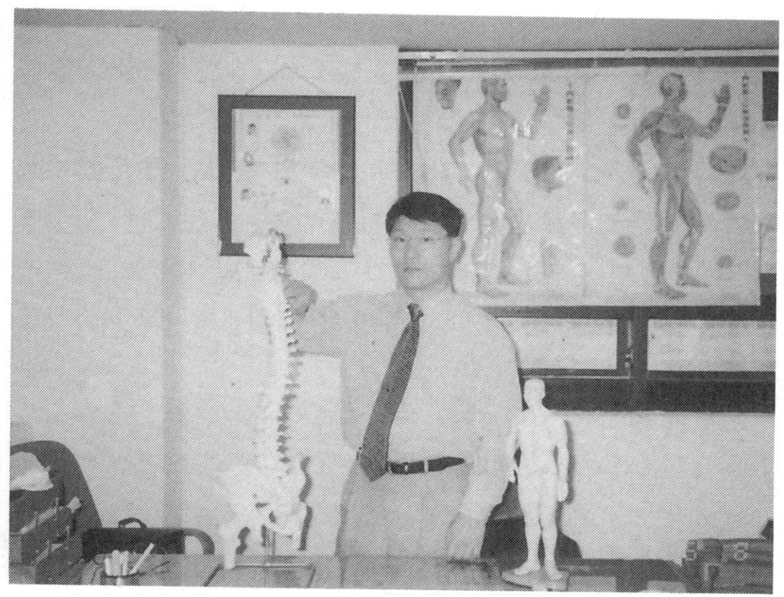

▲ 인체의 골격 구조에 관해 설명하고 있는 저자.

치료 증례 ⑧

▶ 류머티스성 관절염

이 옥 순
(전북 정읍군 북면 장고산리)

이옥순 씨는 76세의 고령의 여자 환자로 작년(1996년) 5월 8일에 본 연구회에 왔다. 말하자면 이옥순 씨는 이미 회원이 된 김경옥 회원의 어머니로, 바로 그녀의 소개로 멀리 시골에서 온 환자였다.

이 환자의 케이스는, 저자가 지금까지 시술해 온 환자 중에서 가장 중증인 환자였다. 사실 이곳에 처음 올 때부터 그 환자는 걷지도 못해 들것에 실려 올 정도로, 그만큼 온몸을 전혀 움직이질 못했다.

이 환자의 이야기로는, 집에서 선반 위에 있던 물건을 내리려다가 그만 잘못해서 넘어진 것밖에 없는데, 그때부터 어깨며 팔, 허리와 다리까지 차츰 아프기 시작하더니 이렇듯 이젠 온 전신을 움직일 수조차 없다면서, 제발 날 살려달라고 하소연을 하는 것이었다.

그동안 환자는 지방 병원에서 내과의사와 관절염 전문의사로부터 계속 치료를 받아왔지만, 허나 시일이 지날수록 더욱 증세만 악화되었을 뿐 별 차도가 없다는 것이었다. 그래서 서울로 오기 전 다시 진찰을 한 결과 전신 류머티스성 관절염으로, 더욱이 그것도 급성이라는 사실을 알았다는 것이다.

사실 그 당시 이 환자의 병세는 정말 최악의 상태로, 스스로 앉거나 서거나 눕는 것조차도 혼자서는 전혀 할 수 없는 그런 중증의 상태였다.

저자는 서둘러 진찰을 했고, 그 결과는 이미 지방 병원에서 진단이 나온 대로 그 환자는 전신 급성 류머티스성 관절염을 앓고 있음을 확인했다. 본인은 그러나 틀림없이 치유시킬 수 있다는 확신 속에 우선 환자에게 병이 나을 수 있다는 자신감을 심어주면서 마음의 안정부터 갖게 했다.

이내 벌침 시술은 차질없이 행해졌고, 다행히도 그 반응은 빨리 왔다. 통증은 약 48시간 내에 거의 가라앉았고, 신기하게도 며칠이 지나자 걸을 수도, 일어나 앉을 수도, 누울 수도, 잠을 잘 수도, 또 먹는 것 등등, 거의 모든 것을 할 수 있게 되었다.

그러나 저자는 오행지법에 의거 계속 벌침 시술을 했으며, 20번 가까이 시술을 하고나자 환자는 완전히 자기 스스로 행동을 자유스럽게 했다.

그래서 난 환자가 고령이기에 체력이 우선 달리는 것 같아 한 달쯤 쉬었다가 다시 오라 해서 마지막으로 8번 더 시술하는 것으로 그 환자를 완쾌시켰다.

◪ 통풍성 질환

통풍은 어떤 결정체에 의해 생기는 염증에 의한 질환으로 옛날에는 제왕병으로도 불리워졌다.

통풍은 단백질 대사 과정에서 관절 내의 요산의 결정이 만들어지거나, 혈액 중의 요산치가 상승할 경우와 신장을 통해서 요산 배설이 원활치 못할 경우에 몸의 여러 부위에 침착되면서 나타났다.

이 병은 거의 40대 이후의 남성에게서 나타나며 술과 고기가 이 병을 악화시키므로 삼가해야 한다.

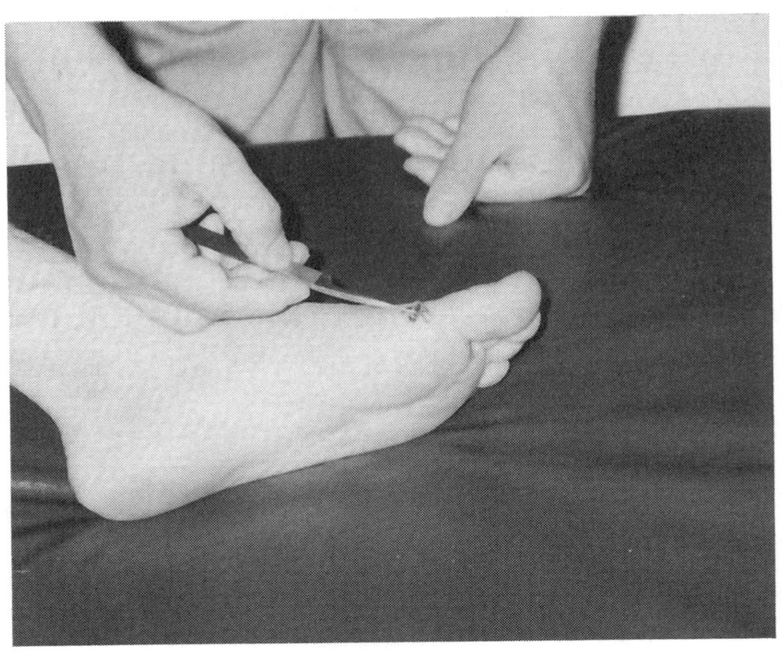

▲ 통풍성 질환에 대한 오행 벌침 시술 장면.

통풍성 관절은 엄지 발가락 관절이 심하게 아프면서 발열되며 야간에 통증이 심해지는 경향이 있다. 통풍성 관절을 방치해 두면 귀, 팔꿈치, 무릎 등에 혹이 생기게 되며 침착된 요산 때문에 뼈가 파괴되어 손가락, 발가락 변형이 올 수도 있다.

또한 통풍성 관절염은 다른 관절 질환과는 달리 합병증을 유발하며 신장 장애, 고혈압, 고지혈증, 심장 질환 등을 동반하며 관절의 퇴행을 초래한다.

■ 통풍성 질환의 주요 혈 (1)

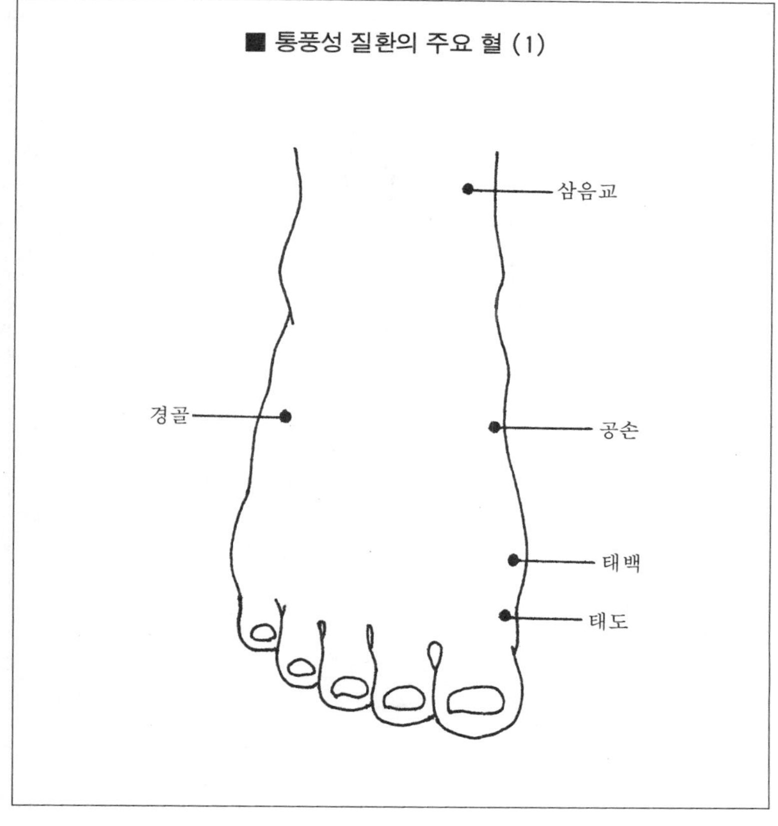

통풍의 원인은 과도한 단백질인 프린체의 섭취와 혈액 순환 장애를 손꼽을 수 있다.

벌침은 혈액 순환 장애에 효과가 탁월하며 통풍 질환은 일단의 아픈 부분을 가장 먼저 시술한다.

다음에 신장 및 방광 기능을 보강하는 오행 체질침을 병행하면 탁월한 효능이 있다.

■ 통풍성 질환의 주요 혈 (2)

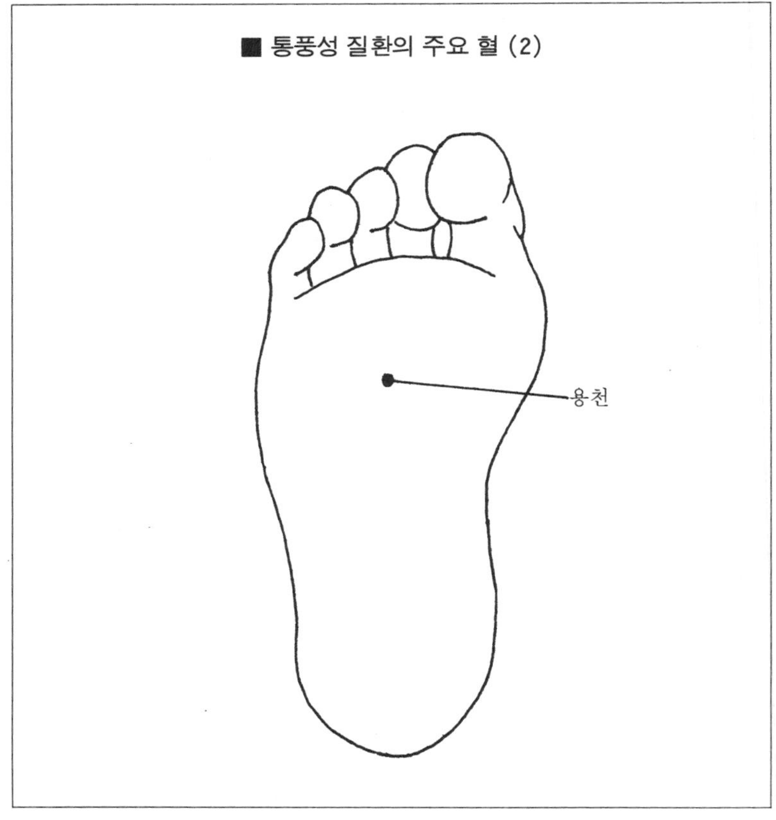

치료 증례 ⑨

▶ 통풍(고혈압, 엄지 발가락 부종)

유 인 섭 (남, 50세)
(서울 · 서초구 방배동 447-7)

유인섭 씨는 50세의 남자로 1996년 6월 12일, 고혈압 증세와 엄지 발가락 부종 때문에 본회를 찾아왔다.

고혈압 증세가 나타나기 시작한 것은 4~5년 전부터였는데, 얼마 전부터는 그 고혈압 때문인지 왼쪽 옆구리까지 마비 증상이 오고, 그에 더하여 엄지 발가락 관절 부분이 아픈 통증과 함께 툭 튀어나와 제대로 신발을 신고 걸을 수도 없다면서, 제발 좀 병을 고쳐 달라고 통사정을 했다.

그 환자를 진찰한 결과 통풍 즉, 관절이 붓고 아픈 요산성 관절염을 앓고 있다는 사실을 알았다. 그래서 난 엄지 발가락 관절 부분과 방광 경락의 모혈을 우선 시술했다. 그리고 특히 입맥에 근거한 시술과 관절 부분을 집중적으로 시술했다.

그렇듯 계속해서 약 5회 정도 걸쳐 벌침 시술을 하고 나니 마침내 관절 내의 통증도 사라졌고, 따라서 신발도 제대로 신고 걸을 수가 있었다.

아무튼 통풍 질환의 치료를 계기로 그의 고혈압도 상당히 호전되었고, 옆구리의 감각 또한 정상으로 돌아왔다.

통풍성 질환은 관절 내의 통증이 큰 장애이지만 벌침으로 특히 치료가 잘 된다.

◩ 손 · 발의 염좌(삐는 것)

손발이 삐는 경우는 우리의 일상 생활 중에서 가장 흔히 겪는 일이다. 평소 운동을 하지 않던 사람이 갑자기 심한 운동을 하거나, 무거운 물건을 들고 움직이다가 손목에 무리가 갈 경우에 손가락을 삐거나 손목을 삐는 경우가 있다.

등산을 할 경우에도 돌뿌리를 찬다든지 또는 버스 정류장에서 버스를 타려고 뛰다가 횡단 보도에서 넘어지는 경우 발목을 자주 삐게 된다.

간혹 보행시 갑자기 허리에 힘이 빠지면서 다리를 삐끗하는 경우가 많다. 운동 선수들 같은 경우는 손목, 발목은 물론 인대까지 다치는 일이 허다하다.

과도한 운동과 관절에 무리한 운동을 강제로 하게 되면 관절량과 관절 인대가 단열되어 관절단에 좌상이 생기는 것이다. 손목이나 손가락을 삐는 경우는 가정 주부들도 많으며 삐지는 않더라도 손목 및 팔 근육이 아파서 호소하는 경우도 많다.

손, 발을 삐면 시고 저리고 통증이 와서 손목을 쓸 수도 없고 발목이 아파서 걸을 수도 없게 된다.

손, 발이 삔 경우 보통 병원을 찾아서 깁스를 하는 경우와 한의원에서 침을 맞지만 불편하고, 별 효과를 못보며 일시적인 치료밖에 안 되는 경우가 허다하다.

손, 발의 삐는 것을 그대로 방치하면 차후 계속적으로 그 부분이 불편하고 찬바람이 불거나 비가 올 경우는 시리고 저리는 현상이 일어난다.

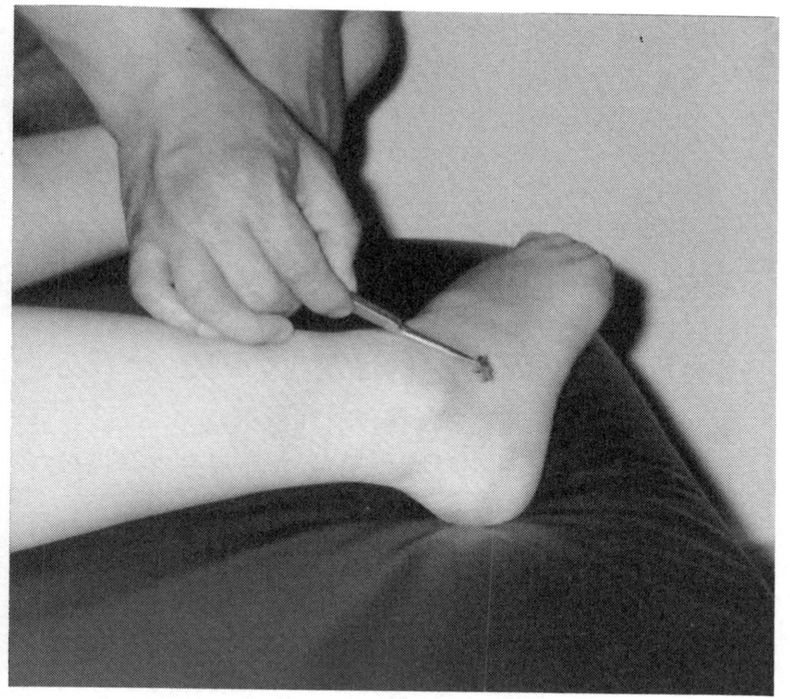

▲ 발의 염좌(삐는 것)에 대한 오행 벌침 시술 장면.

우리가 가장 가볍게 생각하는 병 중의 하나는 손, 발이 삐는 것이다. 하지만 그 후유증으로 어깨가 아프다든지, 무릎 관절이 아프고, 심하면 한쪽 다리에 힘을 많이 주게 되므로 허리에 무리가 온다.

허리에 균형이 깨지면 곧바로 좌골 신경통을 유발시킬 수 있다. 좌골 신경통이 되면 제대로 걷지도 못하고 저리는 현상 때문에 굉장한 괴로움이 동반한다.

아무튼 벌침은, 손 · 발 삐는 현상에 있어 치료가 잘 되며 그로 인해 손상된 인대의 원상 회복에도 최고의 효과가 있다. 인대의 원상 회복이 되어야 차후 다른 운동을 할 수 있으며 생활에 불편이 없는 것이다.

(1) 시술 방법

① 손·발의 삔 부위 중 일단은 전체 아픈 부분을 우선 벌침으로 시술한다.

② 손과 발의 주위혈을 찾아 시술한다.

③ 허리의 혈을 시술한다.

④ 관절의 움직임을 고려하여 점차 인대 부분의 회복에 유의하여 시술한다.

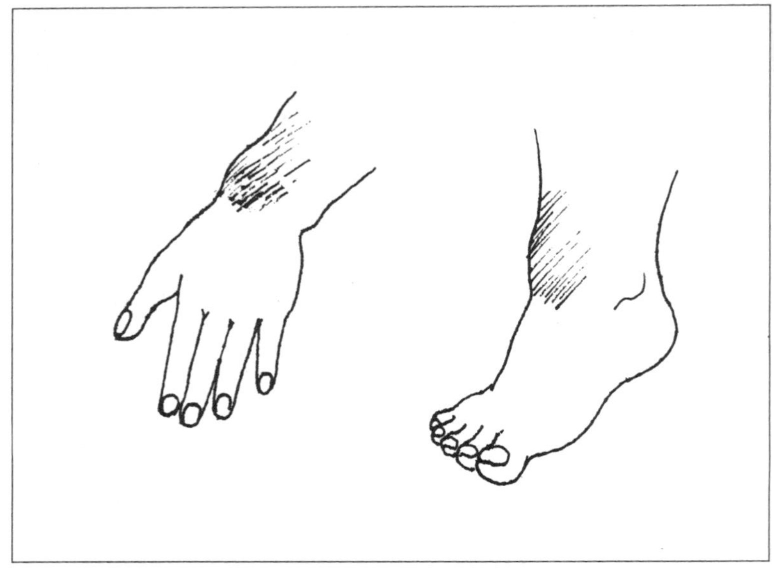

▲ 벌독(벌침)의 효능은 관절 치료에 탁월한 효과를 발휘한다.

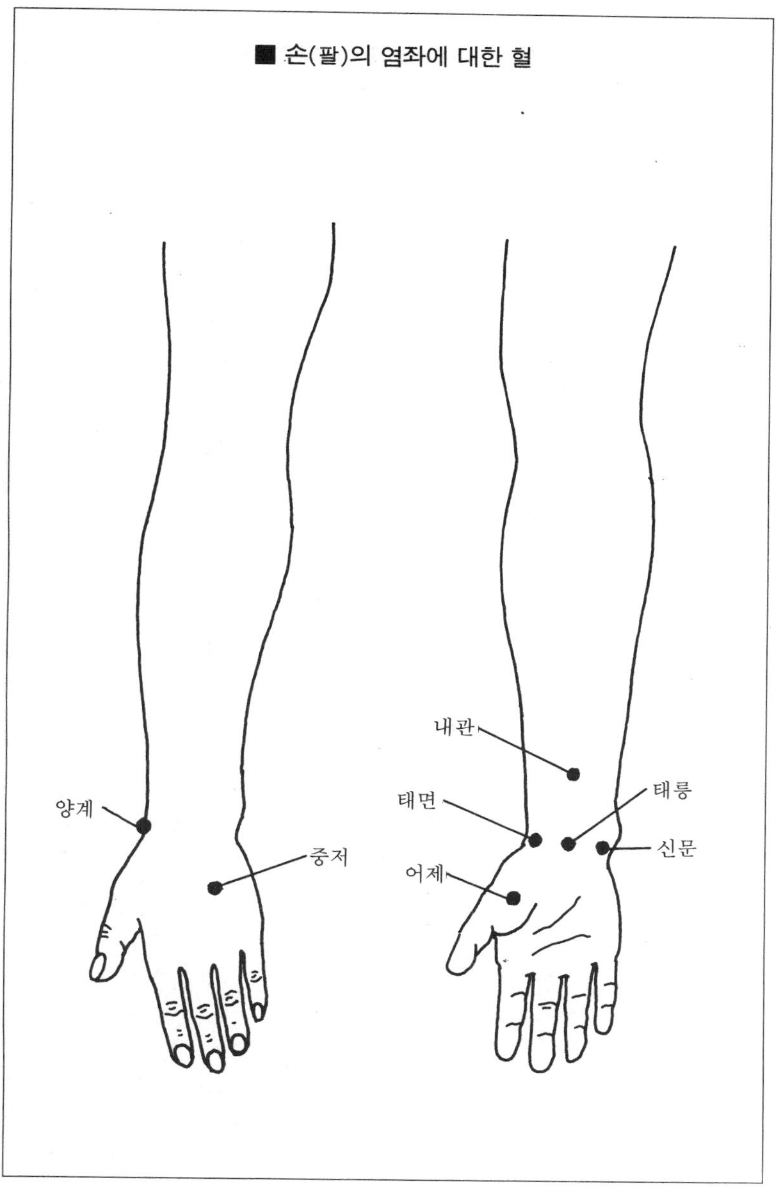
■ 손(팔)의 염좌에 대한 혈
양계
중저
내관
태면
태릉
신문
어제

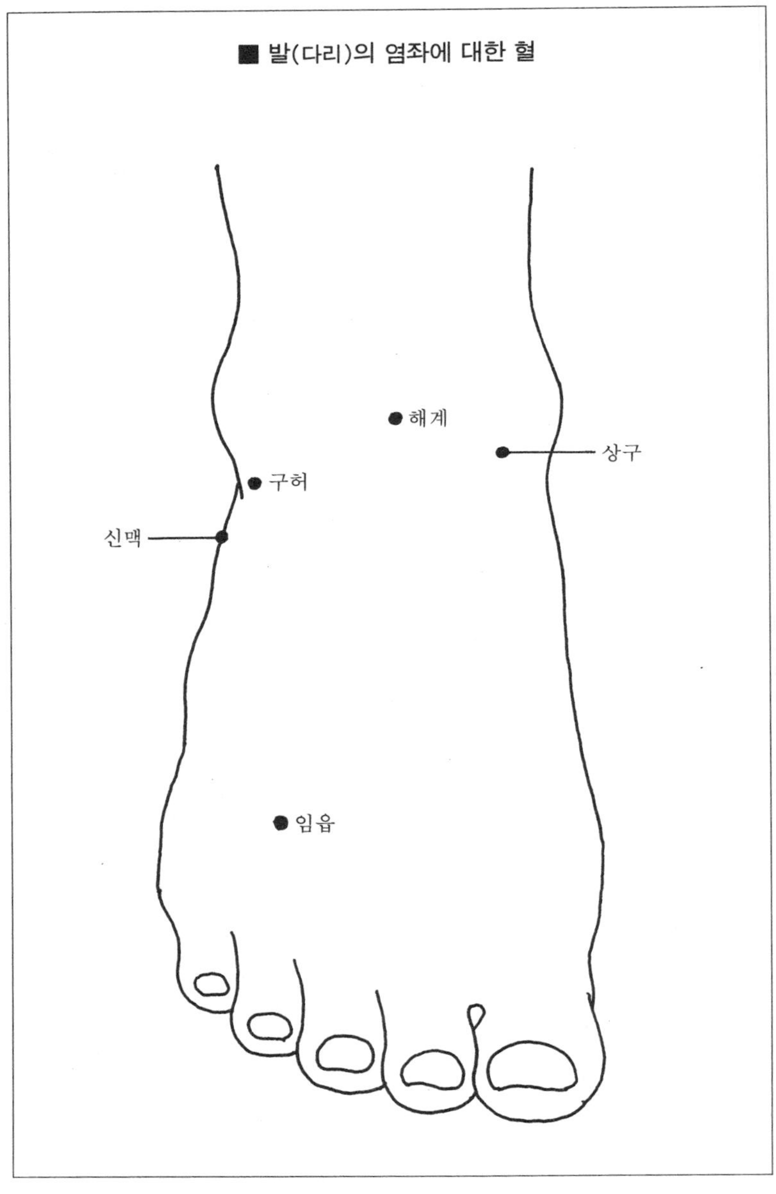
■ 발(다리)의 염좌에 대한 혈
해계
상구
구허
신맥
임읍

치료 증례 ⑩

▶ 발목을 삠

이 병 원 (남, 55세)
(서울 · 강남구 개포동 658-1 우성6차 2)

이병원 씨는 금년 나이 55세로 등산을 하다가 발을 헛디딘 바람에 발목을 삐어 찾아온 환자였다.

이 환자의 경우는, 이미 6개월 전 발목을 삔 후 그동안 여러 침술원을 찾아다니며 침을 맞고 약을 먹었으나 낫질 않아 마침내 벌침이 좋다는 소식을 듣고 본 협회에 찾아온 케이스이다.

이 환자는 체중이 많이 나가는 편이었고, 더욱이 아픈 중에도 많은 활동을 한 관계로 발목 인대마저 많이 손상된 상태였다. 아무튼 우선 보기에도 다리를 절뚝거리며 걷는 모습이 여간 불편해 보이질 않았다.

난 일단 발목의 아픈 부위 위주로 3회에 걸쳐 벌침 시술을 했다. 그러자 아픈 부분이 이동을 하면서 서서히 상태가 좋아짐을 볼 수 있었다. 특히 발목의 아픈 부분은 물론 허리 부위 역시 계속된 벌침 시술을 통해서 상당히 좋아진 것을 알 수 있었다. 이어 약 10회 정도 더 시술하고 나니, 정말 거짓말같이 발목 통증이 완전히 사라졌다.

그 환자는 완쾌되고 나서 하는 말이, '벌침이 이렇게 효과가 좋은 줄은 미처 몰랐다'면서, 그는 이후 열열한 벌침의 신봉자가 되었다.

◪ 엘보우(elbow ; 상지통)

엘보우는 테니스나 골프를 하는 사람에게 많이 생기는 질병이다. 그 외에 직업적으로 팔을 많이 쓰는 목수, 미장공, 미용사 또는 치과의사에게도 많이 나타난다.

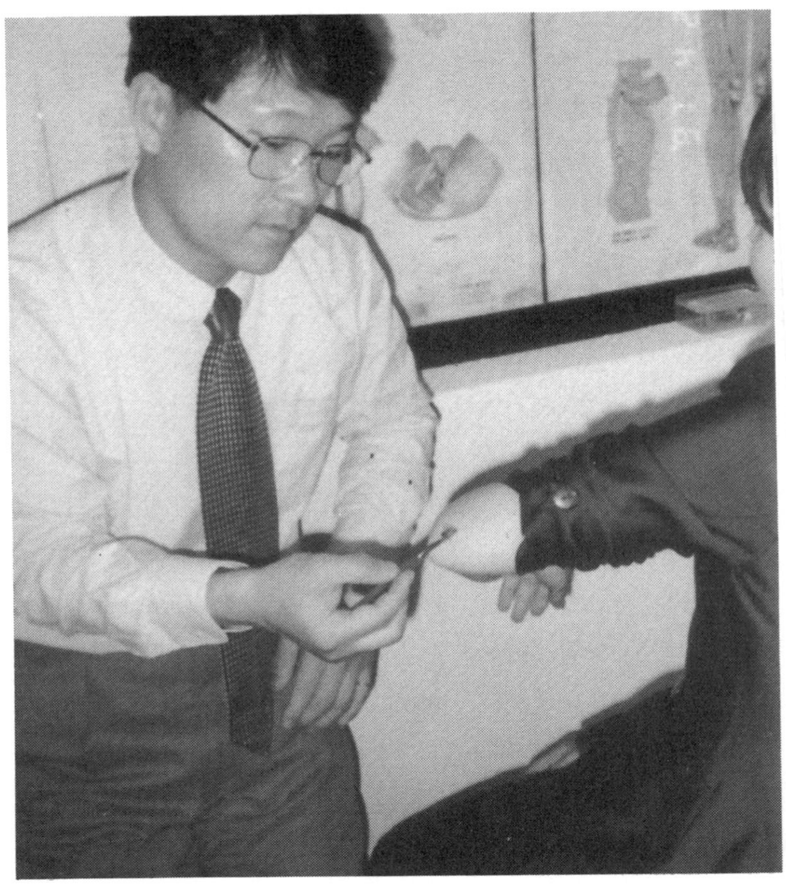

▲ 엘보우에 대한 오행 벌침 시술 장면.

팔꿈치가 많이 아프며 팔꿈치 바깥쪽과 함께 팔 전체가 아픈 경우도 있다. 팔에 힘을 주어 주먹을 쥐기도 힘들고 또한 물건을 잡기도 힘들다. 따라서 통증과 함께 특히 팔을 뒤틀기가 몹시 힘들며 팔을 굽혔다가 펴는 것 역시 쉽지 않다.

더구나 직업적인 질병으로 오는 경우는 만성이 되어 더욱 쉽게 치유되지 않는다.

하지만 이런 엘보우도 벌침으로는 쉽게 치유되며, 압통점 위주로 시술하면 된다.

(1) 시술 방법

① 본인이 통증을 느끼는 부분을 먼저 시술한다.

② 엘보우 주변의 주요 혈을 시술한다.

③ 기경 팔혈의 임읍 · 외관을 시술한다.

④ 엘보우 근처의 해당 경락의 원혈을 시술한다.

⑤ 오행에 근거한 시술을 한다.

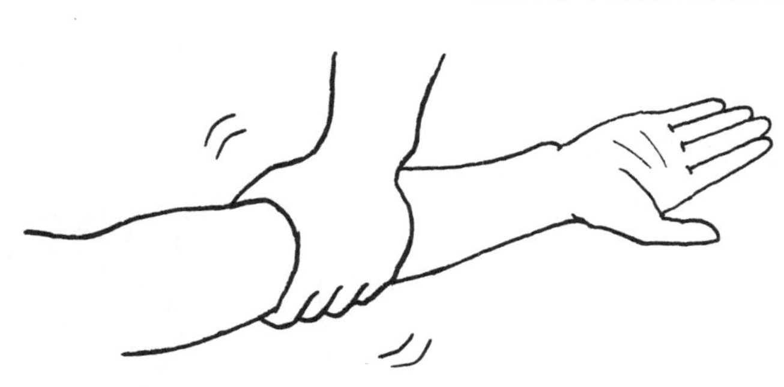

▲ 엘보우(상지통) 증상은 직업적인 만성 질병으로 오는 경우가 많다.

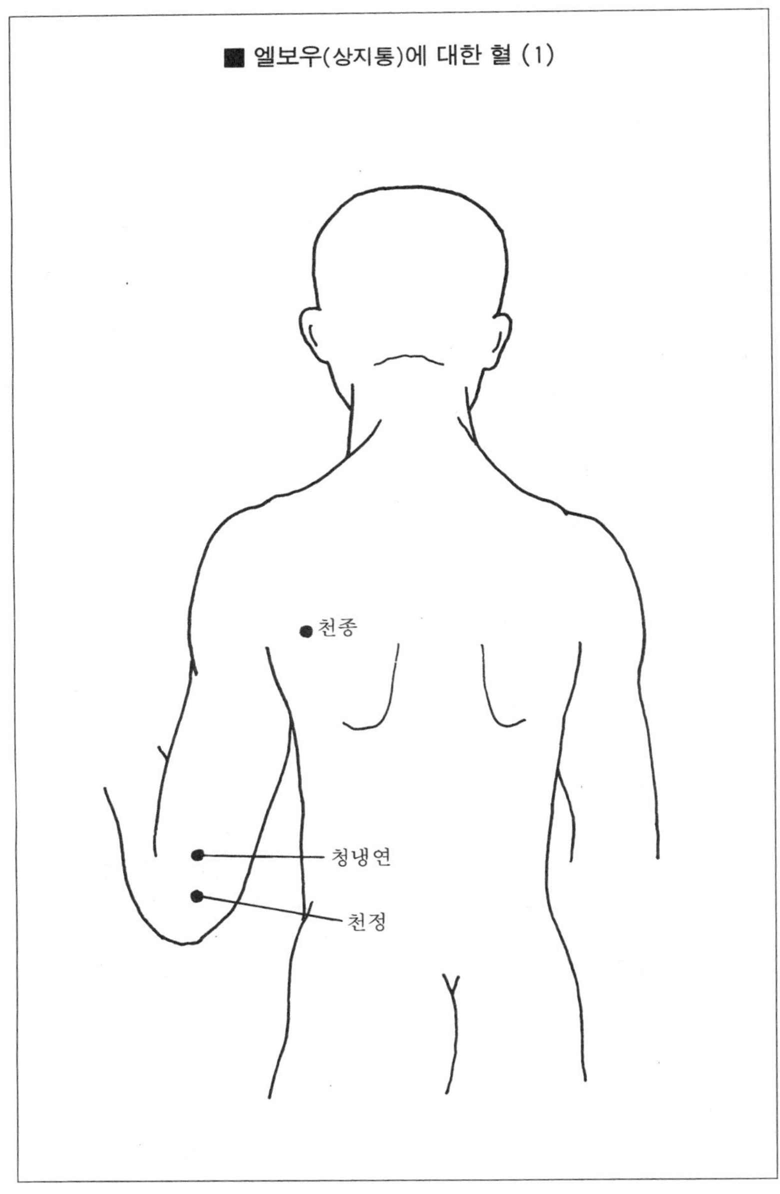
■ 엘보우(상지통)에 대한 혈 (1)
천종
청냉연
천정

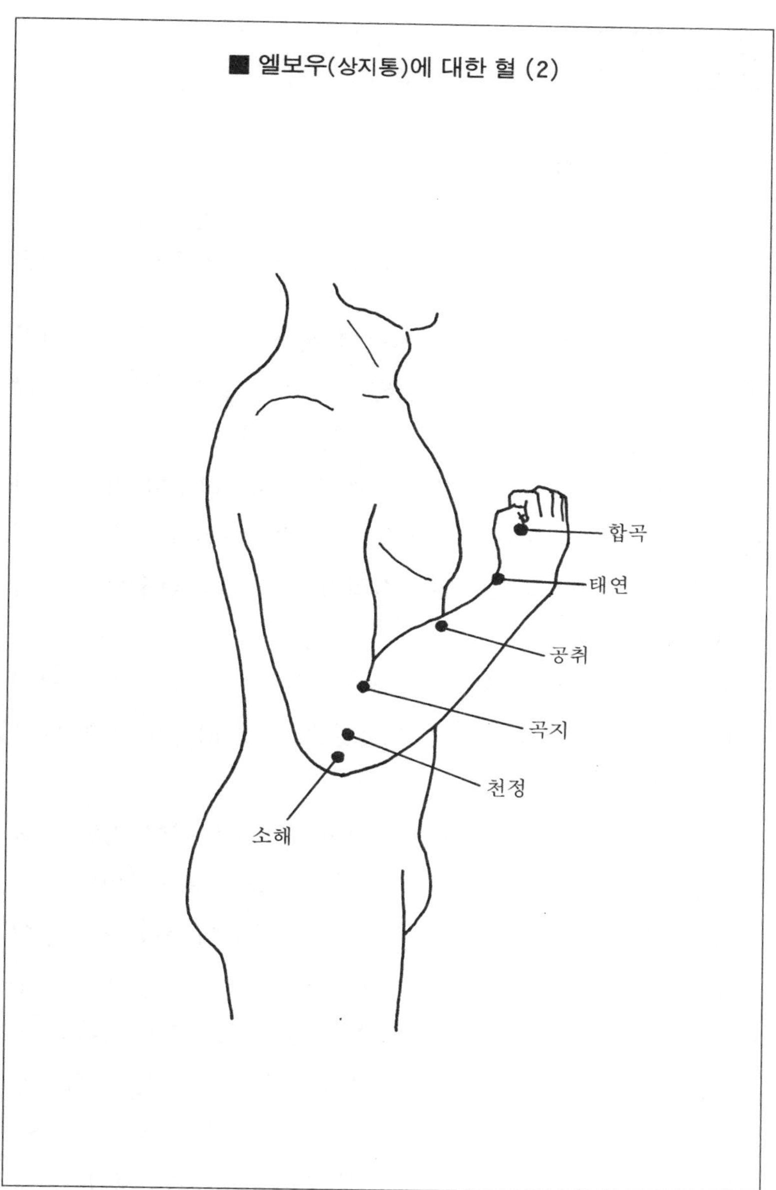

■ 엘보우(상지통)에 대한 혈 (2)

치료 증례 ⑪

▶ 좌측 엘보우

이 동 악
(서울 · 서초구 서초동 삼풍APT 12동)

이동악 씨는 좌측 엘보우 때문에 본 연구회 회원으로 입적되어 치료를 받았던 환자다. 직업이 치과의사인 관계로 그렇잖아도 그는 늘 그 질병을 우려하고 있었던 터였다.

사실 치과의사라면 늘 팔을 들어올린 채, 더구나 일정한 자세로 팔을 많이 사용하는 직업이기 때문에 자연 엘보우에 대해 걱정을 안할 수가 없다. 물론 직업적인 테니스 선수나 미용사 역시 마찬가지이다.

이 회원의 말에 의하면 엘보우에 걸리고 나서 그동안 팔꿈치가 너무 아파 밤잠도 제대로 못잤으며 그 때문에 치과 일조차 제대로 못했다는 것이다.

그리하여 그동안 용하다는 한의원을 찾아다니며 지압은 물론 뜸, 침도 많이 맞아 봤지만 별 효과가 없었다는 것이었다.

이 회원의 경우는, 처음에 우선 통증 부위에 촛점을 맞추어 팔꿈치에만 벌침 시술을 했다. 2회 정도 하고 나니 반응이 아주 좋았다. 그 이후 팔꿈치와 그 주변을 시술하고 팔의 외관과 곡지혈을 시술하고 어깨 부위도 같이 시술했다. 그렇듯 약 5회 정도 더 시술하고 나니, 마침내 그의 팔꿈치 통증은 완전히 사라졌고, 팔 또한 본인 스스로 자유롭게 움직일 수 있게 되었다.

제 5 장

순환기 질환의 치료 증례

(손·발·다리 저림, 수족 냉증 등)

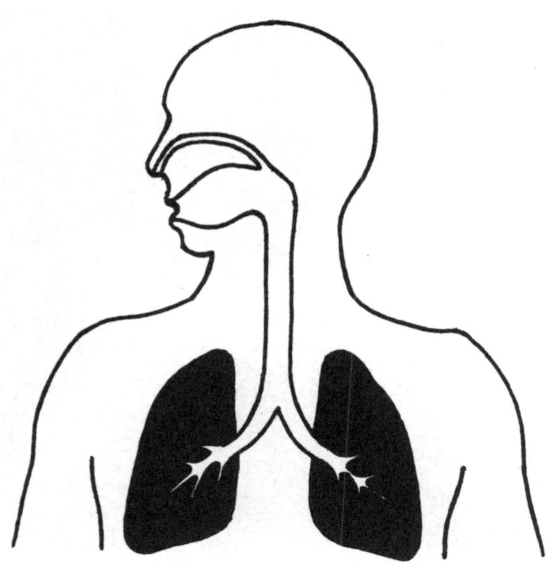

◩ 손 · 발이 저리거나 차가운 질병

손과 발이 저리는 현상은 대부분 혈액 순환 장애 때문에 발생한다.

(1) 손 · 팔 저림

손과 팔이 저리는 경우는 목의 경추와 흉추의 이상 변이에 의해서, 그리고 신경의 압박에 의해서 나타날 수도 있으며 특히 모세혈관의 혈액 순환이 원인이 된다.

또한 손과 팔의 심한 운동 후 근육통과 함께 저림이 유발되

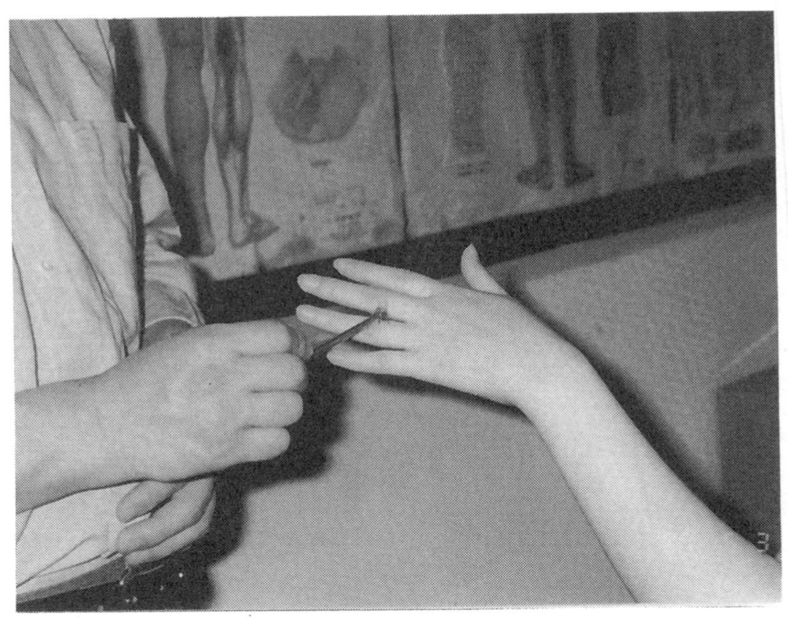

▲ 손, 팔 저림에 대한 오행 벌침 시술 장면.

기도 하며, 손과 팔의 염증, 염좌(삐는 것), 비후로 인해 정중 신경이 압박을 받아 저리는 경우도 있다.

이외에 오십견이나 어깨 결림을 호소하는 환자들에게도 손, 팔 저림이 나타날 수 있다. 한방에서는 한습이 근육을 침하고, 풍사가 침습하여 생기는 현상으로 보기도 한다.

(2) 발 · 다리 저림

발과 다리가 저리는 현상은 나이가 들어감에 따라 풍기가 습하여 허리와 다리가 무력해지면서 나타나는 현상으로 본다. 연령이 많아짐에 따라 허리에 힘이 없어지며 전신에 피로감과 함께 맥이 풀리는 경우가 있으며 발과 종아리 근처가 심하게 저리는 현상을 느끼게 된다.

그 외에 발목을 다쳤거나 무릎 관절염이 있는 경우, 무릎을 다쳤거나 삐었을 경우에도 순환 장애와 함께 저린 증상을 호소한다. 발이나 다리에 염증이 있는 경우에도 열을 동반하며 저리고 아픈 증상을 호소하게 된다.

발과 다리가 저리는 증상은 요추와 밀접한 관련을 가지며 잘못된 자세에 의해서 나타나는 골반 변이와도 연관이 깊다.

(3) 손 · 발 저림

① 손, 발 저림은 대개 손끝 발끝 저림이 가장 많으며 환자 스스로의 저림을 호소하는 부분을 가장 먼저 시술한다.

② 몸 사지의 경락인 수삼, 족삼, 백회를 시술한다. 기경 팔혈은 전체적으로 시술한다.

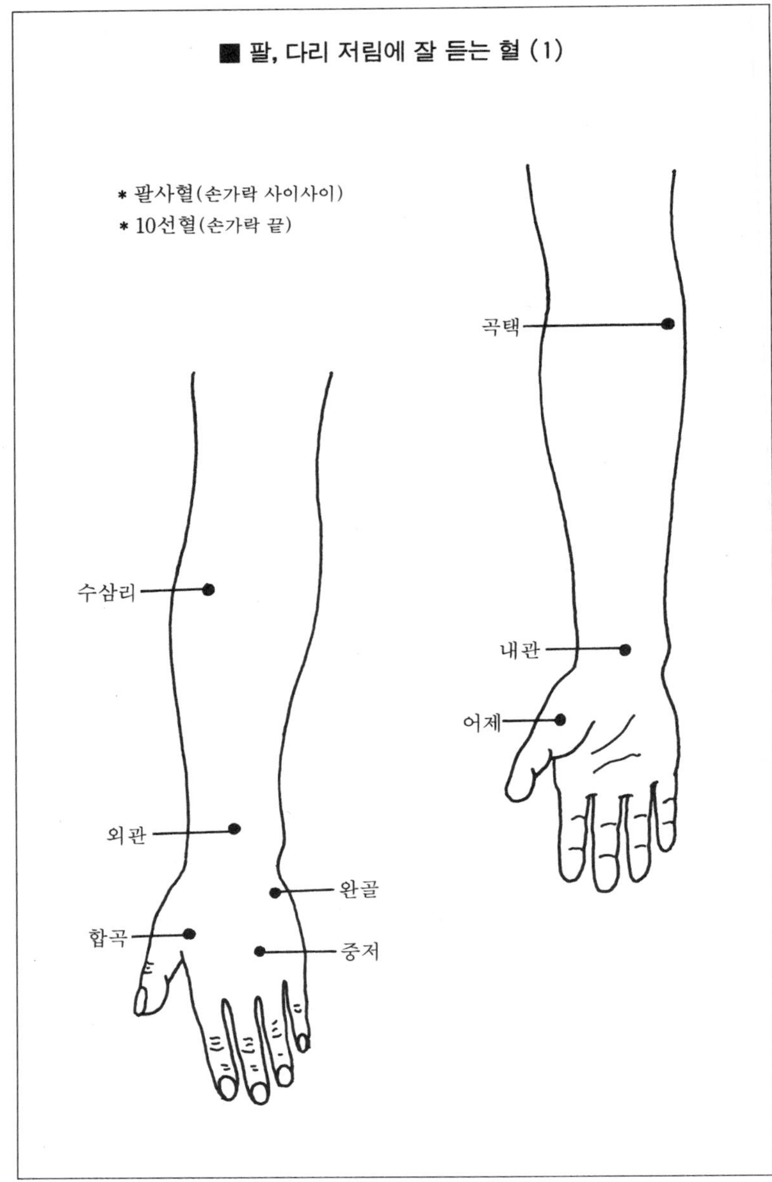
■ 팔, 다리 저림에 잘 듣는 혈 (1)
* 팔사혈(손가락 사이사이)
* 10선혈(손가락 끝)
곡택
수삼리
내관
어제
외관
완골
합곡
중저

■ 팔, 다리 저림에 잘 듣는 혈 (2)

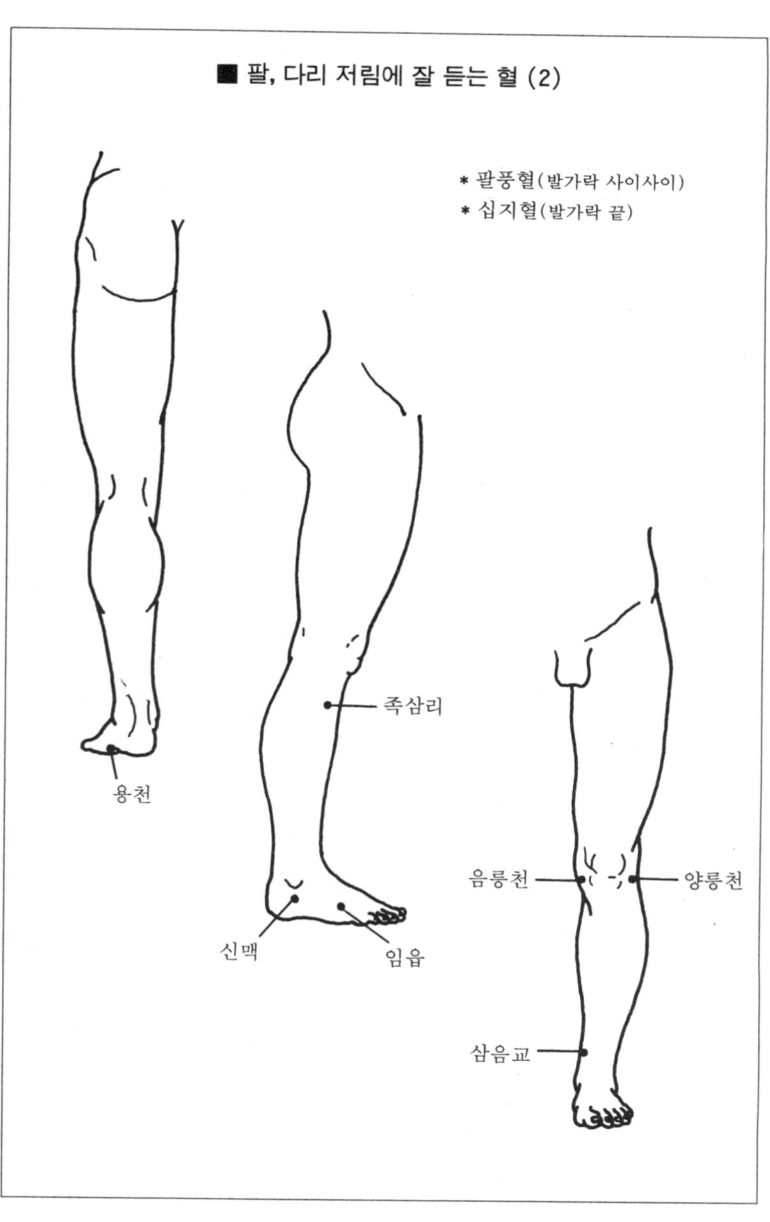

③ 경락상의 중요 혈과 목(경추)과 허리 부분을 시술한다.

④ 오행에 있어서 혈액 순환과 관계가 깊으므로 수와 목을 보하는 시술을 한다.

(4) 손·발이 차가운 병

손발이 차거운 병은 손, 발 저림과는 약간 다른 차이를 가지고 있으나 말초 혈액 순환 장애에 의해서 주로 발생된다.

손, 발의 말초 혈액 순환 장애로 인해 손과 발이 차겁고 대부분 날씨가 추워지면서 외부의 출입을 꺼리게 되고 여름철이라도 본인은 추위를 느껴서 에어컨이나 선풍기 곁을 피하려고만 한다.

손, 발 뿐만 아니라 어깨나 팔 다리가 시려서 노출을 꺼려하며 이로 인해 상대방과의 접촉도 꺼리고 피하게 된다.

일반적으로 신체 일부 또는 전신의 차가움(냉감)과 몸 안에 찬바람이 쏟아지는 느낌을 호소한다.

냉증은 연령과 관계없이 폭넓게 그 증상이 나타난다.

특히 여성의 경우가 이런 손·발 차가운 병을 많이 호소하는데, 상대방과 악수하거나 연인끼리 손을 잡는 것도 피해를 주는 듯한 느낌을 가지게 되어 본인에게는 대단한 스트레스를 주게 된다.

손, 발이 차거운 여성은 특히 복부가 차가워서 복부에 관한 질병을 갖고 있으며 냉, 대하, 빈뇨, 방광염 등 여성 안의 질병을 많이 호소하게 된다.

특히 손, 발의 혈액 순환 장애로 손과 발바닥에 각질이 쉽게 일어나고 뻣뻣하여 갈라지는 현상까지 초래하게 된다.

이와 같은 손, 발이 저리는 현상과 손 · 발이 차거운 현상은 혈액 순환과 밀접한 관계로서 벌침으로 치료가 잘 된다.

특히 벌침은 가정에서도 손쉽게 할 수 있으며 손, 발이 저리는 경우는 여러 원인별 증상에 따라서 특별한 치료를 병행해야 하나 손, 발이 차가운 병일 경우는 복부와 손 · 발의 경혈만 치료하는 것으로 의외로 간단하다.

벌침용 벌만 있다면 가정에서 간단히 손과 발 주위의 혈에 가볍게 벌침으로 치료하면 쉽게 치유된다.

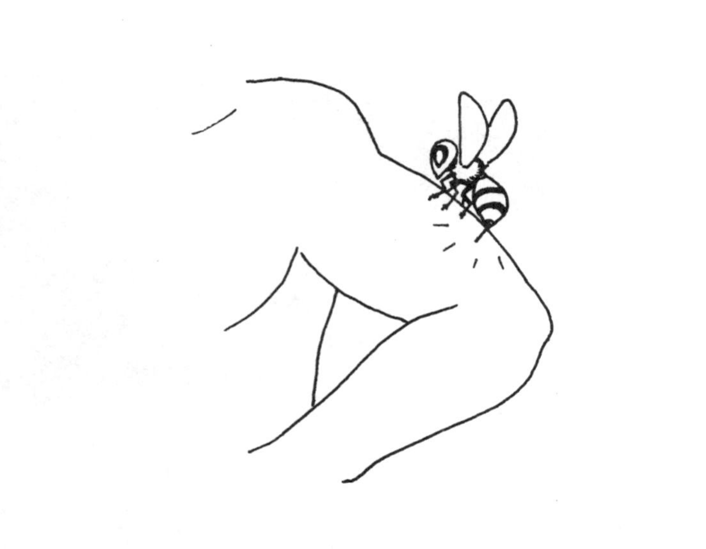

▲ 팔, 다리 저림으로 고생할 때는 오행 벌침 요법으로 치료하면 쉽게 치유할 수 있다.

(5) 치료 방법

① 환자의 체질을 분석한 후 손·발 저림의 원인을 파악한다. 또한 한습이 근육을 침범하고 풍사가 있거나 어혈이 들어 있는 경우를 찾아야 한다.

② 손과 팔, 발과 다리의 염좌 및 염증을 관찰해야 한다.

③ 손과 발의 경락혈과 아픈 부분은 직침 또는 발침으로 하여 계속적인 시침을 한다.

④ 해당 경락을 찾아서 보강하는 벌침 시술을 한다.

⑤ 바른 자세로서의 운동과 지압·마사지를 병행한다.

⑥ 손·발이 차가운 경우에는 복부에 있는 혈을 마사지와 함께 벌침으로 시술한다.

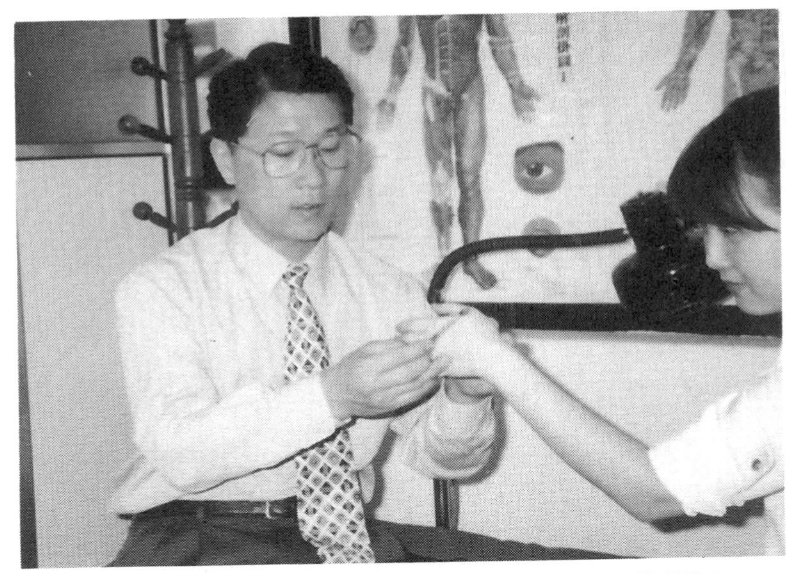

▲ 손발이 저리거나 차가운 증세로 고생하고 있는 환자를 오행 벌침 요법으로 치료하고 있는 김동현 회장.

■ 손, 발이 차갑고 저림에 대한 혈 [앞면]

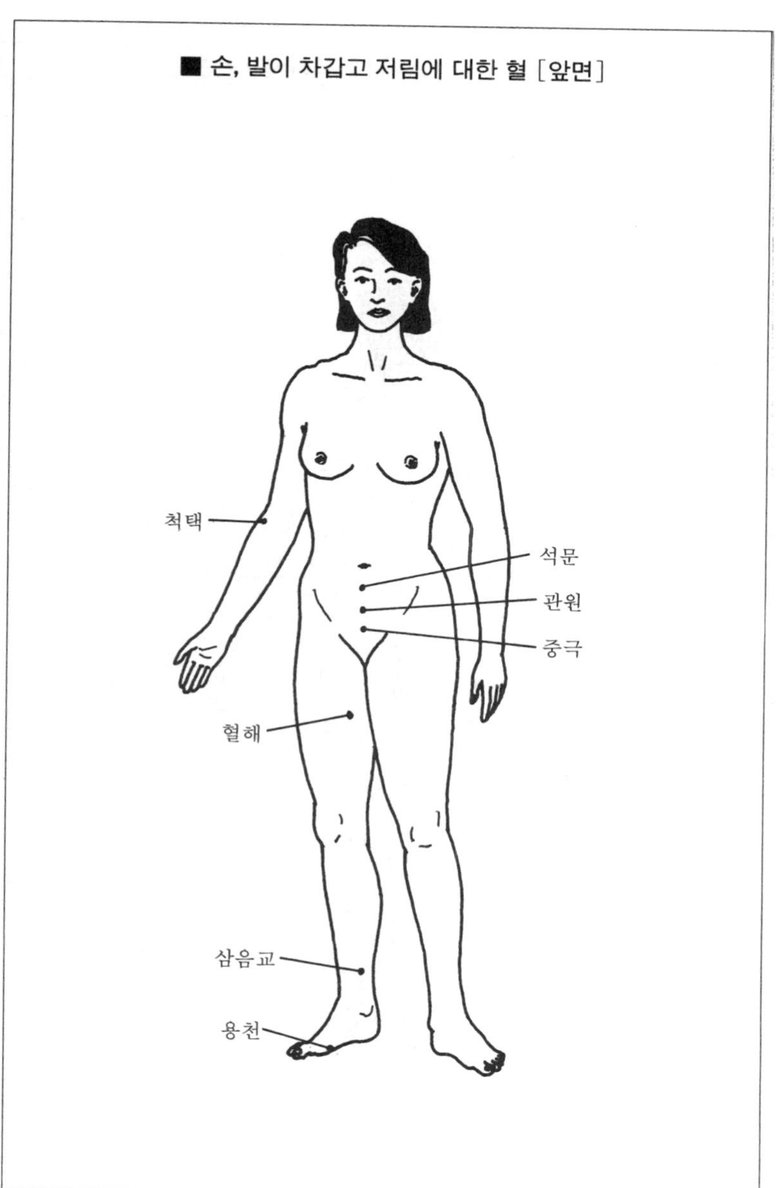

■ 손, 발이 차갑고 저림에 대한 혈 [뒷면]

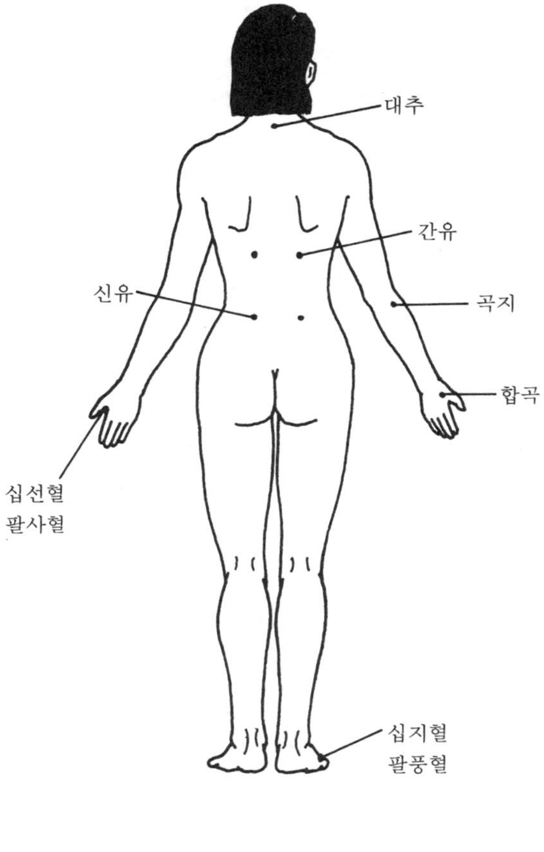

대추
간유
신유
곡지
합곡
십선혈
팔사혈
십지혈
팔풍혈

치료 증례 ⑫

▶ 손 · 발 저림과 수족 냉증

나 대 웅 (34세)
(서울 · 관악구 봉천동 보라매 삼성APT 106-402)

나대웅 씨의 경우는, 약 10년 넘게 손 · 발 저림과 수족 냉증으로 고생한 환자였다.

증상으로는, 뒷목이 뻣뻣하고 등줄기까지 아팠으며 손 · 발이 늘 차갑고 저리었다.

그래서 그 때문인지 몸은 항상 나른했고 기운 또한 늘 우울하고 안 좋았다.

그리하여 혹시나 속으로 중병이나 들지 않았나 싶어 그동안 병원에 찾아가서 종합 진찰도 받고 치료도 받았으나 별다른 병은 없었다고 했다.

나대웅 회원에 대해서는 벌침 시술시 우선 몸 전체의 사지혈을 벌침 시술한 후 기경 팔혈 위주로 시술을 했다.

다음에 손 · 발 저림과 수족 냉증은 혈액 순환에 기인한 것으로 보고 손의 십선혈, 팔사혈을 약 5회 정도 시술했다. 그리고 이어 임맥과 독맥 중 신장과 방광에 해당되는 경혈을 벌침 시술했다.

그렇게 시술하기를 7회 정도. 그러자 이내 손 · 발 저림의 증상이 사라졌고, 계속해서 3회 정도 더 시술하고 나니 그제서야 손 · 발이 따뜻해졌다.

나대웅 씨는 어린 아이처럼 기뻐하면서, 벌침 효과가 이렇게 신통한 줄은 몰랐다면서 연신 자기의 손을 만져보고, 들여다보고 하면서 그렇게 좋아할 수가 없었다.

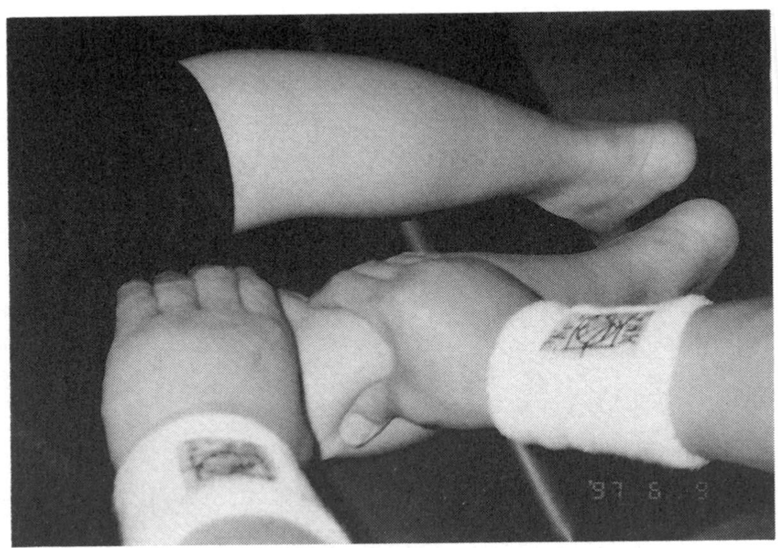

▲ 다리 저림과 수족 냉증에 대한 오행 지압 · 마사지 요법.

◩ 다리 경련 및 정맥류

다리 경련은 장딴지에 쥐가 나는 증상으로 대부분 수면 중에 많이 발생한다.

장딴지 근육의 과로나 오랜 긴장으로 인해 장딴지 근육이 붓고 무거우며 아프기도 하고 쥐가 나는 경우이다.

주로 서서 일하는 직업인에게 많으며, 다리 정맥이 튀어나

오고 보기 싫어지는 경우와 수분 결핍, 각기 등이 원인이 된다.

다리 정맥이 튀어나오면 여성들의 미용상 큰 문제가 되기에 치마를 못 입게 되는 경우가 많다. 또한 하체에 심한 피로와 부종을 동반한다.

장딴지에 격렬한 통증과 함께 강직성 경련이 일어나고 손으로 누르면 근육은 탄력이 없다. 이 질병은 허리에 자극을 주어 허리도 아프고 다리가 무력해진다. 노쇠해서 오는 경우도 있으나 대부분 다른 원인에서 오며, 벌침으로는 혈액 순환을 통해 쉽게 치유된다.

치료 방법에 있어서는, 벌침 치료가 좋으며 장딴지에 정맥이 튀어 나오고 마비되는 증상 역시 가볍게 치료된다.

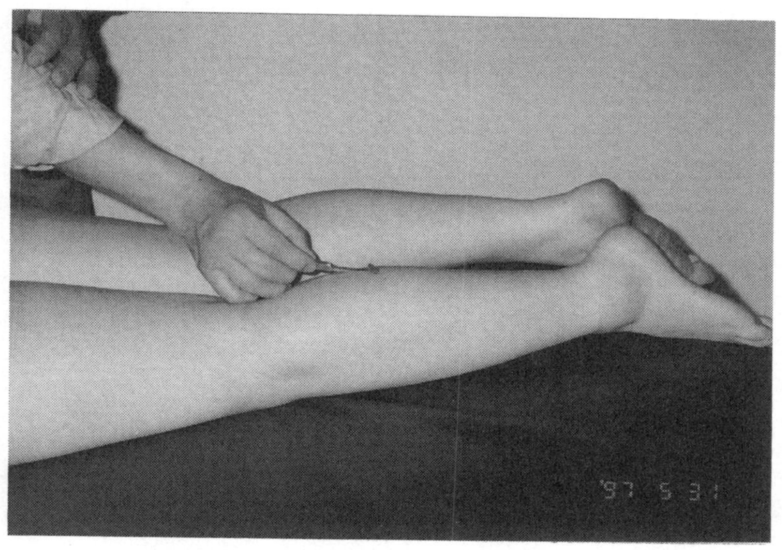

▲ 다리 경련 및 정맥류에 대한 오행 벌침 시술 장면.

치료 증례 ⑬

▶ 다리 경련, 만성 피로 및 불안 초조

김 광 호 (남, 40세)
(서울 · 서대문구 홍은동 568번지)

2, 3년 전부터 평소에 늘 피곤하고, 또한 무력감과 함께 늘 무언가 모르게 불안하고 초조하다며, 이를 고칠 수 없느냐고 간절히 호소해 온 환자가 있다.

올해 나이 40세인 김광호 씨는 3년 전 부득이한 사정으로 갑자기 다니던 직장을 그만 둔 뒤부터 이렇듯 무단히 증세가 생긴 것이라 했다.

특히 다리 오금 뒷부분에 당기는 증상과 함께 경련이 일어나고 쥐가 나서 일을 보기가 힘들다고 호소했다.

그래서 벌침을 다리 오금과 함께 장딴지 쪽에 약 5회에 걸쳐 시술한 결과 놀랄만한 효력이 있었다. 특히 방광 경락과 관계가 있다고 보고 방광 경락 위주의 시술을 하면서 신장을 강화시키자 다리의 경련이 씻은 듯이 사라졌다.

그리고 다시 약 10회 정도 시술을 했더니 만성 피로도 말끔히 사라졌고, 불안 초조 역시 없어졌다.

그후 이 환자는 너무나 기분이 좋아졌다고 하면서, 대인 관계는 물론 이제는 개운한 마음으로 하루 하루를 즐겁게 보내고 있다고 하였다.

◪ 한비증

한비증이란 한여름이나 또는 심지어 봄에도 팔 · 다리나 어깨, 또는 손 · 발 등이 더운 외부 기온과는 달리 차고 시린 증상을 말한다.

이 질환의 특징은, 한 마디로 누구나 없이 몸 전체 또는 부분적으로 으슬으슬 추위를 느낀다는 데에 있다. 남들은 더워서 선풍기나 에어컨을 찾는 데도 환자는 도리어 따뜻한 이불 속 같은 것을 찾는 것이다.

하지만 춥다고 해서 그처럼 따뜻한 것만을 찾으면 병은 더 쉽게 낫지 않으며, 특히 에어컨 바람은 더욱 이 질환에는 좋지 않다.

한비증은 주로 손등, 무릎 밑, 발등, 어깨 같은 부위에 많이 나타나지만, 허리나 머리 등 신체 어느 부위에서도 이 증상은 나타날 수 있다.

또한 한비증이 나타나는 부위는 동전만한 작은 크기에서 큰 경우는 하지 전체에 이르기까지 다양하다. 또 증상이 나타나는 부위가 일정치 않으며 손으로 만져봐도 차가운 기운을 느낄 수 있다.

한비증은 출산 후나 큰 병을 앓아 몸이 쇠약해진 상태에서 몸이 지속적으로 차가운 기운에 노출돼 있을 때 주로 발생한다.

산후에 에어컨 같은 찬 공기를 쐬거나 찬물에 손을 담그고 머리를 감는 경우가 가장 큰 원인이다. 또 직업상 지속적으로 찬 기운에 노출되는 경우, 한의학에서 말하는 '한사'(차갑고 나쁜 기운)가 피부를 통해 침입, 발생한다. 생활 여건상 여자들에게 흔히 나타나지만 남자들에게도 남성 체질, 마른 사람, 비만한 사람 등 구별없이 이런 증상이 나타날 수 있다.

한비증은 벌침 치료가 잘 된다. 한비증을 느끼는 부분을 벌침으로 치료해 주고, 해당 부위가 어떤 경락상의 부분인가를 파악하여 손과 발의 원혈, 모혈 치료를 하면 된다. 또한 이와 함께 체질에 따른 보법을 취하면 된다.

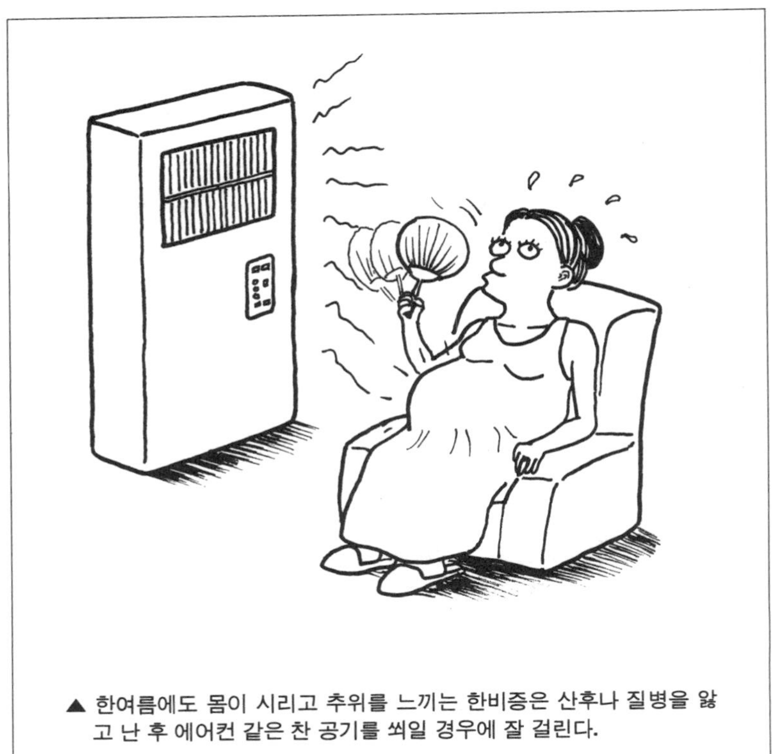

▲ 한여름에도 몸이 시리고 추위를 느끼는 한비증은 산후나 질병을 앓고 난 후 에어컨 같은 찬 공기를 쐬일 경우에 잘 걸린다.

치료 증례 ⑭

▶ 한비증(부분적으로 시린 증상)

조 남 순 (여, 50세)
(서울·동작구 노량진동 260번지)

금년 나이 50세인 조남순 씨는 1997년 3월 31일, 어깨 부위와 팔목이 시리다며 찾아왔다.

이 증상은 벌써 20여 년 전부터 있어 왔는데, 그건 산후 조리가 나빠서였다고 본인은 그렇게 말했다.

물론 환자는 그동안 침도 많이 맞았고, 또 좋다는 약도 많이 먹었으나 별 효험이 없었다는 것이었다.

이 환자의 경우는 평소에도 늘 어깨 부위와 팔목 부근이 시리고 차거워서 항상 이불을 뒤집어쓰고 있는 형편이라고 했다. 물론 선풍기나 에어컨 바람은 무척 싫다고 했다.

이 환자는 오행지법에 의거 10회 정도의 벌침 시술 후 완쾌되었다.

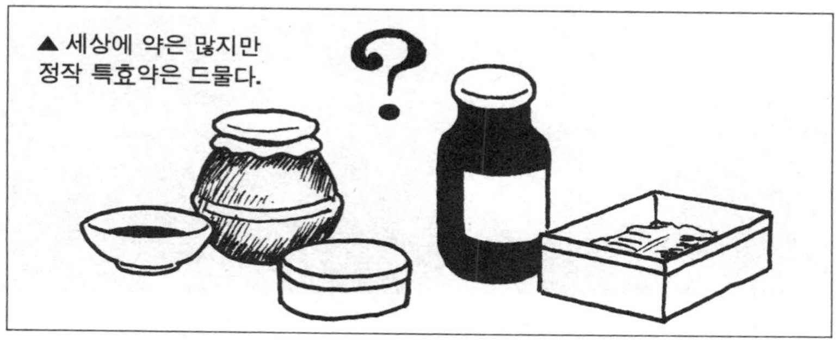

▲ 세상에 약은 많지만 정작 특효약은 드물다.

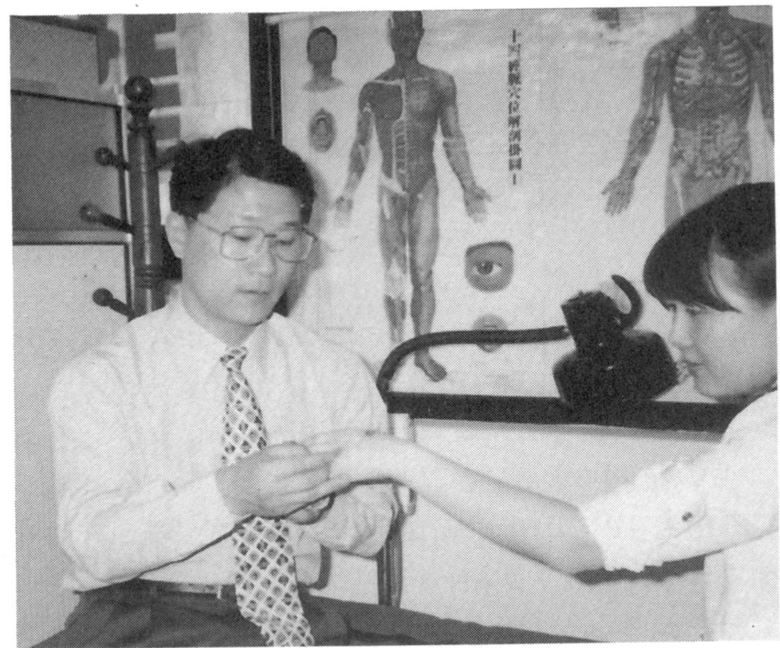

▲ 손발 삔데에도 오행 벌침 요법은 탁월한 효능을 발휘한다. 사진은 삔 발을 오행 벌침 요법으로 치료하고 있는 모습.

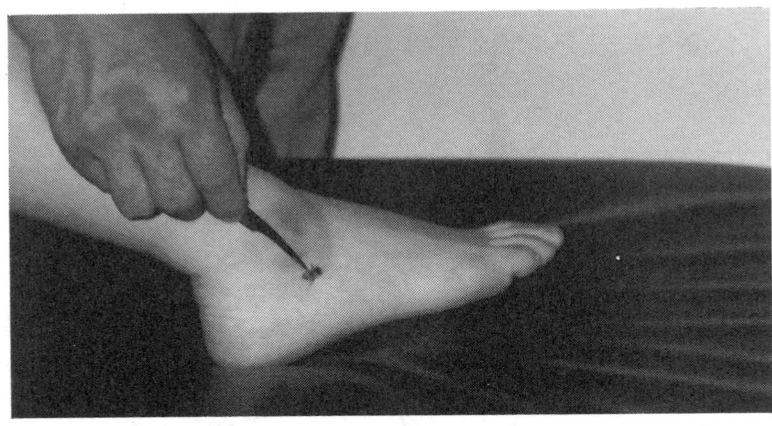

▲ 중풍 환자에게 오행 벌침 요법을 시술하고 있는 모습.

제 6 장

비뇨기 질환의 치료 증례
(전립선 질환, 발기 부전, 정력 증강 등)

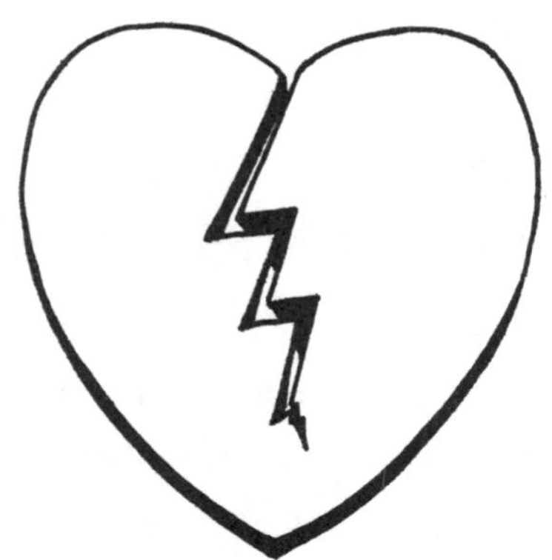

◩ 전립선 질환

전립선은 남성에게만 있는 것으로서 성욕이 감퇴되고 매사에 의욕이 없는 경우에는 전립선 질환을 의심해 보아야 한다.

전립선이 비대해 지는 경우는 요의 배출을 방해하고 잔료감이 계속되어 방광, 요도, 신장의 병적 질환을 초래한다.

전립선은 방광 바로 밑에 있는 밤알 크기만한 것으로 후두요도를 고리 모양으로 감싸고 있다. 전립선 가운데로 요도가 통과하고 있으며 이곳에 사정관이 열려있고 요도 괄약근이 있어 배뇨를 조절한다.

전립선 비대증의 초기는 밤알 정도의 크기이나 나중에는 5~6배 정도 커진다.

전립선염이 되면 빈뇨(오줌소태)나 배뇨 장애, 배뇨시 통증, 잔뇨감, 혈뇨(피오줌), 요감염, 요도의 불쾌감, 하복통, 요통, 관절통, 고환 통증 등이 나타난다.

전립선염은 요도염이 전립선 요도를 통해 직접 감염되거나 편도선염, 충치, 골수염과 같은 염증이 혈관을 통해 전염되는 경우로 나눌 수 있다.

전립선 질환은 증상을 잘 모르다가도 과음, 과로를 하거나 과격한 성생활, 또는 오래 앉아 있는 직업 등 몸의 면역 능력이 떨어지면 많이 발생한다. 특히 전립선염에 의해 발기부전 증상을 초래하여 정신적 고통까지도 안겨 준다.

치료 방법으로는, 전립선 질환은 벌침으로 치유가 잘 된다.

벌의 독성에 의해 면역 체계를 강화시키며 염증 제거를 통하여 쉽게 치유된다. 벌침과 프로폴리스를 병행하면 치유 효과가 탁월하다.

(1) 전립선 질환의 시술 방법

① 남성과 주위의 통증을 느끼는 부분을 가장 먼저 시술한다.

② 사지혈을 시술하고 기경 팔혈 중 공손, 내관을 시술한다.

③ 방광 경락을 위주로 시술하며 간과 신장 경락도 보하며 임맥에 유의한다.

④ 수를 보하는 방법으로 시술한다.

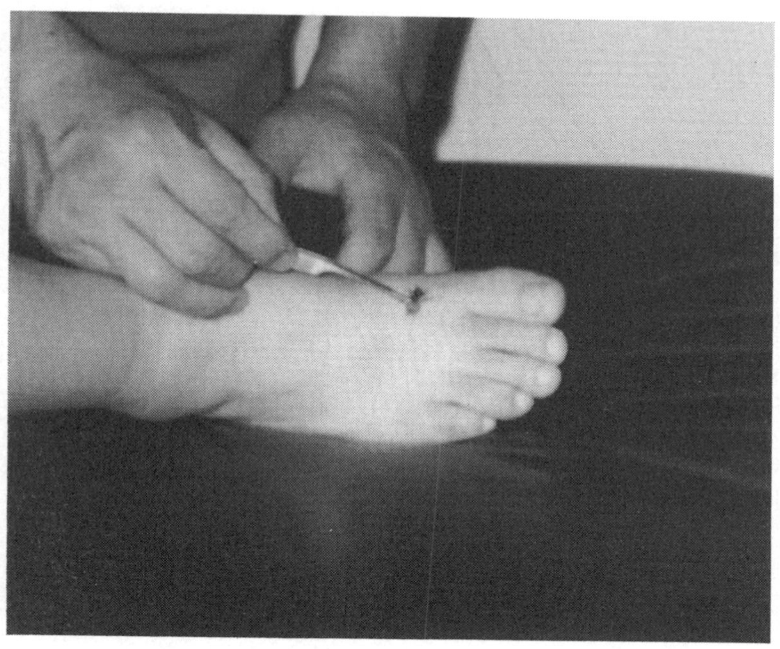

▲ 전립선 질환(간 경락)에 대한 오행 벌침 시술 장면.

■ 전립선 질환에 대한 혈 [앞면]

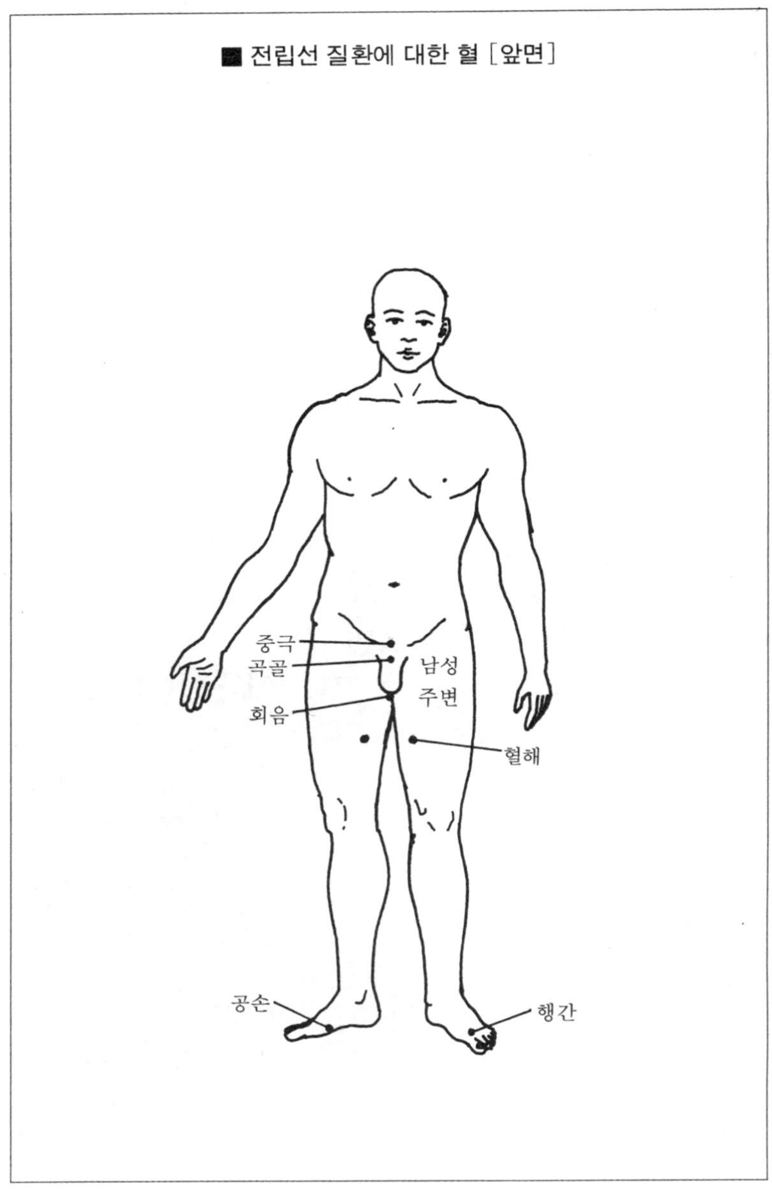

■ 전립선 질환에 대한 혈 [뒷면]

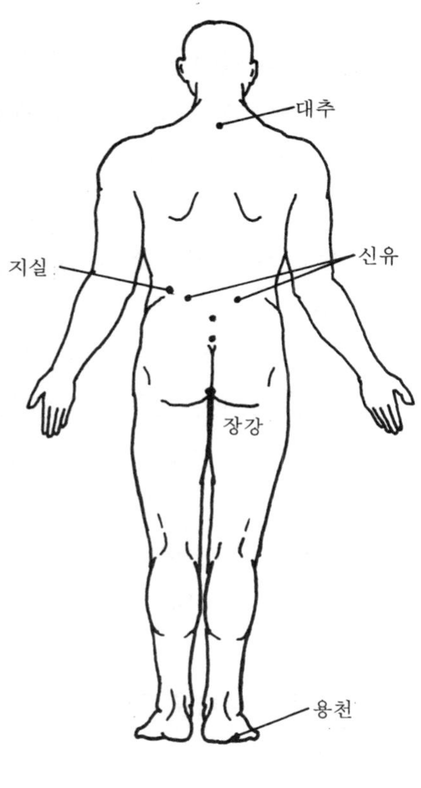

치료 증례 ⑮

▶ 전립선 질환(정력 부족, 전립선염)

이 광 진 (남, 43세)
(경기도 과천시 부림동 주공APT 905-301)

정력 감퇴란 특히 남성에 있어서는 치명적인 증상이다.

이광진 씨의 경우는 전립선 질환 때문에 정력이 감퇴되어 본회에 찾아온 케이스였다.

처음엔 그저 몸이 피곤해서 그러겠지 했는데, 차츰 배뇨의 통증도 더해지고 성생활 또한 영 신통치 않아 그래서 큰 마음 먹고 찾아온 것이라 했다.

물론 여기 오기 전에는 약방에 가서 약도 사먹어 보고 또 병원 치료도 받아봤지만 별 효과가 없었다는 것이었다.

나는 그래서 환자의 증상을 정확히 파악한 다음, 일단 간과 신장, 방광 경락을 위주로 벌침 시술을 한 후, 회음 및 남성의 주변 치료를 약 5회 정도 더 시술했다.

그러자 환자는 배뇨가 우선 시원하고 통증 또한 없어졌다면서 무척 기뻐하는 것이었다.

그렇듯 한 달 정도 벌침 시술을 하고 나니, 이젠 정력도 좋아지고 평소에 늘 뻐근하고 결리던 어깨마저 시원해졌다면서 여간 좋아하는 것이 아니었다.

그는 그후 열열한 벌침 신봉자가 되었다.

◪ 발기부전(음위증)

현대인은 인간 스스로의 자연 파괴에 의한 공해와 스트레스에서 체질의 변화를 가져왔다. 자연의 법칙에 순응치 못한 결과로 성인병이 생기고 개개인의 장부가 약해지기 시작했다. 특히 남성의 경우는 발기부전이란 질병을 호소하기에 이르렀다.

남성의 발기부전은 음위증이라고도 하며 성기가 발기되지 않거나 발기되더라도 단단하지 못하고 성교 도중에 약화되어 버리는 경우를 말한다. 성적 자극을 받아도 단단하게 발기되지 않아서 정상적인 성행위를 할 수 없게 되어 정신적인 스트레스는 엄청나다고 할 수 있다.

(1) 발기부전의 원인

발기부전은 현대 남성의 심각한 문제로 대두되고 있으며 다음과 같은 원인이 있다.

① 정신적 원인 : 스트레스, 불안, 긴장, 성교에 대한 혐오, 공포, 대뇌피질의 발기 억제.

② 신경성 원인 : 방사 과다, 조기 사정을 초래하는 신경 쇠약.

③ 마비성 원인 : 내분비선 이상, 뇌척수 신경 장애, 약물 중독.

④ 기질적 원인 : 외음부의 기형, 결손, 음경의 종양, 고환과 음낭의 종대.

⑤ 기타 원인 : 만성 신부전증, 요독증, 당뇨병, 고혈압, 전립선염, 교통사고 후유증 등.

위와 같은 원인을 가진 발기 부전은 동양 의학에서 보면 심비의 손실 및 간과 신장 경락과 밀접한 관계를 갖는다.

벌침을 통하여 막힌 혈을 뚫어 주며 경락 치료를 병행하고 각종 원인이 되는 염증 치료 및 질병 치료를 하면 쉽게 치유된다.

특히 벌침은 혈액 순환을 원활하게 해주고 면역 체계를 강화시키는 단백질 성분을 포함하고 있으며 세포의 조직을 회생시키는 효능을 갖고 있다.

이와같은 효능을 가진 벌침 요법으로 발기부전을 예방 및 치료할 수 있고 그 중에서도 사상 체질에 따른 오행 벌침은 탁월한 효과를 발휘한다 하겠다.

오행 벌침에 의해 간(목), 신장(수), 비장(토) 기능을 강화시켜 주며, 체질의 보법을 적용하여 시술하면 쉽게 치유된다. 또한 남성의 근본적인 오장육부의 기능 강화와 함께 발기부전은 잘 치료된다.

(2) 시술 방법

① 가장 근본인 아시혈 위주로 시술 한다.

② 생식기 주변에서 막힌 혈을 찾아서 먼저 기혈을 벌침으로 뚫어준다.

③ 공손, 내관, 조해, 열결 등 기경 팔혈과 사지혈을 시술한다.

④ 간과 신장, 방광, 비장 경락에 유의하여 원혈을 시술한다.

⑤ 오행에 근거하여 수와 목을 강화하는 시술을 한다.

⑥ 오행지법에 근거한 보법을 시술한다.

(3) 정력 증강

남성에게서 가장 큰 관심은 정력 증강이 아닐까 한다. 현대의 남성은 환경 오염에 의한 공해와 자기 주변 여건에 따른 신체적 약화와 정신적 스트레스에 의해 정력이 약해지고 있다.

최근 통계 자료에 의하면 남성 불임의 확률이 더 많아지고 정자수가 줄어들고 있다고 한다. 자연 환경의 파괴에 따라 남성의 정력은 갈수록 약화되고 있는 것이다. 특히 가정에서의 남성 역량의 감소도 정력과 무관한 것은 아니라고 본다.

정력은 단순히 성행위 능력만을 말하는 것이 아니라 본래 인간이 가지고 있는 성교 능력, 사고 능력, 행동 능력 등 모든 능력을 포함한다고 보아야 한다.

정력은 나이가 들면서 노쇠 현상과 함께 오는 경우가 많으며 발기가 되더라도 음경이 딱딱하지 못하거나 일찍 사정을 하고 시들게 된다. 양기 부족에 의해 호르몬 생성도 부진함에 따라 성욕조차 감퇴되는 경우가 있다.

신체적 정신적 문제나 외부적인 사고에 의한 경우를 제외하고 정력이 약해지는 경우는 신체 기능의 저하가 그 원인으로 보이며 이는 쉽게 치료될 수 있다. 정력이 부족하면 발기부전 현상을 초래하며 그 외적인 파급 효과가 심한 병을 초래한다.

한방에서는 신장 및 간장과 비장 기능의 손실에 따른 정력 약화가 많으며 몸 전체의 혈액 순환이 주 원인으로 보여진다. 벌침을 통해 몸 안의 기능을 조절할 수 있도록 막힌 기혈이 뚫어지고 경락상, 임맥과 독맥, 방광경과 관련된 기능을 회복시키면 정력이 증강한다.

특히 벌침은 혈액 순환을 원활히 해주고 각종 염증을 제거하며 면역 체계를 강화시켜 주어 세포의 조직을 회생시키며 기의 순환을 원활히 해준다.

오행 벌침의 침술 치료와 벌독의 치유 능력이 결부되어 남성 정력이 증강되고 스스로의 적당한 운동과 건강 유지를 병행하는 것이 정력 증강의 비결이 아닐까 한다.

정력 증강은 발기부전과 같은 맥락으로 보면 되겠다.

■ 혈액 순환에 도움이 되는 혈 [발바닥 부분]

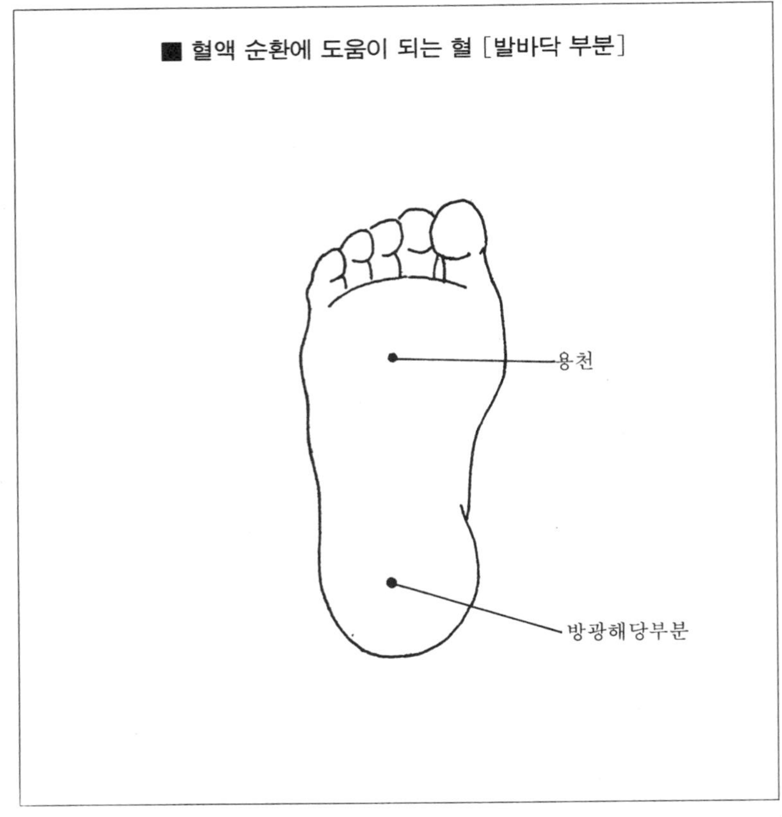

■ 발기 부전에 대한 주요 혈 [앞면]

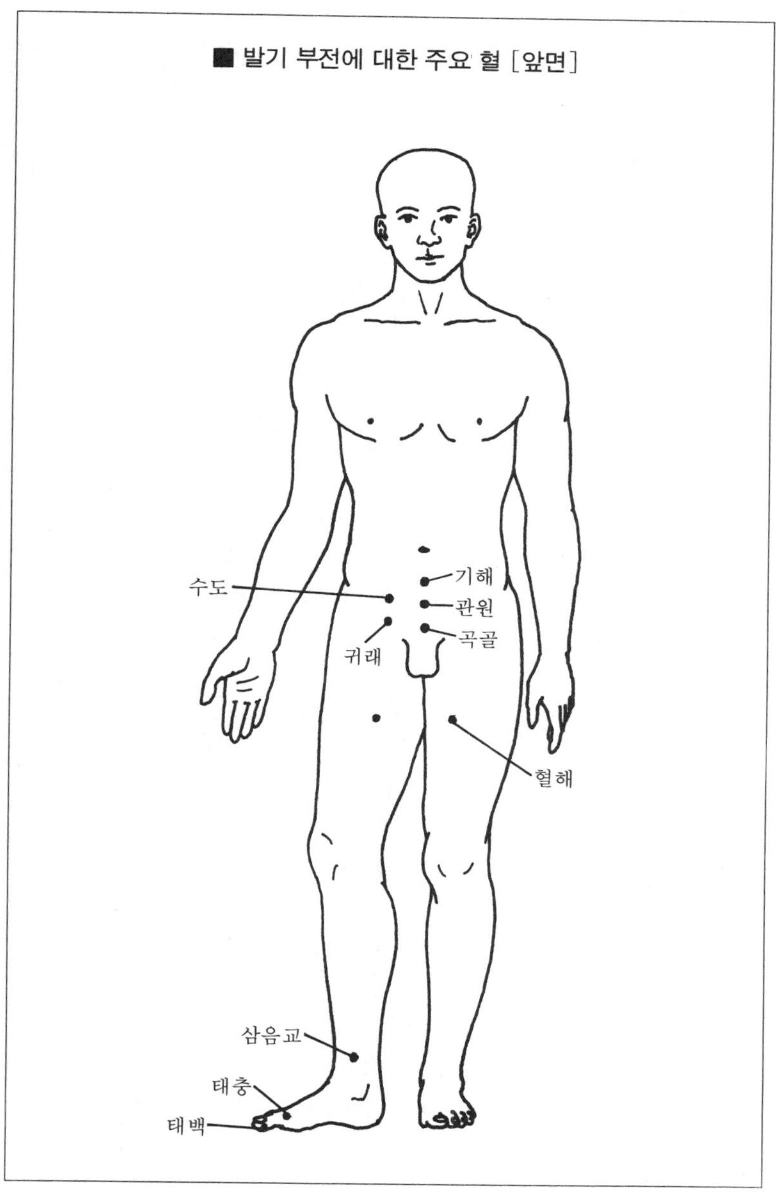

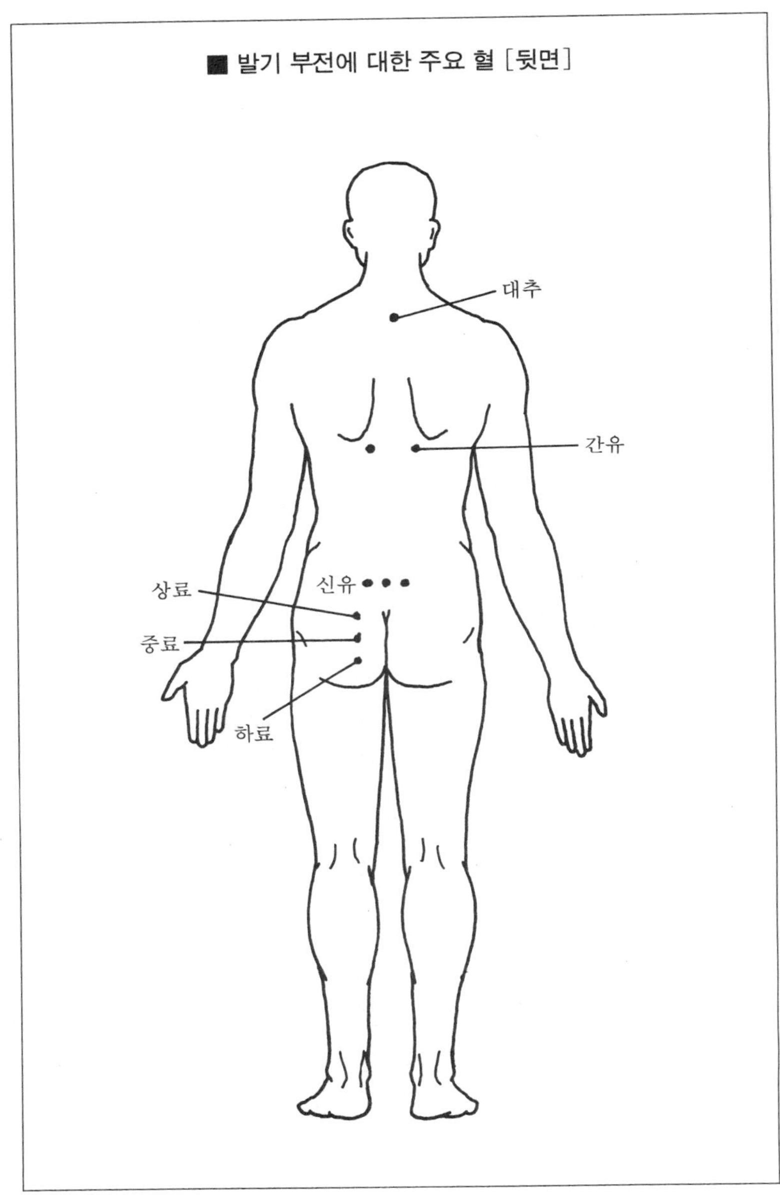
■ 발기 부전에 대한 주요 혈 [뒷면]
대추
간유
신유
상료
중료
하료

감사 편지

❖ 쾌유 체험 사례 ③……≪발기 부전≫

원장 선생님께.

진작 소식 드린다는 게 늦어졌습니다.

그간 안녕하십니까?

저를 기억하실지 모르겠으나, 금년 3월에 '발기 부전'으로 찾아간 사람이라고 하면 이내 곧 생각나시리라 봅니다.

저는 원장 선생님 덕분으로, 지금 건강하게 잘 지내고 있습니다. 그리고 부부 생활도 원만하구요. 하여튼 이 모두가 선생님의 은덕임을 항상 잊지 않고 있습니다.

이제야 편지로 이야기입니다만, 사실 그때 처음 원장 선생님을 찾아갔을 때는 정말 창피했었습니다. 물론 남자끼리 별 허물은 없었어도, 어쨌든 주위의 시선도 있고 해서 그땐 정말 여간 거북하질 않았습니다.

감사합니다, 선생님.

저는 사실 지금 인생을 새롭게 살고 있습니다.

우선 첫째 하고 있는 일에 부쩍 용기가 생기고, 무엇보다도 하루 하루가 그저 즐겁고 고맙기만 합니다.

아무쪼록 선생님께서도 매일 매일 좋은 날이 있기를 바랍니다.

다음 번에 서울에 갈 때는 꼭 한 번 선생님을 찾아뵙겠습니다.

그럼, 오늘은 이만 필을 줄입니다.

1997년 4월 1일

임 창 수 드림

(인천직할시 간석동)

담당 시술인으로서의 변(辯)

임창수 씨에 대해서는 어느 환자보다도 기억이 많이 난다.

본회에 몇 번인가를 찾아왔다가는 그냥 되돌아 가고…… 그렇게 하기를 아마 네다섯 번은 그러했으리라 짐작된다.

분명히 아파서 찾아온 건 사실인데, 어디가 어떻게 아파서 왔느냐고 물을 때면 늘 그때마다 별 것 아니라며 슬며시 뒷걸음치며 도망가던 사람이었다.

나중에야 그 사실을 알았지만, 그까짓 '발기부전'이 무슨 큰 흠이라고…… 그는 그게 창피해서 그랬노라 했다.

물론 환자들 중에는 여성들이 많다. 하지만 그게 무슨 큰 흠이 된단 말인가? 아무튼 나이가 37세나 된 사람으로서는 너무나 순박한 사람이었다.

임창수 씨의 발기부전은 사업(설비업)의 실패에서 온 정신적 및 신경성이 그 원인이었다.

나는 벌침을 통해 막힌 혈을 뚫어주고, 간과 신장의 경락 치료를 병행하면서 사상 체질에 따른 오행 벌침 요법을 썼다.

드디어 1개월 후, 그로부터 '뭔가 이젠 다르다'는 반응이 왔다. 그리고서 다시 20여일 후, 마침내 그는 '완쾌된 것 같다'는 말을 하면서 무척이나 기뻐했다.

제 7 장

소화기 질환의 치료 증례

(소화 불량, 위경련, 위염, 위산 과다, 속쓰림, 설사, 변비, 복통 등)

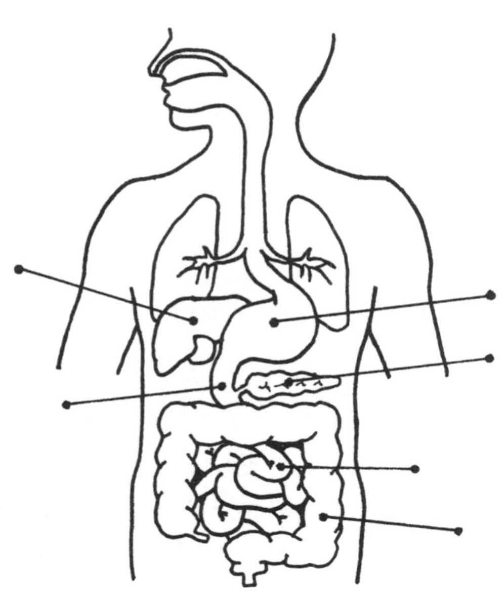

◪ 소화 불량 및 위경련

속이 메스껍고 구역질이 나며 위가 더부룩하고 팽만감과 함께 소화가 안 되는 증상을 대체로 소화 불량이라 한다.

또한 이와 함께 위에 갑작스런 동통이 있으며 소화 불량과 함께 복부에 아픔이 심하게 나는 경우는 위경련으로 본다. 이는 위 궤양, 십이지장궤양, 담석증, 충수염 등의 기질적인 병과는 다른 현상으로 본다.

소화 불량과 함께 위 경련은 급성이 많으며 간혹 구토 증세를 느끼고 아픈 곳을 꾹 누르고 있으면 통증이 다소 누그러들기도 한다.

위 경련은 신경질적이며 신경 쇠약이나 정신적 스트레스를 많이 받는 사람에게 발병하기 쉽다. 소화 불량이 만성인 경우는 식생활 습관과 연관이 깊으며 체질적으로 소음인과 태양인에게 많이 볼 수 있다.

(1) 소화 불량

① 소화가 안 되어서 배가 더부룩한 부분을 아시혈로 볼 수 있다.

② 사지혈의 족삼, 수삼, 백회를 시술한다. 기경 팔혈의 내관과 공손 조해와 열결을 시술한다.

③ 비장, 삼초, 위장 경락에 근거한 시술을 한다(위유, 중완, 중저, 비유, 합곡, 삼초유).

④ 오행에 근거하여 토화, 화화 등의 토(비, 위)를 보방하는

시술을 한다.

⑤ 오행지법에 의한 시술을 한다.

(2) 시술 방법

① 체질을 분석한다(소음, 태양인에 유의).

② 기경 팔혈을 치료한다.

③ 경락상의 위장 및 비장 강화에 역점을 둔다.

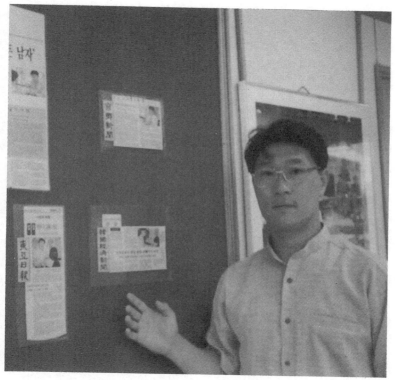

▲ 소화 불량 및 위경련에 대한 증상은 오행 벌침 요법으로 거뜬히 치료할 수 있다고 강조하는 김동현 한국오행벌침연구회 회장(이 책의 저자).

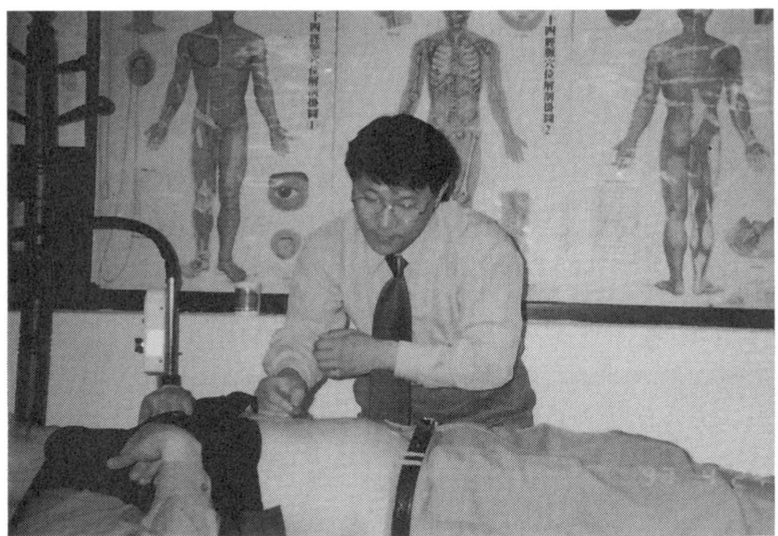

▲ 위 경련 환자에게 오행 벌침 시술을 하고 있는 저자의 모습.

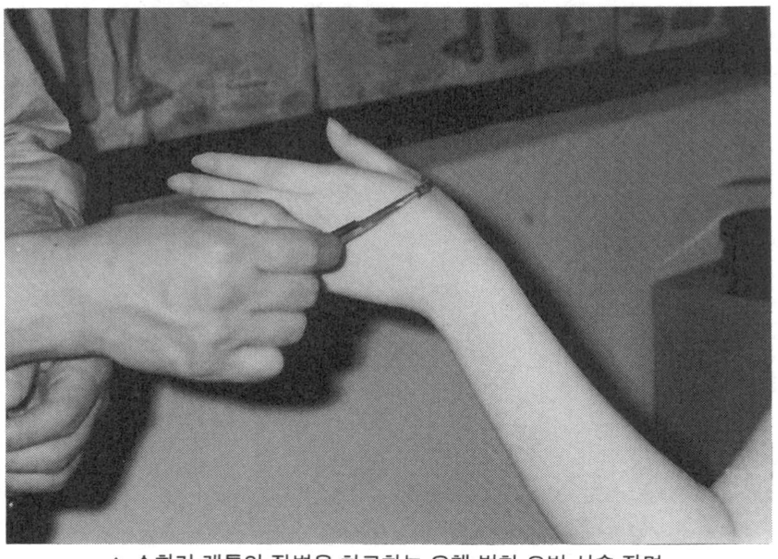

▲ 소화기 계통의 질병을 치료하는 오행 벌침 요법 시술 장면.

■ 소화기 질병에 대한 주요 혈 [앞면]

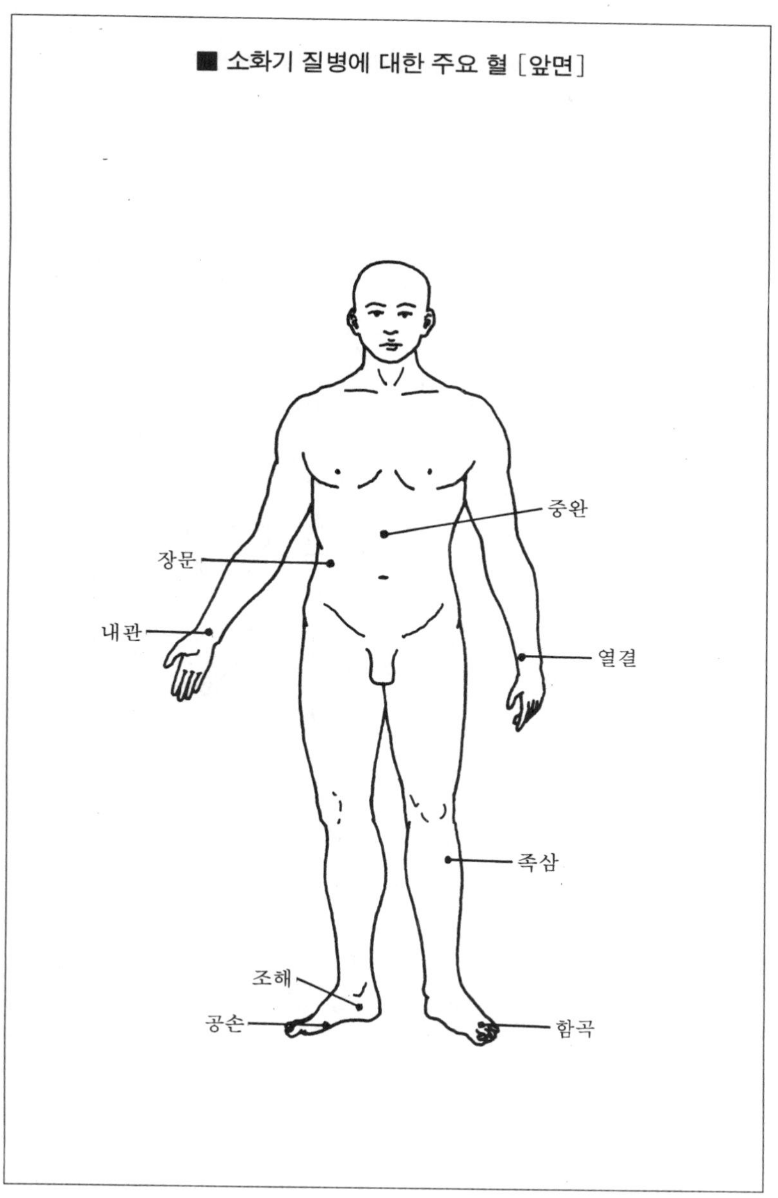

■ 소화기 질병에 대한 주요 혈 [뒷면]

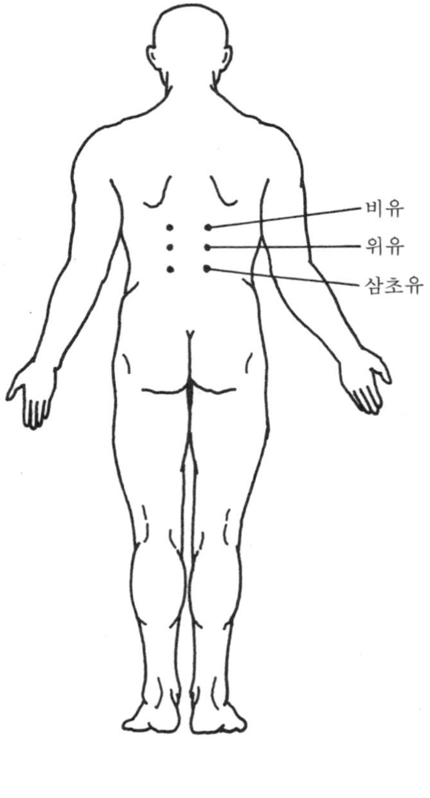

치료 증례 ⑯

◪ 소화 불량 및 위 경련

김 영 숙 (여, 55세)
(부산직할시 부산진구 수정동)

김영숙 씨는 1996년 10월 17일, 멀리 부산에서 올라온 환자였다.

나이가 55세인 이 환자는 그렇잖아도 10여 년 전부터 소화불량 때문에 고생해 왔는데, 1995년도 가을에 갑자기 아들을 잃은 후부터 위경련이 생겨 그 때문에 본회에 찾아온 사람이었다.

아들은 다름 아니라 원양어선을 타는 선원이었는데 작년 10월 하순 배를 타고 멀리 아프리카 근해까지 나갔다가 그만 사고를 당해, 그래서 그 일로 인해 이렇게 병까지 얻었다는 것이었다.

이 환자의 경우는 그렇잖아도 오랜 기간 동안의 소화 불량으로 위가 많이 상한 데다가 신경 쇠약 및 정신적 스트레스까지 쌓여 그렇듯 위경련까지 걸린 듯 싶었다.

나는 환자의 체질이 소음인임을 확인하고, 우선 기경 팔혈을 시술한 다음 경락상의 위장 및 비장 강화에 역점을 두고 시술을 했다. 그리고 계속해서 오행지법에 의거 1개월 가까이 벌침 시술을 한 결과, 소화 불량은 물론 위경련 역시 눈에 띄게 좋아졌다.

그녀가 완전히 완쾌된 것은 이곳에 처음 그녀가 찾아온 날로부터 꼭 2개월 20일째 되던 1997년 1월 8일이었다.

그녀는 이제 완전히 건강한 몸으로 하루 하루를 보내고 있다며 가끔 전화로 안부를 전해오고 있다.

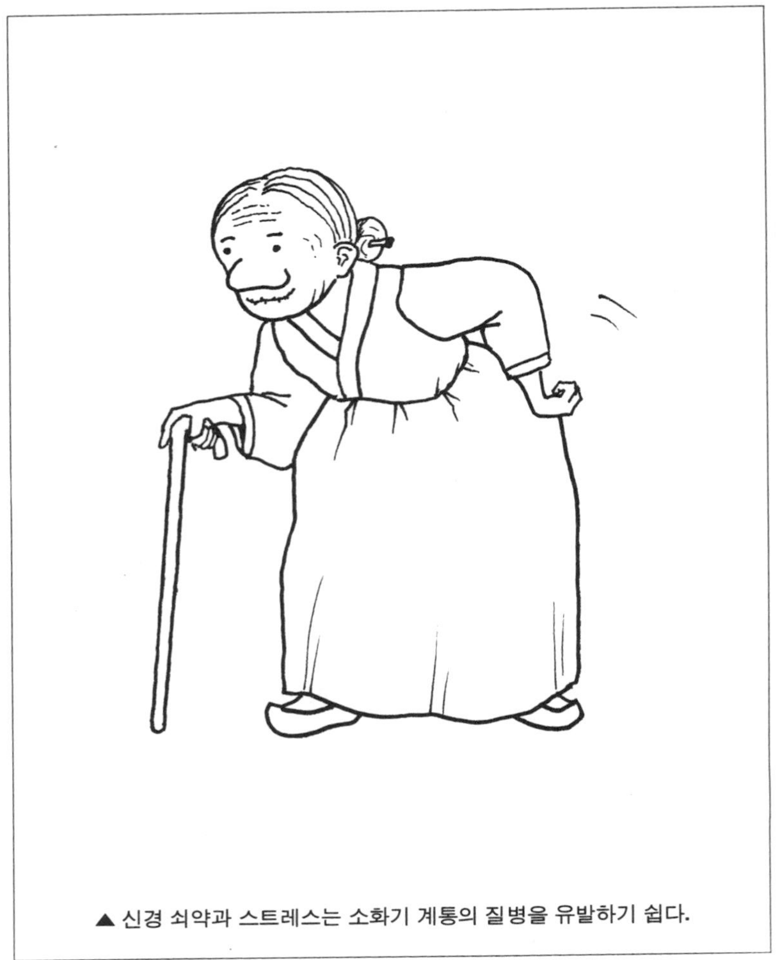

▲ 신경 쇠약과 스트레스는 소화기 계통의 질병을 유발하기 쉽다.

◩ 위염 및 위산 과다, 속쓰림

(1) 위염과 속쓰림

위염 및 속쓰리는 증상은 한평생 살아가면서 제일 많이 생기는 질병이다.

위염 및 속쓰리는 원인은 지나치게 뜨겁거나 찬 음식을 섭취하거나 폭음, 폭식, 부패한 음식, 정신 건강, 상위 신경의 장애에 그 원인이 있다.

식생활의 부주의로 인해 위산 분비 과다 등으로 인해 위점막이 자극을 받아서 생기는 질병이다. 위염이 생기면 윗배가 더부룩하고 압박감이 생기며 동통이 있고 구역질 및 구토가 나고 고열이 난다.

위염이 장기화되면 가슴이 쓰리고 명치 밑이 아프며 식욕이 감퇴하면서 야위고 창백해지며 전신 무력증이 생긴다.

위염은 급성과 만성이 있으며 만성적인 경우에는 꾸준한 인내와 치료가 필요하다.

벌침과 프로폴리스를 병행하면 위염과 위산 과다와 속쓰림은 잘 치료된다.

(2) 위산 과다(胃酸過多)

위점막에서 분비하는 위액에는 '펩신'과 '위산'이 있다. 이 위산이 지나치게 많이 분비되면 음식을 먹고 난 뒤 2~3시간 경과한 후에는 신트림이 나고 가슴이 쓰리며 명치 밑이 아픈 증상이 있다.

이것이 위산 과다이다. 이것이 오래되면 위궤양이 된다.

(3) 위염, 위산 과다, 속쓰림

① 위염에 의해서 속이 쓰린 경우 속쓰린 부분이 아시혈이 되며 위염과 소화불량은 다른 차원으로 보아야 한다.

② 기경 팔혈 중 공손과 내관, 조해, 열결을 시술한다.

③ 12경락 중 간, 담의 경락과 신장, 방광 경락을 보하는 방법으로 시술한다.

④ 오행에 의해서 목과 수를 보한다.

⑤ 오행지법에 의해 실한 위를 사하는 방법으로 시술한다.

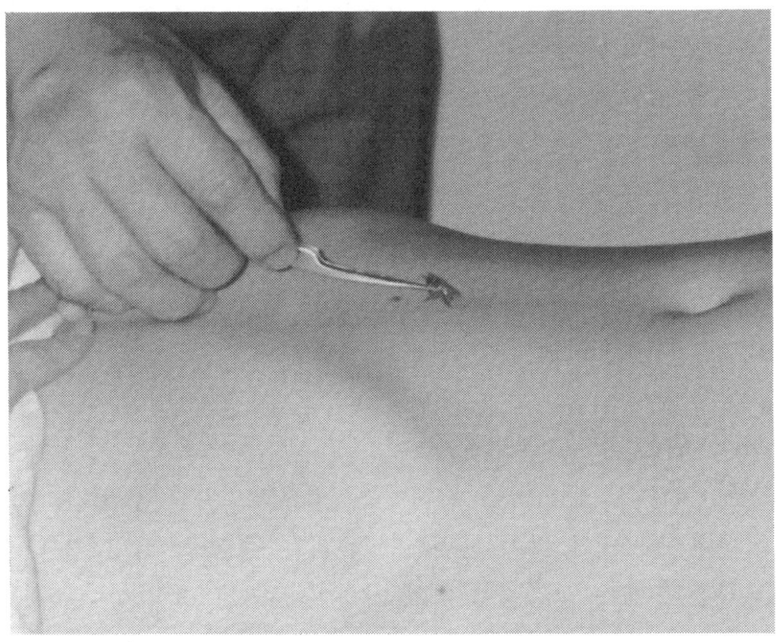

▲ 위염 환자에 대한 오행 벌침 시술 장면.

치료 증례 ⑱

▶ 위염, 위산 과다

고 영 수
(서울 · 동작구 상도5동 관악현대APT 106)

고영수 씨가 위염 및 위산 과다로 고생하다가 본회에 찾아온 것은 1996년 7월 6일이었다.

이 환자의 말에 의하면, 벌써 11년째 위염을 앓고 있다며 그동안 병원, 약방, 침, 뜸, 식품 할 것없이 온갖 좋다는 것은 안 해본 것이 없었다며, 제발 이번엔 벌침으로 병을 낫게 해달라고 호소했다.

이 환자는 오래도록 위염을 앓고 있었던 탓인지 첫인상부터가 내가 보기에도 건강이 무척 안 좋아 보였다. 실제 나이 이상으로 주름살도 많고, 또 광대뼈도 나오고 핼쓱한 것이 기력이라곤 하나도 없어 보였다.

아무튼 나는 그에게 우선 '식이요법'부터 철저히 지킬 것을 강조한 후, 벌침 시술과 함께 프로폴리스를 병행해서 치료했다. 체력이 달리고 만성 위염인 관계로 격일 1회씩, 그렇듯 신장과 방광을 강화하면서 벌침 시술을 했다.

그렇게 시술하기를 2개월여. 그러자 위염이 말끔히 사라졌으며 위산 과다 역시 그 증상이 확연히 좋아졌다.

◪ 변비

변비는 딱딱한 변을 보거나 변이 굳어서 대변을 보기가 힘들고 고통을 느끼는 질병이다. 대체로 3일이 지나도 대변이 나오지 않거나 1분 이상 힘을 주어야만 배변이 되는 경우를 변비라고 한다.

배변으로 인한 고통도 괴롭지만 기질적인 이상도 있고 입냄새, 기미, 주근깨, 여드름, 두통, 요통, 복통 등 많은 합병증을 유발하므로 가능한 한 빨리 치료를 해야 한다.

변비는 선천적인 이상이나 직업적인 자세, 포식과 육류의 과다 섭취, 섬유소가 적은 식습관, 음주 과다, 관장의 남용, 과다한 성관계, 노화, 원기 부족, 산후 출혈, 위, 대장 질환, 대사성 내분비 원인, 약용 남용 등 여러 원인이 있다.

(1) 증상별 분류

한방(漢房)에서의 증상에 따른 분류를 보면 다음과 같다.

① 수축성 변비

변이 작고 딱딱하고 동글동글하게 나오는 습관성 변비로서 이는 폐기부족으로 인하여 장의 신경 쇠약에서 오는 경우이다.

② 부족성 변비

변이 가늘고 삐질삐질 잘 나오지 않는 것으로 진액 부족이 원인이 된다.

③ 열성 변비

대변이 굵어서 보기가 힘들고 잘 나오지 않는 경우로 장의 신경에 열이 많은 것이 원인이 된다.

④ 무력성 변비

운동 부족과 나이가 들어 노쇠 현상으로 장이 힘이 없는 경우.

⑤ 기질적 변비

체내의 기질적인 이상으로 변비가 생기는 것으로 변이 가늘고 변 둘레에 점액이나 혈액이 붙어 있는 경우.

이와 같은 증상에 따른 변비는 생활에 괴로움을 주나 벌침으로 치료가 잘 된다.

(2) 치료 방법

변비 치료는 잘못된 배변 습관을 바로 잡고 불규칙한 식사 습관을 고치며 더불어 벌침을 통하여 치료하면 효과가 크다.

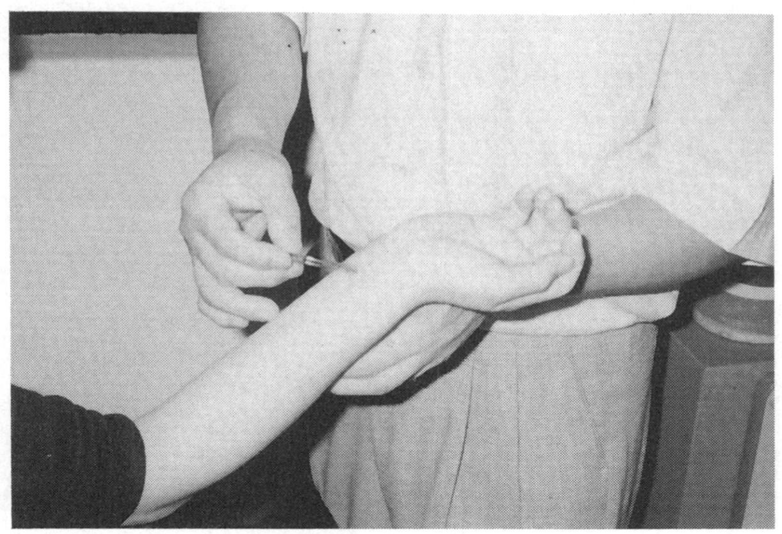

▲ 변비에 대한 오행 벌침 시술 장면 ①.

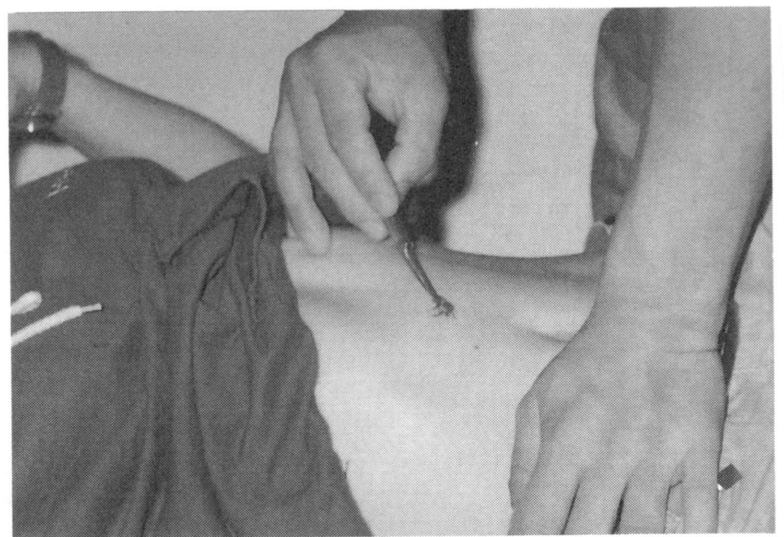

▲ 변비에 대한 오행 벌침 시술 장면 ②.

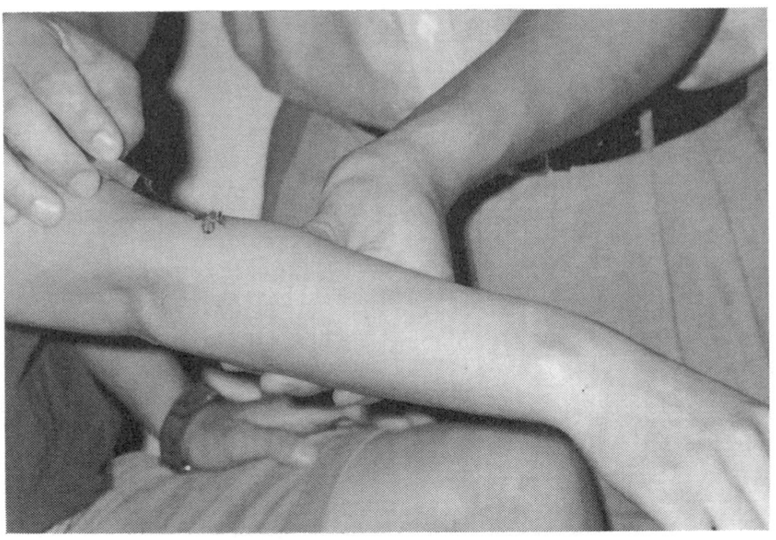

▲ 변비에 대한 오행 벌침 시술 장면 ③.

◩ 설사 및 복통

묽은 변을 보는 설사는 하리 또는 당설이라고 하며 소화 불량, 축변성, 기생충성, 장염, 신경성, 과민성 등 여러 원인이 있다.

급성 및 만성 장염으로 인한 설사에는 복부의 팽창 및 불쾌감, 두통, 계속적인 설사, 소변의 양 저하 등이 나타나며 굉장히 괴롭다.

장의 자율 신경 이상으로 대부분 간뇌 중추의 신경 지배 장애로 인한 과민성, 신경성 설사도 많다. 이는 심인성, 체질적 인자가 관계되며 배변 횟수도 잦고 정신적인 긴장, 심려, 쇼크 등 감정에 원인이 있다. 이로 인한 설사는 복통과 함께 정신적인 불안 및 신경 쇠약증을 유발시킨다.

복통 및 설사의 질병은 벌침으로 치료가 잘 된다. 특히, 염증성 질환에는 효과가 탁월하다.

(1) 설사 및 복통

① 설사로 인하여 배가 아픈 부분을 가장 먼저 벌침으로 시술한다.

② 기경 팔혈 중 공손, 내관을 위주로 시술한다.

③ 12경락상의 대장 경락에 유의하여 합곡과 대장유 등에 유의한다.

④ 오행상의 토(土)의 기능을 강화해 준다.

⑤ 오행지법을 이용하여 시술한다.

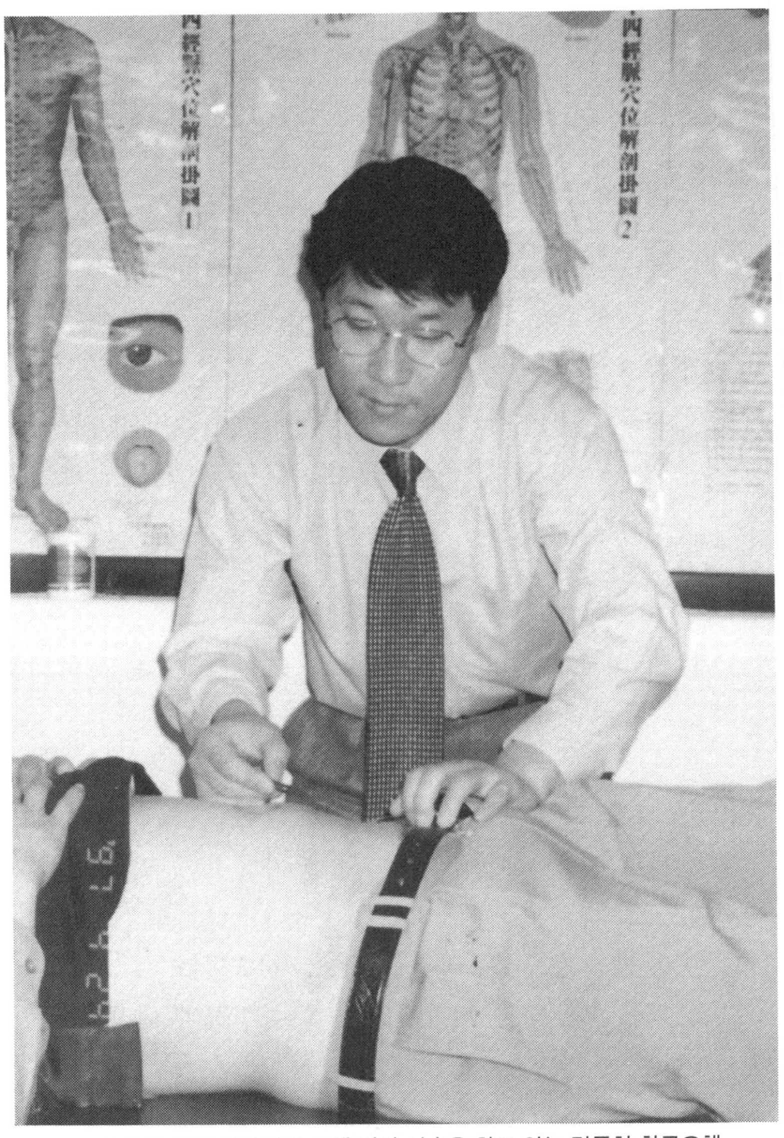

▲ 설사 및 복통 환자에게 오행 벌침 시술을 하고 있는 김동현 한국오행벌침연구회 회장의 모습(이 책의 저자).

■ 설사 및 복통에 대한 주요 혈 [앞면]

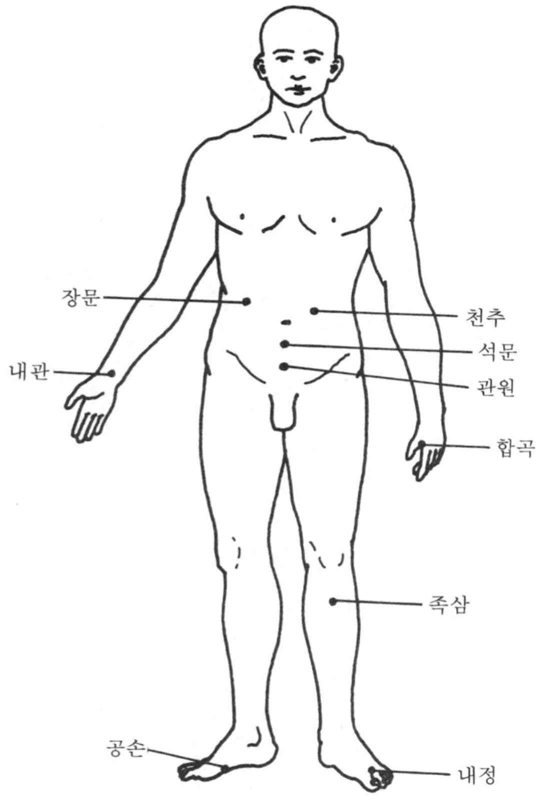

■ 설사 및 복통에 대한 주요 혈 [뒷면]

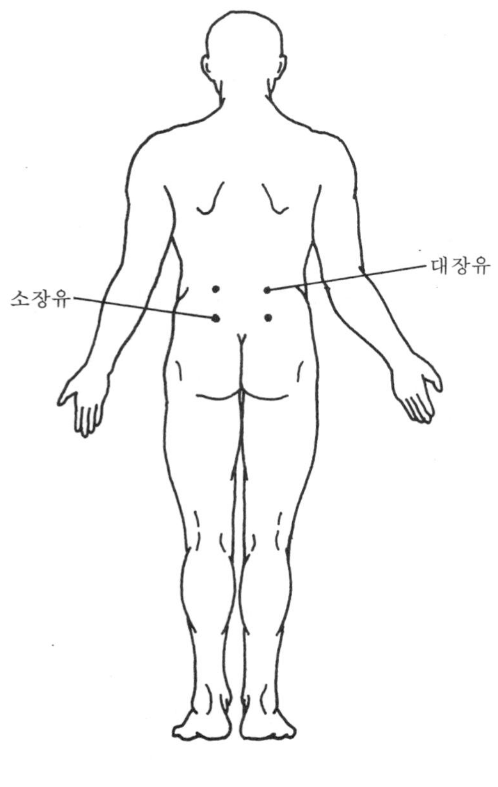

제 8 장

이비인후 질환의 치료 증례

(비염, 기관지염 등)

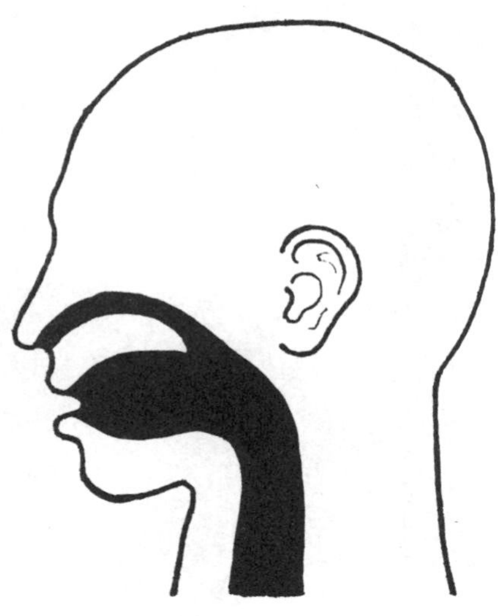

◪ 코의 질환(비염)

비염은 찬 공기 속에 있는 '바이러스'의 감염에 의한 질병이다. 비염에는 알레르기성 비염, 급성 비염, 만성 비염, 비후성 비염, 비이 등이 있다.

비염은 비전막이 발적종장(發赤腫장)해서 콧물의 분비가 많아지고 코가 메이고 가려우며 재채기가 나고 냄새를 잘 맡지 못하는 증상이다.

콧물이 농으로 변하게 되면 두통이 따르고 기억력도 안 좋아지며 코먹은 소리를 하게 된다.

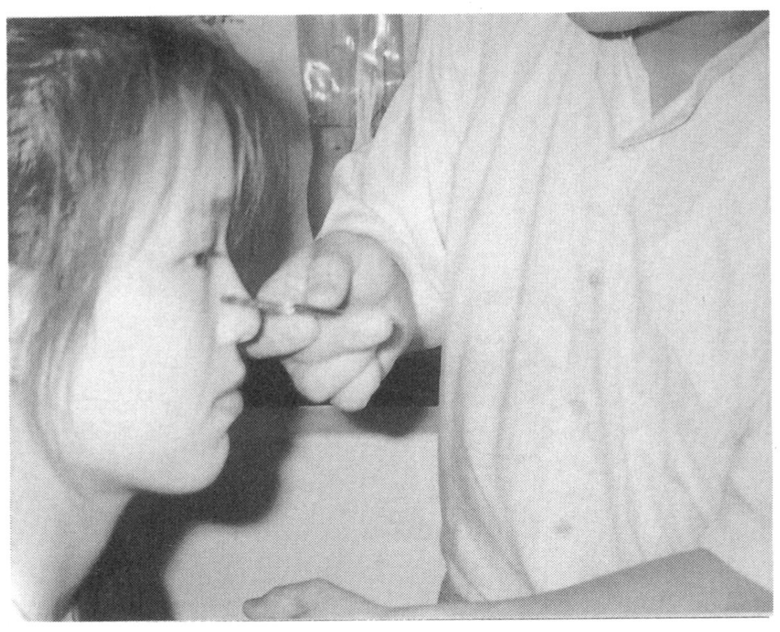

▲ 비염 환자에 대한 오행 벌침 시술 장면.

특히 '비이'는 코 내부에 육괴가 커지면서 주위의 영양이 차등 흡수되고 염증을 유발해서 호흡이 곤란하며 계속적으로 코 먹은 소리를 하게 된다.

벌침으로 일반 비염 및 알레르기성 비염, 비이 등이 잘 치료된다.

특히 수술이 어려운 '비이'는 벌침으로 치료하면 서서히 없어진다.

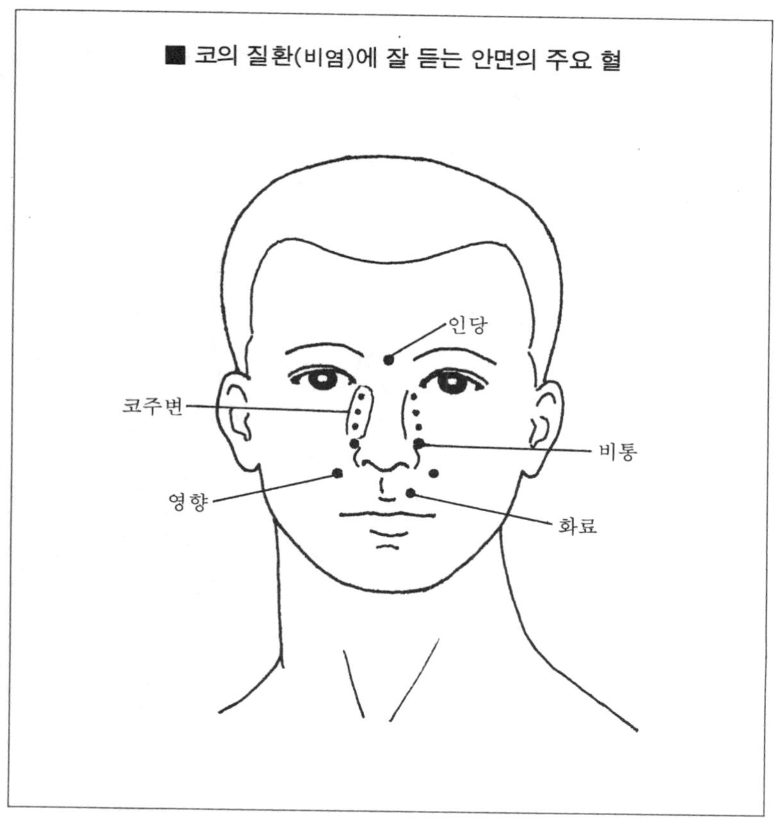

■ 코의 질환(비염)에 잘 듣는 안면의 주요 혈

(1) 시술 방법

① 코 주변을 발침으로 하여 시술한다.

② 사지혈을 시술하고 기경 팔혈 중 조해, 열결을 시술한다.

③ 경추를 유의해서 시술한다.

④ 폐경락을 주로 시술한다(폐유, 태연 등).

⑤ 오행에 근거하여 금과 토를 강화시켜 준다.

⑥ 오행지법에 근거하여 체질 오행침을 병행한다.

■ 코의 질환(비염)에 잘 듣는 목의 주요 혈

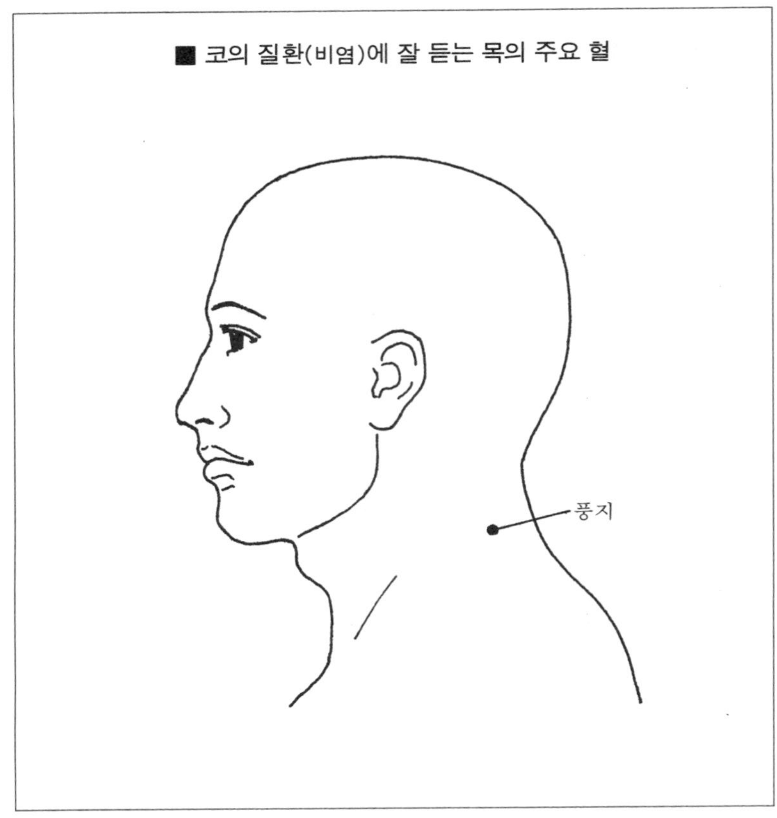

■ 코의 질환에 대한 주요 혈 [앞면]

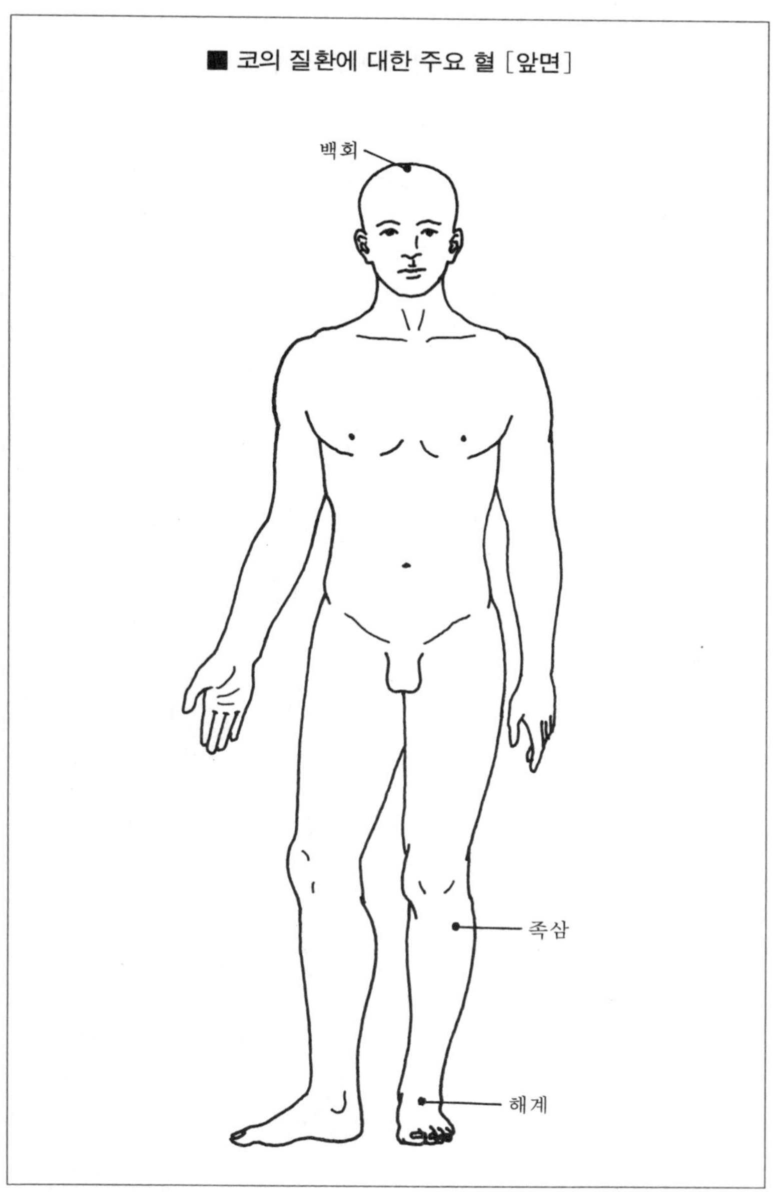

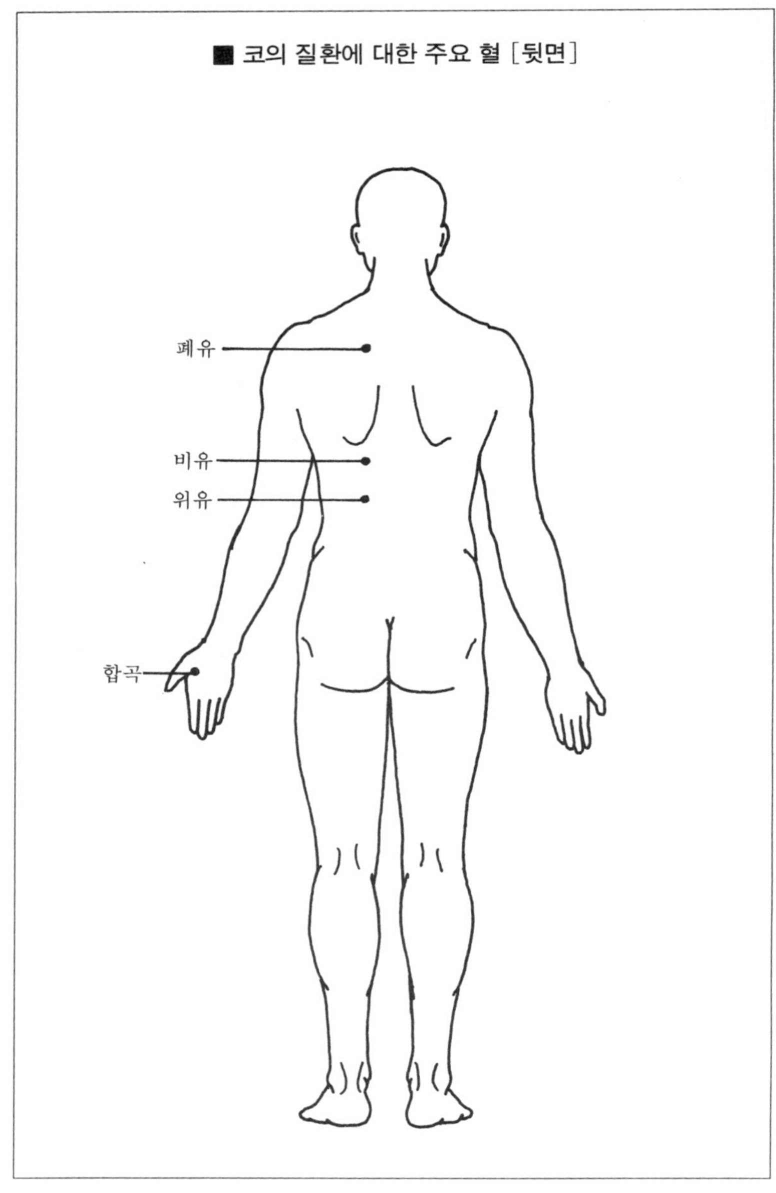

■ 코의 질환에 대한 주요 혈 [뒷면]

치료 증례 ⑲

▶ 비염(비후성 비염)

조 희 정 (여, 27세)
(서울 · 광진구 광장동)

조희정 씨는 1997년 3월 5일, '비후성 비염' 치료 때문에 본회에 찾아온 환자였다.

이 환자의 경우는 평소에도 늘 코가 막히고 또 식사 후에는 반드시 코를 풀어야 할 정도로 비염 증세가 퍽 안 좋은 상태였었다.

이 환자의 말에 의하면, 특히 환절기에는 더욱 짜증이 날 만큼 상태가 심하다면서, 그래서 그동안 쭉 병원 치료를 받아왔으나 차도는 커녕 도리어 그 약물 부작용 때문에 더 괴로움이 많았다면서, 그래서 이렇게 벌침이 좋다는 소문을 듣고 찾아온 것이라 했다.

이 환자는 단 1회 시술 후 코가 뚫렸고, 계속해서 10회 정도 시술 후에는 코막힘 증세는 물론 양약 복용시에 늘 느끼던 어지럼증과 졸음 증세까지도 싹 사라졌다.

한 마디로 1석 3조의 효과라 할까, 비염을 고칠려고 벌침을 맞은 것인데 여타 나쁜 증세까지 모두 없어진 것이다.

다시 말하면, 벌독 성분이 혈액 순환을 도와서 양약 부작용 완화는 물론 손발 차거움, 생리 불순까지를 일거에 치유시킨 것이다.

◪ 기관지염

기관지염은 급성과 만성이 있으며 기관지 안에 있는 섬모의 기능이 약화되거나 마비되어서 발생한다.

기관지 안에 먼지 등이 쌓이게 되면 이를 몸 밖에 내보내야 하는데 섬모의 기능 약화로 염증이 생기게 되는 것이다.

급성인 경우는 감기 또는 인푸르엔자, 화농균 감염에 의한 감염이 주로 많으며 만성인 경우는 직업상 환경 장애에서 오는 기관지염이 많다.

기관지염은 봄, 가을의 환절기에 감기와 같이 오는 경우가 많으며 기침을 동반한다.

기관지염에 걸리면 해소, 가래, 호흡 곤란 등이 오며 심하면 폐 질환이나 결핵을 병발할 수도 있다.

기관지염은 일반적으로 벌침으로 치유가 잘 된다. 벌독의 항염, 항균 작용에 의해서 염증성 질환이 쉽게 치유되며 그 효과가 탁월하다.

(1) 기관지염의 시술 순서

① 기관지염은 목이 아프므로 천돌과 염천이 주로 아시혈과 병행하는 혈이 된다.

② 기경 팔혈 중 조해와 열결을 시술한다.

③ 12경락 중 폐 경락을 강화한다.

④ 오행에 있어서 비, 위, 경락을 보방한다.

⑤ 오행지법 정리를 한다.

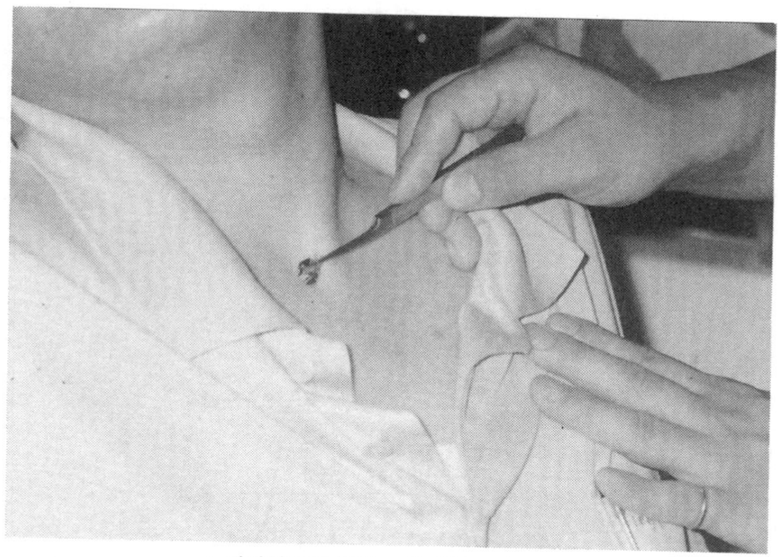

▲ 기관지염에 대한 오행 벌침 시술 장면.

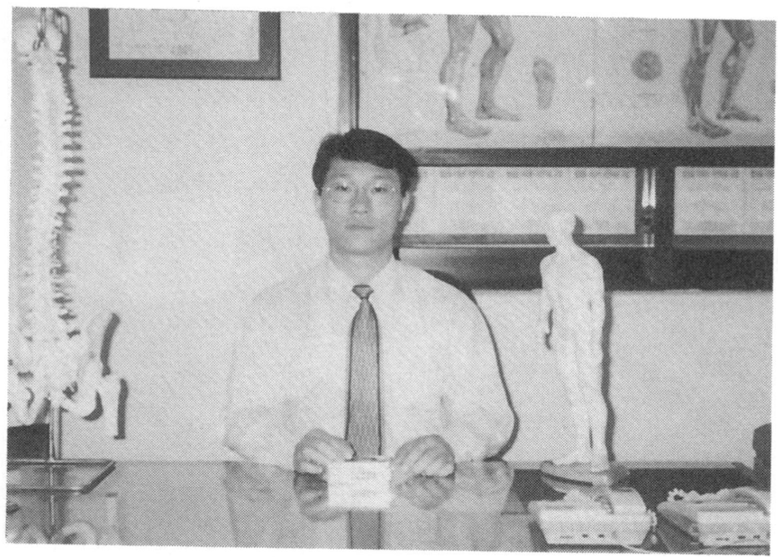

▲ 오행 벌침의 중요성에 관해 설명하고 있는 김동현 회장(저자).

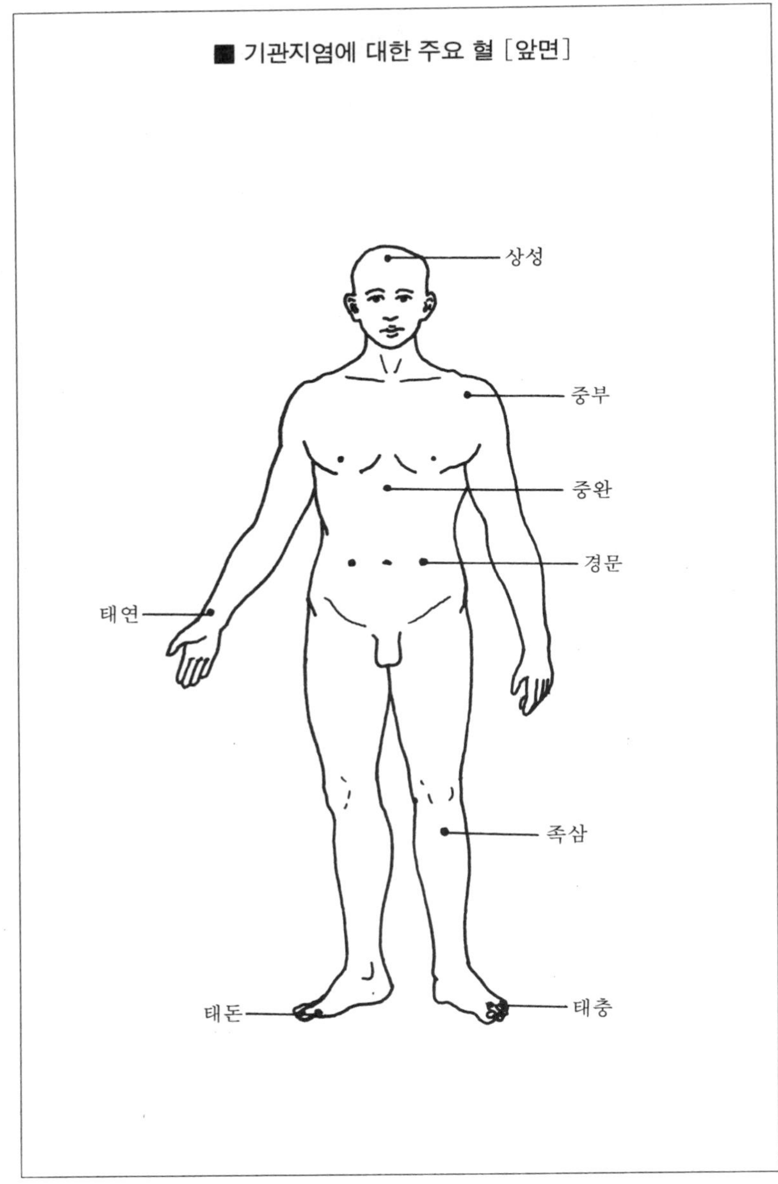
■ 기관지염에 대한 주요 혈 [앞면]
상성
중부
중완
경문
태연
족삼
태돈
태충

■ 기관지염에 대한 주요 혈 [뒷면]

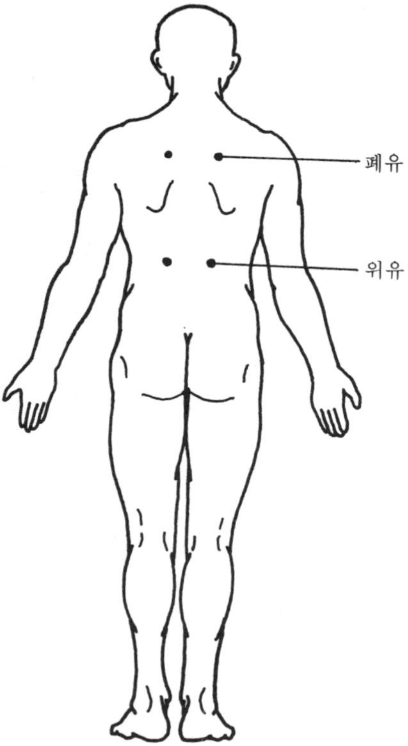

폐유

위유

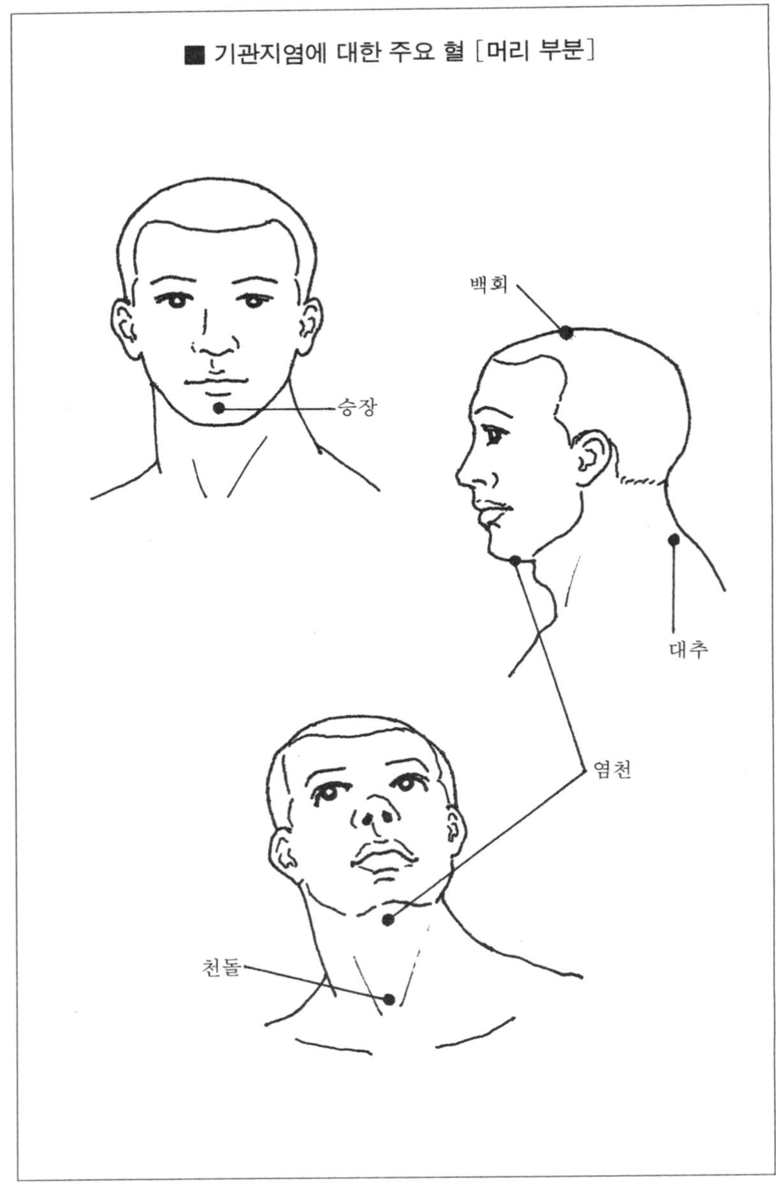
■ 기관지염에 대한 주요 혈 [머리 부분]
백회
승장
대추
염천
천돌

제 9 장

부인병의 치료 증례

(월경 불순, 월경통, 냉·대하, 질염, 자궁염, 자궁근종 등)

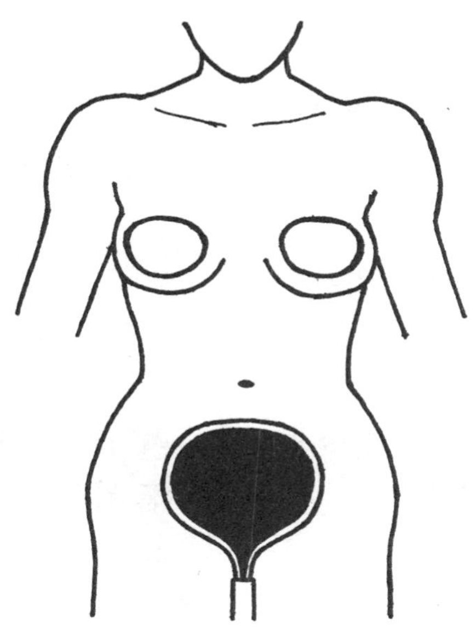

◪ 월경 불순(무월경) 및 월경통

월경은 항체 호르몬과 난포 호르몬의 규칙적인 분비에 의해 일어난다.

월경 불순이라 함은 월경의 주기, 색, 양 등이 정상적 상태가 아닌 것을 말한다. 월경의 불순 상태가 심한 경우는 몇 달씩 월경이 없는 경우도 있으며 최근에는 젊은 여성에게서도 발생한다.

월경 불순은 순환 장애와 관련이 있으며 여성에게 정신적인 스트레스를 유발시킬 수도 있다.

월경통은 월경시 심한 복통 및 두통, 요통이 발생하는 것을 말하며 정신적으로 초조감, 불안감, 불쾌감 등이 일어나는 현상을 말한다.

월경 불순이나 월경통의 경우는 벌침을 통하여 벌독 성분에 의해 혈액 순환 장애와 함께 염증성 질환이 신속히 치료된다.

(1) 무월경(월경이 끊김)

잘 나오던 월경이 이유없이 조금씩 양이 줄면서 정지되거나 전혀 나오지 않는 경우를 말한다.

대개 여성은 나이가 들면 월경이 폐지된다. 하지만 남보다 빨리 월경이 폐지되거나 어린 나이에도 월경이 없어지는 경우는 병이다.

이는 내분비 기능, 신경, 정신적 원인이 많이 작용한다.

단, 임신을 했을 때 산모가 애기 젖을 먹일 때 월경이 정지

되는 것은 병이 아닌 것으로 본다.

월경은 벌침으로 치료가 잘 된다.

침술 요법과 벌독의 성분에 의해서 내분비 기능 강화 및 혈액 순환을 통해 치료가 잘 된다.

(2) 시술 방법(월경 불순, 월경통, 무월경)

① 압통점이 있는 배 부분을 먼저 시술한다.

② 기경 팔혈 중 공손, 내관, 조해, 열결을 시술한다.

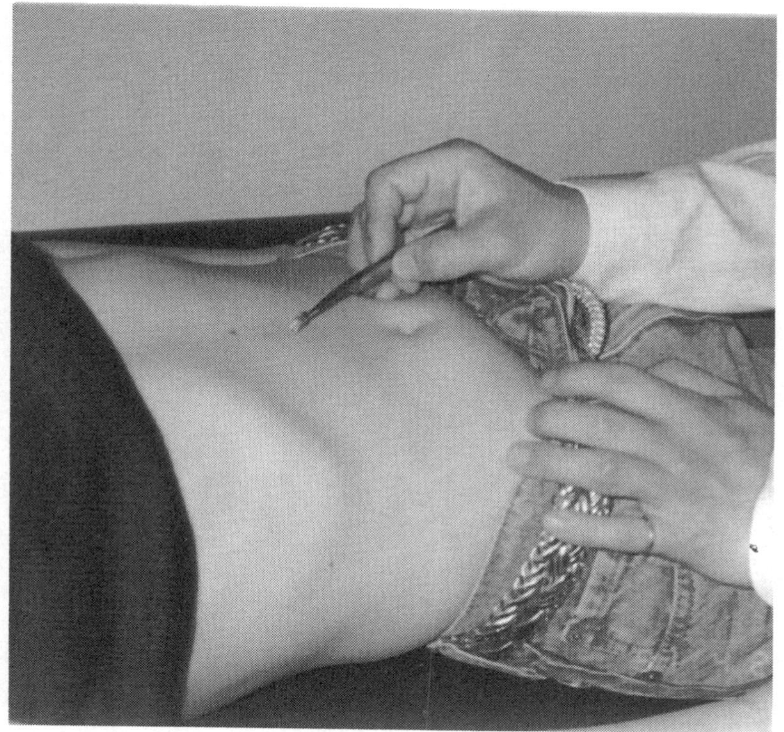

▲ 월경통에 대한 오행 벌침 시술 장면.

③ 12경락 중 비장 경락에 유의하면서 신장, 방광 기능을 강화한다(자궁, 곡골, 음교, 혈해, 수도, 삼음교).

④ 오행에 근거하여 수를 강화한다.

⑤ 오행지법에 근거하여 손과 발의 원혈과 경락에 시술한다.

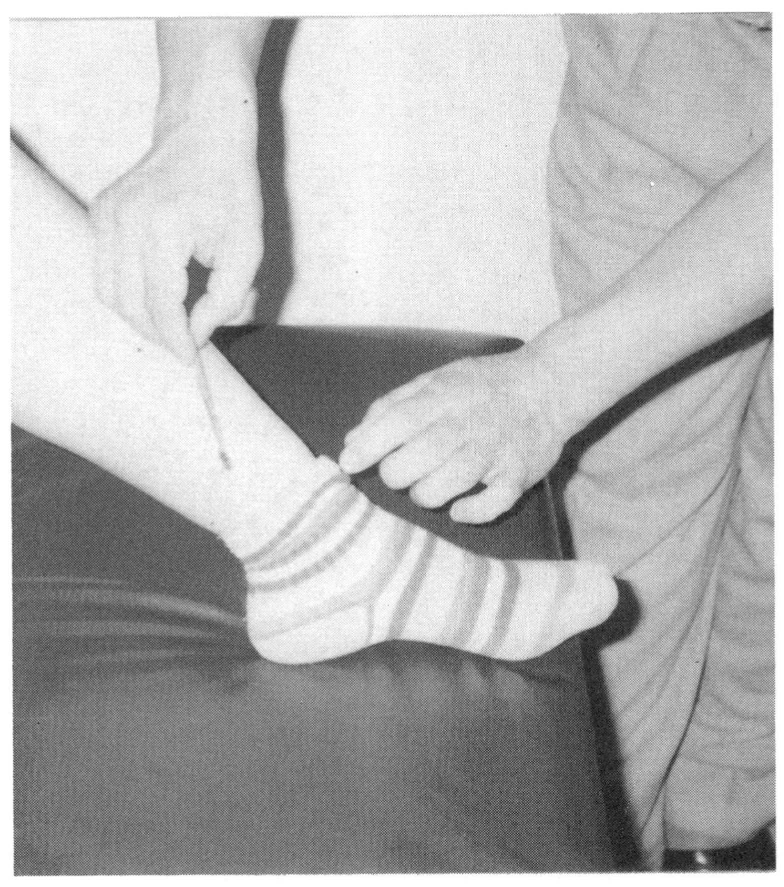

▲ 월경 불순에 대한 오행 벌침 시술 장면.

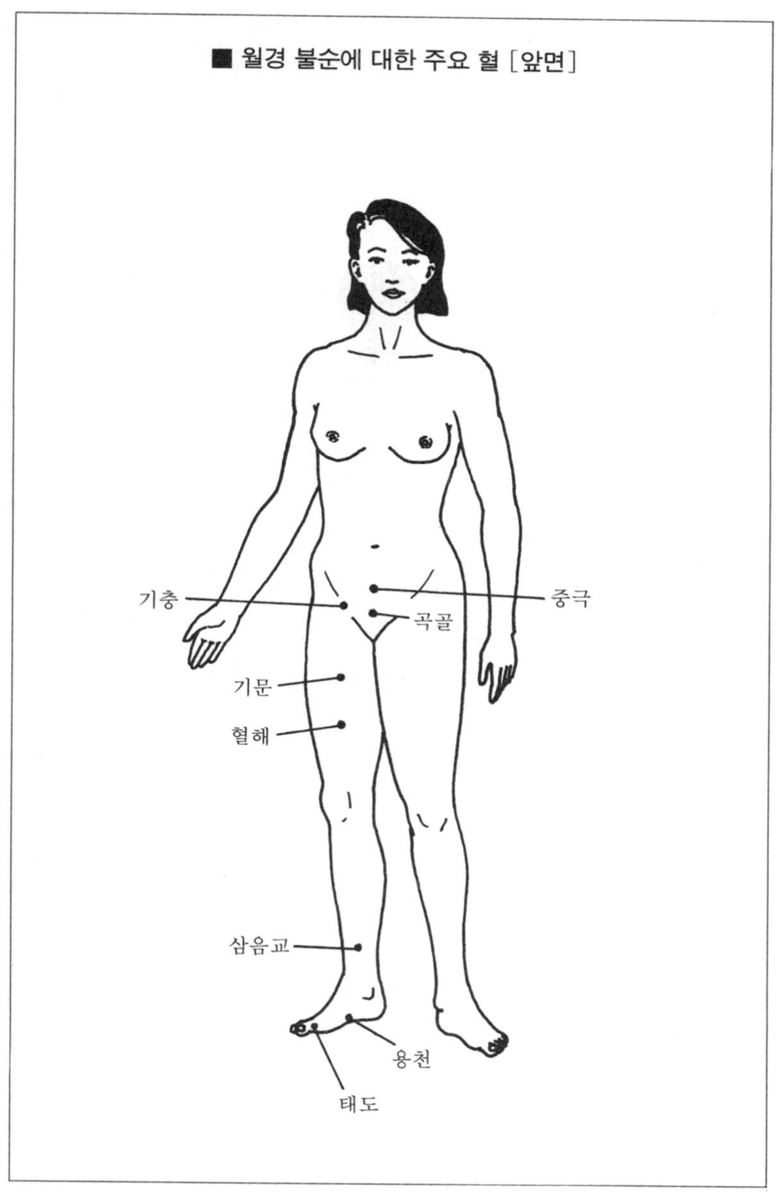

■ 월경 불순에 대한 주요 혈 [앞면]

■ 월경 불순에 대한 주요 혈 [뒷면]

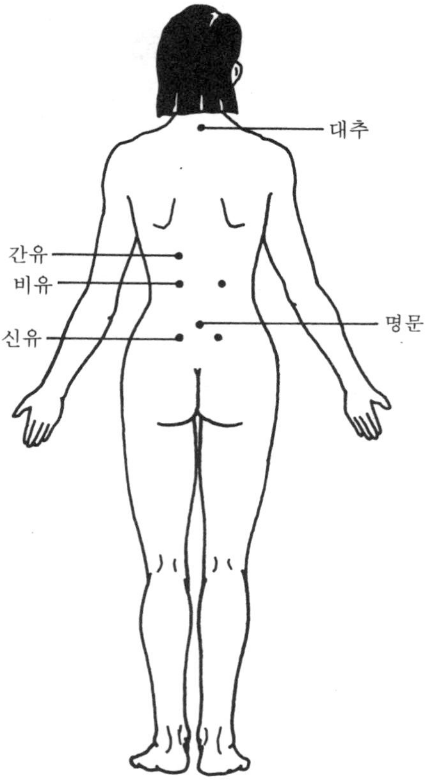

■ 월경 불순에 대한 주요 혈 [하복부]

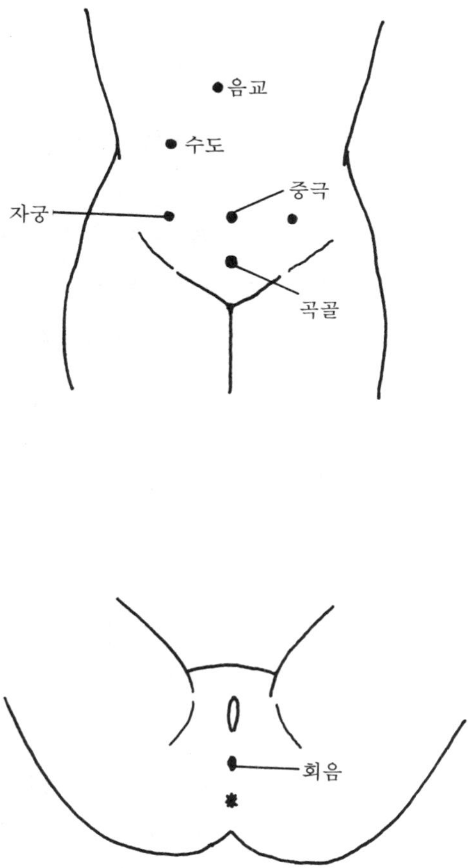

음교
수도
중극
자궁
곡골
회음

치료 증례 ⑲

▶ 무월경

최 은 희 (여, 43세)
(서울 · 서초구 방배동 경남APT 2)

여성에 있어서 '폐경'이란 정말 사형 선고와도 같은 큰 증상이다.

최은희 씨의 경우도 바로 그 '폐경'에 의한 스트레스 때문에 1996년 7월 8일에 본회를 찾은 케이스였다.

우리는 일반적으로 여성의 폐경기를 보통 50대 초반으로 보고 있다.

물론 그건 당사자의 건강에 따라 50대 후반도 될 수 있고 또 60대 초반도 될 수 있지만, 아무튼 40대 초반인 43세에 벌써 그 폐경을 맞았다면 그 당사자로서의 심정은 어떻겠는가?

이 환자의 경우는 본인이 세세히 이야기는 안해도 남편의 사업 실패에서 온 가정 파탄 때문에 그렇잖아도 약한 몸에 신경성 및 정신적 고통까지 겹쳐 그렇듯 폐경으로까지 진전된 것이라 생각된다.

하여간 이 환자로서는 아직 폐경이 될 나이가 아닌데도 폐경을 맞았다는 데에서 더 심한 정신적 스트레스를 받고 있는 듯했다.

나는 우선 환자의 마음을 가라앉히고, 약 5회에 걸쳐 신장과 방광 경락을 시술한 후, 계속해서 오행지법에 의거 비장 경락을 시술했다.

아, 그런데, 약 1개월 후 환자의 입에서 '됐어요. 나왔어요' 하는 것이 아닌가?

난 사실 이때처럼 담당 시술인으로서 큰 보람을 느낀 적이 없다.

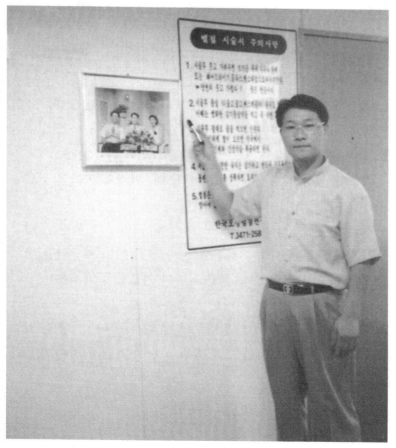

▲ 오행 벌침 시술시의 주의 사항에 관해 설명하고 있는 김동현 회장(저자).

◩ 냉증(대하) 및 질염, 자궁염, 자궁근종

냉증(대하)은 여성 생식기의 분비물이 정상보다 많이 흐르는 것을 말한다.

이 질병은 여성에게는 굉장히 괴로운 일이며 심각한 문제로 발전될 수 있다. 결혼 생활을 하는 사람에게는 부부 관계에 있어서 짜증스러울 수도 있다.

이는 보통 질염, 자궁경염, 자궁내막염, 질 주변염 등이 원인이 되며 몸이 허약할 때도 생긴다.

냉증은 기혈이 허했을 때 발생하며 침구학에서 대맥, 충맥, 임맥의 허에서 온다고 본다. 냉증은 박대하, 황대하, 혈성대하로 구분된다.

대하가 심하면 악취가 나고 허리, 배, 머리가 아프고 심번증상과 입이 마르는 증상이 일어난다.

질염이나 자궁염은 복부 및 아랫배가 아프고 항상 무언가 무거우며 성 관계시에 괴로움을 준다. 질염이나 자궁염을 방치하게 되면 염증으로 인해 심한 질병과 괴로움을 가져온다.

오행 벌침을 통하여 이러한 질병은 쉽게 치유되며 프로폴리스 복용 및 염증 부위에 발라주면 효과가 좋다. 자궁에 있는 근종의 경우도 계속적인 오행 벌침 시술에 의해서 좋은 효과가 있다.

(1) 치료 방법

① 먼저 체질을 분석한다.

② 체질과 오장육부의 허실을 밝혀본다.

③ 질 주변의 치료부터 시작한다.

④ 경락상의 치료를 한다.

⑤ 오행에 의한 정리를 한다.

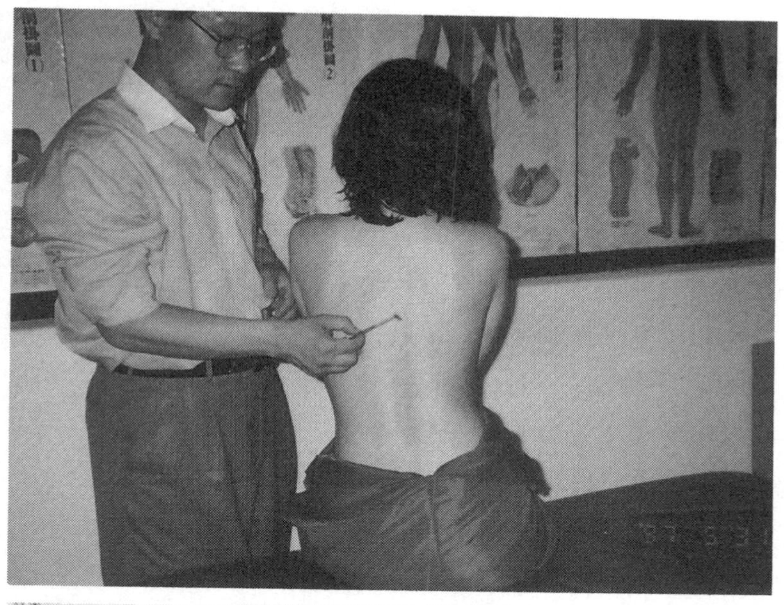

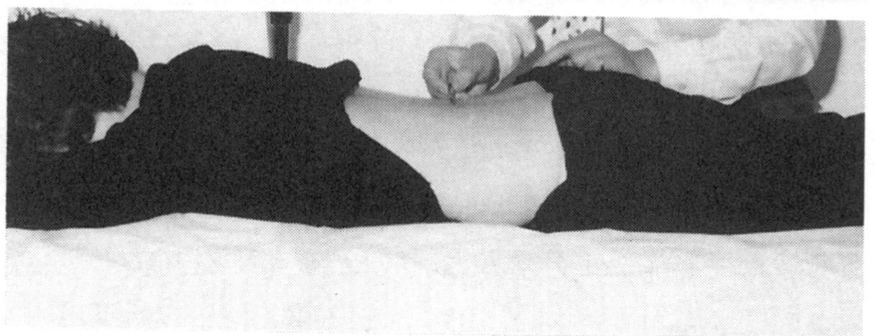

▲ 각종 부인병(월경 불순, 냉·대하증 등)에 대한 오행 벌침 시술을 행하고 있는 장면.

치료 증례 ⑳

▶ 자궁근종

김 문 경 (여, 33세)
(서울 · 용산구 이촌동 대림APT)

김문경 씨는 나이 33세의 여자로, 1997년 3월 19일 '자궁근종'으로 본회를 찾은 환자였다.

이 환자의 말에 의하면, 벌써 작년 가을부터 월경량이 많아지면서부터 배도 많이 아프고 허리 통증까지 빈번하다면서 병원에 가서 수술을 않고도 달리 벌침으로 나을 수 없겠느냐며, 나에게 간절히 호소했다. 환자 이야기 내용은 그러니까, 칼로 자기의 그곳을 수술케 할 수는 도저히 없다면서, 선생님께서 대신 벌침 요법으로 낫게 해달라는 그런 부탁이었다.

물론 같은 자궁근종이라도 그 증상에 따라 수술을 않고도 나을 수 있는 경우가 있기는 있다. 그러나 자궁근종은 조기에 치료해야지 그렇지 않고 불행히 악화라도 되면 불임의 원인이 될 수 있음은 물론 빈혈, 변비증, 식욕 부진, 빈뇨증, 요통 등 각종 질환까지도 유발할 수 있으며, 또 경우에 따라 심장 장애는 물론 월경통과 과다 월경의 원인이 될 수도 있다.

그래서 난, 완치까지는 장담할 수 없으나 아무튼 최선을 다하겠다고 약속하고서 이내 벌침 시술을 시작한 것이었다.

다행히 오행지법에 의거 10회 정도 시술 결과, 그녀의 증상은 완연히 좋아졌다. 아니, 천만다행으로 그녀가 우선 원했던 바 대로, '배 아픈 것과 허리 통증'은 말끔히 해소할 수 있었다.

제 10 장

항문병의 치료 증례

(치질, 치루, 탈창 등)

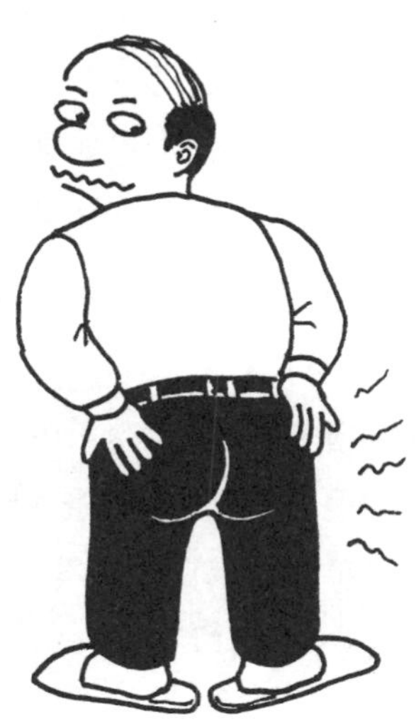

◪ 항문에 관련된 질병(치질, 치루, 탈창)

(1) 치질

보통 항문병의 대부분이 치질이다. 항문 및 직장 하부에 치정맥의 울혈 때문에 육질이 나와서 확장된 것을 말한다.

치질은 생활 습관에 영향이 많으며 변비, 직장염, 임산 후 출상, 항문 주위의 상처, 육식·알콜 섭취, 지나친 흡연, 피로, 오래 앉아 있는 자세 등에 기인한다.

치질은 생활에 큰 불편은 없으나 심해지면 모든 활동에 영향을 받는다. 치질은 남성, 여성 구분없이 많으며 대개 성인에게만 있다고 본다.

초기에 치질은 벌침으로 쉽게 치료되며 외치핵과 내치핵으로 구분되며 외부로 조금 나온 경우도 치료가 잘 된다.

① 외치핵은 아주 작은 것부터 강낭콩 크기 만한 것까지 여러 가지 형태가 있다. 대개는 가렵고 따가우며 보행에 불편하다.

어느 정도 만성이 되면 그런 징후는 없어지고 외부로 돌출된 상태로 살아가게 된다.

② 내치핵은 상치 정맥에서 발생하며 외활약근의 직장주 밑에 있으며 치핵 결전을 이루고 출혈을 한다.

치핵이 부풀면 동통이 심하고 괴저 현상이 되는 수도 있으며 배변시 굉장한 통증이 있다.

(2) 탈창

① 중초의 기 부족으로 직장 점막에 힘이 없을 때 생긴다.

② 항문 괄약근의 근 수축력 부족과 직장을 고정하는 각종 조직에 힘이 없을 때 발생한다.

③ 만성 변비, 치질 등으로 발생한다.

(3) 치루

치루는 항문 근처 주변에 염증이 생기거나 농이 생겨서 분비물이 나오거나 그 속에 누공이 형성되는 것을 말한다.

치루는 오래 되면 육아종이 생기며 딱딱한 알맹이가 잡히게 된다. 처음에 통증이 없으나 누공이 막혀서 농이 고이거나 터지면 여간 괴로우며 통증이 심하게 된다. 누공이 터지면 고름이 밖으로 새어나오고 허리까지 아프게 된다.

항문 주위 염증으로 인해 좌골 신경에 영향을 주면 다리까지 당기는 경우가 있다. 농이 나오는 구멍에서 가스나 대변이 나오면 누공이 직장에 열려 있으므로 굉장히 심한 상태로 생활에 많은 지장을 초래한다.

치루는 벌침 시술이 특효하다. 치루에 벌침을 놓으면 벌독의 성분에 의해 환자는 오히려 시원함을 느낄 정도로 효과가 좋다.

(4) 시술 방법

① 일단 아픈 부위 위주로 치료를 한다. 산침 및 발침을 통하여 치질 및 치루 부위에 치료를 한다.

② 아픈 부위의 치료가 끝나면 주요 혈 자리의 치료를 한다.

③ 치료와 함께 연고를 병행하면 효과가 좋다.

④ 염증 치료에 있어 프로폴리스의 효과가 좋다.

(5) 항문병(치질, 치루, 탈창)

① 치질 및 치루가 있는 부분이 아시혈이 된다. 항문 주변을 벌침 시술한다. 그 부분을 직침 또는 발침한다.

② 기경 팔혈 중 공손, 내관, 조해, 열결을 시술한다. 사지혈을 시술한다.

③ 대장 경락과 삼초 경락, 소장 경락 관계된 시술을 한다(천추, 완골, 지구, 대장유).

④ 독맥의 장강을 시술한다.

⑤ 오행에 있어서 대장 보방을 한다.

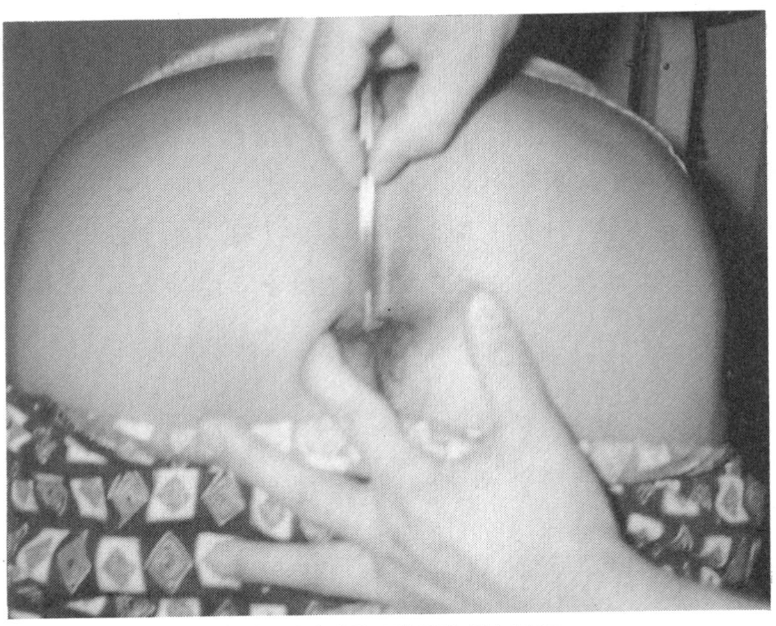

▲ 항문병에 대한 오행 벌침 시술 장면.

■ 항문병에 대한 주요 혈 [앞면]

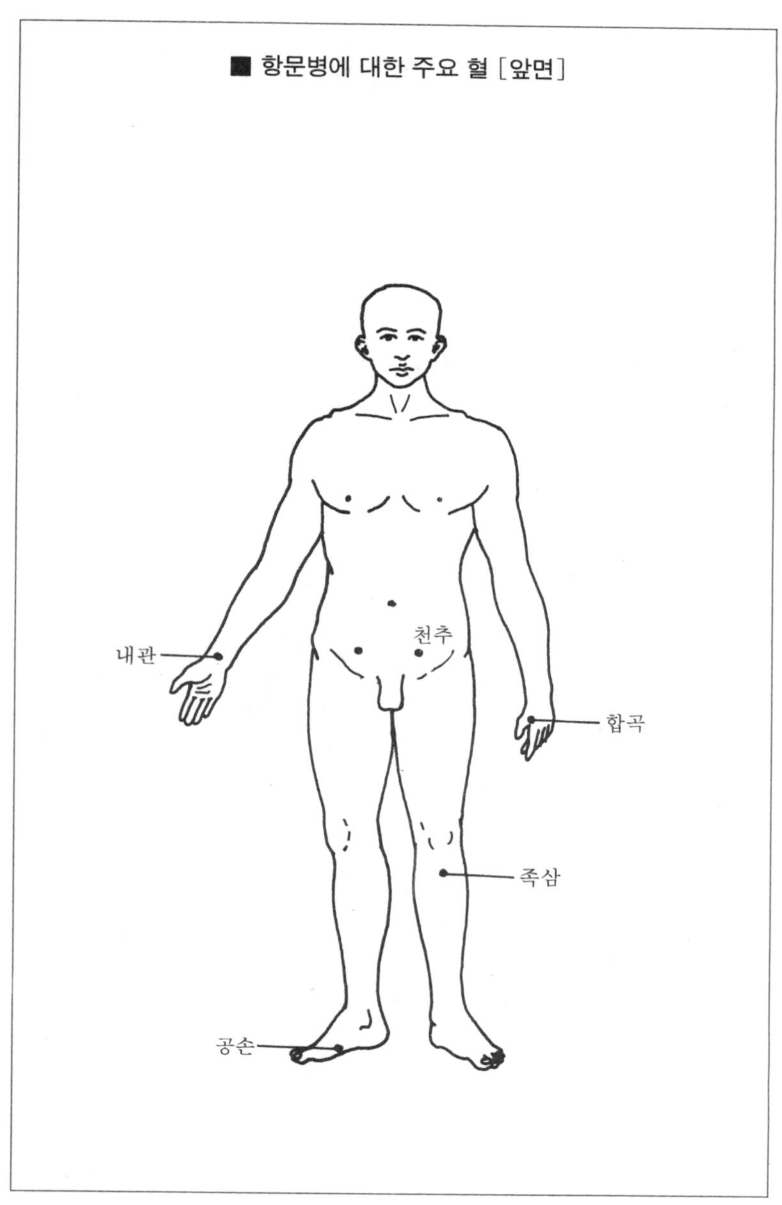

■ 항문병에 대한 주요 혈 [뒷면]

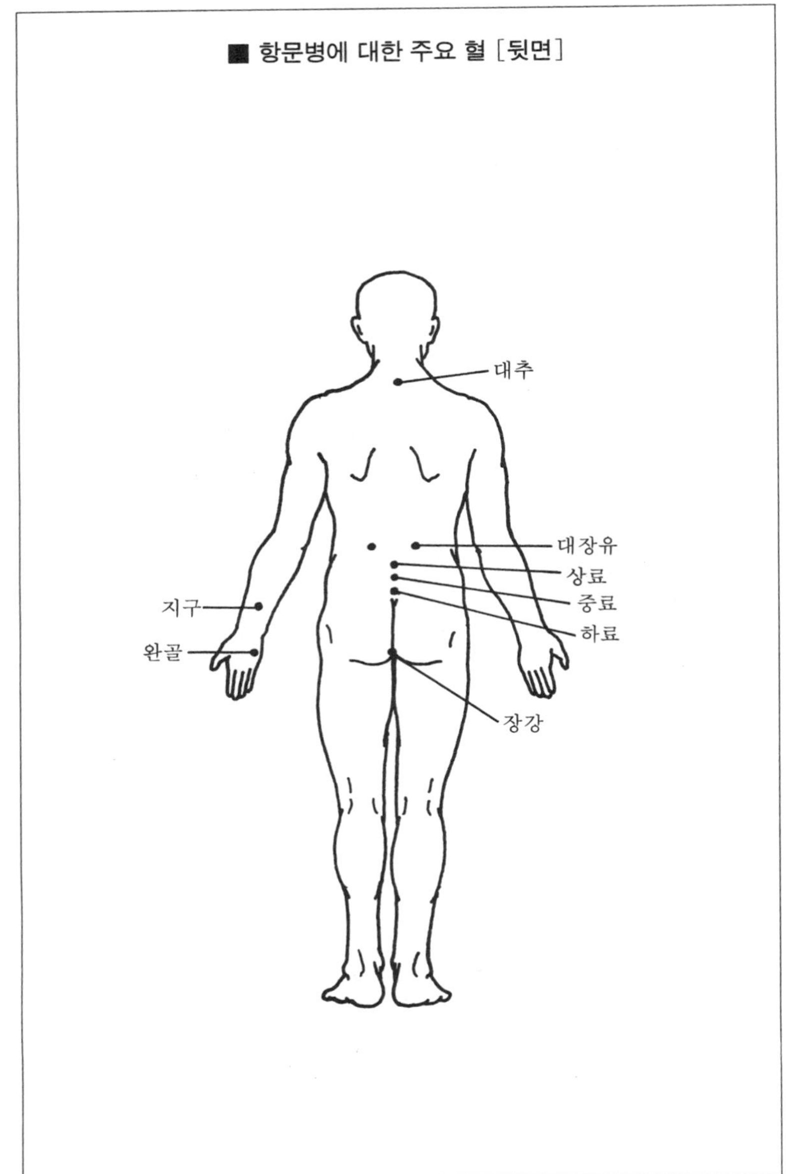

제 11 장

그 밖의 질환의 치료 증례

(비만증, 치통 및 잇몸 질환, 구내염, 피부염, 무좀 · 습진 등)

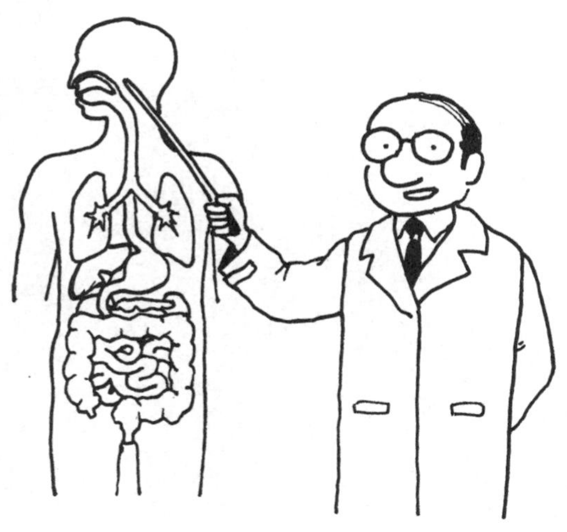

비만증(여성 비만)

비만증이란 지방질이 많아 몸이 뚱뚱해지고 동작이 둔해지는 병을 말한다.

그런데 문제는, 비만증을 가지고 있는 사람이 다른 성인병에 걸릴 확률이 훨씬 더 높다는데 그 문제의 심각성이 있다.

그래서일까, 요즈음엔 남녀 불문코 어딜 가나 그 살빼기 작전을 하느라 온통 정신들이 없다.

등산이나 운동은 그저 초보적 방법이고, 효과도 없는 고가의 약까지 마구잡이로 구입해 먹으면서, 그렇게 하는 것만이

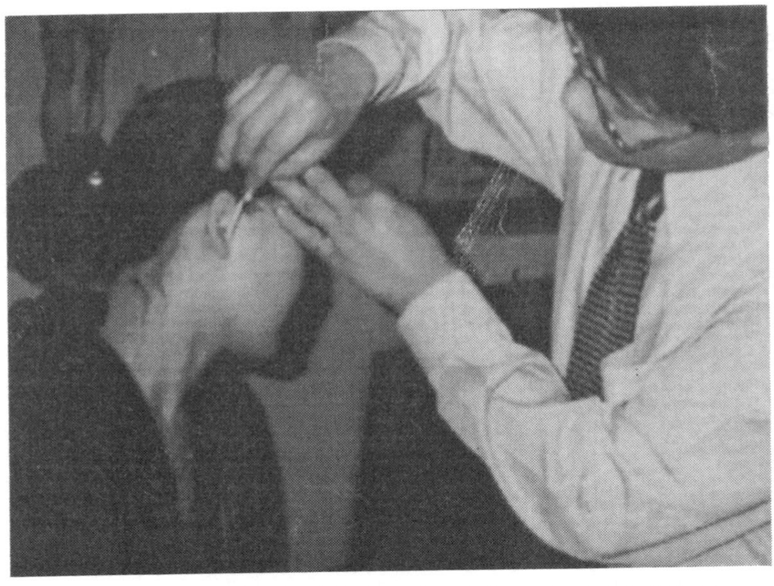

▲ 다이어트를 위한 오행 벌침 시술 장면(사진은 다이어트 희망 여성에게 이 책의 저자인 김동현 한국오행벌침연구회 회장이 직접 오행 벌침 시술을 행하고 있는 모습).

진짜 다이어트인 양 온통 야단법석들이다.

하지만 벌침을 통한 다이어트는 어떤 무엇보다도 상당한 효과가 있다.

몸의 균형을 잡아주고, 피부를 좋게 하며, 몸의 장기까지도 좋게 해 주는 아주 효과가 높은 치료법이다.

또한 다른 다이어트와는 달리 귀의 벌침 시술로 인해 저녁 식사 시간대에 식욕을 억제시켜 주며, 몸의 상태를 더욱 좋게 해 줌으로써 여러 다이어트에 따른 부작용까지를 말끔히 해소해 주는 역할까지 한다.

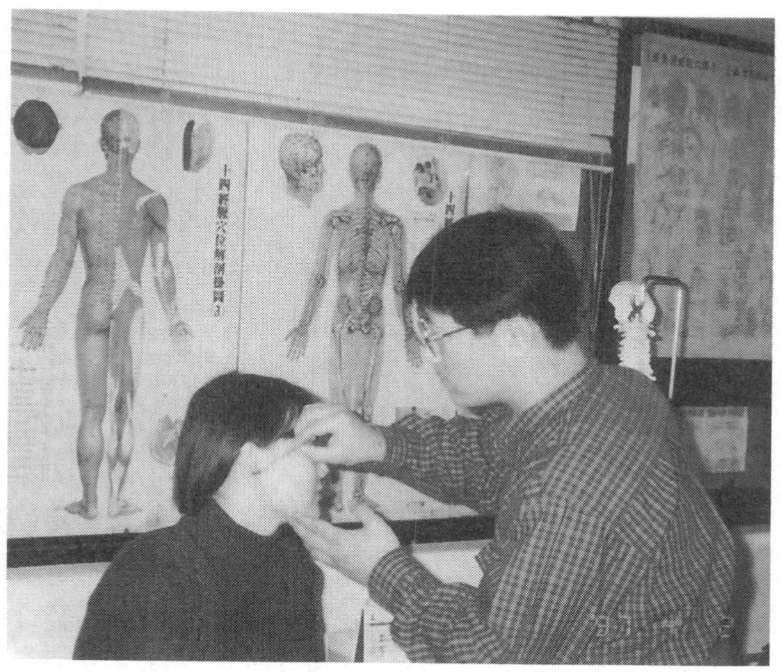

▲ 비만 여성에 대해 오행 벌침 시술을 행하고 있는 저자의 모습.

치료 증례 ㉑

▶ 여성 다이어트(군살 제거)

박 향 숙 (여, 29세)
(서울 · 광진구 구의동 244)

박향숙 씨는 29세의 여자로 1997년 2월 24일, 무슨 질환 때문에 찾아온 것이 아니라 군살을 빼겠다고 찾아온 환자였다.

찾아올 당시 그녀는 키가 165cm인데 비해 체중은 63kg였는데, 그녀는 적어도 3~4kg은 더 앞으로 빼겠다는 것이었다.

물론 그녀가 그만큼이라도 체중을 유지할 수 있었던 것은 평소에 늘 하는 에어로빅 덕분이지만, 그러나 몸매를 더 다듬기 위해서는 다리와 배 부분의 지방을 꼭 빼야겠다는 것이 그녀의 목표였다.

사실 에어로빅을 시작한 동기 역시 다리와 배의 군살을 빼기 위한 것이었는데, 벌써 몇 년째 아무리 노력해도 소용이 없었다는 것이었다.

사실 여기 찾아오기 전까지도 약을 복용하면서 식사 조절 즉, 절식을 하면서까지 노력했으나 우선 그게 어려웠다고 했다. 그래서 적은 양이지만 식사를 하면서 다이어트를 하는 게 뭐 없을까 하고 찾던 중, 마침내 다이어트에는 벌침 요법이 좋다해서 이렇게 찾아온 것이라 했다.

박향숙 씨의 경우는 우선 식욕 억제가 선결 문제였기에 나는 우선 그녀의 귀에 식욕 억제 벌침을 놓았다. 그랬더니 이내 그날 저녁부터 식욕이 저하되었고 공복감 역시 사라졌다.

또한 계속된 벌침 시술은 다리와 배의 살이 만족할 만큼 빠지기 시작했으며, 평소에 앓던 변비마저 싹 사라졌다. 그리고 그동안 다이어트 하느라 체력이 많이 떨어졌었는데, 벌침을 맞은 이후부터 비록 식사량은 줄었지만 전같이 피곤하지도 않았고, 도리어 기분이 좋았다.

아무튼 그녀는 벌독 성분의 신비한 효험으로 체중도 목표한 대로 감량되었고, 피부 역시 전보다 훨씬 좋아져 1석 2조의 효과를 보았다.

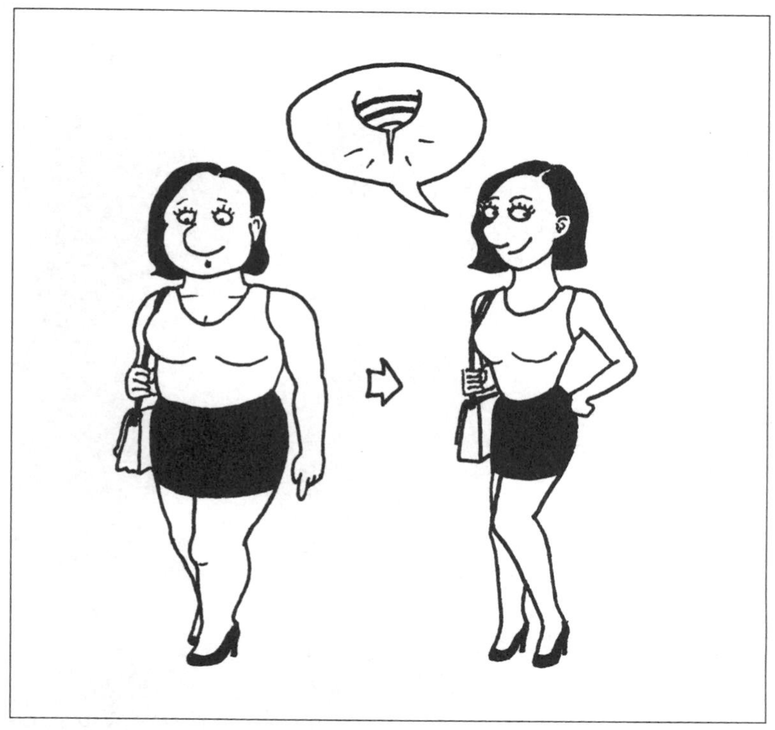

▲ 비만인 사람도 오행 벌침 시술을 받으면 날씬해질 수 있다.

치통 및 잇몸 질환

치통과 잇몸 질환에는 오행 벌침의 효과가 탁월하다. 치통이 생기는 원인은 충치와 풍치로 보며 잇몸이 붓고 쑤시고 아프며 잇몸 주변에 염증이 생기게 된다. 치통 및 치조농이 흐르는 증상은 일반적으로 완치가 어렵다.

하지만 벌독의 염증에 뛰어난 효과와 통증 제거 능력이 이를 쉽게 치유한다.

이런 증상은 환부에 직접 벌침을 시술하면 효과가 좋다. 특히 직침을 시술해도 별로 아프지 않고 시원함을 느끼게 된다.

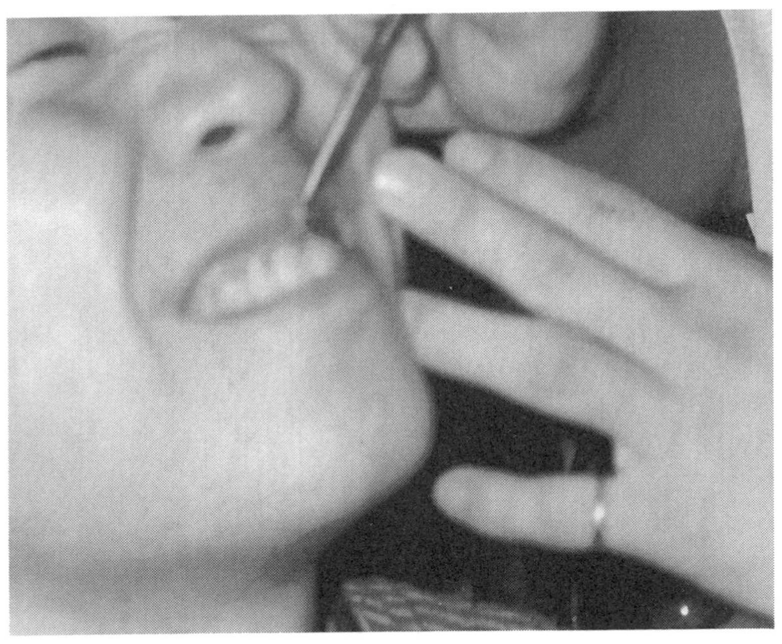

▲ 잇몸 질환 치료를 위한 오행 벌침 시술 장면.

잇몸이 붓고 염증이 생기는 증상도 벌침을 맞으면 곧 사라지고 부기가 빠지게 된다.

이 같은 증상은 환부에 직접 시술하는 것을 원칙으로 하고 대장 경락과 삼초 경락을 보하는 방법으로 시술하면 효과가 좋다.

◪ 구내염

입 안에 염증이 생기고 혓바늘이 솟는 병을 말한다.

이 병은 피곤하면 생긴다고 해서 그대로 방치하기 쉽지만 그러나 본인으로서는 짜증스럽고, 음식물을 먹지도 못하고, 잘 낫지도 않아 괴롭기만 한 병이다.

입 안에 염증이 생기면 주로 냄새가 나며, 위에 열이 있으면 이 병이 생긴다. 그리고 여러 가지 외부 요인에 의하여 체력이 약해짐에 따라서 입 안의 점막이 세균에 감염되어 염증을 일으키는 질병이다.

주 원인은 위장 장애, 입안의 불결, 전신 쇠약, 의치, 화학약품, 뜨거운 음식에 의한 화상, 흡연 등에 의해 발생된다.

입 안에 염증이 발생되면 잇몸이 곪거나 혓바늘이 돋는 증상이 생기며 몸에 열이 나며 통증이 있다.

벌독의 성분에는 페니실린의 1000배에 달하는 항생 작용이 있어 염증 질환에 탁월하다.

결론적으로 잇몸 질환 및 구내염에는 벌침의 효과가 탁월하다.

(1) 시술 방법

① 벌침으로 잇몸 및 구내염에 있는 곳을 위주로 산침으로 치료하면 되고, 프로폴리스를 병행한다.

② 12경락 중 대장 경락을 보하는 방법으로 시술한다.

◪ 피부염, 피부병(무좀, 습진 등)

피부염은 피부상에 나타나는 각종 염증성 질환을 말한다.

피부염의 종류와 원인은 복잡하여 파악하기 힘드나 염증성 또는 화농성 질환으로 구분할 수 있으며, 어쨌든 벌침의 치료 효과는 탁월하다. 피부 가려움증도 거의 비슷하다.

피부염의 일종으로 습진(주부 습진, 낭습, 어루러기 등)과 무좀은 벌침으로 환부 부위만 시술해도 효과가 좋다.

그 외에 아토피성, 켈로이드 등의 피부염에도 벌침의 효과가 탁월하다.

피부염에는 벌독의 염증성 질환에 탁월하며 프로폴리스와 병행하면 치료가 잘 된다.

피부염은 특히 심한 경우에 아토피성 또는 켈로이드 피부염 같이 심할 경우에도 벌독의 특성에 의해서 치료가 잘 된다.

(1) 시술 방법

① 먼저 체질상 열이 많은 환자인지를 파악하여 벌침의 양을 늘려 간다.

② 피부염 부위를 산침으로 계속적인 벌침 시술을 한다.

③ 프로폴리스 또는 프로폴리스 크림을 환부에 발라 준다.
④ 사지혈과 기경 팔혈을 시술한다.
⑤ 폐 경락과 대장 경락의 원혈, 유혈, 모혈 등을 시술한다.
⑥ 오행상의 토에 해당되는 위, 비장을 시술한다.
⑦ 오행지법에 의하여 체질에 맞게 살균방을 시술한다.

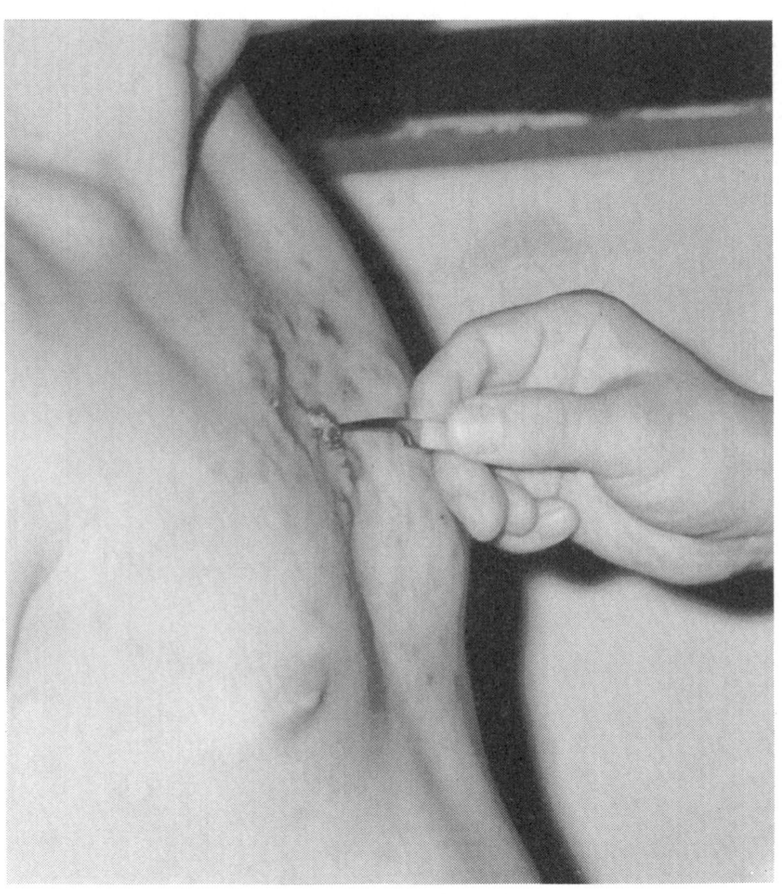

▲ 피부병 치료(예방)를 위한 오행 벌침 시술 장면.

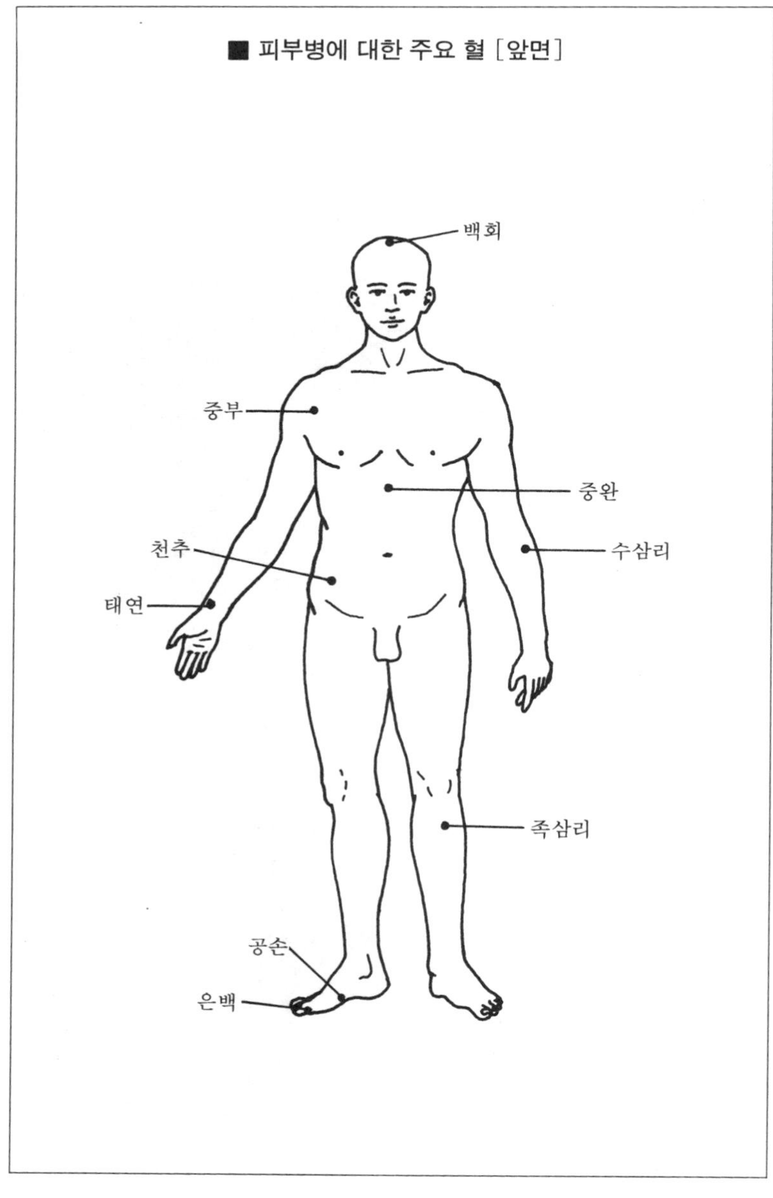

■ 피부병에 대한 주요 혈 [앞면]

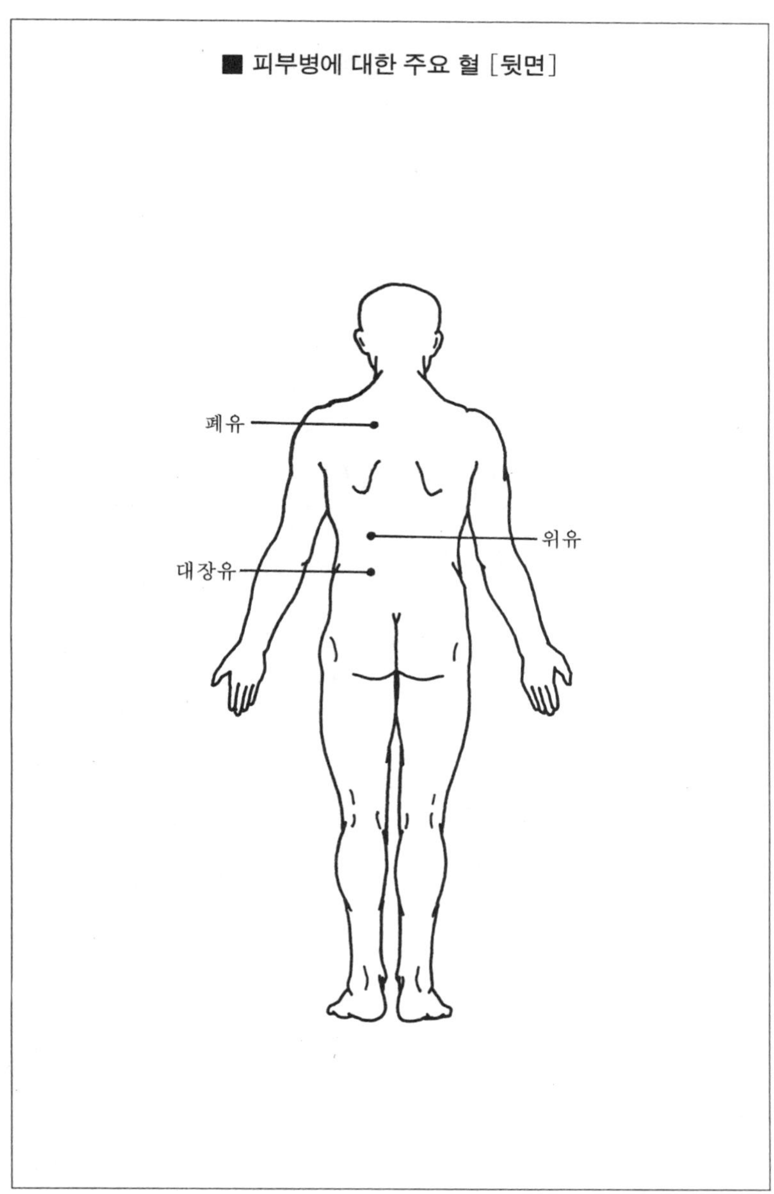
■ 피부병에 대한 주요 혈 [뒷면]
폐유
위유
대장유

◈ 현대 건강 백과 3

신비한 오행 벌침 요법

2021년 02월 10일 인쇄
2021년 02월 25일 발행

지은이 | 김 동 현
펴낸이 | 최 원 준

펴낸곳 | 태 을 출 판 사
서울특별시 중구 다산로38길 59(동아빌딩내)
등 록 | 1973. 1. 10(제4-10호)

■ **주문 및 연락처**
우편번호 04584
서울특별시 중구 다산로38길 59 (동아빌딩내)
전화 : (02)2237-5577 팩스 : (02)2233-6166

ISBN 978-89-493-0628-5 13510